Colaboradores

Altamiro Ribeiro Dias Jr.

Mestre e Doutor em Ciências pela Faculdade de Medicina da Universidade de São Paulo.

Amanda Sampaio Alves Morales Piato

Acadêmica da Faculdade de Medicina da Universidade Santo Amaro (UNISA).
Participante da Liga Acadêmica de Medicina de Emergência.

Ana Clara Kneese Virgílio do Nascimento

Médica Assistente do Serviço de Hematologia da Santa Casa de Misericórdia de São Paulo.
Professora da Faculdade de Ciências Médicas da Santa Casa de Misericórdia de São Paulo.
Médica Hematologista do Hospital Samaritano de São Paulo.

Ana Estela Ribeiro

Médica Dermatologista da Sociedade Brasileira de Dermatologia (SBD) e da Associação Médica Brasileira (AMB).
Voluntária do Setor de Medicina Interna da Clínica de Dermatologia do Departamento de Medicina da Santa Casa de Misericórdia de São Paulo.

Angela Trinconi

Setor de Mastologia da Disciplina de Ginecologia, Instituto de Câncer do Estado de São Paulo, Hospital das Clínicas, Faculdade de Medicina da Universidade de São Paulo.

Anna Clara Hebling Mitidieri

Divisão de Cirurgia Gastroesofágica e Bariátrica – Departamento de Cirurgia, Hospital Central e Faculdade de Ciências Médicas da Santa Casa de Misericórdia de São Paulo.

Antonio Adolfo Guerra Soares Brandão

Hematologista do Hospital das Clínicas da Faculdade de Medicina da Universidade de São Paulo.

Antonio Pedro F. Auge

Professor Adjunto da Faculdade de Ciências Médicas da Santa Casa de São Paulo (FCMSCSP). Professor e Membro do Conselho do Curso de Pós-Graduação em Pesquisa em Cirurgia da FCMSCSP. Membro da Associação Brasileira de Uroginecologia e Assoalho Pélvico (UROGINAP).

Ayrton Kennedy Borges Perez de Souza

Cirurgião-Dentista, Especialista em Cirurgia Bucomaxilofacial pelo Serviço de Cirurgia Bucomaxilofacial da Santa Casa de Misericórdia de São Paulo.

Carolina Burgarelli Testa

Médica Assistente da Clínica Obstétrica da Faculdade de Medicina da Universidade de São Paulo. Assistente do Setor de Pré-natal de Gestantes Cardiopatas. Pós-graduada em Infertilidade Conjugal pela Santa Casa de Misericórdia de São Paulo. Pós-graduada em Segurança do Paciente em Maternidades pela Fundação Oswaldo Cruz (Fiocruz).

Claudio Barsanti

Ex-Presidente e atual Vice-Presidente da Sociedade de Pediatria de São Paulo. Chefe Médico Supervisor da Unidade de Terapia Intensiva Pediátrica e Presidente da Comissão de Ética do Hospital Santa Marcelina. Doutor pela Faculdade de Ciências Médicas da Santa Casa de São Paulo. Advogado atuante em Direito Médico.

Cristine Mella Cukiert

Médica Assistente. Mestre em Neurologia pela Faculdade de Ciências Médicas da Santa Casa de São Paulo. Coordenadora do Ambulatório de Epilepsia para Adultos do Serviço de Neurologia da Santa Casa de Misericórdia de São Paulo. Membro Titular da Academia Brasileira de Neurologia.

Dariane Sampaio Alves Morales Piato

Mestre pela Faculdade de Medicina da Universidade de São Paulo. Médica da Ginecologia Oncológica do Instituto do Câncer do Estado de São Paulo. Médica da Ginecologia Oncológica do Hospital Pérola Byington, atual Hospital da Mulher.

Denise Silva Rodrigues

Médica Infectologista. Diretora Técnica do Instituto Clemente Ferreira da Secretaria de Estado da Saúde de São Paulo-SP. Professora da Faculdade das Américas. Doutora na área de Infectologia pela Universidade Federal de São Paulo.

Eduardo Namura di Thomaz

Médico Assistente do Centro Obstétrico do Departamento de Obstetrícia e Ginecologia da Santa Casa de Misericórdia de São Paulo.

Eliana Tomomi Shimabukuro Cunha

Mestre em Ciências da Saúde. Coordenadora do Ambulatório de Doenças Desmielinizantes da Santa Casa de Misericórdia de São Paulo.

Eliane Aparecida Alves

Médica Assistente da Divisão de Clínica Obstétrica do Hospital das Clínicas da Faculdade de Medicina da Universidade de São Paulo (USP). Doutora em Medicina pela USP.

Elisa Matias Vieira de Melo

Mestre em Ciências da Saúde. Professora Instrutora da Faculdade de Medicina da Santa Casa de São Paulo.

Eric Haruki de Oliveira Oku

Assistente da Disciplina de Cirurgia Vascular e Endovascular do Departamento de Cirurgia da Santa Casa de São Paulo.

Fabio Barreto Cabral

Graduado em Medicina pela Universidade Federal de São Paulo (Unifesp).
Experiência na área de Medicina, com ênfase em Neurologia, atuando principalmente na área de Epilepsia.

Fernando Alves Maciel

Médico e Cirurgião-Dentista, Especialista em Otorrinolaringologia, com área de atuação em Cirurgia Craniomaxilofacial. Médico Assistente do Serviço de Cirurgia Bucomaxilofacial da Santa Casa de Misericórdia de São Paulo.

Fernando Cotait Maluf

Médico Oncologista do Hospital BP – A Beneficência Portuguesa de São Paulo e no Hospital Israelita Albert Einstein.

Gabriela Fredo Manara

Graduada pela Universidade Católica de Brasília. Oncologista do A.C. Camargo Cancer Center.
Médica Oncologista do Hospital BP – A Beneficência Portuguesa de São Paulo.

Giselle Burlamaqui Klautau

Médica Infectologista. Professora Adjunta do Departamento de Clínica Médica da Faculdade de Ciências Médicas da Santa Casa de São Paulo.
Doutora na área de Infectologia pela Universidade Federal de São Paulo.

José Carlos Esteves Veiga

Professsor Titular e Livre-Docente da Disciplina de Neurocirurgia da Faculdade de Ciências Médicas da Santa Casa de São Paulo. Diretor do Departamento de Cirurgia da Irmandade da Santa Casa de Misericórdia de São Paulo.

José Roberto Filassi

Setor de Mastologia da Disciplina de Ginecologia do Instituto de Câncer do Estado de São Paulo, Hospital das Clínicas da Faculdade de Medicina da Universidade de São Paulo (HCFMUSP).
Disciplina de Ginecologia do Departamento de Obstetrícia e Ginecologia do HCFMUSP.

José Roberto Morales Piato

Professor Livre-Docente em Ginecologia da Faculdade de Medicina da Universidade de São Paulo. Mastologista e Membro da Sociedade Brasileira de Mastologia.

Juliana R. Dias

Ex-Residente de Neurologia da Irmandade da Santa Casa de Misericórdia de São Paulo (ISCMSP). *Fellow* de Neurologia Vascular da ISCMSP.

Júlio César Fontana Rosa

Especialista em Psiquiatria pela Associação Brasileira de Psiquiatria.
Doutor em Saúde Mental pela Universidade Estadual de Campinas.
Professor Doutor do Departamento de Medicina Legal, Ética Médica, Medicina do Trabalho e Medicina Física e Reabilitação da Faculdade de Medicina da Universidade de São Paulo.

Leticia Machado Dumont

Médica Assistente da Irmandade da Santa Casa de Misericórdia de São Paulo – Setor de Emergência Neurológica. Ex-*fellow* de Neurologia Vascular da Universidade Federal de São Paulo.

Lilian de Paiva Rodrigues Hsu

Professora Adjunta Doutora da Faculdade de Ciências Médicas da Santa Casa de São Paulo. Presidente da Comissão Nacional Especializada de Assistência Pré-Natal da Federação Brasileira das Associações de Ginecologia e Obstetrícia. Diretora do Departamento de Obstetrícia e Ginecologia da Santa Casa de Misericórdia de São Paulo.

Lucia Mitsuko Yamano

Médica Doutora em Obstetrícia pela Faculdade de Ciências Médicas da Santa Casa de São Paulo. Responsável pelo Centro Obstétrico do Departamento de Obstetrícia e Ginecologia da Santa Casa de Misericórdia de São Paulo.

Luís Claudio Vazquez Barsanti

Acadêmico de Medicina da Faculdade Ciências Médicas da Santa Casa de São Paulo.
Acadêmico de Direito da Universidade Nove de Julho.

Luiz Antonio Miorin

Professor Adjunto de Nefrologia da Faculdade de Ciências Médicas da Santa Casa de São Paulo. Chefe da Disciplina de Nefrologia do Hospital Central da Santa Casa de Misericórdia de São Paulo.

Luiza Gama Coelho Riccio

Departamento de Ginecologia. Hospital das Clínicas da Faculdade de Medicina da Universidade de São Paulo.

Maria Fernanda Mendes

Mestre e Doutora em Neurologia. Professora Assistente da Faculdade de Medicina da Santa Casa de São Paulo (FCMSCSP). Coordenadora da Disciplina de Neurologia e Neurocirurgia da FCMSCSP.

Maria Fernanda Silber Caffaro

Professora da Faculdade de Ciências Médicas da Santa Casa de São Paulo (FCMSP) e Diretora do Departamento de Ortopedia e Traumatologia da FCMSCSP – Pavilhão Fernandinho Simonsen.

Maria Rita de Figueiredo Lemos Bortolotto

Professora Doutora em Obstetrícia e Ginecologia pela Faculdade de Medicina da Universidade de São Paulo (FMUSP). Atuação nos setores de Cardiopatia, Hipertensão Arterial e Trombose na Gestação. Diretora Técnica da Enfermaria e Alojamento Conjunto de Alto Risco da Clínica Obstétrica do Hospital das Clínicas da FMUSP.

Marina de Paula Andres Amaral

Departamento de Ginecologia do Hospital das Clínicas da Faculdade de Medicina da Universidade de São Paulo.
Divisão de Ginecologia do Hospital BP – A Beneficência Portuguesa de São Paulo.

Maurício Simões Abrão

Departamento de Ginecologia do Hospital das Clínicas da Faculdade de Medicina da Universidade de São Paulo.
Divisão de Ginecologia do Hospital BP – A Beneficência Portuguesa de São Paulo.

Mônica Alcantara de Oliveira Santos

Médica Otorrinolaringologista. Mestre e Doutora pela Faculdade de Ciências Médicas da Santa Casa de São Paulo.

Mônica Lopez Vazquez

Professora Assistente Doutora da Faculdade Ciências Médicas da Santa Casa de São Paulo.
Presidente da Comissão de Óbitos da Irmandade da Santa Casa de Misericórdia de São Paulo.
Advogada atuante em Direito Médico. Sócia do escritório Barsanti, Vazquez Advogados.

Paula Smith

Chefe de Plantão do Centro Obstétrico do Departamento de Ginecologia e Obstetrícia da Santa Casa de Misericórdia de São Paulo.

Paulo Kassab

Divisão de Cirurgia Gastroesofágica e Bariátrica do Departamento de Cirurgia do Hospital Central e Faculdade de Ciências Médicas da Santa Casa de Misericórdia de São Paulo.

Pedro da Silva Campana

Médico Infectologista Assistente da Irmandade Santa Casa de Misericórdia de São Paulo.
Preceptor da Disciplina de Infectologia da Faculdade de Ciências Médicas da Santa Casa de São Paulo.

Raphael Costa Bandeira de Melo

Hematologista do Hospital das Clínicas da Faculdade de Medicina da Universidade de São Paulo e da Rede D'Or São Luiz.

Roberto Augusto Caffaro

Professor Adjunto da Disciplina de Cirurgia Vascular e Endovascular do Departamento de Cirurgia da Santa Casa de São Paulo.

Rodolfo Delfini Cançado

Professor Adjunto e Coordenador da Disciplina de Hematologia e Oncologia da Faculdade de Ciências Médicas da Santa Casa de São Paulo.
Médico Hematologista do Hospital Samaritano – Higienópolis/São Paulo.

Rodrigo Gonçalves

Setor de Mastologia da Disciplina de Ginecologia do Instituto de Câncer do Estado de São Paulo, Hospital das Clínicas da Faculdade de Medicina da Universidade de São Paulo (HCFMUSP).
Disciplina de Ginecologia do Departamento de Obstetrícia e Ginecologia do HCFMUSP.

Romulo Negrini

Doutor em Obstetrícia pela Faculdade de Ciências Médicas da Santa Casa de São Paulo.
Coordenador do Setor de Obstetrícia do Hospital Israelita Albert Einsten.

Ronaldo Rodrigues de Freitas

Médico e Cirurgião-Dentista. Especialista em Cirurgia de Cabeça e Pescoço.
Professor Adjunto do Departamento de Cirurgia da Faculdade de Ciências Médicas da Santa Casa de São Paulo. Chefe do Serviço de Cirurgia Bucomaxilofacial da Santa Casa de Misericórdia de São Paulo.

Rosiane Mattar

Professora Titular Departamento de Obstetríciada Escola Paulista de Medicina da Universidade Federal de São Paulo. Presidente da CNE de Gestação de Alto Risco da Federação Brasileira das Associações de Ginecologia e Obstetrícia. Coordenadora Científica de Obstetrícia da Associação de Obstetrícia e Ginecologia do Estado de São Paulo.

Rossana Pulcineli Vieira Francisco

Professora Titular da Disciplina de Obstetrícia do Departamento de Obstetrícia e Ginecologia da Faculdade de Medicina da Universidade de São Paulo.

Sara Schmitt Schlindwein

Médica do Departamento de Ginecologia. Hospital das Clínicas da Faculdade de Medicina da Universidade de São Paulo.

Silvia A. Soutto Mayor

Mestre em Medicina na área de Dermatologia pela Faculdade de Ciências Médicas da Santa Casa de São Paulo. Responsável pelo Setor de Dermatologia Pediátrica da Clínica de Dermatologia do Departamento de Medicina da Santa Casa de Misericórdia de São Paulo.

Sílvia da Silva Carramão

Professora Assistente Doutora em Tocoginecologia pela Faculdade de Ciências Médicas da Santa Casa de São Paulo. Chefe do Setor de Uroginecologia e Cirurgia Vaginal do Departamento de Obstetrícia e Ginecologia da Santa Casa de Misericórdia de São Paulo.

Silvia Regina Piza Ferreira Jorge

Assistente Doutora em Obstetrícia pela Faculdade de Ciências Médicas da Santa Casa de São Paulo. Chefe do Setor de Gestação de Baixo Risco do Departamento de Obstetrícia e Ginecologia da Santa Casa de Misericórdia de São Paulo. Presidente da Comissão Especializada em Aleitamento Materno da Federação Brasileira das Associações de Ginecologia e Obstetrícia.

Silvio José Riso Alcantara

Médico Ginecologista e Obstetra pela Faculdade de Ciências Médicas da Santa Casa de São Paulo.

Sônia Maria Rolim Rosa Lima

Professora Titular de Ginecologia da Faculdade de Ciências Médicas da Santa Casa de São Paulo.
Membro Titular da Cadeira nº 107 da Academia de Medicina de São Paulo.
Doutora em Medicina pela Universidade de São Paulo.

Thaís Perez Vazquez

Setor de Mastologia da Disciplina de Ginecologia do Instituto de Câncer do Estado de São Paulo, Hospital das Clínicas da Faculdade de Medicina da Universidade de São Paulo.

Vanessa Cristina Colares Lessa

Médica Neurologista pela Universidade Federal Fluminense.
Fellow do Programa de Neurologia Vascular da Universidade Federal de São Paulo.
Membro da Comissão de Jovens Pesquisadores da Liga Brasileira de Epilepsia.

Dedicatória

Dedico este livro à minha esposa Maria Anita e aos meus netos Mariângela, Giovanna, Otávio, Isabella e Amanda.

Agradecimentos

*"Digo: o real não está na saída nem na chegada:
ele se dispõe para a gente é no meio da travessia."*

João Guimarães Rosa em seu livro *"Grande Sertão: Veredas"*

Agradeço à minha esposa, Maria Anita, pelo estímulo e tolerância, bem como aos meus filhos, minha nora, meu genro, minhas queridas netas, demais familiares, amigos e ex-alunos pelo permanente apoio.

Agradeço especialmente à minha filha Lucila e ao meu filho José Roberto. Muito da produção desse livro deve-se à sua proveitosa interlocução com os colaboradores e com a Editora Atheneu.

Meus agradecimentos são extensivos aos ilustres colaboradores, pelo brilhantismo de seus capítulos.

Igualmente especial é meu agradecimento tardio às gestantes que confiaram em mim no decurso de minha longa travessia.

O Editor

Prefácio

O convite para escrever o Prefácio desta obra é certamente uma das maiores honras de minha vida. Na minha graduação em Medicina, há mais de 30 anos, fui apresentada aos livros do Prof. Sebastião Piato e apaixonei-me pela forma objetiva e clara como sempre foram escritos. A alegria de ter seu filho, Jose Roberto Morales Piato, como colega de turma e grande amigo, proporcionou-me o privilégio de testemunhar as inúmeras qualidades pessoais do Prof. Sebastião Piato.

Os anos dedicados à academia, a tenacidade, a retidão, a honestidade, o compromisso com a Medicina e o cuidado com a transmissão do conhecimento científico, especialmente aquele relacionado com a obstetrícia e a ginecologia, marcam a atuação do Prof. Sebastião Piato e se fazem presentes em cada capítulo deste livro, que celebra uma carreira de grande sucesso e a formação de inúmeros discípulos e líderes em nossa área de atuação.

O livro *Doenças na Gestação*, uma obra primorosa, que tem como editor o Prof. Sebastião Piato, traz em seu conteúdo: experiência, atualização e as ferramentas necessárias para a melhor assistência às mulheres durante a gravidez. Dividido em quatro partes e reunindo especialistas de grande renome, a obra aborda as doenças ginecológicas, médicas e cirúrgicas. Assuntos sensíveis e de grande relevância, como a mortalidade materna e o efeito das doenças maternas no feto, são destaques desta importante obra, que não se furta de abordar questões como interrupção legal da gestação, uso de drogas ilícitas e transtornos mentais.

Mantendo seu estilo objetivo, este livro certamente será para todos uma fonte de conhecimento, de ensino e, mais do que isso, um grande auxílio para a prática clínica diária.

Rossana Pulcineli Vieira Francisco
Agosto de 2024.

Sumário

Parte 1 Doenças Ginecológicas 1

1 Câncer de Mama 3
Rodrigo Gonçalves • Thaís Perez Vazquez
Angela Trinconi • José Roberto Filassi

2 Carcinoma Invasivo do Colo Uterino 19
Sebastião Piato • Dariane Sampaio Alves Morales Piato

3 Câncer de Ovário 25
José Roberto Morales Piato

4 Carcinoma Vulvar 29
Altamiro Ribeiro Dias Jr.

5 Mioma Uterino 33
Sebastião Piato

6 Anomalias Uterinas 35
Sebastião Piato

7 Endometriose 39
Sara Schmitt Schlindwein • Marina de Paula Andres Amaral
Luiza Gama Coelho Riccio • Maurício Simões Abrão

8 Síndrome dos Ovários Policísticos 45
Sônia Maria Rolim Rosa Lima

9 Doenças Sexualmente Transmissíveis 51
Sebastião Piato

10 Vaginose Bacteriana 59
Sebastião Piato

Parte 2 Doenças de Medicina Interna 61

11 Estados Hipertensivos 63
Eliane Aparecida Alves • Rossana Pulcineli Vieira Francisco

12 Cardiopatias 71
Carolina Burgarelli Testa • Maria Rita de Figueiredo Lemos Bortolotto

13 Anemias 79
Lilian de Paiva Rodrigues Hsu • Rodolfo Delfini Cançado

14 Doenças Hemorrágicas Hereditárias 91
Ana Clara Kneese Virgílio do Nascimento

15 Linfomas e Leucemias 95
Antonio Adolfo Guerra Soares Brandão • Raphael Costa Bandeira de Melo

16 Diabetes *Mellitus* 105
Lilian de Paiva Rodrigues Hsu • Romulo Negrini

17 Disfunções Tireoidianas 113
Romulo Negrini

18 Tuberculose Pulmonar 117
Denise Silva Rodrigues • Pedro da Silva Campana • Giselle Burlamaqui Klautau

19 Acidentes Vasculares Cerebrais 127
Juliana R. Dias

20 Epilepsia 141
Vanessa Cristina Colares Lessa • Leticia Machado Dumont
Fabio Barreto Cabral • Cristine Mella Cukiert

21 Esclerose Múltipla 149
Elisa Matias Vieira de Melo • Eliana Tomomi Shimabukuro Cunha • Maria Fernanda Mendes

22 Transtornos Mentais 155
Júlio César Fontana Rosa

23 Nefropatias 163
Luiz Antonio Miorin

24 Infecções do Trato Urinário 167
Sílvia da Silva Carramão • Antonio Pedro F. Auge

25 Lúpus Eritematoso Sistêmico 175
Rosiane Mattar

26 Síndrome Antifosfolípide 181
Eduardo Namura di Thomaz • Lucia Mitsuko Yamano

27 Pruridos Gravídicos 185
Ana Estela Ribeiro • Silvia A. Soutto Mayor

28 Obesidade 189
Lilian de Paiva Rodrigues Hsu • Romulo Negrini

29 Lombalgia 195
Maria Fernanda Silber Caffaro

30 Tontura 205
Mônica Alcantara de Oliveira Santos • Silvio José Riso Alcantara

31 Vícios 211
Sebastião Piato

32 Viroses 217
Sebastião Piato • Amanda Sampaio Alves Morales Piato

33 Toxoplasmose 223
Sebastião Piato

34 Malária 225
Sebastião Piato

Parte 3 Doenças Cirúrgicas 227

35 Doenças Cirúrgicas do Abdome 229
Anna Clara Hebling Mitidieri • Paulo Kassab

36 Doenças Neurológicas Cirúrgicas 243
José Carlos Esteves Veiga

37 Doenças Vasculares Cirúrgicas 253
Eric Haruki de Oliveira Oku • Roberto Augusto Caffaro

38 Complicações Odontogênicas 261
Ronaldo Rodrigues de Freitas • Ayrton Kennedy Borges Perez de Souza
Fernando Alves Maciel

Parte 4 Temas Correlatos 265

39 Interrupção Legal da Gestação 267
Mônica Lopez Vazquez • Claudio Barsanti • Luís Claudio Vazquez Barsanti

40 Vacinas na Gestação 271
Lucia Mitsuko Yamano

41 Medicamentos na Gestação 275
Silvia Regina Piza Ferreira Jorge • Paula Smith

42 Noções de Quimioterapia em Neoplasias Ginecológicas 281
Gabriela Fredo Manara • Fernando Cotait Maluf

Índice Remissivo 285

Parte 1

DOENÇAS GINECOLÓGICAS

1 Câncer de Mama

Rodrigo Gonçalves
Thaís Perez Vazquez
Angela Trinconi
José Roberto Filassi

Introdução

O câncer de mama é o segundo tipo mais prevalente de câncer em todo o mundo, sendo particularmente comum entre as mulheres. Abordar essa patologia em pacientes grávidas apresenta um conjunto distinto de desafios, exigindo um equilíbrio delicado entre garantir o bem-estar tanto da mãe quanto do feto em desenvolvimento. Isso requer uma consideração meticulosa ao longo de todo o *continuum* de tratamento, abrangendo aspectos como diagnóstico, estadiamento, intervenção oncológica e cuidados obstétricos.

Na fase diagnóstica, é aconselhável empregar principalmente a ultrassonografia mamária e a mamografia para imagem e estadiamento. Embora métodos de imagem com radiação ionizante, como tomografia computadorizada (TC) e tomografia por emissão de pósitrons/tomografia computadorizada (PET/TC), possam ser seletivamente utilizados, a decisão depende de uma avaliação cuidadosa dos benefícios para a mãe em comparação com os potenciais riscos para o feto. A ressonância magnética (RM) torna-se pertinente para estadiamento de doença distante com base em indicações clínicas.

É importante observar que o câncer de mama, diagnosticado durante a gravidez, tende a apresentar menor incidência de positividade para receptores hormonais e maior prevalência do subtipo triplo-negativo em comparação com pacientes nao grávidas da mesma idade. O princípio orientador geral da abordagem é garantir que as mulheres recebam tratamento oncológico de ponta sem demora indevida, ao mesmo tempo que se esforçam para sustentar a gravidez pelo maior tempo possível.

Uma estratégia de tratamento multidisciplinar é fundamental, com consideração específica dadas as características do paciente, as características do tumor e os fatores relacionados com a gravidez, juntamente com as preferências da paciente. Iniciar o tratamento do câncer durante a gravidez pode mitigar os riscos de parto prematuro, especialmente com a cirurgia de câncer de mama considerada viável em todos os trimestres e a quimioterapia podendo ser administrada com segurança a partir da 12ª semana de idade gestacional. No entanto, é crucial observar que a terapia endócrina e a terapia-alvo para receptor tipo 2 do fator de crescimento epidérmico humano (HER2, do inglês *human epidermal growth factor receptor-type 2*) são contraindicadas durante toda a gravidez.

Além das considerações imediatas de tratamento, o monitoramento próximo do crescimento fetal é imperativo, preferencialmente em centros de saúde especializados. Essa abordagem abrangente garante o equilíbrio ideal entre atender às necessidades oncológicas da mãe e proteger o bem-estar do feto em desenvolvimento.

Nesse capítulo, abordaremos as complexidades do manejo do câncer de mama durante a gravidez, explorando os detalhes do diagnóstico, estadiamento e as considerações multifacetadas associadas aos cuidados oncológicos e obstétricos. A seleção cuidadosa, o sequenciamento e o *timing* de diversas modalidades de tratamento, intrinsecamente planejados em uma estratégia multidisciplinar, serão examinados minuciosamente. Além disso, discutiremos diretrizes específicas em torno das técnicas de imagem, destacando o equilíbrio necessário ao empregar métodos de radiação ionizante. O capítulo também lançará luz sobre a evolução do panorama das características do câncer de mama durante a gravidez. Ao abordar esses aspectos, pretendemos oferecer uma compreensão abrangente das complexidades envolvidas na navegação pelo câncer de mama no contexto único da gravidez.

Epidemiologia

O câncer durante a gravidez é raro, ocorrendo aproximadamente em uma a cada mil gestações. Entre esses casos, o câncer de mama durante a gravidez (PrBc, do inglês *breast cancer during pregnancy*) é o mais comum, afetando aproximadamente uma em 3 mil a 10 mil mulheres. É importante destacar que essa incidência é esperada aumentar, alinhando-se com as tendências contemporâneas de adiar a gravidez para idades maternas mais avançadas. A prevalência do PrBC reflete a prevalência mais ampla do câncer entre as mulheres em idade reprodutiva, com 10% das pacientes com câncer de mama tendo menos de 40 anos. No grupo demográfico de adolescentes e adultos jovens (AYA, do inglês *adolescent and young adults*), definido como indivíduos entre 15 e 39 anos, o câncer de mama assume o *status* de câncer mais frequentemente diagnosticado. A taxa ajustada por idade para novos casos é de 22,9 por 100 mil mulheres AYA, acompanhada por uma taxa de mortalidade ajustada por idade de 2,2 por 100 mil mulheres AYA.

A terminologia relacionada com esse contexto historicamente foi aplicada de forma inconsistente, com os termos câncer de mama relacionado com gravidez (PrBC) e câncer de mama associado à gravidez (PaBc, do inglês *pregnancy-associated breast cancer*) sendo usados de forma intercambiável. O último, tradicionalmente, abrange tanto o câncer de mama diagnosticado durante a gravidez quanto os casos identificados dentro de 6 meses a 1 ano pós-parto. A literatura recente apoia uma distinção mais clara, instando a separação do câncer de mama diagnosticado durante a gravidez (PrBC) daquele que surge no período pós-parto (PPBC, do inglês *post-partum breast cancer*), estendendo-se até 5 a 10 anos após o nascimento.

De 0,2% a 2,6% de todos os cânceres de mama manifestam-se durante a gravidez, enquanto se estima que substanciais 35% a 55% dos casos em mulheres com menos de 45 anos ocorram dentro de 5 a 10 anos após a gravidez. Notavelmente, fatores de risco específicos exclusivos para o PrBC permanecem elusivos, pois fatores de risco genéticos e ambientais refletem em grande parte aqueles observados no câncer de mama ajustado por idade na população em geral. No entanto, um risco aumentado de PrBC é discernido em mulheres portadoras de uma mutação germinativa em BRCA1. Um estudo abrangente que utiliza um painel de genes de câncer de 94 genes em 20 mulheres com PaBC revelou que sete delas carregavam mutações patogênicas em BRCA1 ou CHEK2, destacando a importância do aconselhamento genético para mulheres diagnosticadas com PrBC em virtude de suas implicações na idade do diagnóstico e nos resultados clínicos.

Diagnóstico

Diagnóstico por imagem

Gestantes diagnosticadas com câncer de mama frequentemente apresentam sintomas comuns, como nódulos palpáveis ou secreção mamilar. No entanto, o processo diagnóstico é muitas vezes dificultado pelas mudanças fisiológicas inerentes à gravidez, incluindo ingurgitamento mamário, hipertrofia, secreção mamilar e aumento da densidade do tecido mamário. Consequentemente, essas alterações contribuem para atrasos no diagnóstico, levando à apresentação em estágios mais avançados da doença.

É imperativo destacar a importância de investigações oportunas ao se encontrarem massas suspeitas ou palpáveis que persistem por mais de duas semanas durante a gravidez.

A avaliação abrangente de uma massa palpável durante a gravidez requer abordagem sequencial envolvendo exame clínico, imagens e biópsia. Essa abordagem proativa é recomendada, apesar da natureza predominantemente benigna (80%) dessas lesões. A diligência na investigação de massas persistentes é fundamental, dada a gravidade potencial de casos de câncer de mama não diagnosticados durante a gravidez. A avaliação inicial envolve a ultrassonografia mamária, abrangendo a região axilar, como modalidade de imagem preferida. A ultrassonografia mamária fornece um diagnóstico diferencial inicial entre lesões puramente benignas, como cistos e galactoceles, e aquelas com suspeita de malignidade. A sensibilidade e especificidade desse método são de 80,1% e 88,4%, respectivamente, e o valor preditivo negativo é próximo de 100%. Além disso, a ultrassonografia é utilizada para orientar a biópsia de lesões suspeitas, que pode ser realizada com segurança durante a gravidez, preferencialmente sob anestesia local.

A mamografia, com realização de duas incidências (mediolateral oblíqua e craniocaudal), pode ser realizada durante a gravidez. Embora a sensibilidade da mamografia seja reduzida no ciclo gravídico-puerperal por causa do aumento da densidade mamária, a mamografia bilateral é indicada em todos os casos em que se suspeita de ou se confirmam lesões malignas, independentemente da idade gestacional.

Apesar das preocupações com a exposição fetal à radiação, a radiação gerada pela mamografia é inferior a 3 mGy, e a dose estimada para o útero e o feto é inferior a 0,03 mGy. Portanto, sua realização não é proibida durante a gravidez. Vale ressaltar que a mamografia é o melhor método para diagnosticar microcalcificações, e, quando disponível, a tomossíntese pode ser realizada com segurança.

Vale mencionar que a integração da ultrassonografia com a mamografia, incorporando incidências craniocaudal e mediolateral oblíqua de ambas as mamas, facilita a avaliação da extensão do tumor, multifocalidade ou doença bilateral. Notavelmente, essa abordagem combinada demonstra uma taxa de detecção incremental comparável à RM mamária com contraste, com 15,5% de detecção de câncer na mama ipsilateral e 3,9% na mama contralateral.

O uso de contrastes à base de iodo e gadolínio não é extensivamente estudado no ciclo de gravidez. Embora o gadolínio não tenha sido associado a efeitos teratogênicos em humanos, sua classificação como categoria C de gravidez pela Food and Drug Administration dos EUA destaca a abordagem cautelosa necessária. Portanto, exames que requerem esses meios de contraste, incluindo a RM mamária, são contraindicados durante a gravidez. A utilização da RM mamária com contraste durante a gravidez é justificada apenas quando é considerada essencial para alterar a tomada de decisões clínicas, com a compreensão de que o adiamento até após o parto não é uma opção viável. Além disso, é defendida uma abordagem criteriosa envolvendo o uso da menor dose possível de gadolínio.

Diagnóstico patológico

O teste padrão-ouro para o diagnóstico histopatológico do PrBC é uma biópsia direcionada da lesão suspeita. As características histopatológicas dos tumores de mama que ocorrem durante a gravidez não diferem dos tumores fora do ciclo gravídico e puerperal. É crucial enfatizar que o patologista deve sempre ser informado sobre as condições clínicas do paciente e quaisquer alterações nos testes de imagem, incluindo o diagnóstico de gravidez. Durante a gravidez e lactação, o tecido mamário passa por um aumento significativo em unidades lobulares, e essa alteração pode representar desafios macros e microscópicos para o patologista na determinação precisa do diagnóstico durante esse período.

Estadiamento

Não há considerações específicas para o estadiamento locorregional do PrBC; ele segue a mesma classificação do sistema de estadiamento tumor, nódulo, metástase (TNM) do American Joint Committee on Cancer (AJCC).

Quanto ao estadiamento sistêmico do PrBC, ele deve ser recomendado de maneira semelhante às pacientes não grávidas, especialmente para tumores maiores que 5 cm, linfonodos axilares clinicamente positivos e casos em que haja suspeita clínica de doença a distância. No entanto, ajustes são necessários ao solicitar exames, considerando o ciclo de gravidez. É crucial evitar métodos de imagem que emitam altas doses de radiação diretamente sobre o feto, como PET/TC, TC e cintilografia óssea. Técnicas com base em radiação ionizante, como TC e PET/TC, são seletivamente empregadas durante a gravidez apenas quando o benefício potencial para a mãe supera o risco fetal. Isso é especialmente considerado quando os resultados alterarão significativamente o manejo clínico, sem possibilidade de adiamento até após o parto. Em geral, o estadiamento sistêmico para pacientes com PrBC envolve preferencialmente o uso de radiografia de tórax e ultrassonografia abdominal para minimizar os riscos potenciais para o feto em desenvolvimento.

Quando disponível, a RM ponderada em difusão de corpo inteiro surge como uma opção viável para o estadiamento sistêmico do PrBC. Estudos recentes atestam sua excelente *performance* diagnóstica na detecção de metástases a distância e metástases em linfonodos em pacientes grávidas com câncer, com altas taxas de concordância entre radiologistas e acurácia que variam de 90% a 100%.

Na imagem nuclear, traçadores comumente utilizados, como 18F-fluordesoxiglicose (FDG) e tecnécio (Tc-99m), podem ser administrados com segurança a pacientes grávidas. Para minimizar a dose de radiação fetal durante o exame, medidas incluem cálculos meticulosos de dose considerando as mudanças fisiológicas da gravidez, uso simultâneo de um cateter vesical para irrigação a fim de evitar acúmulo de traçador na bexiga materna e ajuste do tempo de exame. A imagem híbrida de TC deve ser abordada com cautela, pois aumenta a exposição cumulativa de radiação fetal. PET/RM é uma alternativa promissora, pois tem melhor detecção de metástases a distância em comparação com o PET/TC, e investigações preliminares em uma pequena série de pacientes grávidas com câncer produziram doses extremamente baixas de radiação fetal (3,3 mGy).

Exposição fetal à radiação

Garantir doses mínimas de radiação e evitar a exposição fetal cumulativa que exceda 100 mGy são considerações primordiais. Fatores que influenciam os riscos fetais incluem idade gestacional, dose de radiação, tempo de exposição e tipo de nuclídeo utilizado. Os potenciais efeitos adversos da radiação durante a gravidez variam desde a morte fetal nas primeiras duas semanas após a concepção até malformações nos dois primeiros meses e diminuição no QI entre o 3º e 6º mês. Efeitos determinísticos, como aborto espontâneo, restrição de crescimento, malformações congênitas, microcefalia ou desenvolvimento fetal prejudicado, podem ocorrer quando a exposição fetal ultrapassa uma dose limiar de 100 mGy a 200 mGy. Exames diagnósticos de rotina geralmente empregam doses de radiação até 100 vezes mais baixas.

Os efeitos estocásticos da radiação, representando efeitos oncogênicos ou mutagênicos aleatórios sem um limiar seguro, incluem um risco carcinogênico que parece ser maior durante o primeiro trimestre. Uma exposição fetal de 10 mGy a 20 mGy pode aumentar o risco basal de leucemia infantil em um fator de 1,5 a 2,0 com relação a uma taxa basal de aproximadamente uma em 3.000. Vale ressaltar que apenas a exposição direta dentro do campo de radiação contribui para os riscos fetais, e a exposição fetal indireta pela radiação dispersa é negligenciável.

Tratamento

O tratamento PrBC é individualizado, baseando-se não apenas em fatores como estadiamento, *status* imuno-histoquímico e tipo histológico, mas também principalmente na idade gestacional no início do tratamento e na opinião da paciente sobre a continuação da gravidez se a doença for diagnosticada em um estágio inicial.

Vários fatores de relevância significativa dentro desse perfil de paciente precisam ser considerados. Em primeiro lugar, é essencial destacar que essa população, afetada pelo câncer de mama, difere de outros grupos afetados. Elas têm mais probabilidade de portar mutações genéticas (p. ex., BRCA 1 e 2, PALB 2, CHECK 2, CDH1), já que o início da doença ocorre em mulheres jovens. Portanto, a possível presença de mutações genéticas deve ser investigada minuciosamente por meio de métodos como heredograma e testes genéticos. A presença de mutações genéticas é fundamental para a determinação da extensão da cirurgia e o acompanhamento, uma vez que portadoras de mutações em BRCA1 ou BRCA2 podem beneficiar-se de uma mastectomia bilateral e têm um risco mais alto de desenvolver câncer de ovário no futuro.

Além disso, pacientes portadoras de mutações em BRCA1 ou BRCA2 podem beneficiar-se de inibidores da enzima poli adenosina difosfato ribose polimerase (PARP), que não são indicados durante a gravidez. Em segundo lugar, essas são pacientes que tendem a receber o diagnóstico tardiamente e em estágios mais avançados da doença, exigindo uma avaliação detalhada para um estadiamento adequado da doença.

Uma grande coorte recentemente publicada, derivada de dois registros (INCIP e German Breast Group (GBG)), com 662 pacientes grávidas e 1.082 pacientes não grávidas com câncer, com até 45 anos, mostrou que as pacientes grávidas tinham mais probabilidade de ter câncer de mama em estágio II (60,1% *vs.* 56,1%, $p = 0{,}035$), tumores grau 3 (74,0% *vs.* 62,2%, $p < 0{,}001$), tumores negativos para receptores hormonais (48,4% *vs.* 34,0%, $p < 0{,}001$) ou câncer de mama triplo-negativo (TNBC, do inglês *triple-negative breast cancer*) (38,9% *vs.* 26,9%, $p < 0{,}001$) do que as pacientes sem gravidez associada. Além disso, determinar a existência ou ausência de metástases requer um diagnóstico preciso.

A presença de metástases pode exigir uma discussão mais ampla sobre todos os tratamentos disponíveis, incluindo aqueles não indicados durante a gravidez, levando a uma discussão sobre a continuação da gravidez e o risco potencial de morte em decorrência da doença. Esses pontos são particularmente cruciais para decidir o tratamento dessa população.

Individualizar o tratamento para esse grupo implica abordar aspectos específicos, incluindo não apenas os mencionados anteriormente, mas também considerar os fatores psicológicos das pacientes e as contraindicações a algumas terapias. Por exemplo, terapias como imunoterapia, terapia direcionada a HER2 e terapia endócrina podem ser inadequadas em virtude de seu potencial prejuízo à relação materno-fetal, tornando a prescrição inviável. No Quadro 1.1, descrevemos os principais medicamentos utilizados para o tratamento sistêmico do câncer de mama e as diferentes indicações entre pacientes grávidas e não grávidas.

Dadas essas complexidades, é imperativo discutir o tratamento para o PrBC com uma equipe multidisciplinar. Essa equipe deve ser composta de obstetras, cirurgiões de mama, cirurgiões plásticos, oncologistas clínicos, radioterapeutas, patologistas, radiologistas e psiquiatras ou psicólogos com experiência especializada no tratamento dessas pacientes. A Figura 1.1 resume as opções de tratamento para o PrBC e seu cronograma de acordo com a idade gestacional.

Quadro 1.1 – Diferenças entre as indicações para quimioterapia no tratamento do câncer de mama em pacientes não grávidas *versus* grávidas

Tratamento sistêmico	Não grávidas	Grávidas
Antraciclinas	Epirrubicina ou doxorrubicina com ciclofosfamida (a cada 2 ou 3 semanas).	Mesmo regime de mulheres não grávidas.
Ciclofosfamida	Ciclofosfamida com epirrubicina ou doxorrubicina (a cada 2 ou 3 semanas).	Mesmo regime de mulheres não grávidas.
Taxanos	O paclitaxel semanal é o regime de taxano preferido.	Mesmo regime de mulheres não grávidas.
Carboplatina	A terapia neoadjuvante pode ser considerada para o TNBC, com ou sem uma mutação germinativa no gene BRCA.	Pode ser considerada para o TNBC, com ou sem uma mutação germinativa no gene BRCA.
Fluorouracil	Não fornece benefício adicional em mulheres não grávidas.	Não indicado durante a gravidez.
Methotrexato	Não fornece benefício adicional em mulheres não grávidas.	Não indicado durante a gravidez.
Anti-HER 2	Pertuzumabe em adição ao trastuzumabe para pacientes tratadas com esquema neoadjuvante.	Não indicado durante a gravidez.
Inibidores de PARP	Considerado para câncer de mama com mutação germinativa no gene BRCA.	Não indicado durante a gravidez..
Imunoterapia	Considerar para TNBC.	Não indicado durante a gravidez.
Regime padrão preferido	Epirrubicina ou doxorrubicina com ciclofosfamida a cada três semanas seguido por paclitaxel semanalmente.	Mesmo regime de mulheres não grávidas.
Regime dose densa	Epirrubicina ou doxorrubicina com ciclofosfamida (a cada duas semanas) seguido por paclitaxel semanalmente.	Pode ser considerado como uma opção em pacientes com câncer de mama prévio de alto risco.

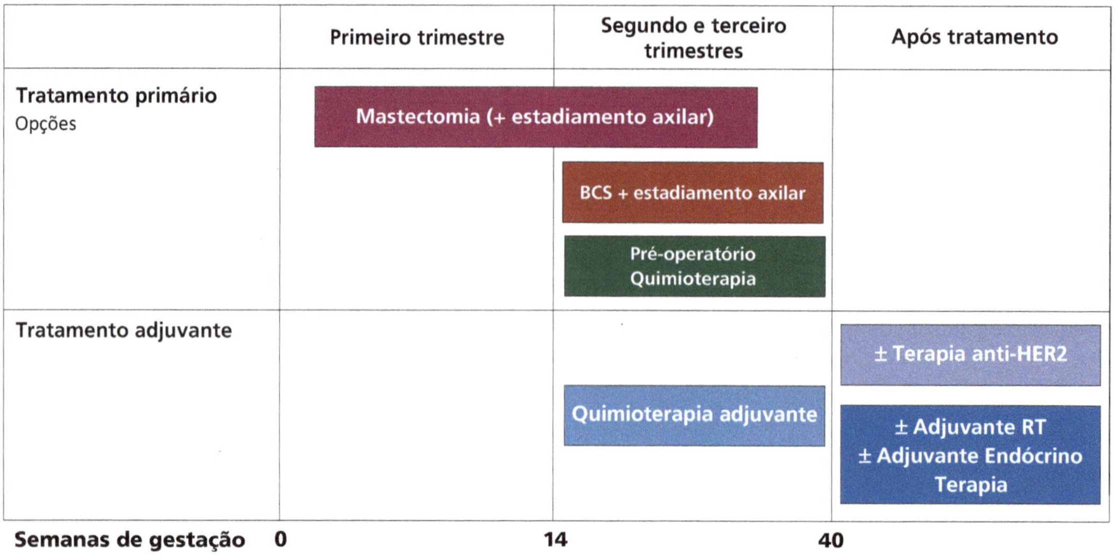

Figura 1.1

Quimioterapia (terapia sistêmica)

O tratamento quimioterápico, assim como em pacientes não grávidas, pode ser administrado antes (neoadjuvante) ou após (adjuvante) a intervenção cirúrgica em pacientes que não apresentam sinais de doença a distância. Essas indicações são derivadas de diretrizes para pacientes não grávidas, mas são ajustadas para se adequar ao tempo de gestaçao da paciente. Notavelmente, o tratamento sistêmico não é recomendado durante o primeiro trimestre da gravidez em virtude da fase de organogênese fetal.

De acordo com dados do *National Toxicology Program Office of Health Assessment and Translation*, a exposição do feto a medicamentos quimioterápicos durante o primeiro trimestre da gravidez está associada à probabilidade de 14% de ocorrerem malformações graves. No entanto, se essa exposição ocorrer após o primeiro trimestre, esse risco cai para aproximadamente 3%, o que está de acordo com a taxa de malformações graves observada na população geral dos Estados Unidos. Além disso, a administração de tratamento sistêmico durante a gravidez não parece elevar o risco de parto prematuro, nem afeta adversamente o crescimento e desenvolvimento fetal-recém-nascido.

A escolha de usar um regime neoadjuvante ou adjuvante e a duração da terapia sistêmica a ser empregada dependerão da idade gestacional da paciente, da probabilidade estimada de recorrência da doença e da possibilidade de se reduzir esse risco com cada tratamento.

A primeira diretriz internacional para quimioterapia no PrBC foi introduzida em uma publicação de 1999 por Berry *et al.* Esse estudo realizou uma análise prospectiva de 24 pacientes com PrBC, que foram tratadas seguindo a diretriz no MD Anderson Cancer Center. O regime de tratamento consistiu em quimioterapia combinada, incluindo ciclofosfamida (500 mg/m^2 intravenosa no dia 1), doxorrubicina (50 mg/m^2 administrada por infusão intravenosa contínua por 72 horas) e duas doses em bólus de fluorouracila (500 mg/m^2 intravenosa nos dias 1 e 4). Esse tratamento foi administrado a cada 21 a 28 dias durante o segundo e terceiro trimestres da gravidez, até a semana 37, com o objetivo de avaliar sua eficácia para a mãe e sua segurança para o feto. Os dados apresentados no estudo demonstraram que a quimioterapia durante o segundo e terceiro trimestres é tanto viável quanto segura para a mãe, sem aumento de malformações congênitas ou déficits pós-parto imediatos.

Em 2012, Loibl *et al.* publicaram os resultados de um estudo multicêntrico. Esse estudo envolveu uma análise retrospectiva de casos diagnosticados com PrBC antes de abril de 2003, bem como uma análise prospectiva de casos diagnosticados após abril de 2003. O estudo teve como objetivo avaliar os resultados neonatais, até quatro semanas pós-parto, para pacientes com câncer de mama que receberam quimioterapia seguida de cirurgia ou cirurgia exclusiva durante a gravidez. Os resultados revelaram que os fetos expostos à quimioterapia tendiam a ter pesos ao nascimento mais baixos, independentemente de sua idade gestacional.

Esse resultado não estava relacionado com o número de ciclos de quimioterapia ($p = 0{,}071$), mas estava relacionado com a exposição a esses medicamentos *in utero* ($p = 0{,}018$). Nos casos em que as pacientes receberam quimioterapia durante a gravidez, os bebês expostos à quimioterapia *in utero* tiveram mais eventos adversos em comparação com aqueles que não foram expostos ($p = 0{,}00045$). É importante observar que, embora os resultados indiquem maior incidência de complicações em fetos expostos à quimioterapia intrauterina, essas complicações não foram consideradas clinicamente significativas. O estudo destaca a importância da prematuridade como um fator independente que contribui para resultados adversos.

Em 2015, Loibl *et al.* publicaram uma revisão abrangente sobre o tratamento do PrBC no periódico *JAMA Oncology*, fornecendo uma avaliação objetiva dos regimes de terapia sistêmica adequados. A prescrição de antraciclinas (A), ciclofosfamida (C) e taxanos (T) segue as diretrizes estabelecidas para pacientes não grávidas e é recomendada durante o segundo e terceiro trimestres da gravidez. O uso de regimes com fluorouracila deve ser desencorajado, pois são considerados menos eficazes do que o tratamento padrão AC-T. Além disso, a utilização de agentes de quimioterapia à base de platina pode ser considerada, especialmente para pacientes de alto risco com TNBC. Essa abordagem também é aplicável a pacientes não grávidas e visa alcançar maior taxa de resposta patológica completa.

Com relação à combinação de platina e taxanos, Zheng *et al.*, em uma revisão sistemática, examinaram o uso desse regime de quimioterapia no tratamento de câncer de ovário em pacientes grávidas. Os resultados desse estudo indicam que o uso desse tratamento durante o segundo e terceiro trimestres da gravidez não parece ter um impacto substancial na mortalidade fetal ou nas taxas de aborto espontâneo. Além disso, não afeta o peso ao nascer, com peso médio do recém-nascido ao nascer registrado em 2.442,1 gramas. Esses resultados apoiam a recomendação de se usar esse regime no contexto do PrBC.

Quanto à recomendação de regimes de quimioterapia que incluem metotrexato, como o metotrexato em combinação com 5-fluorouracila (CMF), isso deve ser fortemente desencorajado. Esse medicamento foi associado a aborto espontâneo e a uma síndrome teratogênica conhecida como síndrome fetal do metotrexato, caracterizada pela presença de malformações esqueléticas, gastrointestinais e do sistema nervoso central e, em casos graves, até mesmo mortalidade fetal, tornando seu uso durante a gravidez inviável.

Quanto às terapias direcionadas ao HER2, seu uso é estritamente contraindicado durante a gravidez. De acordo com a Food and Drug Administration (FDA), a exposição de fetos de macacos ao trastuzumabe em doses 2,5 a 20 vezes superiores às concentrações terapêuticas foi associada a desenvolvimento renal retardado, oligoidrâmnio, anidrâmnio e, em casos graves, mortalidade fetal durante a gravidez. A probabilidade aumentada de oligoidrâmnio também está relacionada com a administração de trastuzumabe durante o segundo e terceiro trimestres da gravidez. Esse risco elevado aumenta a possibilidade de parto prematuro, asfixia neonatal e aumento na morbidade e mortalidade neonatal. Além disso, podem surgir problemas respiratórios neonatais em decorrência de desequilíbrios no líquido amniótico, já que o desenvolvimento dos pulmões fetais é diretamente influenciado pelo volume de líquido amniótico gerado pelos rins fetais.

Em um relato de caso publicado em 2018, uma paciente de 22 anos, inicialmente diagnosticada com carcinoma ductal invasivo da mama, testou negativo para receptores de estrogênio e progesterona e positivo para HER2 no exame imuno-histoquímico. No momento do diagnóstico, ela tinha lesões metastáticas, tornando-a elegível para um regime de quimioterapia direcionada envolvendo trastuzumabe e pertuzumabe. Após completar seis ciclos de terapia, ela apresentou uma resposta clínica notável. No entanto, durante o período de acompanhamento, enquanto recebia apenas esses anticorpos monoclonais, ela engravidou, e sua gravidez avançou até a 20ª semana. Uma ultrassonografia fetal nesse ponto revelou oligoidrâmnio e agenesia renal do lado direito. Em virtude de complicações fetais, a gravidez foi interrompida na 27ª semana. Notavelmente, a autópsia fetal não revelou nenhuma patologia do sistema urinário. Acredita-se que essas alterações fetais resultaram da exposição ao trastuzumabe e pertuzumabe durante o período intrauterino.

Em 2021, uma revisão sistemática composta por 28 artigos (envolvendo 30 pacientes e 32 fetos) revelou que em mais da metade dos casos o trastuzumabe foi administrado em um contexto metastático, com oligoidrâmnio ou anidrâmnio sendo o evento adverso mais frequentemente observado, ocorrendo em 58,1% dos casos. Curiosamente, 41,7% dos fetos expostos ao trastuzumabe durante o segundo e/ou terceiro trimestre nasceram completamente saudáveis, em comparação com 75,0% dos fetos expostos exclusivamente durante o primeiro trimestre.

Em resumo, a conclusão do estudo sugere que o tratamento com trastuzumabe deve ser adiado até depois do parto, sendo recomendado o monitoramento próximo da gravidez quando o uso é inevitável.

Quanto ao uso de agentes imunoterápicos (como fármacos anti-PDL1), é aconselhável abster-se de sua prescrição durante a gravidez. Em 2005, um estudo conduzido por Guleria *et al.* demonstrou, usando um modelo de gravidez alogênica, que a molécula coestimuladora inibitória das células T, ligante 1 da morte programada (PDL 1, do inglês *programmed cell death ligand 1*), desempenha um papel fundamental em conferir tolerância materna à resposta imune direcionada a aloantígenos fetais herdados do pai. Os relatos atuais na literatura são limitados e dizem respeito ao tratamento de melanoma maligno, em que complicações neonatais também podem estar associadas à prematuridade. Notavelmente, uma incidência aumentada de tireoidite neonatal com relevância imunológica foi documentada. Como resultado, a utilização de agentes imunoterápicos durante a gravidez exige uma avaliação cuidadosa dos riscos potenciais *versus* benefícios.

Embora seja reconhecido que a farmacocinética e farmacodinâmica dos medicamentos mudam durante a gravidez, principalmente em decorrência de alterações significativas no metabolismo hepático e renal, volume sanguíneo e capacidade de distribuir e liberar metabólitos ativos nos tecidos, o uso de terapia sistêmica é comumente aconselhado e considerado seguro para pacientes nessa categoria. É importante observar que as doses padrão de quimioterapia devem espelhar aquelas usadas durante o PrBC, com ajustes de dose baseados apenas no peso real da paciente, não em seu peso ajustado. No Quadro 1.2,

Quadro 1.2 – Medicamentos e seus efeitos adversos durante a gravidez

Medicamento	Primeiro trimestre (concepção → 14 semanas)	Segundo trimestre (14 semanas → 28 semanas)	Terceiro trimestre (28 semanas → parto)
Quimioterapia citotóxica	Risco aumentado de aborto espontâneo e malformação fetal.	Restrição de crescimento, baixo peso ao nascer, parto prematuro, mielossupressão e necessidade potencial de internação em unidade de terapia intensiva neonatal.	Restrição de crescimento, baixo peso ao nascer, trabalho de parto prematuro, mielossupressão e possibilidade de necessidade de admissão na unidade de terapia intensiva neonatal.
Metotrexato	Aborto espontâneo e síndrome teratogênica.	Risco aumentado de natimorto.	Risco aumentado de natimorto.
Anti-HER 2	O feto parece não ser afetado na análise de relatos de casos limitados.	Oligoidrâmnio/ anidrâmnio e mortalidade fetal	Oligoidrâmnio/anidrâmnio e mortalidade fetal.
Inibidores de PARP	Potencial para causar danos ao embrião-feto, mas dados insuficientes disponíveis.	Potencial para causar danos ao embrião-feto, mas dados insuficientes disponíveis.	Potencial para causar danos ao embrião-feto, mas dados insuficientes disponíveis.
Imunoterapia	Risco elevado de aborto espontâneo.	Risco aumentado de natimorto, parto prematuro e mortalidade fetal.	Aumento do risco de mortalidade fetal e aumento da incidência de tireoidite neonatal com relevância imunológica.
Terapia endócrina	Malformações faciais, genitália ambígua e aumento potencial do risco de aborto espontâneo.	Dados limitados disponíveis.	Dados limitados disponíveis.

resumimos os eventos adversos relacionados com gravidez dos principais regimes de tratamento.

Com relação à duração do tratamento sistêmico e ao momento da administração, a quimioterapia deve ser concluída entre a 35ª e a 37ª semana de gestação, com estrita observância ao limite de intervalo de três semanas entre o nascimento do feto e a conclusão da terapia sistêmica. Esse período é ideal para permitir a adequada recuperação da medula óssea e minimizar a toxicidade tanto para a mãe quanto para o feto.

Gerenciamento de sintomas

Durante a gravidez, especialmente em pacientes submetidas à quimioterapia, controlar a náusea é crucial, e vários medicamentos são utilizados para esse fim. Metoclopramida é uma opção segura, não associada a um aumento na incidência de malformações fetais. O ondansetron também pode ser utilizado, pois atua como um antagonista seletivo do receptor 5-HT3 e serve como base para o controle do vômito pós-quimioterapia. O uso de inibidores de bomba de prótons não está associado a aumento no risco de aborto espontâneo, malformações congênitas ou prematuridade.

Para cada novo ciclo, corticosteroides metabolizados pela placenta, como metilprednisolona, prednisolona ou hidrocortisona, são utilizados para prevenir ou pelo menos reduzir os efeitos indesejados da quimioterapia, preferencialmente empregados por terem menor probabilidade de atravessar a barreira placentária.

Deve-se notar que a administração repetida de betametasona ou dexametasona pode causar retardo no crescimento intrauterino com possível influência de longo prazo no desenvolvimento neurológico do recém-nascido, e observa-se uma transferência quase completa para o feto.

No caso de neutropenia grave após um ciclo de quimioterapia (neutropenia febril, quimioterapia densa, poliquimioterapia ou prevenção da neutropenia no momento do parto), o uso do fator estimulador de colônias de granulócitos (G-CSF, do inglês *granulocyte colony-stimulating factor*) foi estudado durante a gravidez, e concluiu-se que a taxa de complicações neonatais é semelhante à encontrada em mulheres que não estão em tratamento quimioterápico durante a gravidez; portanto, seu uso pode ser aprovado com cautela. Essas escolhas cuidadosamente consideradas de medicamentos são essenciais para garantir o alívio dos sintomas maternos e a segurança do feto durante o período de tratamento.

Tratamento cirúrgico

O tratamento cirúrgico da mama é considerado seguro em qualquer estágio da gravidez. Embora tenha havido uma crença de longa data de que a mastectomia era o tratamento padrão para pacientes nessa categoria, agora reconhece-se que a cirurgia conservadora é uma opção viável para pacientes grávidas, exceto durante o primeiro trimestre, se o desejo for manter a gravidez, em virtude da contraindicação da radioterapia durante a gestação por parte das diretrizes da National Comprehensive Cancer Network (NCCN).

Em 2009, Beriwal *et al.* conduziram um estudo retrospectivo, examinando a recorrência locorregional em pacientes com câncer de mama durante a gravidez submetidas à cirurgia conservadora *versus* aquelas que optaram pela mastectomia. Sua análise estatística, ajustada para o estadiamento, demonstrou que a cirurgia radical não foi superior à cirurgia conservadora em termos de sobrevida. Achados semelhantes também foram relatados pelo grupo de pesquisa do MD Anderson Cancer Center em 2002.

É importante observar que realizar cirurgia conservadora e avaliar as margens cirúrgicas durante a gravidez pode ser desafiador em virtude das diferenças anatômicas inerentes (como um aumento na rede de ductos e anastomoses vasculares) que ocorrem durante essa fase do desenvolvimento mamário.

Com relação à cirurgia axilar no tratamento de pacientes com câncer de mama durante a gravidez, é possível realizar uma biópsia do linfonodo sentinela, desde que haja uma clara indicação clínica, como no caso de pacientes não grávidas, e evitando o uso de corante azul patente para identificação (em razão do risco de anafilaxia).

A reconstrução mamária após o tratamento cirúrgico da mama é um aspecto crucial do cuidado do câncer de mama e, como em pacientes não grávidas, não é contraindicada durante a gravidez.

Em 2013, Lohsiriwat *et al.* publicaram o primeiro estudo sobre reconstrução mamária imediata em pacientes com câncer de mama durante a gravidez submetidas à cirurgia. Sua análise retrospectiva de 78 pacientes indicou que o uso de implantes expansores de tecido resultou em um tempo cirúrgico mais curto e não pareceu aumentar a morbidade ou mortalidade para a mãe e o feto. Isso destaca sua segurança como o método preferido para esse perfil de paciente.

Em 2016, um estudo retrospectivo de Caragacianu *et al.* examinou 82 pacientes com câncer de mama durante a gravidez que passaram por tratamento cirúrgico e reconstrução mamária imediata. Entre essas pacientes, 29 (35%) foram submetidas a mastectomia, e dessas, dez (34%) optaram pela reconstrução imediata com um expansor de tecido. A duração média da cirurgia foi de 198 minutos com reconstrução imediata, em comparação com 157 minutos sem reconstrução. Notavelmente, esse tempo cirúrgico prolongado não foi associado a resultados obstétricos ou fetais adversos. Portanto, o uso de um expansor de tecido para reconstrução mamária imediata em pacientes grávidas submetidas a mastectomia parece ser uma opção segura e viável para a reconstrução mamária.

Quanto ao uso de retalhos miocutâneos na reconstrução mamária imediata, é aconselhável evitar essa abordagem em decorrência da duração cirúrgica prolongada e do potencial de assimetria mamária no resultado estético final, considerando o aumento fisiológico do tamanho da mama durante a gravidez.

Como discutido, o tratamento cirúrgico de pacientes com câncer de mama durante a gravidez de fato apresenta suas considerações únicas, mas não exige uma abordagem excessivamente radical que desconsidere as preocupações estéticas para esse grupo de pacientes.

Radioterapia

A radioterapia é um método de tratamento adjuvante que utiliza emissões de partículas ionizáveis para combater células neoplásicas, visando controlar a proliferação celular e até induzir a morte celular. Sua eficácia é influenciada pela responsividade celular dos tecidos, o que significa que tecidos com maior renovação celular são mais suscetíveis às partículas ionizáveis. Com base nesses princípios, as diretrizes da NCCN desaconselham o uso de radioterapia durante a gravidez, independentemente do estágio gestacional.

No entanto, a European Society for Medical Oncology (ESMO) considera a prescrição de radioterapia para pacientes grávidas com base na idade gestacional, uma vez que o impacto da radiação no feto depende de fatores como distância e volume com relação ao alvo da radiação. Os riscos associados à exposição fetal à radiação são dependentes da dose e variam com a idade gestacional. Sabe-se que os efeitos da radiação na gravidez podem incluir morte fetal (nas duas semanas após a concepção), malformações durante os dois primeiros meses e redução no quociente de inteligência entre o terceiro e sexto meses.

No contexto do tratamento paliativo, o uso da radioterapia deve ser objeto de discussões caso a caso, idealmente envolvendo uma equipe multidisciplinar, para pesar cuidadosamente os riscos e benefícios da terapia tanto para a paciente quanto para o feto.

Terapia endócrina

Em cânceres de mama positivos para receptores hormonais, a terapia endócrina adjuvante é essencial, pois reduz significativamente o risco de recorrência a distância. Para mulheres pré-menopáusicas, o tamoxifeno é o medicamento de escolha.

No caso de pacientes com câncer de mama durante a gravidez, os estudos disponíveis estão limitados a relatos de casos, revelando potenciais efeitos adversos no feto. Em cenários experimentais, as principais alterações fetais associadas à exposição intrauterina ao tamoxifeno dizem respeito ao desenvolvimento e funcionamento do trato reprodutivo feminino.

Uma revisão sistemática realizada em 2019 por Schuurman *et al.* identificou 238 casos de uso de tamoxifeno durante a gravidez. A taxa de malformações fetais nesse grupo foi de 12,6%, em contraste com 3,9% na população não exposta ao medicamento. Embora as malformações identificadas não fossem específicas, era difícil descartar uma relação causal entre a exposição ao tamoxifeno e a ocorrência dessas alterações fetais.

Como há evidências insuficientes sobre a segurança do uso de tamoxifeno durante a gravidez, tanto a NCCN quanto a ESMO recomendam a utilização da terapia endócrina no pós-parto.

Ambiente metastático

Alguns pacientes podem receber um diagnóstico de câncer de mama com metástases a distância, ou podem ter progressão da doença sistêmica durante o tratamento. A presença de doença metastática associada à gravidez restringe significativamente a administração de terapias específicas, como inibidores de ciclina, imunoterápicos, inibidores de poli ADP-ribose polimerase (PARP) e terapia anti-HER2, em decorrência dos desconhecidos efeitos adversos no feto. Essa situação apresenta um dilema extremamente desafiador. Por um lado, o objetivo principal da terapia é prolongar a vida da paciente, mantendo sua qualidade de vida o máximo possível. Por outro lado, é crucial garantir que a terapia não prejudique o feto. Dado esse cenário complexo, cada caso exige uma abordagem individualizada. Deve ser gerenciado por uma equipe multidisciplinar especializada que leve em consideração o desejo da paciente de manter a gravidez e avalie cuidadosamente as potenciais consequências tanto da implementação quanto da não implementação da terapia recomendada.

Visão obstétrica – *Obstetric view*

Cuidados pré-natais

As queixas de pacientes grávidas não diferem daquelas apresentadas por pacientes jovens. Dados os possíveis intervalos mais longos entre as consultas pré-natais ou o atraso da paciente em reconhecer os sintomas, ou mesmo a falta de ênfase por parte do médico com relação a queixas ou alterações no exame físico, que muitas vezes assemelham-se a mudanças fisiológicas que ocorrem durante a gravidez (ingurgitamento, dor, secreção mamilar), o câncer de mama durante a gravidez frequentemente apresenta-se como uma doença localmente avançada no momento do diagnóstico. Portanto, no caso de alterações suspeitas ou massas palpáveis que persistem por mais de duas semanas durante a gravidez, o obstetra deve investigá-las, embora 80% dessas lesões sejam benignas. Uma vez confirmado o diagnóstico, a paciente deve ser imediatamente encaminhada a um centro de referência, onde uma equipe multidisciplinar preparada para gerenciar o caso continuará o tratamento.

Para determinar a abordagem terapêutica mais apropriada para mulheres com câncer de mama durante a gravidez, é crucial confirmar a idade gestacional para evitar o início do tratamento durante a fase de organogênese e calcular a data provável do parto para prevenir a prematuridade e suas complicações para o recém-nascido. No entanto, é necessário cautela, pois os sistemas fetais ainda são vulneráveis a medicamentos citotóxicos. A paciente, sempre acompanhada por um parceiro ou membro da família, deve ser informada sobre os riscos maternos associados ao tratamento e os potenciais efeitos fetais, com aconselhamento preciso para decidir continuar a gravidez ou interrompê-la. A gravidez por si só não altera o prognóstico, mas o diagnóstico tardio e a incapacidade de iniciar o tratamento sim. Portanto, em casos de doença avançada e/ou um prognóstico desfavorável, deve-se discutir a possibilidade de interromper a gravidez no primeiro trimestre, considerando o impacto do tratamento na futura fertilidade.

Dado que o grupo etário afetado é jovem, aconselha-se a realização de testes genéticos. Nesse contexto, deve-se notar que o teste pré-natal não invasivo (NIPT, do inglês *non-invasive prenatal testing*) para detecção de aneuploidias por meio da análise de DNA fetal em células fetais circulantes pode surpreender a todos com o DNA materno mutado obtido de células tumorais circulantes. Portanto, sua interpretação deve ser cautelosa. Quando a decisão é continuar a gravidez, estudos indicam que crianças expostas à quimioterapia *in utero* têm desenvolvimento semelhante àquelas não expostas. Para garantir a segurança, consultas pré-natais devem ser agendadas para cada ciclo de quimioterapia, que se inicia no início do segundo trimestre, quando a quimioterapia é considerada relativamente segura.

Essas medidas garantem uma abordagem cuidadosa e bem coordenada, beneficiando tanto a mãe quanto o feto. A quimioterapia pode ser indicada durante a gravidez, exceto no primeiro trimestre, quando há um aumento no risco de malformações fetais (10% a 20%), aborto espontâneo e morte fetal. Nos segundo e terceiro trimestres, a quimioterapia aumenta a incidência de retardo no crescimento intrauterino, baixo peso ao nascer e natimortalidade.

Para casos de câncer de mama durante a gravidez, as mesmas diretrizes para pacientes não grávidas devem ser aplicadas. Antraciclinas, agentes alquilantes, taxanos e derivados de platina têm sido usados tanto em configurações neoadjuvantes quanto adjuvantes durante a gravidez, com ajuste de dose com base em variações no peso materno e possíveis alterações na função hepática ou renal que podem ocorrer durante a gravidez. Terapias-alvo, assim como terapias endócrinas e imunoterapias, são contraindicadas durante a gravidez. É bem estabelecido que o trastuzumabe é responsável por oligoidrâmnio ou anidrâmnio e por anormalidades no desenvolvimento renal e pulmonar fetal. A radioterapia não deve ser recomendada, pois não há dados suficientes para se estabelecer qualquer grau de segurança fetal com exposição intrauterina, mesmo com técnicas modernas.

Investigação adicional

Nos cuidados pré-natais de pacientes com câncer de mama, especialmente aquelas submetidas à quimioterapia, é crucial incluir ultrassons adicionais a cada 2 a 3 semanas, além dos exames de rotina, para avaliar o crescimento fetal e o bem-estar, integrando avaliações com Doppler da artéria umbilical fetal, ecocardiografia fetal, velocidade máxima sistólica da artéria cerebral média fetal, índice de líquido amniótico e comprimento cervical, conforme aplicável. A qualquer momento, em caso de incerteza sobre a vitalidade fetal, a cardiotocografia e o perfil biofísico fetal são indicados. Os testes hematológicos e bioquímicos devem seguir a rotina de pacientes em quimioterapia, além dos necessários na prática pré-natal, sempre considerando a anemia fisiológica de hemodiluição da gravidez.

Parto

O diagnóstico de câncer de mama não afeta o modo ou o momento do parto. No entanto, para prevenir a mielossupressão induzida pela quimioterapia, o tratamento deve ser interrompido por volta da semana 34/35, e o parto pode ser induzido às 37 semanas. Após um parto vaginal, a quimioterapia pode ser retomada alguns dias depois, enquanto após uma cesariana (se não houver infecção), pode ser reiniciada após sete dias (Boere *et al.*, 2022). Essas estratégias são cuidadosamente planejadas para garantir a segurança tanto da mãe quanto do recém-nascido, otimizando o tratamento do câncer de mama durante a gravidez. O *timing* e o modo de parto seguem as diretrizes obstétricas para pacientes saudáveis, embora vários estudos mostrem taxas mais altas de cesariana (mais de 30%), o que pode estar associado à preferência da gestante e à conveniência de planejamento. Quando o parto prematuro é inevitável, a administração de corticosteroides para acelerar a maturação pulmonar fetal deve ser considerada. Embora raro (ao contrário de melanoma, leucemia e linfoma), o envolvimento placentário pelo câncer de mama pode ser avaliado por meio do exame patológico da placenta entregue. Com relação ao recém-nascido, estudos específicos mostraram que uma atenção maior deve ser dada pelos neonatologistas a possíveis anormalidades cardíacas e auditivas em virtude da exposição a antraciclinas e derivados de platina, respectivamente. Um hemograma completo com diferencial deve ser coletado para avaliar as alterações na contagem sanguínea causadas pela quimioterapia durante a gravidez.

Amamentação

Os dados sobre a segurança da amamentação durante o tratamento oncológico são limitados. Mulheres em quimioterapia são aconselhadas a evitar a amamentação em decorrência de possível presença de agentes quimioterápicos no leite materno com efeitos citotóxicos no recém-nascido. A amamentação também não é recomendada durante a radioterapia. Se o tratamento for concluído antes do parto e a quimioterapia for interrompida, a amamentação pode ser feita na mama contralateral, embora possa haver uma redução na produção de leite na mama não afetada, em virtude da atrofia lobular com fibrose do tecido mamário exposto à quimioterapia. Se a cirurgia oncológica já tiver sido realizada, e a paciente não estiver recebendo quimioterapia ou radioterapia, não há contraindicação para a amamentação na mama contralateral. O risco de mastite deve ser considerado, especialmente por causa da dificuldade de se administrar antibióticos ao tecido mamário que passou por cirurgia e radioterapia. Essas precauções são tomadas para garantir a segurança e o bem-estar do recém-nascido, minimizando a exposição potencial a substâncias prejudiciais durante o tratamento da mãe.

Cirurgia durante a gravidez

A cirurgia de mama durante a gravidez, embora não comum, é possível em qualquer estágio da gestação e pode ser uma opção quando a gravidez está em estágios iniciais, e o tumor é localmente avançado ou não responde à quimioterapia. Não há evidências de teratogenicidade ou efeitos adversos no desenvolvimento cerebral fetal após exposição a anestésicos em cirurgias não complicadas. Durante a gravidez, a equipe multidisciplinar, composta por cirurgião, anestesista e obstetra, deve priorizar a proteção fetal, ou seja, prevenir hipóxia, hipotensão, hipoglicemia, febre, dor, infecção, parto prematuro e trombose. É essencial monitorar a atividade cardíaca fetal antes e após a cirurgia, especialmente se o feto for considerado inviável. Se o feto for viável, a cardiotocografia deve ser realizada durante todo o procedimento para avaliar o bem-estar fetal e a ausência de contrações uterinas. Quanto ao uso de drogas anestésicas, o sugamadex não teve sua segurança estabelecida durante a gravidez; portanto, seu uso deve ser evitado como medida de precaução. Outros fármacos anestésicos, como desflurano, propofol, sufentanil (até 30 microgramas), morfina, lidocaína, cetamina e antieméticos perioperatórios como ondansetron, metoclopramida e granisetron, podem ser utilizados com segurança. Com relação ao bem-estar materno-fetal, a mesa cirúrgica deve ser inclinada para a esquerda, cerca de 30 graus, permitindo a descompressão aortocaval, evitando assim a hipotensão materna com redução da perfusão placentária e hipóxia fetal. A tromboprofilaxia é essencial, uma vez que a condição gestacional simultânea ao câncer de mama potencializa a chance de trombose e tromboembolismo. Essas considerações médicas são cruciais para garantir tanto a segurança quanto o bem-estar da mãe e do feto durante o procedimento cirúrgico. No período pós-operatório, atenção especial deve ser dada ao controle da dor, pois a dor pode desencadear contrações uterinas. A mobilidade materna reduzida após a cirurgia também está associada a taxas aumentadas de infecções urinárias e pulmonares.

Conclusão

Em conclusão, o tratamento do PrBC exige uma abordagem altamente individualizada e multidisciplinar, considerando fatores como idade gestacional, estadiamento e preferências da paciente. Os desafios únicos apresentados por essa população de pacientes exigem uma consideração cuidadosa de mutações genéticas, metástases e contraindicações para terapias específicas. A colaboração entre obstetras, cirurgiões plásticos, mastologistas, oncologistas clínicos, radioterapeutas, patologistas, radiologistas e profissionais de saúde mental é crucial para garantir cuidados abrangentes.

A quimioterapia, pedra angular no tratamento sistêmico do câncer de mama, requer uma gestão cuidadosa durante a gravidez. Embora a exposição no primeiro trimestre apresente riscos mais elevados de malformações fetais, trimestres posteriores mostram um risco menor, com alguns regimes de quimioterapia demonstrando viabilidade e segurança. A escolha de agentes de quimioterapia, incluindo antraciclinas, taxanos e medicamentos à base de platina, deve estar alinhada com as diretrizes estabelecidas para pacientes não grávidas. No entanto, é desaconselhado o uso de regimes que contêm metotrexato e terapias anti-HER2 em decorrência de possíveis efeitos teratogênicos.

Intervenções cirúrgicas, incluindo mastectomia e cirurgia conservadora, são consideradas seguras durante a gravidez. A reconstrução mamária, especialmente com expansores de tecido, parece ser uma opção viável, enfatizando a segurança tanto para a mãe quanto para o feto. Em contraste, a radioterapia é evitada em decorrência de possível dano fetal, com considerações feitas para casos paliativos em um contexto multidisciplinar.

A terapia endócrina, principalmente o tamoxifeno, está associada a evidências limitadas em PrBC, levando a recomendações para uso apenas no pós-parto. O manejo da doença metastática na gravidez requer um equilíbrio delicado entre prolongar a vida da paciente e salvaguardar a saúde fetal, exigindo uma abordagem individualizada e multidisciplinar.

A perspectiva obstétrica destaca a importância do cuidado pré-natal vigilante, investigação adicional, controle de sintomas e estratégias de parto personalizadas para otimizar os resultados tanto para a mãe quanto para o feto. Considerações sobre amamentação, cirurgia durante a gravidez e cuidados pós-operatórios enfatizam ainda mais a necessidade de uma abordagem multidisciplinar para garantir o bem-estar tanto da paciente quanto do futuro filho. No geral, o cenário complexo do PrBC demanda uma estratégia colaborativa e centrada no paciente para navegar pelas particularidades do tratamento do câncer durante a gravidez.

Bibliografia

- Alipour S. Local complications of breast surgery during pregnancy and lactation. Adv Exp Med Biol. 2020:1252:101-5.
- Amant F, Berveiller P, Boere IA, Cardonick E, Fruscio R, Fumagalli M, et al. Gynecologic cancers in pregnancy: guidelines based on a third international consensus meeting. Ann Oncol. 2019;30(10):1601-12.
- Amant F, Lefrère H, Borges VF, Cardonick E, Lambertini M, Loibl S, et al. The definition of pregnancy-associated breast cancer is outdated and should no longer be used. Lancet Oncol. 2021;22(6):753-4.
- Amant F, Loibl S, Neven P, Van Calsteren K. Malignancies in Pregnancy 2 Breast cancer in pregnancy. Lancet. 2012; 379(9815):570-9.
- Amant F, Nekljudova V, Maggen C, Seither F, Neven P, Cardonick EH, et al. Outcome of breast cancer patients treated with chemotherapy during pregnancy compared with nonpregnant controls. Eur J Cancer. 2022;170:54-63.
- Amant F, Van Calsteren K, Halaska MJ, Gziri MM, Hui W, Lagae L, et al. Long-term cognitive and cardiac outcomes after prenatal exposure to chemotherapy in children aged 18 months or older: an observational study. Lancet Oncol. 2012;13(3):256-64.
- Amouzegar Hashemi F. Radiotherapy in pregnancy-associated breast cancer. Adv Exp Med Biol. 2020;1252:125-7.
- Andrikopoulou A, Apostolidou K, Chatzinikolaou S, Bletsa G, Zografos E, Dimopoulos MA, et al. Trastuzumab administration during pregnancy: un update. BMC Cancer. 2021;21(1):463.
- Andrikopoulou A, Korakiti AM, Apostolidou K, Dimopoulos MA, Zagouri F. Immune checkpoint inhibitor administration during pregnancy: a case series. ESMO Open. 2021; 6(5):100262.

- Auron M, Castillo MYD, Garcia OFD. Perioperative management of pregnant women undergoing nonobstetric surgery. Cleve Clin J Med. 2021;88(1):27-34.
- American College of Radiology. ACR–SPR practice parameter for imaging pregnant or potentially pregnant adolescents and women with ionizing radiation; 2018. Disponível na Internet: https://www.acr.org/-/media/acr/files/practice-parameters/pregnant-pts.pdf (14 out 2022).
- American College of Radiology. ACR Committee on Drugs and Contrast Media. ACR manual on contrast media. Version 9, 2013. Disponível na Internet: http://www.acr.org/~/media/ACR/Documents/PDF/QualitySafety/Resources/Contrast%20Manual/2013_Contrast_Media.pdf.
- Azim HA, Azim H, Peccatori FA. Treatment of cancer during pregnancy with monoclonal antibodies: a real challenge. Expert Rev Clin Immunol. 2010;6(6):821-6.
- Beriwal S, Rungruang B, Soran A, Thull D, Kelley JL, Bhargava R, et al. Comparison of locoregional recurrence with mastectomy vs. Breast conserving surgery in pregnancy associated breast cancer (pabc). Cancers (Basel). 2009;1(1):12-20.
- Berry DL, Theriault RL, Holmes FA, Parisi VM, Booser DJ, Singletary SE, et al. Management of breast cancer during pregnancy using a standardized protocol. Journal of Clinical Oncology. 1999;17(3);855-61.
- Berveiller P, Carbonne B, Mir O. Cancer and pregnancy: an overview for obstetricians and gynecologists. Am J Obstet Gynecol. 2014;211(1):82.
- Bird ST, Gelperin K, Sahin L, Bleich KB, Fazio-Eynullayeva E, Woods C, et al. First-trimester exposure to gadolinium-based contrast agents: a utilization study of 4.6 Million U.S. Pregnancies. Radiology. 2019;293(1);193-200.
- Boere I, Lok C, Poortmans P, Koppert L, Painter R, vd Heuvel-Eibrink MM, et al. Breast cancer during pregnancy: epidemiology, phenotypes, presentation during pregnancy and therapeutic modalities. Best Pract Res Clin Obstet Gynaecol. 2022;82:46-59.
- Callihan EB, Gao D, Jindal S, Lyons TR, Manthey E, Edgerton S, et al. Postpartum diagnosis demonstrates a high risk for metastasis and merits an expanded definition of pregnancy-associated breast cancer. Breast Cancer Res Treat. 2013; 138(2):549-59.
- Candelaria RP, Huang ML, Adrada BE, Bassett R, Hunt KK, Kuerer HM, et al. Incremental cancer detection of locoregional restaging with diagnostic mammography combined with whole-breast and regional nodal ultrasound in women with newly diagnosed breast cancer. Acad Radiol. 2017; 24(2);191-9.
- Caragacianu DL, Mayer EL, Chun YS, Caterson S, Bellon JR, Wong JS, et al. Immediate breast reconstruction following mastectomy in pregnant women with breast cancer. J Surg Oncol. 2016;114(2):140-3.
- Cardonick E, Gilmandyar D, Somer RA. Maternal and neonatal outcomes of dose-dense chemotherapy for breast cancer in pregnancy. Obstet Gynecol. 2012;120(6):1267-72.
- Cardoso F, Kyriakides S, Ohno S, Penault-Llorca F, Poortmans P, Rubio IT, et al. Early breast cancer: ESMO Clinical Practice Guidelines for diagnosis, treatment and follow-up. Ann Oncol. 20191;30(10):1674.
- Collins JC, Liao S, Wile AG. Surgical management of breast masses in pregnant women. J Reprod Med. 1995;40(11):785-8.
- Copel J, El-Sayed Y, Heine RP, Wharton KR. Guidelines for diagnostic imaging during pregnancy and lactation. Obstet Gynecol. 2016;127(2):e75-80.
- Corona-Rivera JR, Rea-Rosas A, Santana-Ramírez A, Acosta-León J, Hernández-Rocha J, Miguel-Jiménez K. Holoprosencephaly and genitourinary anomalies in fetal methotrexate syndrome. Am J Med Genet A. 2010;152(7):1741-6.
- de Haan J, Verheecke M, Van Calsteren K, Van Calster B, Shmakov RG, Mhallem Gziri M, et al. Oncological management and obstetric and neonatal outcomes for women diagnosed with cancer during pregnancy: a 20-year international cohort study of 1170 patients. Lancet Oncol. 2018;19(3):337-46.
- Finch LE, Cardonick EH. Incidence of childhood hearing loss after in utero exposure to platinum agents. Prenat Diagn. 2021;41(11):1467-74.
- Folsom S, Woodruff T. Good news on the active management of pregnant cancer patients. F1000Res. 2020;9:F1000 Faculty Rev-487.
- Gill SK, O'Brien L, Einarson TR, Koren G. The safety of proton pump inhibitors (PPIs) in pregnancy: a meta-analysis. Am J Gastroenterol. 2009;104(6):1541-5.
- Guleria I, Khosroshahi A, Ansari MJ, Habicht A, Azuma M, Yagita H, et al. A critical role for the programmed death ligand 1 in fetomaternal tolerance. J Exp Med. 2005;202(2):231-7.
- Han SN, Amant F, Cardonick EH, Loibl S, Peccatori FA, Gheysens O, et al. Axillary staging for breast cancer during pregnancy: feasibility and safety of sentinel lymph node biopsy. Breast Cancer Res Treat. 2018;168(2):551-7.
- Han SN, Amant F, Michielsen K, De Keyzer F, Fieuws S, Van Calsteren K, et al. Feasibility of whole-body diffusion-weighted MRI for detection of primary tumour, nodal and distant metastases in women with cancer during pregnancy: a pilot study. Eur Radiol. 2018;28(5):1862-74.
- Hansen WF, Peacock AE, Yankowitz J. Safe prescribing practices in pregnancy and lactation. J Midwifery Womens Health. 2002;47(6):409-21.
- Johannsson O, Loman N, Borg Å, Olsson H. Pregnancy-associated breast cancer in BRCA1 and BRCA2 germline mutation carriers. Lancet. 1998;352(9137):1359-60.
- Kuerer HM, Gwyn K, Ames FC, Theriault RL. Conservative surgery and chemotherapy for breast carcinoma during pregnancy. Surgery. 2002;131(1):108-10.
- Liberale V, Tripodi E, Ottino L, Biglia N. Surgery on breast cancer in pregnancy. Transl Cancer Res. 2019;8(Suppl 5): S493-502.
- Litton JK, Theriault RL, Gonzalez-Angulo AM. Breast cancer diagnosis during pregnancy. Womens Health (Lond). 2009; 5(3):243-9.
- Litton JK. UpToDate. 2023 [cited 2023 Nov 15]. Gestational breast cancer: Epidemiology and diagnosis. Disponível na Internet: https://www.uptodate.com/contents/gestational-breast-cancer-epidemiology-and-diagnosis?search=breast%20cancer%20and%20pregnancy&sectionRank=1&usage_type=default&anchor=H16&source=machineLearning&selectedTitle=3~150&display_rank=3#H16.
- Lohsiriwat V, Peccatori FA, Martella S, Azim HA, Sarno MA, Galimberti V, et al. Immediate breast reconstruction with expander in pregnant breast cancer patients. Breast. 2013; 22(5):657-60.

- Loibl S, Azim HA, Bachelot T, Berveiller P, Bosch A, Cardonick E, et al. ESMO Expert Consensus Statements on the management of breast cancer during pregnancy (PrBC). Ann Oncol. 2023;34(10):849-66.
- Loibl S, Han SN, von Minckwitz G, Bontenbal M, Ring A, Giermek J, et al. Treatment of breast cancer during pregnancy: an observational study. Lancet Oncol. 2012;13(9):887-96.
- Loibl S, Schmidt A, Gentilini O, Kaufman B, Kuhl C, Denkert C, et al. Breast cancer diagnosed during pregnancy adapting recent advances in breast cancer care for pregnant patients. JAMA Oncol. 2015;1(8):1145-53.
- Maggen C, Van Gerwen M, Van Calsteren K, Vandenbroucke T, Amant F. Management of cancer during pregnancy and current evidence of obstetric, neonatal and pediatric outcome: a review article. Int J Gynecol Cancer. 201918:ijgc-2018-000061.
- Mazzola R, Corradini S, Eidemüeller M, Figlia V, Fiorentino A, Giaj-Levra N, et al. Modern radiotherapy in cancer treatment during pregnancy. Crit Rev Oncol Hematol. 2019;136:13-19.
- Nakagawa K, Aoki Y, Kusama T, Ban N, Nakagawa S, Sasaki Y. Radiotherapy during pregnancy: effects on fetuses and neonates. Clin Ther. 1997;19(4):770-7.
- National Toxicology Program. NTP Monograph: Developmental Effects and Pregnancy Outcomes Associated With Cancer Chemotherapy Use During Pregnancy. NTP Monogr. 2013;(2):214.
- NCCN Clinical Practice Guidelines in Oncology (NCCN Guidelines) – Breast Cancer version 4-2022. NCCN. 2022.
- Ngu SF, Ngan HYS. Chemotherapy in pregnancy. Best Pract Res Clin Obstet Gynaecol. 2016;33:86-101.
- Otake M, Schull WJ. In utero exposure to A-bomb radiation and mental retardation; a reassessment. Br J Radiol. 1984; 57(677):409-14.
- Pagani O, Francis PA, Fleming GF, Walley BA, Viale G, Colleoni M, et al. Absolute improvements in freedom from distant recurrence to tailor adjuvant endocrine therapies for premenopausal women: results from TExT and Soft. J Clin Oncol. 2020;38(12):1293-303.
- Parazzini F, Franchi M, Tavani A, Negri E, Peccatori FA. Frequency of Pregnancy Related Cancer. Int J Gynecol Cancer. 2017;27(3):613-619.
- Peccatori FA, Codacci-Pisanelli G, Del Grande M, Scarfone G, Zugni F, Petralia G. Whole body MRI for systemic staging of breast cancer in pregnant women. Breast. 2017;35:177-81.
- Peltoniemi OM, Kari MA, Hallman M. Repeated antenatal corticosteroid treatment: A systematic review and meta-analysis. Acta Obstet Gynecol Scand. 2011;90(7):719-27.
- Schuurman TN, Witteveen PO, van der Wall E, Passier JLM, Huitema ADR, Amant F, et al. Tamoxifen and pregnancy: an absolute contraindication? Breast Cancer Res Treat. 2019; 175(1):17-25.
- SEER [Internet]. 2023 [cited 2023 Nov 16]. Cancer stat facts: cancer among adolescents and young adults (AYAs) (Ages 15-39). Disponível na Internet: https://seer.cancer.gov/statfacts/html/aya.html.
- Shachar SS, Gallagher K, McGuire K, Zagar TM, Faso A, Muss HB, et al. Multidisciplinary management of breast cancer during pregnancy. Oncologist. 2017;22(3):324-334.
- Sood R, Rositch AF, Shakoor D, Ambinder E, Pool KL, Pollack E, et al. Ultrasound for breast cancer detection globally: a systematic review and meta-analysis. J Glob Oncol. 2019;5:1-17.
- Sung H, Ferlay J, Siegel RL, Laversanne M, Soerjomataram I, Jemal A, et al. Global Cancer Statistics 2020: GLOBOCAN Estimates of Incidence and Mortality Worldwide for 36 Cancers in 185 Countries. CA Cancer J Clin. 2021;71(3):209-49.
- Tehrani OS. Systemic treatments in pregnancy-associated breast cancer. Adv Exp Med Biol. 2020;1252:115-24.
- Tesarova P, Pavlista D, Parizek A. Is it possible to personalize the diagnosis and treatment of breast cancer during pregnancy? J Pers Med. 2020;11(1):18.
- Tolcher MC, Fisher WE, Clark SL. Nonobstetric surgery during pregnancy. Obstet Gynecol. 2018;132(2):395-403.
- van Gerwen M, Vandenbroucke T, Gorissen A sofie, van Grotel M, van den Heuvel-Eibrink M, Verwaaijen E, et al. Executive functioning in 6 year old children exposed to chemotherapy in utero. Early Hum Dev. 2020;151:105198.
- Vandecaveye V, Amant F, Lecouvet F, Van Calsteren K, Dresen RC. Imaging modalities in pregnant cancer patients. Int J Gynecol Cancer. 2021;31(3):423-31.
- Vashi R, Hooley R, Butler R, Geisel J, Philpotts L. Breast imaging of the pregnant and lactating patient: Imaging modalities and pregnancy-associated breast cancer. AJR Am J Roentgenol. 2013;200(2):321-8.
- Wolters V, Heimovaara J, Maggen C, Cardonick E, Boere I, Lenaerts L, et al. Management of pregnancy in women with cancer. Int J Gynecol Cancer. 2021;31(3):314-22.
- Wong YM, Koh CWY, Lew KS, Chua CGA, Nei W, Tan HQ, et al. A review on fetal dose in Radiotherapy: a historical to contemporary perspective. Phys Med. 2023;105:102513.
- Wu KJ. Multidisciplinary cooperation strengthens individualized management of breast cancer in pregnancy. Zhonghua Wai Ke Za Zhi. 2020;58(2):95-8.
- Yamasaki K, Noda S, Muroi T, Mitoma H, Takakura S, Sakamoto S. Effects of in utero and lactational exposure to tamoxifen in SD rats. Toxicol Lett. 2005;156(2):289-96.
- Yang WT, Dryden MJ, Gwyn K, Whitman GJ, Theriault R. Imaging of breast cancer diagnosed and treated with chemotherapy during pregnancy. Radiology. 2006;239(1):52-60.
- Yildirim N, Bahceci A. Use of pertuzumab and trastuzumab during pregnancy. Anticancer Drugs. 2018;29(8):810-3.
- Zanotti-Fregonara P, Ishiguro T, Yoshihara K, Ishii S, Enomoto T. 18F-FDG fetal dosimetry calculated with PET/MRI. J Nucl Med. 2022;63(10):1592-7.
- Zheng X, Zhu Y, Zhao Y, Feng S, Zheng C. Taxanes in combination with platinum derivatives for the treatment of ovarian cancer during pregnancy: a literature review. Int J Clin Pharmacol Ther. 2017;55(9):753-60.
- Zografos E, Korakiti AM, Andrikopoulou A, Rellias I, Dimitrakakis C, Marinopoulos S, et al. Germline mutations in a clinic-based series of pregnancy associated breast cancer patients. BMC Cancer. 2021;21(1):572.

2 Carcinoma Invasivo do Colo Uterino

Sebastião Piato
Dariane Sampaio Alves Morales Piato

Introdução

O carcinoma cérvico-uterino (CCU) é relevante problema de saúde pública em nosso meio, tanto pela elevada frequência com que se associa à gestação, quanto pelo seu desfavorável prognóstico. A prevalência do CCU na gestação é de 0,1 a 12 em 10 mil gestações, de acordo com a Federação Brasileira de Ginecologia e Obstetrícia (Febrasgo). Em pesquisa feita em nosso meio, que abrangeu 32.300 gestantes, Souen *et al.* (2002) constataram associação da gravidez com CCU em sete das mesmas.

História natural

- **Agentes etiológicos.** Os agentes responsáveis pela malignização das células metaplásicas presentes na zona de transformação do colo uterino são os tipos 16 e 18 do papiloma vírus humano (HPV).
- **Oncogênese.** Os oncogenes responsáveis pela transformação maligna das referidas células, que são produzidos pelos HPV, são as proteínas E6 e E7.
- **Lesões precursoras.** As lesões que precedem o CCU invasivo são neoplasias intraepiteliais carvicais (NIC). Inicia-se pela NIC I, na qual as células anaplásicas ocupam somente o terço profundo do epitélio. Na eventualidade de ocorrer progresso da transformação maligna, surgem as NICs II e III, em que as células malignas ocupam, respectivamente, os terços profundo e médio e todo o epitélio. Essa última forma de NIC é também denominada carcinoma *in situ*.
- **Evolução para carcinoma invasivo.** Essa evolução ocorre no momento em que há ruptura da membrana basal e a invasão das células neoplásicas no estroma do colo uterino.

Propagação

O CCU invasivo tem duas formas de disseminação: a extensão por contiguidade às estruturas adjacentes e a propagação por meio de embolizações linfáticas e hematogênicas.

Na invasão por contiguidade, o carcinoma propaga-se por estruturas vizinhas, especialmente vagina, ligamentos cardinais, ligamentos sacrais e paredes laterais da pelve. Em estágio avançado, pode envolver bexiga e reto.

A principal forma de propagação é a linfática. Desde os coletores laterais do colo uterino, os êmbolos de células malignas transitam pelas seguintes vias:

1. Ramos superiores, originando metástases em linfonodos intersticiais.
2. Ramos médios, dando origem a metástases em linfonodos obturadores.
3. Ramos baixos, originando metástases em linfonodos glúteos inferiores. A propagação pela via hematogênica é rara e caracteriza-se por ocasionar metástases especialmente no fígado, no cérebro e nos ossos longos.

Metástase em ovário é extremamente rara. Em revisão de 770 casos de CCU invasivo em mulheres não grávidas e no estádio II, Sutton *et al.* (1990) constataram que em apenas quatro existia metástase no ovário.

Estadiamento

O estadiamento do CCU invasivo é clínico e radiológico, tendo sido atualizado pela Federação Internacional de Ginecologia e Obstetrícia no ano de 2018 (Quadro 2.1).

Nas gestantes nas quais o tumor se encontra em estágio inicial, o estadiamento clínico é feito por meio do exame microscópico do material obtido pela biópsia. Para avaliação do crescimento locorregional do tumor, a ferramenta ideal é a ressonância magnética (RM), sem uso de contraste. A investigação de metástases distantes deve ser feita por radiografia do tórax, com proteção do abdome. A pesquisa de metástases em linfonodos consiste em inestimável ferramenta, ainda que essa prática esbarra em sérias dificuldades.

Particularidades

No estádio IA é Importante assinalar que nesse estádio a presença ou a ausência de embolização linfática de células malignas pode influenciar a terapêutica, mas não altera o estadiamento. No sentido de afastar invasão maior é conveniente realizar curetagem endocervical e cistoscopia.

Quadro 2.1 – Estádios clínicos do carcinoma do colo uterino

Estádio 0 – Carcinoma intraepitelial ou *in situ*	
Estádio I – Carcinoma confinado ao colo do útero (deve-se desconsiderar a extensão com relação ao corpo uterino)	
IA.	Carcinoma diagnosticado somente por microscopia, com profundidade máxima de invasão $\leq$ 5 mm
IA1.	Invasão mensurada do estroma $\leq$ 3 mm de profundidade
IA2.	Invasão mensurada do estroma > 3 mm e < 5mm de profundidade
IB.	Invasão mais profunda mensurada > 5 mm (i. e., mais profunda do que o estádio IA) com lesão limitada à cérvice
IB1.	Lesão > 5 mm de profundidade e $\leq$ 2 cm na maior dimensão
IB2.	Lesões > 2 cm e < 4 cm na maior dimensão
IB3.	Lesão > 4 cm na maior dimensão
Estádio II – Extensão além do útero, mas não até a parede pélvica ou até o terço inferior da vagina	
IIA.	Limitado a 2/3 superiores da vagina sem envolvimento parametrial
IIA1.	Lesão < 4 cm na maior dimensão
IIA2.	Lesão > 4 cm na maior dimensão
IIB	Envolvimento parametrial, mas não até parede pélvica
Estádio III – Extensão até parede pélvica e/ou envolvimento do terço inferior da vagina, e/ou hidronefrose ou rim não funcional, e/ou envolve linfonodos pélvicos e /ou para-aórtico	
IIIA.	Extensão até terço inferior da vagina, mas não até parede pélvica
IIIB.	Extensão até parede pélvica e/ou hidronefrose ou rim não funcional (a menos que se saiba que é em decorrência de outra causa
IIIC.	Envolve linfonodos pélvicos e /ou para-aórticos, independentemente do tamanho e da extensão do tumor
IIIC1.	Apenas metástases nos linfonodos pélvicos
IIIC2.	Metástase para os linfonodos para-aórticos
Estádio IV – Extensão para além da pelve verdadeira, ou envolvimento comprovado por biópsia da bexiga ou mucosa retal	
IVA.	Disseminação em órgãos pélvicos adjacentes
IVB.	Disseminação para órgãos distantes

Fonte: Federação Internacional de Ginecologia e Obstetrícia (FIGO), 2018.

Existindo dúvida no estádio II, se o espessamento parametrial for neoplásico, o procedimento indicado para desfazê-la consiste no uso de RM sem uso do contraste gadolínio.

Biópsia do linfonodo sentinela não está validada até o momento, e as razões apontadas para a não indicação consistem no risco de anafilaxia usando azul patente e na falta de dados quanto à segurança com o uso do tecnécio e do verde de indocianina durante a gravidez (Febrasgo, 2023).

Rastreamento de microcarcinoma

Na etapa inicial de seu desenvolvimento, o CCU invasivo é assintomático e não apresenta lesão característica visualizável a olho nu no colo do útero. Por esses motivos, sua detecção somente é obtida por meio de rastreamento com auxílio de colpocitologia oncológica, de colposcopia e de biópsia dirigida.

Conforme apontado no estadiamento, são catalogados como microcarcinomas os tumores no estádio I.

Quadro clínico

O sintoma mais importante referido pelas grávidas acometidas pelo carcinoma invasivo com áreas de necrose consiste em surtos de sangramento por via vaginal. Essa manifestação clínica pode ser espontânea ou decorrente do coito (sinusiorragia).

O sintoma dor surge nos casos em que existe comprometimento parametrial até a parede pélvica. O sintoma pode ser espontâneo ou ocorrer por ocasião do relacionamento sexual (dispareunia).

Diagnóstico

Ao exame especular podem-se observar lesões no colo e presença de conteúdo vaginal patológico. As lesões são endofíticas e exofíticas; são hiperêmicas e sangram ao menor traumatismo. O conteúdo é purulento e exala odor característico extremamente desagradável.

O exame histopatológico de fragmento do tumor raramente fornece resultado falso-negativo. Essa falha pode ocorrer em casos nos quais existe necrose extensa.

Interrupção da gravidez

O artigo 128 do Código Penal Brasileiro e a Portaria GM/MS nº 13 do Ministério da Saúde, nos capítulos que se relacionam com abortamento necessário ou terapêutico, quando há risco de vida materna, autorizam a interrupção da gravidez a mulheres acometidas por carcinoma do colo uterino, em que a idade da gestação não ultrapassa 22 semanas. Os aspectos fundamentais relacionados com essa legislação são expostos no Capítulo 37 deste livro. Neste capítulo analisaremos somente como deve ser realizada a interrupção.

O procedimento para realizar a interrupção depende da idade gestacional e do estadiamento do carcinoma. Nos casos em que a neoplasia é incipiente, pode-se realizar histerectomia total com "útero cheio". Naqueles em que o carcinoma é localmente avançado, indica-se abortamento por evacuação. Quando o abortamento cirúrgico é inviável, em decorrência de obliteração do canal cervical e não há possibilidade de tratamento cirúrgico, deve-se iniciar radioterapia. Ocorre, então, a morte e eliminação do concepto e de seus anexos.

Cabe ressaltar a importância do psicólogo na atenção às mulheres que optam pela interrupção, uma vez que, além do impacto decorrente do diagnóstico do carcinoma, soma-se a sensação de pecado.

Preservação da gravidez

Levando-se em conta a complexidade da assistência pré-natal e do tratamento padrão do CCU invasivo, em seus diferentes estádios, deve-se considerar que, idealmente, as gestantes que optem pela continuidade da gravidez sejam atendidas em centros de referência, que disponham de instrumental necessário e de equipe multidisciplinar constituída por obstetras, ginecologistas oncologistas, oncologistas clínicos, laboratoristas, radiologistas, radioterapeutas e psicólogos com adequada experiência.

Quimioterapia neoadjuvante no pré-natal

Uma vez tomada a decisão de preservar a gravidez, é imprescindível que se utilize estratégia com objetivo de bloquear o desenvolvimento do carcinoma. A conduta no sentido de atingir esse propósito consiste no emprego de quimioterapia neoadjuvante, utilizando-se os quimioterápicos carboplatina e paclitaxel.

O propósito dessa quimioterapia consiste em minimizar o desenvolvimento do carcinoma. Por vezes, esse procedimento ocasiona alguma regressão.

A quimioterapia deve ser utilizada após o período da embriogênese, isto é, a partir do início do segundo trimestre da gravidez (14ª semana) e prolongar-se até a 35ª semana de gestação. As sessões de tratamento devem ter intervalos de três semanas.

Planejamento do parto

O tipo de parto obrigatório, em mulheres acometidas por CCU invasivo, deve ser a cesárea, independentemente do estadiamento da neoplasia, com incisão corporal, para não haver risco de extensão da histerotomia para o colo e consequente laceração tumoral, com contaminação da cavidade abdominal (Amant *et al.*, 2019).

Prevenção

A profilaxia do CCU consiste em estratégias que impossibilitem os tipos 16 e 18 do HPV de atuarem sobre as células metaplásicas do colo uterino.

Durante muitos anos, a prevenção consistiu somente no uso de preservativo por ocasião do ato sexual. Essa estratégia permanece válida, para gestantes que não foram suficientemente imunizadas com o uso da vacina contra o HPV na adolescência.

Vacinação anti-HPV

As vacinas bivalente e tetravalente, que são produzidas com fragmentos dos tipos 16 e 18 do HPV inativados, devem ser aplicadas em adolescentes de ambos os sexos com idade entre 9 e 14 anos. No passado, havia recomendação do uso de duas vacinações com intervalo de seis meses. Recentemente, o Ministério da Saúde estabeleceu a necessidade de dose única.

Tratamento

O tratamento do CCU invasivo, seja nos casos em que ocorreu a interrupção da gravidez como naqueles em que se preservou a gestação, relaciona-se com o estádio clínico da neoplasia. É imprescindível obter concordância das pacientes por meio de consentimento livre e esclarecido.

Estádio IA1 e IA2. Recomenda-se a conização de colo do útero entre 14 e 22 semanas. Depois dessa idade gestacional, pelo risco de sangramento e perda gestacional, deve-se realizar vigilância trimestral, com colposcopia, até o parto.

Estádios IB1, IB2 e IIA. A forma de tratamento das gestantes com CCU invasivo nesses estádios consiste na histerectomia radical; isto é, histerectomia total, exérese da cúpula vaginal, parametrectomia ampla e linfadenectomia pélvica. Tendo em vista a complexidade da cirurgia e o risco de grave sangramento, é aconselhável a utilização de laparotomia com ampla incisão.

Estádios IB3, IIB e III e IVA. Nos casos de preservação da gravidez, as pacientes devem receber quimioterapia neoadjuvante, a partir da 14ª semana até 34 a 35 semanas, com posterior programação da cesárea. A radioquimioterapia deve ser iniciada duas semanas após o parto.

Estádio IVB. As gestantes acometidas pelo carcinoma nesse estádio podem receber quimioterapia paliativa. No sentido de minimizar os sofrimentos decorrentes da atuação de metástases distantes é recomendável antecipar a cesárea, quando existir suficiente maturidade do feto. O impacto negativo causado pelo diagnóstico de câncer em qualquer dos seus estádios torna extremamente necessária a utilização de apoio psicológico ao lado das medidas destinadas a proporcionar a melhor qualidade de vida possível.

Prognóstico

Recentes pesquisas, que têm sido realizadas com o objetivo de verificar o prognóstico das gestantes acometidas por CCU invasivo, tratadas com os avanços técnicos ultimamente desenvolvidos, revelam significativo aumento das taxas de sobrevida.

As comparações entre o prognóstico das gestantes que optaram pela interrupção da gravidez e aquele das grávidas que se decidiram pela sua continuidade, têm revelado inexistência de diferenças estatísticas significativas.

Bibliografia

- Amant F. Berveiller IS, Boer A, et al. Gynecologic cancers in pregnancy: guidelines based in international consensus meeting. Ann Oncol. 2019;30:601-12
- Bosch FX, Lorine ZN, Meijer CM, et al. The causal link between human papilloma virus and invasive cervical cancer: a population-based case-control study in Colombia and Spain. Intern J Cancer. 1992;52:743-9.
- Brasil. Ministério da Saúde. Secretaria de Vigilância em Saúde. Departamento de Imunização e Doenças Transmissíveis. Coordenação-Geral do Programa Nacional de Imunização.

Instrução Normativa do Calendário de Vacinação 2024. Brasília, 5 de abril de 2024.

- Dargent D, Martin X, Roy M, et al. Laparoscopic assessment of the sentinel lymph node in early stage cervical cancer. Gynecol Oncol. 2000;79:411-5.
- Farias-Eisner R, Cirisano FD, Grouse D, et al. Conservative surgery for early squamous cell carcinoma of the vulva: the treatment choice for stage I and II (T1 2No-1Mo). Gynecol Oncol. 1994;3:33-40.
- Federação Brasileira das Associações de Ginecologia e Obstetrícia. Febrasgo position statement. Câncer do colo uterino na gestação. 2023, n. 5.
- Giraldo PC, Silva P, Fedrizzi EN, et al. Prevenção da infecção HPV e lesões associadas com uso de vacinas. J Bras Doenc Sex Transm. 2008;20:132-40.
- Hacker NF, Berek JS, Lagasse LD, et al. Carcinoma of cervix associated with pregnancy. Obstet Gynecol. 1982;59: 735-46.
- Harding V, Kingshalm B, Anderson B, et al. Human papillomavirus in vulvar squamous--cell carcinoma an in normal human tissues: a search for a possible impact of HPV on vulvar cancer prognosis. Intern. J cancer. 1993;35:155-61.
- Hertel H, Possover M, Kühne-Heid R, Schneider A. Laparoscopic lymph node staging of cervical cancer in the 19th weeks of pregnancy: a case report. Surg Endosc. 2001;15:324.
- Lub B, Kumar A, Cartellsague J, et al. Efficacy and safety of prophylactic vacines against cervical infection and diseases among women: systematic review and meta analysis. Infect Dis. 2011;11:1-16
- Marana HR, Andrade JM, Mathes AC, et al. Chemotherapy in the treatment of locally advanced cervical in pregnancy. Gynecol Oncol. 2001;80:272-4.
- Morice P, Uzang, Gouy S, et al. Gynecological cancers in pregnancy. Lancet. 2012;379:58-69.
- Nordstrom A, Jansson I, Anderson H. Carcinoma of uterine cervix in pregnancy: study of the incidence and treatment in the western region of Sweden. Acta Obstet Gynecol Scand. 1997;76(6):583-9.
- Olkof EP, Vander Velden J, Painter R, et al. Morbidity of radical hysterectomy combined with cesarean section in pregnant patients with cervical cancer. Gynaecology. 2021;42:300-6.
- Origoni M, Salvatore S, Perino A, Cucinell GM. Cervical intraepithelial (CON) in pregnancy: the state of the art. Eur Rev Med Pharmacol Sci. 2014;18(6);851-60.
- Peters WA 3rd, Liu PY, Barrett RJ 2nd, et al. Concurrent chemotherapy and pelvic radiation therapy compared with pelvic radiation therapy alone as adjuvant therapy after radical surgery in high-risk câncer of the cervix. Clin Oncol. 2000;18:1606-11.
- Piato DASM, Piato JRM, Carvalho JP, et al. Câncer do colo do útero. In: Pinotti JA, Fonseca AM, Bignoli VR. (Eds.) Tratado de ginecologia. Rio de Janeiro: Revinter; 2005.
- Piato S, Piato DSAM. Câncer ginecológico e gravidez. In: Ricci MD, Piato JRM, Piato S, et al. (Eds.). Oncologia ginecológica. Barueri: Manole. 2000.
- Ricci MD, Piato S, Pinotti JA. Câncer do colo uterino. In: Ricci MD, Piato JRM, Piato S, et al (Eds). Barueri: Manole; 2008.
- Robertson H, Woodend B, Crozier EH, et al. Risk of cervical câncer associated with mild dyskaryosis. BMJ. 1988; 297(6640):18-21.
- Robova H, Rob L, Kacirek J, et al. Squamous intraepithelial lesion-microinvasive carcinoma of the cervix in pregnancy. Eur J. Gynecol Oncol. 2005; 26:611-4.
- Salani R, Billingsley CC, Crafton SM. Cancer and pregnancy: an overwiew for obstetricians and gynecologists. Am J Obstet Ginecol. 2014;211(1):7-14.
- Selleret L, Mathevel P. Precancerous cervical lesions during pregnancy. Gynecol Obstet Reprod. 2018:37:131-8.
- Serati M, Uchella RM, Salvatore S, et al. Natural history of cervical intraepithelial neoplasia during pregnancy. Acta Obstet Gynecol Scand. 2008;87:296-300.
- Song Y, Sheng B, Liu Y, et al. Efficacy of neoadjuvant platinum-based chemotherapy during second and third trimester of pregnancy in women with cervical cancer: an updated systematic review and meta-analysis. Drug Des Devel Ther. 2018;13:79-102.
- Souvenir JS, Carvalho JP, Pinotti JA. Tumores genitais. In: Piato S. (Ed.) Complicações no ciclo gravídico puerperal. Rio de Janeiro: Atheneu; 2002.
- Teware K, Capuccini F, Gambino A, et al. Neoadjuvant chemotherapy in the treatment of locally advanced cervical carcinoma in pregnancy: a report of two cases and review of issues specifics of the management of cervical carcinoma. Cancer. 1998;82:1529-34.
- Vlahos G, Rodolakis A, Diakomanoles E, et al. Conservative management of cervical intraepithelial neoplasia (CIN 2-3) in pregnant women. Gynecol Obstet. Invest. 2002; 54: 78-81.
- Yousefi Z, Hoshyat AH, Kadkodarian S, et al. Neoadjuvant chemotherapy and radical surgery in locally advanced cervical cancer in pregnancy: case report and review of literature: Oman Med J. 2013;28(1):60-2..

3 Câncer de Ovário

José Roberto Morales Piato

Introdução

Entre as numerosas variedades de câncer do ovário que podem se encontrar associadas à gravidez, as mais frequentes são o disgerminoma e os adenocarcinomas seroso e mucinoso.

A frequência do binômio câncer ovariano e gestação é pouquíssimo frequente. Em análise de 127.177 gestações, Schmeler *et al.* observaram a associação em apenas quatro (0,32%).

Ensaios estatísticos realizados em diversos países do Ocidente têm demonstrado que os índices de prevalência do binômio variam entre uma e 10 mil e uma e 50 mil gestantes.

Propagação

A propagação do câncer ovariano ocorre por três formas. A primeira delas consiste na forma de contiguidade para órgãos e estruturas adjacentes; isto é, tubas uterinas, útero e peritônio das paredes pélvicas. A segunda ocorre pela via linfática, que resulta no aparecimento de metástases em linfonodos das cadeias ilíacas comuns, hipogástricas, sacrais laterais e aórtica. Finalmente, a terceira forma consiste no transporte de células que se desprendem do tumor primitivo e implantam-se nas serosas que revestem o omento, do fígado e demais vísceras abdominais.

Estadiamento

O estadiamento, que é cirúrgico, foi estabelecido pela Federação Internacional de Ginecologia e Obstetrícia (FIGO), no ano de 1987 e fundamenta-se nos procedimentos: laparotomia mediana, avaliação da superfície peritoneal; lavados das goteiras parietocólicas, da parede pélvica e da superfície do diafragma; omentectomia infracólica; linfadenectomia pélvica e aórtica; biópsia e ressecção de lesões suspeitas; biópsias ao acaso da superfície peritoneal geral; histomia e salpingo-ooforectomia bilateral (Quadro 3.1).

Diagnóstico

A gestação é período no qual se consegue obter com mais precocidade o diagnóstico de câncer ovariano. O motivo desse fato precioso consiste na realização de exame ultrassonográfico precoce e rotineiro.

A avaliação clínica durante o pré-natal é de pouca valia, uma vez que o carcinoma tem crescimento silencioso e o exame dos ovários pelo toque vaginal combinado apresenta deficiência.

Quanto à dosagem do antígeno CA-125, que tem algum papel em mulheres não grávidas, carece de qualquer valia em gestantes.

Exame de imagens

O exame mais utilizado para o rastreamento do câncer ovariano consiste na ultrassonografia, principalmente a intravaginal. São consideradas imagens especialmente suspeitas as massas cisticossólidas nas quais a avaliação dos ovários com auxílio de Doppler colorido mostra hipervascularização, com índice de resistência (IR) inferior a 0,45.

Quadro 3.1 – Estadiamento cirúrgico do carcinoma de ovário

Estádio I	
IA	Tumor limitado a um ovário, cápsula íntegra, ausência de células malignas no lavado peritonial ou em líquido ascítico.
IB	Tumor em ambos ovários. Restante como em IA.
IC	Tumor como em IB, cápsula rota e/ou células malignas em lavado peritonial.
Estádio II	
IIA	Extensão do tumor para útero e/ou tuba uterina.
IIB	Extensão do tumor para estruturas pélvicas.
IIC	Tumor como em IIA e IIB com extensão para a cápsula, cápsula rota e/ou células malignas no lavado peritonial ou líquido ascítico.
Estádio III	
IIIA	Tumor grosseiramente limitado à pelve verdadeira, linfonodos negativos, lesões microscópicas na superfície peritoneal.
IIIB	Implantes na superfície do peritônio, cujos diâmetros excedem 2 cm, linfonodos negativos.
IIIC	Implantes com mais de 2 cm, linfonodos retroperitoneais ou inguinais positivos.
Estádio IV	
Tumor em ambos ovários, metástases distantes, efusão pleural com citologia positiva para malignidade, metástase em parênquima hepático.	

Fonte: Federação Internacional de Ginecologia e Obstetrícia (FIGO), 1987.

Exame histopatológico

Esse procedimento é indispensável para a obtenção do diagnóstico definitivo do carcinoma. A biópsia pode ser efetuada pela via laparoscópica nos casos em que a paciente é jovem e os exames complementares não invasivos estimarem baixa probabilidade de malignidade. Cirurgia aberta é obrigatória nos casos em que existe suspeita de câncer.

Detecção de metástases

Radiografia do tórax. Esse exame realiza rastreamento de metástases pulmonares e pleurais.

Ultrassonografia do abdome. Esse procedimento tem o propósito de detectar eventual tumor de Krukenberg e metástases em linfonodos retroperitoneais.

Colonoscopia. Esse exame é importante para a pesquisa de disseminação a estruturas intestinais.

Interrupção da gravidez

Com relação às gestantes que optam pela interrupção da gravidez, os requisitos para tanto são expostos no Capítulo 20 deste livro. A conduta terapêutica nos casos em que se realiza a interrupção depende do estádio do câncer conforme expomos adiante.

Preservação da gravidez

Em razão do mau prognóstico do câncer do ovário e a necessidade premente de procedimentos radicais agressivos nos casos avançados, é de se esperar que poucas gestantes optem pela preservação da gravidez e terminem por se decidir pela interrupção legal da mesma.

Conduta no pré-natal

Gestantes que optem pela preservação da gravidez devem receber quimioterapia neoadjuvante desde o diagnóstico do câncer até o parto, com o propósito de minimizar o crescimento neoplásico.

Em casos de câncer ovariano da linhagem epitelial, a quimioterapia deve ser realizada com o emprego de carboplatina associada ao paclitaxel. Nos casos de associação da gravidez a neoplasias da linhagem germinativa, a associação recomendada consiste em cisplatina, etoposídeo e bleomicina.

Para maior segurança do concepto, deve-se iniciar a quimioterapia após o primeiro trimestre da gestação. A mesma deve ser prolongada até o nascimento do feto.

Condutas

Estádio IA. Em pacientes jovens, desejosas de futura gestação, pode-se optar por cirurgia conservadora, desde que essa opção seja documentada por termo de consentimento informado (Di Saia e Creasman, 2002). Esse tratamento consiste em salpingo-ooforectomia do lado comprometido, omentectomia infracólica e linfadenectomia pélvica e para-aórtica.

Nos casos em que prole encontra-se constituída, qualquer que seja a idade da gestante, deve-se realizar histerectomia total, salpingo-ooforectomia bilateral, omentectomia total, lavado peritoneal e linfadenectomia seletiva pélvica e para-aórtica. Em casos de carcinoma epitelial mucinoso deve-se acrescentar a essa conduta a realização de apendicectomia.

A propósito desse estádio permito-me informar que no ano de 1965 tive oportunidade de realizar o atendimento de parturiente acometida por câncer de um ovário na Maternidade Filomena Matarazzo em São Paulo. Pelo fato de se tratar de tumor que hoje seria classificado no estádio IA e pelo fato de a paciente não desejar nova gravidez, realizei o tratamento padrão relatado anteriormente. A paciente sobreviveu e atualmente está com 82 anos.

Prognóstico

As taxas de sobrevida das pacientes acometidas por câncer de ovário na gestação é, significativamente, maior do que as observadas em mulheres não grávidas. O principal motivo para que isso ocorra consiste no fato de que o tumor é mais comumente diagnosticado em estágio precoce em gestantes, conforme ressaltado anteriormente.

No sentido de minimizar ainda mais os índices de mortalidade pela doença é recomendável que as grávidas portadoras de câncer ovariano tenham o melhor atendimento possível, o qual deve ser realizado em hospital de referência, que disponha de equipe multidisciplinar que inclua obstetras, ginecologistas, patologistas clínicos, laboratoristas e psicólogos com notório saber.

Bibliografia

- Chen SS, Lee L. Incidence of para aortic and pelvic lymph nodes metastasis in epithelial ovarian cancer. Obstet Gynecol. 1987;60:561-7.
- Dobachi M, Morikawa A, Takahashi K, et al. Ovarian cancer complicated by pregnancy: analysis of 10 cases. Oncol Lett. 2012;3:577-80
- Dobashi M, Isonichi S, Morikawa A, et al. Ovarian cancer complicated by pregnancy: analysis of 10 cases. Oncol Lett. 2012;3:57-80.
- Guthrie D, Davy ML, Phillips PR. Study of patients with "early" ovarian cancer. Gynecol Oncol. 1984;17:363-8.
- He SY, Shen HW, Xu L, et al. Successful management of mucinous ovarian cancer by conservative surgery in week 6 of pregnancy: case report and literature review. Arch Gynecol Obstet. 2012;286:89-93.
- Kwon YS, Mok JE, Kim TJ, et al. Ovarian cancer during pregnancy: clinical and pregnancy outcome. Korean Med Sci. 2010;25:230-4.
- Kwon Y-S, Mok JE, Lim KT, et al. Ovarian cancer during pregnancy.: clinical and pregnancy outcome. J Korean Med Sci. 2010;25(2):230-4.
- Michel G, De laco P, Castaigne D, et al. Extensive cytoreductive surgery for patients with ovarian cancer. Gynecol Oncol. 2001;83:504-9.
- Schwartz PE, Rutherford TJ, Chambers JT, et al. Neoadjuvant chemotherapy for advanced ovarian cancer: long-term survival. Gynecol Oncol. 1999;72:93-100.
- Shephered JN. Ovarian carcinoma. In Blackledge GRP, Jordan JA, Shingleton HM. (Eds). Textbook of gynecologic oncology. London: WB Saunders, 1991.
- Timmerman D, Ameye L, Fisherova D, et al. Simple ultrasound rules to distinguish between benign and malignant masses before surgery: prospective validation. BMJ. 2010;341:c6839.
- Young RH, Dudley G, Scully RE. Granulosa cell, Sertoli-Leydig cell, and unclassified sex cord-stormal tumors associates with pregnancy: a clinicopathological analysis of thirty six cases. Obstet Gynecol Oncol. 1994;18:81.
- Zagouri F, Dimopoulos MA, Bournakis E, et al. Molecular markers in epithelial ovarian cancer: their role in prognosis and therapy. Eur Gynecol Oncol. 2010;31:268-77.

4 Carcinoma Vulvar

Altamiro Ribeiro Dias Jr.

Introdução

A associação do carcinoma vulvar à gravidez é ocorrência extremamente rara, tanto na forma intraepitelial como na invasiva.

Carcinoma *in situ*

À semelhança do que ocorre com o carcinoma espinocelular cérvico-uterino, o carcinoma espinocelular vulvar inicia-se com sua lesão precursora que consiste na neoplasia intraepitelial vulvar (NIV III), também denominada carcinoma *in situ*.

A concomitância de carcinoma vulvar *in situ* e gravidez pode ser considerada condição rara, mesmo na atualidade, em que é reconhecida a postergação da maternidade.

Etiologia

Em mulheres com menos de 50 anos o fator causal da NIV de alto grau consiste em infecção pelo *Papiloma vírus* humano (HPV). A carcinogenese ocorre pela atuação do oncogene E7 produzida pelo vírus sobre o genoma de células epiteliais da vulva.

Quanto a mulheres com idade mais avançada, o caminho seguido pela carcinogenese relaciona-se com quadros crônicos de leucoplasia e de líquen escleroso e atrófico, principalmente quando se apresentam de maneira concomitante.

Evolução para carcinoma invasivo

Do mesmo modo que ocorre no carcinoma *in situ* do colo uterino, a evolução da NIV III para carcinoma vulvar invasivo se dá no momento em que ocorre ruptura da membrana basal do epitélio e passagem das células malignas para o estroma vulvar.

Diagnóstico

Por meio da anamnese verifica-se que a maioria das mulheres com carcinoma vulvar intraepitelial são assintomáticas. Parte delas, contudo, apresenta queixa de prurido vulvar refratário aos tratamentos. Ao exame ginecológico da vulva observa-se lesão solitária ou múltipla, de coloração esbranquiçada e ligeira saliência.

Ao exame com o auxílio de colposcópio, após aplicação local de ácido acético a 5%, observam-se com mais clareza essas características físicas da lesão. O diagnóstico definitivo é obtido pelo exame histopatológico de fragmento que contém parte ou a totalidade da lesão, obtido por biópsia excisional.

Tratamento

Lesões de carcinoma *in situ* de pequenas dimensões já são tratadas por ocasião da biópsia, desde que seja realizada com margens de segurança.

A prática de cirurgia de Rutledge Sinclair, que consiste em vulvectomia parcial superficial, está indicada nos casos em que as lesões se localizam na metade posterior da vulva.

Carcinoma invasivo

Conforme assinalado, o carcinoma vulvar torna-se invasivo a partir do momento em que a membrana basal sofre solução de continuidade e as células malignas migram para o estroma vulvar.

Inicialmente desenvolve-se microcarcinoma, com poucos milímetros de profundidade. Com o evoluir da neoplasia, o tumor apresenta crescimento progressivo e passa a comprometer partes da vulva e invadir estruturas vizinhas, isto é, uretra, vagina, reto e ânus. A propagação a distância se dá pela via linfática, por meio dos linfonodos inguinais e femorais.

Pelo fato de comprometer geralmente mulheres que se encontram no período do climatério, o carcinoma vulvar invasivo, raramente é doença associada à gravidez. Em revisão da literatura, feita no ano de 1993, Di Saia e Creasman verificaram que apenas 50 casos foram informados em todo o mundo. Em 1967, ano em que Piato *et al.* publicaram um caso em nosso meio, constataram que nenhum outro havia sido publicado até aquele momento. Em revisão da literatura não encontramos outras referências em nosso meio.

Diagnóstico

Fato curioso observado em todos os centros ginecológicos, consiste na demora entre o aparecimento do câncer vulvar e seu diagnóstico definitivo. Em revisão de 325 casos de carcinoma vulvar, em mulheres não grávidas, Monaghan (1991) constatou que o diagnóstico foi feito em apenas 33 pacientes nos três meses que se seguiram ao aparecimento das manifestações clínicas. Em 30 casos, a demora para o diagnóstico passou de 24 meses.

O sintoma fundamental é o mesmo do carcinoma *in situ*; isto é, prurido vulvar renitente. Ao exame físico observa-se uma ou mais placas liquenoides. O diagnóstico definitivo é feito por meio de exame histopatológico de fragmentos dos tecidos obtidos por biópsia excisional.

Estadiamento

O estadiamento do carcinoma vulvar é cirúrgico e foi estabelecido pela Federação Internacional de Ginecologia e Obstetrícia (FIGO) no ano de 1988 (Quadro 4.1). As informações necessárias para esse estadiamento consistem em tamanho do tumor primário, propagação para estruturas vizinhas (uretra, vagina, bexiga e ânus), envolvimento de linfonodos inguinais e femorais, e metástases distantes.

A biópsia do linfonodo sentinela (LS), que é procedimento indicado no estadiamento do carcinoma vulvar em mulheres não grávidas, é contraindicado nos casos em que existe associação da neoplasia com gravidez pela Febrasco. Os argumentos expostos para tanto são o risco de anafilaxia com o uso de azul patente e a falta de dados quanto à segurança com o emprego de tecnécio e do verde de indocianina durante a gravidez.

Quadro 4.1 – Estadiamento cirúrgico do carcinoma vulvar

Estádio	Descrição
Estádio 0	Carcinoma intraepitelial ou *in situ*.
Estádio I	Tumor confinado à vulva e/ou ao períneo, com até 2 cm de diâmetro, linfonodos negativos.
Estádio II	Tumor como estádio I; diâmetro superior a 2 cm; linfonodos negativos.
Estádio III	Tumor com qualquer tamanho; propagação para uretra distal e/ou vagina e/ou ânus; metástase unilateral em linfonodos regionais.
Estádio IV	Tumor invade uretra distal e/ou mucosa vesical e/ou retal e/ou osso pélvico. Metástases bilateralmente em linfonodos.
Estádio IV B	Qualquer metástase distante, inclusive em linfonodos pélvicos.

Fonte: Federação Internacional de Ginecologia e Obstetrícia (FIGO), 1998.

Tratamento

Cirurgia conservadora

Gestante com carcinoma vulvar em estádio I, isto é, com tumor localizado na metade posterior da vulva, invadindo o estroma em até 2 mm e com pesquisa do LS negativa podem ser tratadas pela cirurgia conservadora de Rutledge-Sinclair. Essa técnica consiste na exérese da metade posterior da vulva com profundidade de até sua fáscia profunda.

Vulvectomia

A prática de vulvectomia com adequadas margens de segurança do tumor primário fica reservada para os casos em que a pesquisa do LS revelou negatividade para células malignas. A estratégia da biópsia do LS mostrou ser confiável e segura em pacientes com carcinoma vulvar inicial, como tem sido demonstrado em ensaios confiáveis.

Vulvectomia radical

A exérese da vulva, acompanhada de linfadenectomia das cadeias inguinal e femoral é obrigatória nas grávidas acometidas por carcinoma da vulva, nas quais a pesquisa do LS resultou positiva para malignidade.

Programação do parto

Não existe necessidade de antecipação do parto, uma vez que o carcinoma vulvar não ocasiona impactos para o produto da concepção. Quanto à via do nascimento do concepto, é recomendável a escolha da cesárea. A contraindicação da via vaginal está relacionada com o risco de importantes lacerações da cicatriz decorrente da vulvectomia.

Bibliografia

- Farias-Eisner R, Cirisano FD, Grouse D, et al. Conservative surgery for early squamous cell carcinoma of the vulva: the treatment choice for stage I and II (T1-2N0-1M0) disease. Gynecol Oncol. 1994;3:33-40.
- Hording U, Kringsholm B, Andreasson B, et al. Human papillomavirus in vulvar squamous cell carcinoma and in normal human tissue: a search for possible impact o HPV in vulvar cancer prognosis. Intern J Cancer. 1993;35:155-61.
- Hauspy J, Beiner M, Harley I, et al. Sentinel lymph node in vulvar cancer. Cancer. 2007;110:1015-23.
- Levenback C, Burke TW, Morris M, et al. Potential complications of intraoperative lymphatic mapping in vulvar cancer. Gynecol Oncol. 1995;59:216-20.
- Monaghan M. Surgical management of the vulva. In: Blackledge GP (ed.). Textbook of gynecologic oncology. London: Saunders; 1991.
- Nacker NE. Vulvar cancer. In: Berek E (ed.). Novak's gynecology. Baltimore: William e Wilkins; 1996.
- Nijman TAJ, Schutter M, Amant F. Sentinel node procedure in vulvar carcinoma during pregnancy. Gynecol Oncol Case Report. 2012;2:63-4.
- Pecorelli S. Revised FIGO staging carcinoma of the vulva. Inter J. Gynecol Obstet. 2009;105:103-4.
- Sallum LFTA, Derchain SFM, Fonseca RP. Câncer da vulva. Diretrizes clínicas na saúde. Rio de Janeiro, 2011.
- Way S. The anatomy of the lymphatic drainage of the vulva and its influence on the radical operation for carcinoma. Ann R Coll Surg Engl. 1948;31:187-90.

5 Mioma Uterino

Sebastião Piato

Introdução

O mioma uterino é a neoplasia ginecológica mais frequentemente associada à gravidez. Estudos estatísticos realizados em vários países têm constatado que 2,7% a 12,6% das gestantes são acometidas por esse tumor. A gravidez pode associar-se às três formas de localização do mioma: intramural, subseroso e submucoso. Esses últimos podem se apresentar da forma séssil ou pediculada.

Diagnóstico

Ultrassonografia. Na maioria das vezes esse método de imagens é suficiente para fazer a detecção do mioma assim como de sua forma e de sua localização. Em gestações iniciais deve-se dar preferência pela ecografia por via vaginal.

Por ocasião do exame deve-se prestar especial atenção a nódulo de mioma localizado na vizinhança da placenta, uma vez que essa condição é fator de risco para complicações obstétricas.

Ressonância magnética. Esse método diagnóstico, que necessita ser realizado sem o uso do contraste gadolínio, deve ser reservado para melhor avaliação dos casos em que o mioma se encontra adjacente à placenta.

Complicações na gravidez

Crescimento abrupto. Ainda que existam conceitos em contrário, a maioria dos pesquisadores é de opinião que os nódulos de mioma uterinos sofram significativo crescimento no decurso da gestação, em razão do estímulo dos hormônios secretados pela placenta.

Torção do pedículo. O risco dessa complicação em nódulos pediculados aumenta à medida que o útero sofre crescimento e o tumor é submetido a mobilizações decorrentes dos movimentos peristálticos do intestino.

Quando a torção é acentuada com capacidade para causar isquemia do nódulo, este pode sofrer infarto que necessite de tratamento cirúrgico. Esse tratamento é, comumente, realizado por meio de cirurgia laparoscópica.

Necrose asséptica. Essa complicação, que é também denominada necrose vermelha, tem como causa a isquemia do nódulo de mioma. A deficiência da irrigação sanguínea decorre do estiramento de artérias nutrientes do tumor.

Nos casos em que o quadro clínico de necrose asséptica é grave, instala-se condição de abdome agudo, com possível óbito do concepto. Nesses casos, a prática de histerectomia de urgência é impositiva.

No sentido de obter algum grau de revitalização dos tecidos necrosados, Hájek *et al.* preconizam tratamento medicamentoso com uso de progesterona micronizada.

Impactos sobre a gravidez

No ano de 2007, Parker divulgou os resultados de estudo no qual fez comparação entre grupo de 12.433

gestantes com úteros normais e outras 167 com úteros acometidos por mioma, quanto à frequência de abortamento espontâneo, parto pré-termo, restrição do crescimento fetal, descolamento prematuro da placenta, retenção da placenta e hemorragia no quarto período do parto. Nesse ensaio, o referido pesquisador constatou diferença significativa para mais das referidas complicações no grupo de grávidas portadoras de mioma do útero.

Miomectomia na gestação

Isquemia por torção do pedículo. Essa complicação pode ser diagnosticada e operada por meio de laparoscopia.

Compressão do diafragma. Os miomas volumosos, que causam desconforto respiratório importante, necessitam de tratamento cirúrgico, isto é, miomectomia. Dada à necessidade de extenso campo operatório, é recomendável que essa cirurgia seja realizada por laparotomia com incisão de Cherney alargada.

Em gestação avançada que venha a se complicar pela compressão, pode-se cogitar a estratégia de obter algum sacrifício da grávida e antecipar o parto em 2 a 3 semanas.

Cirurgias por ocasião de cesárea

Miomectomia. A extirpação de nódulos de mioma durante cesárea deve ser realizada somente nos casos em que os nódulos sejam francamente subserosos, particularmente aqueles pediculados.

Para facilitar a cirurgia e minimizar a perda de sangue é recomendável que os tempos cirúrgicos sejam realizados com emprego de ampla laparotomia com incisão de Cherney. Persistindo dúvidas, é preferível adiar o tratamento cirúrgico para depois do parto.

Histerectomia. Esse procedimento é obrigatório nos casos em que se observa sangramento incoercível após a dequitação.

A remoção uterina eletiva tem sua indicação nos casos em que se pretende realizar tratamento dos nódulos miomatosos intramurais e submucosos. Também nesse procedimento é aconselhável utilizar incisão ampla de Cherney.

Programação do parto

No que se relaciona com o tipo de parto, deve-se levar em conta o passado obstétrico da gestante.

Parto pela via vaginal. Deve ser reservado para as grávidas sem histórico de cesárea e de miomectomia.

Cesárea. Essa forma deve ser programada para gestantes com antecedentes de parto pela via alta e para aquelas com histórico de miomectomia para correção de infertilidade.

Bibliografia

- American Society for Reproductive Medicine. Miomas and reproductive function. Fertil Steril. 2008;90(5 Suppl):S125-30.
- Anita K, Sesma R, Kant A. Cesarean myomectomy. Obstet. Gynecol. 2007;57:128-30.
- Dedes I, Schaffer L, Zimmerman R, et al. Outcome and risk factors of cesarean delivery and cesarean myomectomy in women with uterine myomatas. Arch Gynecol Obstet. 2017;205:27-32.
- Exacoustos C, Rosati P. Ultrasound diagnosis of uterine myomas and complications during pregnancy. Obstet Gynaecol. 1993;82:97-101.
- Hajek Z, Uhlir M. Micronized progesterone in the treatment of imminent necrosis of myoma during pregnancy ultrasound changes during treatment. Ceska Gynecol. 1999;64:189-92.
- Klatski PC, Tran ND, Caughey AB, et al. Fibrosis and reproductive outcomes: a systematic literature review from conception delivery. Obstet Gynaecol. 2008;148:357-66.
- Lolis DE, Kalantaridou SN, Makrydimas G, et al. Successful myomectomy during pregnancy. Hum Reprod. 2003;8:1699-702.
- Milazzo N, Catalano A, Badia V, et al. Myoma and myomectomy. Pour evidence concern in pregnancy. Obstet Gynaecol Res. 2017;43:1789-804.
- Okizuka H, Sugimura K, Takemori M, et al. MR detection of degenerating uterine leiomyomas. Comput Assist Tomogr. 1993;17:760-6.
- Parazzini F, Tozzi L, Bianchi S, et al. Pregnancy outcome and uterine fibroids. Clin Obstet Gynaecol. 2016;34:74-84
- Parker WH. Etiology, symptomatology and diagnosis of uterine myomas. Reprod. Medicine, 2007. Fertil Steril. 2007;87(4):725-36.

6 Anomalias Uterinas

Sebastião Piato

Introdução

No presente capítulo analisamos as malformações uterinas e a incompetência istmocervical e seus impactos negativos sobre a gestação.

Malformações do útero

No sentido de facilitar a sistematização do estudo das anomalias congênitas do útero, fazemos, inicialmente, breves considerações acerca de sua embriologia.

O início da formação do útero ocorre na oitava semana da gravidez, época em que os ductos de Müller já formados se emparelham na porção mediana do embrião. Assim permanecem até a décima primeira semana, momento em que ocorre a reabsorção do septo que separa aqueles ductos. Essa reabsorção inicia-se no local do futuro istmo uterino e se completa na 12ª semana. Na sequência, a porção inferior se diferencia no sentido de dar origem ao útero e ao terço superior da vagina, ao passo que a porção superior se bifurca para dar origem às tubas uterinas.

Tipos de malformações

Útero arqueado

Essa anomalia consiste em simples achatamento do fundo uterino. Em análise de numerosa casuística de úteros malformados, Grimbrisis *et al.* constataram que a frequência dessa variedade de malformação foi de 18,3%.

Útero bicorno

Nessa anomalia, o fundo do útero apresenta concavidade de variada intensidade. Consequentemente, a extensão da cavidade é bastante variada. No estudo de Grimbrisis a prevalência de útero bicorno foi de 26%.

Útero septado

A parede que existe proporcionando duas cavidades incompletas tem sua extremidade inserida na metade do fundo uterino, e a inferior a uma variável distância do orifício interno do colo do útero. Segundo Grimbrisis *et al.*, a frequência de útero septado foi de 34,9%.

Útero de didelfo

Essa anomalia, que decorre da falta de fusão dos ductos de Müller, também se denomina útero duplo, o qual se apresenta com duas cavidades e com colo uterino que se comunicam por meio de dois canais. Grimbrisis *et al.* constataram que a frequência de útero de didelfo foi de 9,4%.

Útero monodelfo

Essa forma é resultante da inexistência de um dos ductos de Müller por ocasião da embriogenese. Sua frequência foi de 9,6% no estudo de Grimbrisis *et al.* O útero monodelfo caracteriza-se por cavidade reduzida, assim como o colo uterino.

Os estudos já realizados têm evidenciado que a variedade mais frequente de malformação uterina é o útero septado com taxa de prevalência em torno de 35%. Nas demais variedades, os índices de frequência giram em torno de 25% para o útero bicorno, de 18% para o arqueado, de 10% para o monodelfo e de 9% para o didelfo.

Impactos sobre a gestação

As variedades de anomalias uterinas que merecem considerações no que se relaciona com agravos na gestação são o útero bicorno e o útero septado. Quanto ao útero arqueado, as taxas de complicações aproximam-se daquelas observadas em gestações com útero normal. Com relação aos úteros didelfo e monodelfo, são praticamente nulas as possibilidades de se obter qualquer sucesso reprodutivo.

Útero septado

Os impactos observados nessa variedade são abortamento de repetição, parto pré-termo e situação anômala do feto por ocasião do parto. A frequência dos agravos é diretamente proporcional à redução de uma das cavidades que foi ocupada pela gravidez.

Útero bicorno

Somente em casos mais pronunciados dessa anomalia congênita observa-se complicações durante a gravidez. Mesmo nesses casos os resultados da prática de metroplastia são consideráveis. Em estudo que envolveu 23 mulheres com útero normal e outras 23 que apresentavam útero bicorno, Kirk *et al.* verificaram que as taxas de parto a termo foram, respectivamente, de 73% e 67%.

Diagnóstico

Eventualmente a detecção de anomalias müllerianas constitui-se em achado por ocasião de exame ultrassonográfico total do abdome. Na maioria das vezes, contudo, o diagnóstico é obtido por meio de exames subsidiários indicados em mulheres com histórico de abortamento de repetição ou de partos pré-termo espontâneo.

A ultrassonografia tridimensional é o método de diagnóstico por imagens mais utilizado na prática para o diagnóstico das malformações uterinas. Nos casos de útero arqueado e bicorno, pode-se constituir em exame único, dispensando outros métodos complementares.

Nos casos de útero septado, o procedimento que, eventualmente, necessita ser usado para a revelação detalhada dessa anomalia é a ressonância nuclear magnética, sem o uso do contraste gadolínio. A importância desse método revela-se no planejamento da metroplastia em úteros com aquela malformação congênita.

Outros exames que se prestam para o aprimoramento do diagnóstico consistem em histerossalpingografia e histeroscopia. Associação de exames comumente se faz necessária, principalmente no diagnóstico de úteros com anomalias mais complexas.

Tratamento

Metroplastias são indicadas em pacientes portadoras de útero bicorno com históricos de perda da gravidez, de parto pré-termo e naquelas com úteros septados com os mesmos impactos.

Útero bicorno

A metroplastia utilizada nessa variedade de anomalias müllerianas é a operação de Strassman, que vem sendo realizada pelas vias laparotômica e laparoscópica.

A técnica dessa cirurgia consiste inicialmente na abertura da cavidade uterina pela incisão fúndica transversal entre as inserções das tubas uterinas. Após ressecção da porção do fundo em que não houve reabsorção aproximam-se as bordas das paredes anterior e posterior.

Útero septado

Em vista da necessidade de se extirpar ao máximo o septo com o intuito de obter cavidade uterina ideal, é conveniente que se realize a metroplastia por via transcervical, guiada por ultrassonografia.

Incompetência istmocervical

A incompetência istmocervical consiste na dilatação do colo uterino no período inicial da gestação, na ausência de contrações do útero. A dilatação silenciosa do colo do útero e de seu istmo tem especial relevância, já que é responsável por interrupção da gravidez em seu segundo trimestre.

Etiologia

Colo uterino de comprimento normal

Nos casos em que a incompetência se dá em colo com comprimento em torno de 25 mm, admite-se que essa complicação esteja relacionada com fragilidade congênita de tecidos.

Colo uterino curto

Em outra parte dos casos, a incompetência ocorre em decorrência da presença de colo do útero com comprimento inferior a 25 mm, particularmente aqueles em que o comprimento não ultrapassa 10 mm.

Diagnóstico

Avaliação clínica

A queixa usual das pacientes consiste na ocorrência de abortamentos prévios de repetição no segundo trimestre ou no início do terceiro trimestre, iniciados com perda de líquido amniótico.

O toque vaginal se presta para avaliação clínica do comprimento do colo uterino. Se a paciente estiver grávida, em período da gestação no qual a dilatação costuma ocorrer, deve-se observar se existe dilatação e, caso positivo, verificar se já existe protrusão da bolsa amniótica.

Ultrassonografia transvaginal

Esse procedimento de imagens tem particular importância na avaliação mais apurada do comprimento do colo uterino. Quando realizada em gestantes com alguma dilatação do colo e protrusão da bolsa amniótica, a imagem ultrassonográfica consiste em característico afunilamento do canal cervical.

Tratamento por cerclagem

A cerclagem do colo uterino é técnica cirúrgica que apresenta forma de bolsa de tabaco, a qual tem o propósito de impedir a cervicodilatação até o momento em que se decida pelo parto. Esse procedimento é realizado, na maioria das vezes, antes da concepção. Nessa situação, a cerclagem é chamada de seletiva. Com menor frequência, realiza-se em gestantes nas quais o colo uterino apresenta alguma dilatação, com ou sem protrusão da bolsa amniótica. Nessa última situação, a cerclagem é chamada de emergência ou de resgate.

Indicações

A cerclagem é indicada para gestantes com histórico de abortamento de repetição no segundo trimestre nas quais o colo uterino tem comprimento normal; naquelas em que o colo tem comprimento de 10 mm ou menos, independentemente de apresentar histórico de perdas recorrentes da gravidez em seu início, e naquelas que necessitam de cerclagem de emergência.

Cerclagem seletiva

Nesse procedimento cirúrgico, que foi idealizado por McDonald, utiliza-se fio não absorvível Petrolene® e montado em agulha G9 (Figura 6.1). Após pinçamento do lábio anterior do colo uterino com pinça de De Lee e tração do útero, realiza-se a passagem do fio em torno do colo. Essa passagem deve ser feita na porção alta do colo, ao nível da prega de revestimento vesical.

A passagem do fio deve atingir média penetração na parede do colo. No sentido de prevenir passagem excessiva, é recomendável que o fio seja conduzido sob o controle do dedo indicador do auxiliar, introduzido no canal cervical. Para a passagem do fio o colo é imaginado como mostrador de relógio, com as respectivas horas. Com o propósito de evitar prejuízo da irrigação de sangue no colo, a passagem do fio deve ser feita de modo a evitar a compressão de ramos da artéria uterina.

A entrada do fio se dá na porção anterior direita do colo, na altura de 11 horas, e sua saída na de 10 horas; na sequência, ocorre a penetração ao nível das 8 horas e saída das 7 horas. Desse modo, fica protegido o ramo arterial que irriga a hemicérvice direita. Passando para a porção esquerda do colo, a penetração se dá na altura de 5 horas, e saída de 4 horas; em seguida, o fio é introduzido ao nível de 2 horas e sua saída será à altura de 1 hora. Nessa estratégia, preserva-se o ramo arterial responsável pela irrigação da hemicérvice esquerda.

O fechamento da bolsa deve ser feito com tensão moderada, no sentido de se evitar constrição dos tecidos do colo uterino. Após ser dado o nó, deve-se

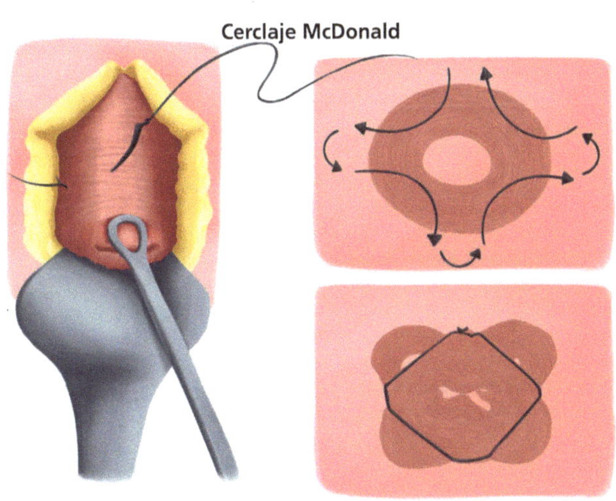

Figura 6.1 Cerclagem por técnica de McDonald.

cortar o fio de tal forma que permaneça quantidade suficiente para facilitar a sua visualização no momento da remoção. A remoção do fio deve ser feita em torno da 37ª semana, ou antes, se a gestante entrar em franco trabalho de parto. Na eventualidade de se realizar cesárea, a retirada do fio deve ser feita imediatamente após o procedimento.

No que se refere à incompetência de emergência, a técnica a ser utilizada não difere daquela empregada na cerclagem seletiva, nos casos em que não existe protrusão da bolsa amniótica. Se ocorrer protrusão leve, deve-se colocar a paciente em posição de Trendelemburg e impulsionar a bolsa com chumaço de gaze embebido em solução fisiológica e montado em pinça de Kelly. Nos casos em que a protrusão da bolsa amniótica é mais pronunciada, é conveniente realizar remoção da maior quantidade possível do líquido amniótico. O procedimento para essa remoção deve consistir em amniocentese transabdominal.

Bibliografia

- Bonilla-Musoles, S, Blanes J, Borne NG. Congenital müllerian abnormalities: diagnostic acurace of three dimensional ultrasound. Fertil Steril. 1996;65:523-8
- DeMeo I. Histerosalpingography in the diagnosis of uterine malformations. Minerva Ginecol. 1983;35:123-30
- Fedele L, Arezini L, Parazzini F, et al. Reprocuctive prognosis after histeorscope metroplasty in 102 women: life table analysis. Fertil Steril. 1993;59:68-72.
- Ferreira AC, Mauad Filho F, Nicolau G, et al. Ultrassonografia tridimensional em malformações uterinas. Radiol Bras. 2007;40:131-6.
- Gatt LA, Kuller JÁ, Rhee AJ, Pregnancy outcomes following conization or loopeletrosurgical excision procedures. Obstet Gynecol Surv. 2017;72:994-9.
- Harger JH, Archer DF, Marchese SG, et al. Etiology of pregnant losses and outcome of subsequent pregnancies. Obstet Gynecol. 1983;62:574-81.
- Homer HA, Li C, Coke D. Septate uterus: review of management and reproductive outcome. Fertil Steril. 2000;73:1-14.
- Kassanus D, Salamalekis D, Panayopoulos N, et al. The value of transvaginal ultrasonography in diagnosis an management cervical incompetence. Clin Exp Obstet Ginecol. 2001;29:266-8.
- Kirk EP, Chung CJ, Coulan CA, et al. Pregnancy after metroplasty for uterine abnormalities. Fertil Steril. 1993;59:164-7.
- Kurup M, Solkrand JW. Cervical incompetence: selective or emergent cerclade. Am J. Obstet Gynecol. 1999;181:240-6.
- Lolis DE, Paschopoulos S, Makridimas G, et al. Reproductive outcomes after Strassman metroplasty in women with bicornuate uterus. J Reprod Med. 2005;50:297-301.
- Myiakoshi K, Itakura A, Abet, el al. Risk of preterm birth after the excisional surgery for cervical lesions: a prospective score matching study in Japan. Fetal Neon Ped. 2021;34:45-51.
- Palaniapan V, Skenton C, Gibb D, el al. Efective cerclage: ultrasound indicated in cerclage for high-risk pregnancies. Ultras Obstet Gynecol. 2002;19:475-7.
- Papp Z, Mezzis G, Hupuzzi P, et al. Reproductive performance of transabdominal metroplasty: a review of 157 consecutive cases. Reprod Med. 2006;51:544-62.
- Rechberger T, Monist M, Bertuzzi A. Clinical effectiveness of Strassman operative in treatment of bicornuate uterus. Ginekol Pol. 2009;80:88-92.
- Reichman DE, Laufer MR. Congenital uterine anomalies afecting reprodution. Rev Clin Obstet Gynecol. 2010;24:193-208.
- Saravelus H, Cocksedge KA , Li TC. The pattern pregnant loss in women with congenital uterine anomalies and recurrent miscarriage. Reprod Biomed Online. 2010;20:416-22.
- Torgal I, Carvalho MJ. Embriologia do aparelho genital feminino. In; Manual de ginecologia. Volume 1. Permanyer
- Portugal; 2009. p. 29-37.
- Valle RF, Epko GE. Histeroscopic metroplasty for the septate uterus: review and meta-analysis. J Inv Ginecol. 2013;20:22-42.
- Weissman MA, Jakobi P, Zahi G, et al. The effect of cervical cerclage in the course of labor. Obstet Gynecol. 1990;76:68-71.
- Woodring TC, Klauser CK, Cromatie DA, et al. When a cerclage indicated in the cervical insuficience? A literature review. Niss Stale Med Assoc. 2006;47:264-6.
- Wu NH, Hsu CC, Huang E. Detection of congenital müllerian anomalies using tridimensional ultrasound. Ultrasound. 1997;25:487-92.

7 Endometriose

Sara Schmitt Schlindwein
Marina de Paula Andres Amaral
Luiza Gama Coelho Riccio
Maurício Simões Abrão

Introdução

Endometriose consiste em uma doença benigna caracterizada pela presença de tecido endometrial – incluindo glândulas e estroma – fora da cavidade uterina.[1] Pode ser identificada em diferentes topografias e estruturas, como região retrocervical, superfície peritoneal, ovários, bexiga, intestino, apêndice e diafragma.

Acomete aproximadamente 10% das mulheres em idade reprodutiva,[2] embora essa estimativa possa ser subestimada diante dos casos assintomáticos e pacientes não diagnosticadas. A média de tempo entre o início dos sintomas e o estabelecimento do diagnóstico é de cerca de 7 anos,[3] retardando o estabelecimento de um tratamento eficaz e do alívio dos sintomas e melhora da qualidade de vida para as pacientes.

Entre os fatores de risco para o desenvolvimento da doença, incluem-se idade precoce da menarca, ciclos menstruais com intervalos curtos, nuliparidade e história familiar de endometriose.[4]

Fisiopatologia

A fisiopatologia da endometriose ainda não é completamente elucidada. Diversas teorias foram propostas para a sua explicação, como a teoria da menstruação retrógrada (teoria de Sampson), teoria da metaplasia celômica, teoria de remanescentes müllerianos e fatores genéticos e epigenéticos.[5,6]

A teoria de Sampson postula que células endometriais provenientes do processo de menstruação retrógrada implantar-se-iam no peritônio e órgãos pélvicos, levando, então, ao desenvolvimento da doença.[5,6]

A teoria da metaplasia celômica sugere que ocorra uma transformação do epitélio germinativo em tecido endometrial, por meio do processo de metaplasia, podendo ocorrer tanto no epitélio germinativo do ovário quanto no tecido peritoneal.[5]

A teoria de fatores genéticos e epigenéticos baseia-se no pressuposto de que uma célula original, com seus defeitos genéticos e epigenéticos herdados e adquiridos, constitui a predisposição para o desenvolvimento da endometriose. Após implantação dessa célula ou processo de metaplasia, associado a fatores do meio, como estresse oxidativo, inflamação e fatores imunológicos, a célula pode apresentar mudança de comportamento e progressão para as lesões de endometriose.[7]

Manifestações clínicas

A endometriose apresenta uma vasta gama de possíveis sinais e sintomas, sendo os principais caracterizados por dor pélvica crônica, dismenorreia, dispareunia, disúria cíclica, disquezia cíclica e infertilidade (Quadro 7.1).[6,8]

A intensidade dos sintomas não apresenta correlação com a gravidade ou extensão da doença. A graduação da intensidade da sintomatologia assume grande relevância para compreensão do impacto da doença na qualidade da vida das pacientes, bem como para seguimento e avaliação da resposta ao tratamento.

Quadro 7.1 – Principais sintomas da endometriose – os 6 D's

Dor pélvica crônica
Dismenorreia
Dispareunia
Disúria
Disquezia
Dificuldade para engravidar (Infertilidade)

Os achados presentes no exame físico podem incluir dor reproduzida durante mobilização do colo e região retrocervical, palpação de nodulações ou espessamentos em paredes vaginais e região retrocervical,[8] os quais podem ou não ser dolorosos, visualização de lesões em paredes vaginais e colo uterino durante exame especular, alteração de contratilidade e sensibilidade em musculatura de assoalho pélvico e alterações sensitivas em região perineal. Entretanto, esses achados podem não estar presentes no exame físico de uma paciente com endometriose e a sua ausência não exclui o diagnóstico, devendo-se realizar avaliação pormenorizada com exames complementares na suspeita diagnóstica.

Diagnóstico

O diagnóstico da endometriose inicia-se com a suspeição clínica e tem como alicerces fundamentais o exame físico minucioso e exames complementares de imagem, como a ultrassonografia (US) transvaginal e ressonância magnética (RM) com preparo intestinal para pesquisa de endometriose.

A US transvaginal com preparo intestinal para pesquisa de endometriose, quando realizada por profissional experiente, permite a identificação das lesões de endometriose com grande acurácia, com destaque para topografias como retossigmoide (sensibilidade 82% a 97%; especificidade de 94% a 99%),[9,10]

A RM da pelve, executada com protocolos para detecção de lesões de endometriose e avaliada por profissional experiente, também permite a identificação de lesões sugestivas de endometriose de forma não invasiva, com bom desempenho em regiões de ligamentos uterossacros (sensibilidade de 80% a 92% e especificidade de 68% a 100%) e lesões intestinais (sensibilidade de 86% a 99% e especificidade de 93% a 98%), além de permitir a avaliação pormenorizada de regiões nervosas e massas anexiais.[10]

Com o advento de novas tecnologias e aparelhos ultrassonográficos e de ressonância com melhor definição de imagem, a laparoscopia diagnóstica, anteriormente classificada como o exame padrão-ouro para diagnóstico da endometriose, vem sendo menos indicada para essa finalidade.

Classificação

Inúmeros sistemas de classificação para a endometriose foram elaborados ao longo dos anos de estudo e evolução da compreensão da doença, sendo a Classificação da American Fertility Society de 1979, revisada em 1985 e 1996 como o sistema de classificação da American Society for Reproductive Medicine (ASRM), um dos sistemas amplamente utilizados. Esse sistema de classificação baseia-se na avaliação do impacto da endometriose na fertilidade das pacientes, classificando-a em estádios de I a IV. Leva em consideração o acometimento de estruturas como peritônio, ovários de forma superficial e profunda, obliteração de fundo de saco e presença de aderências em ovários e tubas uterinas, estabelecendo pontuações para cada local e tipo de acometimento (Tabela 7.1).[11]

A classificação da American Association of Gynecologic Laparoscopists (AAGL), publicada em 2021, estabelece uma classificação intraoperatória da endometriose, com inclusão dos principais locais de acometimento da doença na pontuação e correlação do estadiamento com sintomas e dificuldade cirúrgica.[12] Em 2022 foi desenvolvida a Classificação Ultrassonográfica da Endometriose pela AAGL (AAGL-US), a qual foi baseada na Classificação Laparoscópica da Endometriose e permite a realização do estadiamento não invasivo e pré-operatório da doença pela US pélvica e transvaginal.[9] Ambas as classificações da AAGL determinam pontuações para as principais topografias de acometimento da endometriose, e a soma das pontuações determina o estadiamento da doença de 1 a 4 (Tabela 7.2).

Endometriose durante a gestação e implicações obstétricas

O advento de uma gestação em pacientes com endometriose pode consistir em um período de melhora sintomatológica, em decorrência das

Tabela 7.1 – Classificação revisada da endometriose pela American Society for Reproductive Medicine, 1997

	Endometriose	< 1 cm	1 cm a 3 cm	> 3 cm
Peritônio	Superficial	1	2	4
	Profunda	2	4	6
Ovário direito	Superficial	1	2	4
	Profunda	4	16	20
Ovário esquerdo	Superficial	1	2	4
	Profunda	4	16	20
Obliteração de fundo posterior		**Parcial**		**Completa**
		4		40
	Aderências	**< 1/3**	**1/3 a 2/3**	**> 2/3**
Ovário direito	Finas	1	2	4
	Densas	4	8	16
Ovário esquerdo	Finas	1	2	4
	Densas	4	8	16
Tuba uterina direita	Finas	1	2	4
	Densas	4	8	16
Tuba uterina esquerda	Finas	1	2	4
	Densas	4	8	16

Tabela 7.2 – Classificação da endometriose pela American Association of Gynecologic Laparoscopists, 2021

Local de acometimento	Tamanho	Pontuação	Local de acometimento	Tamanho	Pontuação
Superficial	< 3 cm	2	Retrocervical	< 3 cm	5
	≥ 3 cm	4		≥ 3 cm	8
Vagina (muscular)	< 3 cm	5	Bexiga (detrusor)	< 3 cm	5
	≥ 3 cm	8		≥ 3 cm	7
Ovário esquerdo	Superficial	2	Ovário direito	Superficial	2
	< 3 cm	5		< 3 cm	5
	≥ 3 cm	7		≥ 3 cm	7
Ureter esquerdo	Extrínseco	6	Ureter direito	Extrínseco	6
	Intrínseco	8		Intrínseco	8
	Hidroureter	9		Hidroureter	9
Tuba uterina esquerda	Superficial	2	Tuba uterina direita	Superficial	2
	Imobilidade moderada	4		Imobilidade moderada	4
	Imobilidade grave	6		Imobilidade grave	6
	Obstrução completa	7		Obstrução completa	7
Obliteração de fundo de saco	Parcial	6	Intestino delgado/ceco	< 3 cm	6
	Completa	9		≥ 3 cm	8
Retossigmoide	< 3 cm	7	Septo retovaginal	Presente	8
	≥ 3 cm	9	Apêndice	Presente	5

alterações hormonais presentes na gestação. Veyrié *et al.*[13] relataram, em estudo qualitativo com avaliação das experiências de pacientes com diagnóstico de endometriose profunda durante e após a gestação, que durante a gestação houve aparente melhora psicológica, de bem-estar, de relações sociais, vida profissional e sexual das pacientes. Nas pacientes avaliadas, os sintomas relacionados com a doença retornaram gradualmente após o parto, sendo a sua recorrência avaliada muito negativamente pelas pacientes. Os pesquisadores relataram que, durante a gestação e após um variável período de tempo pós-parto, as pacientes têm a impressão de cura da doença, podendo apresentar retardo no retorno ao tratamento hormonal da doença.

As lesões de endometriose durante a gestação podem apresentar evoluções variáveis, com relatos de redução e desaparecimento das lesões até progressão das lesões com complicações materno-fetais. Leeners *et al.*[14] avaliaram as evidências referentes à progressão da doença durante o período gestacional, concluindo que o comportamento das lesões de endometriose na gestação pode variar desde o desaparecimento até o aumento de duas dimensões. Cerca de 8,8% a 39% dos endometriomas podem sofrer aumento durante a gestação, e 25% deles permanecem inalterados. O aumento de diâmetro e alterações sonográficas na morfologia dos endometriomas são as principais causas de intervenções cirúrgicas durante a gestação.

O processo de decidualização é um fenômeno comum durante a gestação, e a decidualização de lesões de endometriose pode levar a dúvidas diagnósticas, com imagens similares às presentes em quadros de malignidade. Em revisão sistemática referente ao comportamento da endometriose durante a gestação, Maggiore *et al.*[15] citam a decidualização como processo importante, visto que a semelhança de lesões endometrióticas decidualizadas com lesões malignas pode levar a intervenções cirúrgicas desnecessárias. No âmbito das complicações relacionadas com a endometriose durante a gestação, os mesmos autores relatam que, embora esses eventos sejam raros, representam condições ameaçadoras a vida das pacientes e costumam necessitar de abordagens cirúrgicas. As principais complicações relatadas incluíram hemoperitônio espontâneo, perfuração intestinal e ruptura de endometriomas. Os possíveis mecanismos envolvidos com as complicações gestacionais de endometriose preexistente incluem presença de aderências, inflamação crônica tornando os tecidos mais friáveis, e invasão de tecido endometriótico decidualizado na parede de vasos e estruturas – o que predisporia a ruptura tecidual.

Zullo *et al.*,[16] em revisão sistemática e metanálise, avaliaram as complicações obstétricas em pacientes com endometriose em comparação com grupo controle, revelando que pacientes com diagnóstico prévio de endometriose apresentavam aumento estatisticamente significativo no risco de parto prematuro com menos de 37 semanas de idade gestacional (*odds ratio* [OR]= 1,63), parto prematuro com idade gestacional inferior a 34 semanas (OR 1,58), abortamento (OR 1,75), placenta prévia (OR 3,03), fetos pequenos para a idade gestacional (OR 1,27) e parto por cesariana (OR 1,57). Os autores não identificaram diferenças significativas para o desenvolvimento de hipertensão gestacional e pré-eclâmpsia.

Em avaliação relacionada com o impacto da endometriose profunda nos desfechos obstétricos, Maggiore *et al.*[17] identificaram 120 casos de complicações obstétricas relacionadas com endometriose profunda na literatura, sendo os eventos mais relatados hemoperitôneo espontâneo (25 casos), perfuração intestinal (17 casos) e ruptura uterina (67 casos).

Em estudo caso-controle, Nirgianakis *et al.*[18] avaliaram a presença de complicações e parto vaginal após cirurgia para exérese de endometriose profunda em 62 pacientes comparadas com 186 controles. Identificaram que gestações após cirurgia para endometriose profunda de compartimento posterior apresentavam risco significativamente aumentado para desenvolvimento de placenta prévia (p = 0,004), hipertensão gestacional (p = 0,036) e restrição de crescimento intrauterino (p = 0,0496), em comparação com pacientes sem endometriose. O sucesso no parto vaginal de pacientes operadas para endometriose foi identificado como elevado (61,9%) e similar ao de pacientes sem endometriose. Antecedente de cirurgia com anastomose intestinal mostrou-se associado a parto por cesariana.

Exacoutos *et al.*,[19] em estudo observacional com 101 pacientes com endometriose e 300 controles, avaliaram as complicações durante gestação e parto de pacientes com endometriose profunda sem tratamento prévio, identificando maior risco de hemoperitônio (p = 0,0305), lesões vesicais durante a histerotomia (p = 0,0305) e histerectomia (p = 0,0305). Pacientes com endometriose também apresentaram maior risco de gestações complicadas por parto prematuro, placenta prévia, descolamento de placenta e hipertensão, além de apresentarem maior frequência de parto por cesariana.

A presença de endometriose também pode estar associada a maior ocorrência de gravidez ectópica, como avaliado por Yong *et al.*,[20] demonstrando em metanálise que a endometriose é mais comum em pacientes com gravidez ectópica (OR = 2,16) e que a endometriose foi associada a risco aumentado de gestação ectópica em estudos de coorte (OR = 2,66). Entretanto, os autores ressaltam que as associações estatísticas encontradas podem não necessariamente refletir uma causalidade, sendo possível que endometriose e gestação ectópica apresentem fatores de risco semelhantes, como aderências tubo-ovarianas, lesões de endometriose nas tubas uterinas e endometriomas ovarianos.

Impacto da endometriose na fertilidade

A endometriose consiste em importante causa de infertilidade, e cerca de 50% das mulheres com infertilidade apresentam endometriose. Em revisão de literatura e metanálise, Casals *et al.*[21] avaliaram o desfecho obstétrico da conduta cirúrgica em pacientes com infertilidade e diagnóstico de endometriose profunda previamente à realização de tratamentos com reprodução assistida, em comparação com pacientes não operadas. Os autores demonstraram aumento na taxa de gestações e na taxa de nascidos vivos do grupo submetido a cirurgia para endometriose profunda previamente à realização de tratamentos de reprodução assistida, embora não tenham sido identificados ensaios clínicos randomizados sobre o assunto.

Boje *et al.*,[22] em estudo populacional de caso-controle incluindo 29.563 pacientes com endometriose e 295.630 pacientes controle sem endometriose pareadas por idade, identificaram associação entre endometriose e perdas gestacionais recorrentes, sendo a associação reforçada com o aumento do número de perdas. O estudo identificou aumento de risco, associado a endometriose, de perda gestacional recorrente (OR = 1,52), perda gestacional recorrente primária e secundária (OR = 1,80 e 1,30, respectivamente), três ou mais perdas gestacionais antes dos 30 anos (OR = 1,47) e perda gestacional recorrente após parto complicado (OR = 1,57). Não foi identificada associação entre endometriose e duas ou mais perdas gestacionais no segundo trimestre ou ocorrência de natimortos.

Conclusão

A endometriose consiste em doença frequente na vida reprodutiva da mulher e, durante a gestação, apresenta curso ainda não completamente elucidado. O estabelecimento de diagnóstico pré-gestacional da endometriose e o conhecimento das possíveis complicações durante o curso gestacional são de extrema importância para o melhor seguimento e atendimento das pacientes. As complicações gestacionais relacionadas com endometriose, embora pouco frequentes, apresentam elevado potencial de gravidade, sendo importante a sua suspeição e rápido diagnóstico para o melhor desfecho materno-fetal.

Referência bibliográfica

1. Tomassetti C, Johnson NP, Petrozza J, Abrao MS, Einarsson JI, Horne AW, et al. An international terminology for endometriosis, 2021. J Minim Invasive Gynecol. 2021;28(11):1849-59.
2. Viganò P, Parazzini F, Somigliana E, Vercellini P. Endometriosis: epidemiology and aetiological factors. Best Pract Res Clin Obstet Gynaecol. 2004;18(2):177-200.
3. Arruda MS, Petta CA, Abrão MS, Benetti-Pinto CL. Time elapsed from onset of symptoms to diagnosis of endometriosis in a cohort study of Brazilian women. Hum Reprod. 2003;18(4):756-9.
4. Shafrir AL, Farland LV, Shah DK, Harris HR, Kvaskoff M, Zondervan K, et al. Risk for and consequences of endometriosis: a critical epidemiologic review. Best Pract Res Clin Obstet Gynaecol. 2018;51:1-15.
5. Vinatier D, Orazi G, Cosson M, Dufour P. Theories of endometriosis. Eur J Obstet Gynecol Reprod Biol. 2001;96(1):21-34.
6. Vercellini P, Viganò P, Somigliana E, Fedele L. Endometriosis: pathogenesis and treatment. Nat Rev Endocrinol. 2014; 10(5):261-75.
7. Koninckx PR, Ussia A, Adamyan L, Wattiez A, Gomel V, Martin DC. Pathogenesis of endometriosis: the genetic/epigenetic theory. Fertil Steril. 2019;111(2):327-40.
8. Agarwal SK, Chapron C, Giudice LC, Laufer MR, Leyland N, Missmer SA, et al. Clinical diagnosis of endometriosis: a call to action. Am J Obstet Gynecol. 2019;220(4):354.e1-.e12.
9. Abrao MS, Andres MP, Gingold JA, Rius M, Neto JS, Goncalves MO, et al. Preoperative ultrasound scoring of endometriosis by AAGL 2021 Endometriosis Classification is concordant with laparoscopic surgical findings and distinguishes early from advanced stages. J Minim Invasive Gynecol. 2023;30(5):363-73.
10. Nisenblat V, Bossuyt PM, Farquhar C, Johnson N, Hull ML. Imaging modalities for the non-invasive diagnosis of endometriosis. Cochrane Database Syst Rev. 2016;2(2):CD009591.
11. Revised American Society for Reproductive Medicine classification of endometriosis: 1996. Fertil Steril. 1997; 67(5):817-21.
12. Abrao MS, Andres MP, Miller CE, Gingold JA, Rius M, Neto JS, et al. AAGL 2021 Endometriosis Classification: an anatomy-based surgical complexity score. J Minim Invasive Gynecol. 2021;28(11):1941-50.e1.
13. Veyrié A, Netter A, Carcopino X, Miquel L, Agostini A, Courbiere B. Endometriosis and pregnancy: the illusion of recovery. PLoS One. 2022;17(11):e0272828.

14. Leeners B, Damaso F, Ochsenbein-Kölble N, Farquhar C. The effect of pregnancy on endometriosis-facts or fiction? Hum Reprod Update. 2018;24(3):290-9.
15. Leone Roberti Maggiore U, Ferrero S, Mangili G, Bergamini A, Inversetti A, Giorgione V, et al. A systematic review on endometriosis during pregnancy: diagnosis, misdiagnosis, complications and outcomes. Hum Reprod Update. 2016;22(1):70-103.
16. Zullo F, Spagnolo E, Saccone G, Acunzo M, Xodo S, Ceccaroni M, et al. Endometriosis and obstetrics complications: a systematic review and meta-analysis. Fertil Steril. 2017; 108(4):667-72.e5.
17. Leone Roberti Maggiore U, Inversetti A, Schimberni M, Viganò P, Giorgione V, Candiani M. Obstetrical complications of endometriosis, particularly deep endometriosis. Fertil Steril. 2017;108(6):895-912.
18. Nirgianakis K, Gasparri ML, Radan AP, Villiger A, McKinnon B, Mosimann B, et al. Obstetric complications after laparoscopic excision of posterior deep infiltrating endometriosis: a case-control study. Fertil Steril. 2018;110(3):459-66.
19. Exacoustos C, Lauriola I, Lazzeri L, De Felice G, Zupi E. Complications during pregnancy and delivery in women with untreated rectovaginal deep infiltrating endometriosis. Fertil Steril. 2016;106(5):1129-35.e1.
20. Yong PJ, Matwani S, Brace C, Quaiattini A, Bedaiwy MA, Albert A, et al. Endometriosis and ectopic pregnancy: a meta-analysis. J Minim Invasive Gynecol. 2020;27(2):352-61.e2.
21. Casals G, Carrera M, Domínguez JA, Abrão MS, Carmona F. Impact of surgery for deep infiltrative endometriosis before in vitro fertilization: a systematic review and meta-analysis. J Minim Invasive Gynecol. 2021;28(7):1303-12.e5.
22. Boje AD, Egerup P, Westergaard D, Bertelsen MMF, Nyegaard M, Hartwell D, et al. Endometriosis is associated with pregnancy loss: a nationwide historical cohort study. Fertil Steril. 2023;119(5):826-35.

8 Síndrome dos Ovários Policísticos

Sônia Maria Rolim Rosa Lima

Introdução

A síndrome dos ovários policísticos (SOP) é o distúrbio endócrino mais comum entre as mulheres em idade reprodutiva. Dependendo dos critérios diagnósticos adotados, sua prevalência varia de 6% a 20%.

A associação entre distúrbios clínicos e metabólicos, característica dessa síndrome, foi descrita pela primeira vez em 1935 por Stein e Leventhal; desde então, vários critérios foram publicados visando ao seu diagnóstico, sendo os de Rotterdam, o mais comum e o mais utilizado em trabalhos científicos.

Usando a lente da medicina evolutiva, a sobreposição de alelos de risco de SOP, em mulheres de populações europeias e chinesas, sugere que a síndrome é um distúrbio ancestral. De fato, descrições de provável SOP podem ser encontradas em escritos romanos antigos e na arte renascentista.

Embora avanços promissores tenham sido feitos no campo da SOP nas últimas décadas, as etiologias distintas dessa síndrome não estão totalmente elucidadas. Fatores pré-natais, variação genética, mecanismos epigenéticos, estilos de vida pouco saudáveis e toxinas ambientais contribuem para o desenvolvimento desse transtorno altamente heterogêneo: metabólico, endócrino, reprodutivo e psicológico. Além disso, as interações entre excesso de androgênios, resistência à insulina, alterações do eixo hipotálamo-hipófise-ovário (HPO), obesidade, diabetes *mellitus* tipo 2 (DM2), dislipidemia e risco aumentado de doenças cardiovasculares só contribuem para tornar o quadro mais complexo.

A manifestação clínica mais significante da SOP é o hiperandrogenismo. O excesso de androgênios afeta profundamente a função das células da granulosa e o desenvolvimento folicular. A maioria das pacientes com SOP e hiperandrogenismo apresenta defeitos na secreção de esteroides sexuais que resultam em foliculogênese anormal e falha na seleção do folículo dominante. O hiperandrogenismo induz obesidade, hirsutismo, acne e alopecia androgenética. Esses sintomas podem trazer grande estresse psicológico às mulheres. De fato, a SOP é heterogênea, e o hiperandrogenismo não é o único fator patogênico. A obesidade e a resistência à insulina agravam os sintomas do hiperandrogenismo, formando um ciclo vicioso que promove o seu desenvolvimento.

Essa síndrome tem sido fortemente associada à resistência insulínica (RI) e à obesidade. Mais de 50% das mulheres com SOP são resistentes à insulina, com estimativa de risco 5 a 8 vezes maior de desenvolver DM2. A patogênese do DM2 é afetada pela RI e pela disfunção das células beta. Estudos que utilizaram medidas antropométricas, como a relação cintura-quadril das SOP salientam a importância do aumento da gordura abdominal. Trabalhos têm demonstrado que mulheres com SOP e com índice de massa corpórea (IMC) normal apresentam aumento de gordura abdominal quando comparadas às mulheres com IMC normal. Alguns autores relatam que a quantidade de gordura abdominal correlaciona-se positivamente com RI em mulheres SOP não obesas.

Há evidências crescentes sugerindo que a SOP afeta todo o curso da vida da mulher: na vida intrauterina, nas geneticamente predispostas; na puberdade com distúrbios menstruais, infertilidade, obesidade e potenciais riscos de complicações a longo prazo, como diabetes tipo 2, hipertensão arterial e câncer de endométrio. Dessa forma, o diagnóstico precoce se impõe, permitindo o acompanhamento e visando à redução das complicações para a saúde.

Quando analisamos os riscos que podem advir de uma gestação em mulheres com diagnóstico de SOP, muitos trabalhos têm demonstrado que, mesmo após a concepção, a SOP predispõe a gestante a vários desfechos adversos, os quais incluem aborto espontâneo, diabetes *mellitus* gestacional (DMG), distúrbios hipertensivos da gravidez, parto prematuro e, possivelmente, anormalidades do crescimento fetal.

Aborto espontâneo

Considera-se aborto a perda de uma gravidez antes de 24 semanas de gestação ou de um feto pesando menos de 500 gramas. Acredita-se que uma ligação entre SOP e aborto espontâneo esteja presente há mais de três décadas; no entanto, determinar o grau preciso de risco e os mecanismos subjacentes visando a sua prevenção e tratamento continuam sendo um desafio.

As primeiras associações foram descritas em relatórios de Homborg *et al.* (1988), afirmando que as mulheres com SOP resistentes ao citrato de clomifeno, muitas vezes, sofriam de perda precoce da gravidez. Acreditava-se que esse fato fosse causado pelas concentrações séricas elevadas de hormônio luteinizante basal (LH); porém, estudo subsequente em que as concentrações pré-gestacionais séricas elevadas de LH foram suprimidas não demonstraram melhora no resultado da gravidez.

Outros mecanismos potenciais para a associação entre SOP e aborto espontâneo foram aventados, incluindo o papel da resistência à insulina, hiperhomocisteinemia, hiperandrogenia, inibidor do ativador de plasminogénio-1, proteína de ligação à vitamina D e obesidade. Porém, metanálises de estudos sobre mulheres com e sem SOP submetidas à fertilização *in vitro* não demonstraram diferenças nas taxas de aborto espontâneos. Assim, em 2012, uma declaração de consenso sugeriu que as taxas de aborto eram comparáveis às mulheres sem SOP; no entanto, os dados disponíveis mostraram resultados conflitantes, visto que a taxa de aborto espontâneo embora tenha sido significativamente mais frequente em mulheres com SOP do que nos controles (20% *versus* 15%), a SOP não foi um fator de risco independente para a perda da gravidez, mas a taxa de aborto foi fortemente influenciada pelo IMC.

Finalmente, um artigo de opinião de especialistas publicado em 2022 sobre a associação entre SOP e aborto espontâneo afirmou que as mulheres com SOP estão em maior risco de gravidez ectópica, gravidez molar hidatiforme e aborto espontâneo, principalmente após tratamentos de fertilidade. Porém, visto que os tratamentos de fertilidade também são fatores de risco conhecidos para os resultados, é difícil dissociar a associação da SOP *per se* com esses resultados adversos. A ligação entre SOP e aborto espontâneo, portanto, permanece incerta, e mais estudos observacionais prospectivos são necessários.

Diabetes *mellitus* gestacional

O principal mecanismo para o possível aumento do risco de DMG é a resistência à insulina. Quando a gravidez ocorre, vários hormônios placentários são liberados, e isso eventualmente leva a um estado fisiológico de insensibilidade à insulina, uma vez que, aumentam a absorção de nutrientes para promover o crescimento fetal. Entretanto, quando esse processo ocorre em mulheres com SOP, que já estão predispostas a um histórico de resistência à insulina, o desenvolvimento do DMG torna-se quase inevitável. Além disso, a superexpressão de mediadores inflamatórios, juntamente com um aumento nas espécies reativas de oxigênio (ROS), poderia potencialmente causar mais alterações metabólicas, levando à inibição da via de secreção de insulina e, consequentemente, à redução da sua secreção com consequente desenvolvimento de DMG.

Como a resistência à insulina está relacionada com a obesidade, nem sempre foi possível em todos os estudos identificar um risco aumentado de DMG na SOP. Enquanto a maioria das mulheres pode adaptar-se a essa condição metabólica, algumas desenvolvem DMG.

Outro mecanismo potencial envolvido na associação entre SOP e DMG são baixos níveis de vitamina D. A hipovitaminose é um fator de risco para a intolerância à glicose, e níveis reduzidos de vitamina D estão associados à resistência à insulina e ao aumento do risco de diabetes. Foi descrita a ocorrência de mulheres com SOP e com deficiência de vitamina D, particularmente naquelas com excesso de peso.

Em resumo, os fatores de risco para DMG predominantes entre gestantes com SOP incluem excesso de peso/obesidade, resistência à insulina, hiperandrogenismo, amenorreia e história de aborto espontâneo. É possível que subtipos de SOP, como o subtipo metabólico caracterizado por sobrepeso/obesidade em comparação com aqueles do grupo magro/reprodutivo, possa apresentar risco aumentado de resultados adversos da gravidez, incluindo DMG; porém, mais estudos prospectivos são necessários.

Hipertensão na gravidez e pré-eclâmpsia

Transtornos hipertensivos da gravidez são causas significativas de morte materna e fetal, e constituem a terceira maior causa de morte materna em todo o mundo. Portanto, é crucial que as mulheres em risco sejam identificadas precocemente e acompanhadas durante a gravidez.

Vários trabalhos e metanálises visando às complicações gestacionais de pacientes com SOP indicaram um aumento significante de hipertensão arterial (HA) e pré-eclâmpsia (PE) nessas gestantes, e o risco para esses distúrbios estão aumentados entre 2,58 e 4,07 vezes para HG e entre 1,87 e 4,23 para PE, mesmo considerando todos os ajustes para amostras heterogêneas.

Vários mecanismos têm sido propostos como potencialmente subjacentes à associação entre SOP e hipertensão na gravidez. Muitos estudos sugeriram que a hiperinsulinemia, que está presente na SOP, é o principal mecanismo patogênico da hipertensão na gravidez, pois as células endoteliais vasculares são sensíveis à insulina, causando uma diminuição da produção de prostaglandina, aumentando, assim, a resistência vascular periférica, o que leva a um aumento da pressão arterial. Observou-se também que a estenose vascular do lúmen e a disfunção endotelial também são responsáveis pela hipertensão em pacientes com SOP, decorrentes, em grande parte, pela hiperlipidemia.

Em um estudo recente Hodgman *et al.*, investigando os dados da pré-eclâmpsia, apontaram para uma diminuição de coenzima A (CoA) como uma característica que levou à produção de lipídios sinalizadores e metabólitos tóxicos que, por sua vez, induziriam vasoconstrição, inflamação, estresse oxidativo, trombogênese, acidose, apoptose e neurotoxicidade. Esse estudo também propôs que os níveis elevados de triglicerídeos insaturados presentes no plasma de pacientes com SOP deprimem ainda mais os níveis de CoA, promovendo o estresse oxidativo, podendo levar à obesidade.

Em resumo, embora a SOP possa estar associada à hipertensão induzida pela gravidez e à pré-eclâmpsia, são necessários mais estudos clínicos para testar essa hipótese, com destaque para interação entre obesidade e hipertensão em mulheres grávidas com SOP.

Nascimento pré-termo

Vários mecanismos têm sido sugeridos como potenciais mediadores do risco de parto prematuro e SOP, incluindo obesidade, aumento da incidência de gravidezes múltiplas, hiperinsulinemia e as subsequentes predisposições a DMG e HA.

Mulheres com SOP muitas vezes necessitam de tecnologias de reprodução assistida para êxito gestacional, o que aumenta o risco de nascimentos múltiplos, que estão associados ao pré-nascimento prematuro. A associação entre SOP e nascimento prematuro pode, portanto, ser uma interação com tecnologia de reprodução assistida.

Outro aspecto estudado por Feigenbaum *et al.* foi a prevalência e incidência de insuficiência cervical em gestantes com SOP. Após o controle para idade materna, nuliparidade, etnia, IMC e tratamento de fertilidade, tanto a prevalência quanto a incidência de insuficiência cervical foram significativamente elevadas nas gestantes com SOP quando comparadas às gestantes que não apresentam SOP. Outros mecanismos também foram propostos, incluindo níveis aumentados de proteínas pró-inflamatórias, fator de necrose tumoral (TNF, do inglês *tumor necrosis factor*) e hiperandrogenismo. A mais recente revisão sistemática sobre a associação entre SOP e nascimento prematuro teve como objetivo esclarecer a relação entre mulheres pré-gestação com sobrepeso/obesidade que apresentam SOP e parto prematuro. Os autores não encontraram essa associação, sugerindo que outros fatores além da obesidade podem modular quaisquer ligações entre SOP e parto prematuro.

Anormalidades de crescimento fetal

O crescimento fetal constitui indicador importante da saúde fetal, pois as anormalidades podem indicar uma gama de condições maternas adversas e estar associadas ao aumento da morbidade e mortalidade neonatal. No entanto, de todas as complicações da gravidez potencialmente associadas à SOP, sua associação com anormalidades do crescimento fetal durante a gravidez parece ser a menos estudada, com resultados inconclusivos.

Revisão sistemática e metanálise publicada em 2016 que incluiu 40 estudos observacionais relatando 17.816 gestações com SOP e 120.756 gestações que não apresentavam, observaram que a SOP na gravidez não teve impacto no risco de anormalidades do crescimento fetal. Mais recentemente, Ni *et al.* (2022), estudaram 1.376 pacientes com SOP e 1.376 mulheres controle que haviam sido submetidas à fertilização *in vitro*; e como resultado, verificaram que as portadoras de SOP tiveram recém-nascidos com menor peso de nascimento estatisticamente significante em comparação com os controles. As mulheres com SOP, no entanto, também apresentaram um índice de massa corporal maior e estatisticamente significante, novamente levantando a questão sobre o potencial impacto de confusão nos resultados da gravidez na SOP.

Conclusões

- A obesidade materna pré-gravidez, a hiperandrogenemia, a resistência a insulina e as dislipidemias presentes em grande número de mulheres com SOP devem ser levadas em conta por constituir efeitos de confusão sobre resultados adversos, visto *per se*, apresentarem risco elevado de desenvolvimento de diabetes gestacional, pré-eclâmpsia, aborto espontâneo e parto prematuro.
- A síndrome dos ovários policísticos cursa com infertilidade havendo, muitas vezes, necessidade de tecnologias de reprodução assistida para êxito gestacional com risco maior de gestação múltipla e de prematuridade.
- A relação entre SOP materna e anormalidades do crescimento fetal ainda é discutível; triagem adicional pode ser justificável. Há também a probabilidade de que as mulheres com SOP possam sofrer de insuficiência istmocervical e, por sua vez, apresentar taxas mais altas de partos prematuros.
- Complicações potenciais da gravidez na SOP e implicações para a prática clínica estão listadas no Quadro 8.1.

Quadro 8.1 – Complicações potenciais da gravidez na SOP e implicações para a prática clínica

Complicação	Considerações para a prática clínica
Aborto espontâneo	Aconselhar a redução de peso antes da gravidez.
Diabetes gestacional	Aconselhar a redução de peso antes da gravidez. Triagem precoce para diabetes gestacional.
Hipertensão arterial	Aconselhar a redução de peso antes da gravidez. Triagem precoce para hipertensão na gravidez. Considerar baixa dose de aspirina.
Nascimento prematuro	Aconselhar a redução de peso antes da gravidez, exames ultrassonográficos para medidas de comprimento cervical.
Anormalidades de crescimento fetal	Aconselhar a redução de peso antes da gravidez, exames regulares de crescimento fetal e considerar exames de ultrassom para a medição do comprimento cervical.

Bibliografia

- Bahri Khomami M, Teede HJ, Joham AE, Moran LJ, Piltonen TT, Boyle JA. Clinical management of pregnancy in women with polycystic ovary syndrome: an expert opinion. Clin Endocrinol. 2022;97:227-36.
- Benton ML, Abraham A, LaBella AL, Abbot P, Rokas A, Capra JA. The influence of evolutionary history on human health and disease. Nat Rev Genet. 2021;22(5):269-83.
- Carmina E, Lobo RA. Comparing lean and obese PCOS in different PCOS phenotypes: evidence that the body weight is more important than the Rotterdam phenotype in influencing the metabolic status. diagnostics (Basel). 2022; 12(10):2313.
- Clifford K, Rai R, Watson H, Franks S, Regan L. Does suppressing luteinising hormone secretion reduce the miscarriage rate? results of a randomised controlled trial. BMJ. 1996; 312:1508.
- Fauser BCJM, Tarlatzis BC, Rebar RW, Legro RS, Balen AH, Lobo R, et al. Consensus on women's health aspects of polycystic ovary syndrome (PCOS): the Amsterdam ESHRE/ ASRM-Sponsored 3rd PCOS Consensus Workshop Group. Fertil. Steril. 2012;97:28-38.e25.

- Feigenbaum SL, Crites Y, Hararah MK, Yamamoto MP, Yang J, Lo JC. Prevalence of cervical insufficiency in polycystic ovarian syndrome. Hum Reprod. 2012;27:2837-42.
- Franks S, Mccarthy MI, Hardy K. Development of polycystic ovary syndrome: involvement of genetic and environmental factors. Int J Androl. 2006;29:278-85.
- Goodman NF, Cobin RH, Futterweit W, Glueck JS, Legro RS, Carmina E. American Association of Clinical Endocrinologists, American College of Endocrinology, and Androgen Excess and PCOS Society Disease State Clinical Review: Guide to the Best Practices in the Evaluation and Treatment of Polycystic Ovary Syndrome—Part 1. Endocr Pract. 2015; 21:1291-300.
- Hodgman C, Khan GH, Atiomo W. Coenzyme A restriction as a factor underlying pre-eclampsia with polycystic ovary syndrome as a risk factor. Int J Mol. Sci. 2022;23:2785.
- Homburg R, Armar NA, Eshel A, Adams J, Jacobs HS. Influence of serum luteinising hormone concentrations on ovulation, conception, and early pregnancy loss in polycystic ovary syndrome. BMJ. 1988;297:1024.
- Joham AE, Boyle JA, Ranasinha S, Zoungas S, Teede HJ. Contraception use and pregnancy outcomes in women with polycystic ovary syndrome: data from the Australian Longitudinal Study on Women's Health. Hum. Reprod. 2014;29:802-8.
- Kae Nien J, Mazaki-Tovi S, Romero R, Pedro Kusanovic J, Erez O, Gotsch F, et al. Resistin: a hormone which induces insulin resistance is increased in normal pregnancy. J Perinat Med. 2007;35:513-21.
- Kjerulff LE, Sanchez-Ramos L, Duffy D. Pregnancy outcomes in women with polycystic ovary syndrome: a metaanalysis. Am J Obstet Gynecol. 2011;204(6):558.e1-.e6.
- Macruz CF, Lima SMRR. Polycystic ovary syndrome and abdominal fat: is there a relationship?. Rev Assoc Med Bras (1992). 2023;69(11):e20230874.
- Mirza FG, Tahlak MA, Rjeili RB, Hazari K, Ennab F, Hodgman C, et al. Polycystic ovarian syndrome (PCOS): does the challenge end at conception? Int J Environ Res Public Health. 2022;19(22):14914.
- Muscogiuri G, Altieri B, de Angelis C, Palomba S, Pivonello R, Colao A, et al. Shedding new light on female fertility: the role of vitamin D. Rev Endocr Metab Disord. 2017;18:273-83.
- Ni Z, Mei S, You S, Lin Y, Cheng W, Zhou L, e tal. Adverse effects of polycystic ovarian syndrome on pregnancy outcomes in women with frozen-thawed embryo transfer: Propensity Score-Matched Study. Front Endocrinol. 2022;13:878853.
- Qin JZ, Pang LH, Li MJ, Fan XJ, Huang RD, Chen HY. Obstetric complications in women with polycystic ovary syndrome: a systematic review and meta-analysis. Reprod Biol Endocrinol. 2013;11:56.
- Rotterdam ESHRE/ASRM-Sponsored PCOS Consensus Workshop Group. Revised 2003 consensus on diagnostic criteria and long-term health risks related to polycystic ovary syndrome (PCOS) Hum Reprod. 2004;19:41-7.
- Schmiegelow MD, Andersson C, Køber L, Andersen SS, Norgaard ML, Jensen TB, et al. Associations between body mass index and development of metabolic disorders in fertile women – a nationwide cohort study. J Am Heart Assoc. 2014;3:e000672.
- Stepto NK, Cassar S, Joham AE, Hutchison SK, Harrison CL, Goldstein RF, et al. Women with Polycystic Ovary Syndrome Have Intrinsic Insulin Resistance on Euglycaemic-Hyperinsulaemic Clamp. Hum. Reprod. 2013;28:777-84.
- Subramanian A, Lee SI, Phillips K, Toulis KA, Kempegowda P, O'Reilly MW, et al. Polycystic ovary syndrome and risk of adverse obstetric outcomes: a retrospective population-based matched cohort study in England. BMC Med. 2022;20:298.
- Teede H, Deeks A, Moran L. Polycystic ovary syndrome: a complex condition with psychological, reproductive and metabolic manifestations that impacts on health across the lifespan. BMC Medicine. 2010; 41:1-66.
- Teede HJ, Misso ML, Costello MF, Dokras A, Laven J, Moran L, et al. Recommendations from the international evidence-based guideline for the assessment and management of polycystic ovary syndrome. Hum Reprod. 2018;33(9):1602-18.
- Wolf WM, Wattick RA, Kinkade ON, Olfert MD. Geographical prevalence of polycystic ovary syndrome as determined by region and race/ethnicity. Int J Res Public Health. 2018; 15:2589.
- Xu Y, Qiao J. Association of insulin resistance and elevated androgen levels with polycystic ovarian syndrome (PCOS): a review of literature. J Healthc Eng. 2022;2022:9240569.
- Yang ST, Liu CH, Ma SH, Chang WH, Chen YJ, Lee WL, et al. Association between pre-pregnancy overweightness/obesity and pregnancy outcomes in women with polycystic ovary syndrome: a systematic review and meta-analysis. Int J Environ Res Public Health. 2022;19:9094.
- Yu HF, Chen HS, Rao DP, Gong J. Association between polycystic ovary syndrome and the risk of pregnancy complications: a PRISMA-compliant systematic review and meta-analysis. Medicine. 2016;95:e4863.

9 Doenças Sexualmente Transmissíveis

Sebastião Piato

Introdução

Entre as doenças transmitidas por ocasião do relacionamento sexual, selecionamos no presente capítulo sífilis, infecção por HIV, tricomoníase vaginal, gonorreia, linfogranuloma venéreo, herpes genital, donovanose, condiloma acuminado e hepatite B.

Em virtude da elevada prevalência dessas doenças na gestação, e por conta dos agravos obstétricos, seu controle tem sido desafio em saúde pública.

Sífilis

A sífilis é doença sexualmente transmissível cujo agente causal é a bactéria *Treponema pallidum*. Apesar das repetidas campanhas destinadas à sua prevenção, a atual prevalência da sífilis na população feminina, incluindo-se as gestantes, é significativamente elevada.

Quando essa doença acomete grávidas, os efeitos deletérios da infecção, por meio da transmissão vertical, também atinge o concepto que desenvolve a temível sífilis congênita.

Fases da sífilis

Fase latente

Nessa fase, as pacientes apresentam-se assintomáticas. Contudo, os anticorpos detectáveis pela sorologia persistem. A fase latente é considerada precoce quando o intervalo entre o contágio e o início de manifestações clínicas é menor do que um ano; tardia, quando o intervalo é maior.

Fase primária

Essa fase inicia-se com o aparecimento do cancro duro. Essa lesão, que é em geral única, surge no local da penetração do *Treponema pallidum*. A diferenciação entre o cancro duro da sífilis e o cancro mole é feita pela avaliação clínica. O primeiro tem base dura, é indolor e apresenta fundo limpo, ao passo que o cancro mole tem base amolecida, é doloroso e tem fundo purulento.

O cancro duro, que é rico em treponemas, geralmente localiza-se em alguma formação da vulva. Pode, contudo, ser encontrado no colo do útero, no ânus e em diferentes locais da pele. Por vezes, esse cancro se faz acompanhar de ingurgitamento de linfonodos das cadeias inguinofemorais.

Fase secundária

Os sintomas e sinais dessa fase aparecem entre seis semanas após a cicatrização do cancro duro. Nessa altura, podem surgir máculas cutâneas isentas de prurido. Essas máculas, que apresentam cor avermelhada, são ricas em treponemas, iniciam-se nas palmas das mãos e nas plantas dos pés, e desaparecem em algumas semanas, independentemente do tratamento.

Deve-se assinalar, ainda, a presença de condilomas planos, que são pápulas hipotróficas planas, levemente róseas em áreas úmidas, como períneo, axilas e abaixo das mamas. Essas lesões são extremamente infectantes. Outra lesão cutânea é a dermatite sifilítica, que consiste em manchas arredondadas que não apresentam dor ou prurido.

Fase terciária

Entre o momento da infecção e o aparecimento dessa fase podem transcorrer cerca de quatro anos. A fase terciária caracteriza-se por apresentar lesões cutâneas, ósseas, cardiovasculares e nervosas.

Sífilis congênita

O *Treponema pallidum* propaga-se para o concepto por meio da chamada transmissão vertical. A passagem da bactéria pela barreira placentária pode ocorrer em qualquer momento da gravidez.

Ao atingir o organismo do feto, o treponema desenvolve a sífilis congênita. A transmissão vertical pode ocorrer em qualquer das fases da sífilis. Nessa transmissão, as taxas de infecção do concepto variam entre 70% a 100% nas fases primária e secundária, reduzindo-se para cerca de 30% na fase terciária.

Em aproximadamente 40% dos casos de sífilis congênita ocorre perda do concepto. As causas dessa elevada perda são abortamento espontâneo e morte perinatal.

Entre os conceptos nascidos vivos constata-se elevada presença de baixo peso, prematuridade e sofrimento respiratório. Lesões comumente observadas nesses recém-nascidos são pênfigo palmoplantar e condiloma plano.

Em sua evolução, as crianças acometidas por sífilis congênita passam a exibir várias anomalias congênitas. Essas malformações consistem em frente olímpica, nariz em sela, dentes incisivos superiores deformados, mandíbula curta, arco palatino elevado, surdez neurológica e dificuldade no aprendizado.

Rastreamento

Triagem

O exame utilizado em nosso meio para o rastreamento da sífilis no pré-natal é o teste não treponêmico VDRL (*venereal diseases research laboratory*). Essa preferência ocorre em razão de sua elevada sensibilidade, sua técnica simples e seu baixo custo. O resultado do exame é descrito qualitativa (reagente e não reagente) e quantitativamente, pela sua titulação.

A sensibilidade VDRL é variável de acordo com a fase da sífilis. Na fase primária é de 70%, na secundária é de 99% e na terciária é de 75%. Com relação à sífilis congênita, a sensibilidade do método é de 98%. Para confirmação do resultado do VDRL, o teste indicado é o treponêmico imunoenzimático ELISA.

Tratamento

O antibiótico de primeira linha indicado para o tratamento da sífilis é a penicilina benzatina de liberação prolongada (benzetacil). Esse medicamento é apresentado em frascos ampolas de 4 mL, que contêm 1.200.000 UI. Para gestantes alérgicas à penicilina, o antibiótico a ser utilizado é a tetraciclina, que é apresentada sob a fórmula de cápsulas com 500 mg.

Sífilis primária

O tratamento consiste na administração de dose única de 2.400.000 UI de benzetacil. no sentido de minimizar o desconforto provocado pela injeção, deve-se administrar 1.200.000 em cada glúteo. Grávidas alérgicas à penicilina devem receber uma cápsula de tetraciclina a cada seis horas durante 15 dias.

Sífilis secundária

O tratamento deve ser realizado em duas sessões com intervalo de duas semanas. Em cada sessão, a grávida deve receber 2.400.000 UI de benzetacil, sendo de 4.800.000 o total administrado.

Reação de Jarish-Herxheimer

Essa reação, que ocorre em algumas gestantes em tratamento da sífilis, deve-se à liberação maciça de antígenos de treponemas mortos na circulação sanguínea. As manifestações clínicas da reação, as quais desaparecem espontaneamente em 2 a 4 semanas após o início do uso da penicilina, consistem em febre, calafrios, cefaleia e dores musculares.

Tricomoníase vaginal

A tricomoníase é doença sexualmente transmissível causada pelo protozoário *Trichomona vaginalis*. Sua prevalência na população de gestantes é relativamente elevada. Esse fato é preocupante, uma vez que essa infecção ocasiona alguns impactos com relação à gravidez, como abortamento espontâneo e parto pré-termo.

Contágio

A única forma de transmissão da tricomoníase consiste no relacionamento com parceiro sexual assintomático da doença. O fato que favorece o contágio consiste na alta capacidade de o tricomonas aderir-se às células epiteliais das mucosas da vagina e do colo uterino.

Patogenia

A etapa aguda da tricomoníase caracteriza-se por inflamação das mucosas cervical e vaginal. Nesse processo inflamatório, a vagina passa apresentar hiperemia generalizada salpicada por minúsculas manchas de cor escarlate. Esse aspecto motivou a criação do termo "vagina em framboesa".

Diagnóstico

■ Manifestações clínicas

Na fase aguda as queixas são corrimento vaginal, dor espontânea e dispareunia de leve intensidade. As gestantes relatam que o fluxo vaginal patológico é abundante, tem odor extremamente desagradável e mancha a roupa íntima clara na cor amarelada ou levemente esverdeada. Na fase crônica da doença desaparecem os sintomas dolorosos e permanece o corrimento com as características referidas.

Ao exame especular constata-se que o conteúdo vaginal é fluido, com as colorações referidas e com múltiplas bolhas de diferentes tamanhos.

■ Exame laboratorial

O procedimento laboratorial utilizado no diagnóstico consiste no exame a fresco, isto é, sem uso de corante, com microscopia comum, de amostra do conteúdo vaginal. Por meio desse exame visualiza-se os tricomonas movimentando-se em variadas dimensões. Rothemberg *et al.* (1976) constataram sensibilidade de 92% desse método diagnóstico.

Tratamento

Para o tratamento da grávida e de seu parceiro sexual é suficiente o emprego pela via oral do medicamento metronidazol. O esquema de tratamento consiste no uso de 500 mg do medicamento a cada 12 horas pelo prazo de uma semana. Nenhuma bebida alcoólica deve ser ingerida do decurso do uso do metronidazol.

Infecção por HIV

Essa grave doença é transmitida às gestantes por parceiros sexuais infectados durante coito desprotegido. O preocupante impacto da infecção pelo HIV na gestação consiste na sua transmissão vertical para o concepto. Outras complicações obstétricas, que são observadas com frequência aumentada, consiste em parto pré-termo, ruptura prematura da membrana amniótica e restrição do crescimento fetal.

Transmissão vertical

■ Fatores predisponentes

Importante fator relacionado com o vírus consiste em seu genótipo e fenótipo. Outros fatores consistem em baixa imunidade e precária nutrição da grávida, no uso de drogas ilícitas, na duração do tempo de ruptura da membrana amniótica, da presença de sangramentos e no parto pela via vaginal.

Uso de antirretrovirais

No sentido de prevenir a transmissão do HIV através da barreira placentária, causando infecção do concepto, a gestante acometida pela infecção pelo HIV necessita de tratamento com o emprego de antirretrovirais.

O antirretroviral zidovudina é o fármaco indicado para minimizar a passagem do vírus HIV pela placenta. Seu uso deve ser iniciado na quarta semana da gestação e terminado por ocasião do parto. Desde o início do terceiro trimestre da gestação até o parto deve-se associar outros dois antirretrovirais à zidovudina.

Via de parto

Levando-se em consideração que o parto vaginal é fator predisponente importante na transmissão vertical do HIV, é recomendável que o nascimento do concepto seja realizado por meio de cesárea. Por ocasião do parto contraindica-se a prática de ordenha do cordão umbilical.

Tratamento

No sentido de minimizar a transmissão vertical pelo vírus do HIV, deve-se administrar a associação da lamivudina com o tenofovir. Esses dois antirretrovirais estão contidos em comprimidos com 330 mg da lamivudina e 30 mg do tenofovir. A dosagem recomendada é de um comprimido diariamente, pela via oral desde o diagnóstico até o nascimento do concepto.

Gonorreia

Essa doença, que é também denominada blenorragia, tem consistido em desafio para os responsáveis pela saúde pública, em decorrência dos seus agravos ocasionados na população de gestantes.

Sua prevalência entre as grávidas é significativa. Em pesquisa realizada em nosso meio, que envolveu 3.303 gestantes, com média de 23,8 anos, Jalil *et al.* (2008) constataram que 1,5% das pacientes encontravam-se acometidas por gonorreia.

Etiologia e contágio

O agente causal da gonorreia é a bactéria *Neisseria gonorrhoeae*, que é também denominada gonococo. Trata-se de diplococo intracelular Gram-negativo.

A gonorreia é catalogada entre as doenças sexualmente transmissíveis (DST), uma vez que o seu contágio ocorre particularmente no relacionamento sexual que pode ser vaginal, retal ou oral. Durante a gestação pode ocorrer transmissão vertical, em que o gonococo migra para o concepto através da circulação placentária. Na literatura existem relatos de incidência relativamente elevada de gonorreia orofaríngea.

Patogenia

O gonococo possui elevada capacidade para causar progressão do processo inflamatório por contiguidade. Desde o foco de inflamação, que comumente situa-se no canal cervical e na vagina, o processo caminha para adjacência e pode inclusive ser responsável por peritonite.

Complicações obstétricas

No seguimento das gestações de mulheres acometidas pela gonorreia observa-se significativo aumento da frequência de abortamento espontâneo, assim como de prematuridade, ruptura prematura da membrana amniótica, restrição do crescimento do feto e óbito perinatal.

A avaliação dos recém-nascidos de mães portadoras de gonorreia tem mostrado frequência relativamente aumentada de conjuntivite, otite média e pneumonite típica.

Quadro clínico

A manifestação clínica mais precoce consiste em corrimento vaginal. Esse fluxo patológico ocasiona mancha de cor amarelada na roupa íntima clara, tem odor fétido e não causa prurido. Disúria e dor pélvica são queixas frequentes.

Diagnóstico

Clínico

Ao exame especular verifica-se conteúdo vaginal fluido, de coloração amarelada e com odor desagradável. Observas-se hiperemia variável nas mucosas vaginal e cervical.

Laboratorial

O procedimento mais simples para o diagnóstico consiste no exame microscópico de esfregaço de material coletado no canal cervical e submetido à cultura em meio de Thayer Martin.

Nos casos em que o diagnóstico possa ser dificultado, como ocorre na infecção orofaríngea, é aconselhável a realização do teste NAATs, o qual consiste na amplificação do ácido nucleico, por meio de reação em cadeia da polimerase.

Prevenção

A estratégia para a profilaxia da gonorreia consiste no relacionamento sexual protegido. O uso sistemático de preservativo em relacionamentos com parceiros que não são de estrita confiabilidade constitui-se em estratégia altamente confiável.

Tratamento

O tratamento da gonorreia, tanto com relação à gestante como o seu parceiro, deve ser realizado exclusivamente com emprego de antibióticos. O antibiótico de escolha para o tratamento consiste na cefriaxona. Idealmente, esse antibiótico deve ser administrado pela via intramuscular na dose única de 250 mg.

Por motivo de segurança, os antibióticos ciprofloxacino e ofloxacino, que são indicados para mulheres não grávidas, são contraindicados para as gestantes.

Linfogranuloma venéreo

Essa DST, causada pela bactéria *Chlamydia trachomatis*, é também denominada doença de Nicolas-Favre.

Lesão causada pela doença

A lesão, que se desenvolve especialmente na fúrcula vulvar, na parede da vagina e no colo do útero, tem aspecto de vesícula, pápula ou área ulcerada, que em breve prazo desaparece sem deixar sequela.

Disseminação linfática

O linfogranuloma venéreo propaga-se pela corrente linfática, comprometendo linfonodos inguinais e ilíacos. Na evolução da doença surgem focos de flutuação nas adjacências da lesão primária. Nesses focos surgem fístulas, as quais drenam o material purulento.

Diagnóstico

As manifestações clínicas são de quadro infeccioso bacteriano, caracterizando-se por febrícula, cefaleia, náuseas e anorexia.

Os testes utilizados para o diagnóstico dessa doença são: exame de sangue, que identifica anticorpos contra *Chlamydia trachomatis*; e os chamados testes de amplificação de ácido nucleico ou NAATs, realizados em amostras das feridas infectadas na virilha ou no reto.

Tratamento

O tratamento do linfogranuloma venéreo consiste no uso do antibiótico eritromicina, na dose de 500 mg VO, a cada seis horas, durante duas semanas.

Herpes genital

O agente causal dessa DST consiste no herpes simplex vírus (HSV), dos tipos 1 e 2. Quanto às lesões genitais, há predominância do tipo 2. Os HSV somente conseguem ocasionar as típicas lesões quando entram em contato com locais da pele ou da mucosa em que existe solução de continuidade.

Aspecto da lesão

Em estágio inicial, a lesão do herpes genital consiste em pápulas eritematosas com 2 mm a 3 mm de diâmetro. Na sequência, essas pápulas convertem-se em vesículas que contêm líquido com aspecto citrino. Por fim, as vesículas sofrem processo de ulceração, com eliminação de material com aspecto aquoso.

Complicação obstétrica

Quando a infecção acontece no primeiro trimestre da gestação tem potencial para ocasionar abortamento espontâneo.

Tipo de parto

Se o herpes genital estiver presente por ocasião do parto, deve-se optar pela cesárea. Essa conduta tem como propósito prevenir o contágio do concepto quando se opta pelo parto vaginal.

Tratamento

A medicação recomendada para o tratamento da herpes genital consiste no aciclovir. A dose desse antirretroviral consiste em 400 mg, via oral, de 8 em 8 horas, durante uma semana.

Donovanose

Essa DST, também conhecida como granuloma venéreo, acomete principalmente a pele da vulva e as mucosas da vagina e do colo uterino. O agente etiológico da donovanose é a bactéria *Klebsiella granulomatis.*

Patogenia

A doença inicia-se como ferida única ou múltipla, que apresenta bordas endurecidas e bem definidas e fundo úmido. Assim como as feridas presentes na porção baixa do trato genital, podem surgir outras no ânus e em uma ou em ambas regiões inguinais. Em raros casos, observa-se a referida ferida nos lábios e na orofaringe.

Diagnóstico

Clínico

Por meio da anamnese verifica-se que o granuloma venéreo não se faz acompanhar de dor ou de prurido. A queixa das pacientes consiste na percepção de caroço, principalmente na vulva e na região anal. Ao exame físico, o obstetra observa a ferida nos locais assinalados.

Laboratório

O diagnóstico laboratorial é obtido por meio de exame com microscopia comum do material coletado no fundo da ferida. Outra forma de se obter o diagnóstico consiste no exame histopatológico de fragmento removido da borda da ferida.

Planejamento do parto

Nos casos em que a donovanose encontra-se ocluindo de maneira significativa a porção distal do canal do parto, deve-se realizar cesárea.

Tratamento

Para o tratamento da donovanose pode-se utilizar um dos seguintes antibióticos: eritromicina, doxociclina, azitromicina e ciprofloxacino.

Condiloma acuminado

Trata-se de DST que tem como agente causal os tipos 6 e 11 do papiloma vírus humano (HPV). A lesão do condiloma acuminado, que pode ocorrer na pele da vulva e da região anal e das mucosas da vagina e do colo uterino, apresentam típico aspecto de couve-flor.

Durante a gravidez, a baixa imunidade favorece o crescimento do condiloma. Por vezes, a massa ocasiona a quase completa obstrução do canal do parto.

Diagnóstico

Por meio de anamnese verifica-se que a paciente refere prurido vulvar. O diagnóstico é feito com facilidade pelo exame da vulva, em virtude do aspecto característico da lesão.

Prevenção

Coito protegido

Esse procedimento deve ser realizado pelas mulheres que não receberam vacinação anti-HPV.

Vacinação

Trata-se do procedimento ideal de prevenção. A vacina a ser utilizada é a quadrivalente, que oferece proteção contra os tipos 6, 11, 16 e 18 do HPV. Essa vacina deve ser administrada em adolescentes com idade entre 9 e 14 anos. Em recomendação recente, o Ministério da Saúde preconiza o uso de dose única.

Programação do parto

A indicação de cesárea deve abranger somente os casos em que a massa do condiloma ocasiona obstrução significativa da porção distal do canal do parto. Nos demais casos, a indicação da via de parto deve ser obstétrica.

Hepatite B

Essa virose é catalogada entre as DSTs, uma vez que seu contágio pelo vírus causador dessa doença infecciosa quase sempre é transmitido por ocasião de relacionamento sexual desprotegido.

Diagnóstico

Clinicamente, a hepatite B não se faz acompanhar de icterícia. Seu rastreamento deve ser feito por sorologia, com pesquisa de anticorpos específicos ou de teste rápido utilizando imunocromatografia de fluxo lateral.

Transmissão vertical

A passagem do vírus pela barreira placentária ocorre com facilidade, especialmente quando a carga viral é elevada. Nos casos em que a hepatite B surge na proximidade do parto, é elevado o risco de ocorrer a hepatite congênita.

Prevenção

As formas de prevenção de hepatite B consiste no uso de preservativo e na administração sistemática de vacina.

Vacinação

A recomendação do Ministério da Saúde é de que a vacina seja aplicada em três doses. A primeira dose deve ser usada no momento zero, isto é, no início do atendimento pré-natal; a segunda deve ser realizada um mês após a primeira; e a terceira, seis meses após a primeira.

Tratamento

Até o presente não se dispõe de terapêutica capaz de curar a hepatite B. O único propósito de se utilizar fármaco antirretroviral é o de minimizar a transmissão vertical da doença. O medicamento recomendado para tanto é a lamivudina.

Bibliografia

- Alexander JM, Sheffield JS, Sanchez PJ, et al. Efficacy of treatment for syphilis in pregnancy. Obstet Gynecol. 1999;93:5-8.
- Belda Jr W, Shiratsu R, Pinto V. Abordagem das doenças sexualmente transmissíveis. An Bras Dermatol. 2009;2:151-9.
- CDS. Center for Disease Control and Prevention. Congenital syphilis, New York City. 1989;38:825-9.

- Center for Disease Control and Prevention. Protection against viral hepatitis: recommendations of the immunization practices advisory committee. MMWR. 1990;39:1-26.
- Chuachoowong R, Schaffer N, Siriwasin W, et al. Short-course antenatal zidovudine reduces both cervicovaginal human immunodeficiency virus tipe 1 RNA levels and risk of perinatal transmission. J Infect Dis. 2000;181:99-106.
- Corman LC, Levison ME, Kniglt R, et al. The high frequency of pharyngeal gonococcal infection in a prenatal clinic population J Am Med Assoc. 1974;230:568-70.
- Cotch MF, Pastorek JC, Nugent RP, et al. Vaginal Infections and Prematurity Stud Group. Trichomona vaginales associated with low birth weight and preterm delivery. Transm Dis 1997;24:353-60.
- Cotch MF, Pastorek JG, Hillier SL, et al. Trichonoma vaginales associated with low birth weight and preterm delivery. The Vaginal Infections in Prematurity Study Group. Sex Transm Dis. 1997;24:353-60.
- Deinhardt F, Gust D. Viral hepatitis. World Health Org. 1982; 60: 661-91.
- Dunn DT, Newell ML, Mayaux MJ, et al. Mode of delivery and vertical transmission o HIV-1: a review of prospective studies. J Acquir Immune Defic Syndr 1994;7:1064-6.
- Fagundes LJ. Contribuição para o estudo da sífilis congênita recente. São Paulo. Dissertação [Mestrado] – Faculdade de Medicina da Universidade de São Paulo; 1999.
- Farlin BL, Bottoms SF, Dock BS, et al. Epidemic syphilis: maternal factors associated with congenital infection. Am J Obstet Gynecol. 1994;170:535-40.
- Fiumara NJ. Standards for treatment of primary and secondary syphilis. Am Fam Phis. 1983;27:185-8.
- Garnett GP, Aral SO, Hoyle DV, et al. The natural history of syphilis. Implications for the transmission dynamics and control of infection. Sex Transm Dis. 1997;24:185-98.
- Gerlich WH. Medical virology of hepatitis B. How it began and where we are now. Virol J. 2013;10:213.
- Ho BS, Feng WG, Wong BK. Polymerase chain reaction for detection of *Neisseria gonorrhoeae* in clinical samples. J Clin Pathol. 1992;45:439-42.
- Hobs MM, Sena AC. Modern diagnosis of Trichomonas vaginalis infection. Sex Transm Inf. 2013;89:434-8.
- Jackson Fr. Vanderstorp EM, Knox JM, et al. Use of aqueous benzathine penicillin G in the treatment of syphilis in pregnant women. Am J. Obstet Gynecol. 1962;83:1389-92.
- Jalil EM, Pinto VM, Benzaken AS, et al. Prevalência da infecção por clamídia e gonococo em gestantes de seis cidades brasileiras. Rev Bras Ginecol Obstet. 2008; 30: 614-619.
- Klein VR, Cox SM, Mitcheld MD, et al. The Jarisch-Herxheimer reaction complicating syphilotherapy. Obstet Gynecol. 1990;75:375-80.
- Larsen SA, Steiner BM, Rudolph AH. Laboratory diagnosis and interpretation of tests for syphilis. Microbiol Rev. 1995;8:1-21.
- Mann JR, Mac Dermott S, Zhoul, et al. Treatment of trichomoniase in pregnancy and preterm birth: an observational study. J Women Health. 2009;18:493-7.
- Ministério da Saúde (Brasil). Programa Nacional de Doenças Sexualmente Transmissíveis. Bases técnicas para a eliminação da sífilis congênita. Brasília, 1993.
- Nguyen F, Carmine S. Monitoring therapy por hepatitis B – a global chalenge? Nat Ver Gartroent Hepatol. 2009;6:565-7.
- O'Brien JP, Goldenberg DL, Rice PA. Disseminated gonococcal infection: a prospective analysis of 49 patients and a review of pathophysiology and immune mechanisms. Medicine. 1983;62:395-406.
- Okner RK. Acute viral hepatitis in Cecil Textbook of Medicine. Philadelphia: W B Sounders; 1992.
- Okun N, Gronau KA, Hannah ME. Antibiotics for bacterial vaginosis or *Trichomonas vaginalis* in pregnancy: systematic review. Obstet Gynecol 2005;105:857-68.
- Rothemberg RB, Simon R, Chipperfield E, et al. Efficacy of selected diagnostic test for sexually transmitted diseases. JAMA 1976;235:49-51.
- Sanchez PJ, Wendel GD. Syphilis in pregnancy. Clin Perinatol. 1997;24:71-90.
- Singh AE, Romanowski B. Syphilis: review with emphasis on clinical, epidemiologic and some biologic features. Clin Microbiol Rev. 1999;12:187-209.
- Wendel Jr. GD, Sheffield JS, Hollier LM, et al. Treatment of syphilis in pregnancy and prevention of congenital syphilis. Clin Infect Dis. 2002;35:200-9.
- Wicher V, Wicher K. Pathogenesis of maternal-fetal syphilis revisited. Clin Infect Dis. 2001;33:354-63.
- World Health Organization. Guidelines for management of sexually transmitted infections. 2003.

10 Vaginose Bacteriana

Sebastião Piato

Introdução

A vaginose bacteriana é uma entidade múltipla, composta pelo conjunto de diferentes grupos de bactérias, e caracteriza-se por desorganização da flora vaginal, na qual ocorre substituição dos lactobacilos de Döderlein por variedade de bacilos Gram-negativos por micoplasmas.

Os agravos que podem ocorrer em gestações comprometidas pela vaginose bacteriana consistem em abortamento espontâneo tardio, parto pré-temo, ruptura prematura da membrana amniótica e endometrite puerperal.

Etiologia

Para que se desenvolva vaginose bacteriana é obrigatória a presença no meio vaginal da bactéria *Gardnerella vaginalis*, que consiste em cocobacilo anaeróbio facultativo Gram-variável. A eclosão da vaginose bacteriana ocorre quando a *G. vaginalis* encontra-se associada a bactérias de outros gêneros, particularmente *Bacteroide* e *Mobilunco*.

Diagnóstico

Avaliação clínica. A queixa das grávidas acometidas por vaginose bacteriana é da presença de fluxo vaginal de relativa abundância, com odor ligeiramente desagradável, que mancha a roupa íntima clara em cor amarelada.

Ao exame ginecológico não se observam sinais de inflamação e a presença de conteúdo vaginal de coloração amarelada e com inúmeras bolhas de pequeno tamanho.

Teste das aminas. Esse teste, que é também conhecido como "prova do cheiro", consiste na adição de gotas de hidróxido de potássio (KOH) sobre material colhido na vagina e estendido em lâmina. Esse procedimento causa a volatilização de aminas com característico odor de peixe.

Tratamento

A vaginose bacteriana necessita somente de tratamento sistêmico da gestante. A medicação é a mesma utilizada no tratamento sistêmico da tricomoníase, isto é, o uso de um comprimido de 250 mg de metronidazol a cada 12 horas, durante uma semana.

Bibliografia

- Aleck K, Bartle DL. Multiple malformations during fluconazole use in pregnancy: report an additional patient. Am Med Genet. 1997;72:253-6.
- Akimbyi RA, Watson P, Fey P. Prevalence of *Candida albicans* and bacterial vaginosis in assimptomatic pregnant woman: outcome of prospective study. Arch Gynecol Obstet. 2008;278:463-6.
- Bump RC, Beuching WJ. Bacterial vaginosis in virginal and sexually active adolescent females against exclusive transmission. Am J Obstet Gynecol. 1988;158:935.
- Camargo RPS, Simões JA, Cecatti G, et al. Impact of treatement of bacterial vaginosis on prematurity among Brazilian pregnant women: retrospective Cohort Study. São Paulo Med J. 2005;123:108-12.
- Carroll CJ, Hurley P, Stanley VC. Criteria for diagnosis of Candida vulvovaginitis in pregnant women. J Obstet Ginecol Brit Commonw. 1973;80:258-63.

- Donders G, Sziller IO, Paavonen J, et al. Management of recurrent vulvovaginal candidiasis: narrative review of literature and European expert panel opinion. Front Cell Nicrobiol. 2022;12:934-53.
- Fong IW, McCleary P, Read S. Cellular imunity patients with recurrent vulvovaginal moniliasis. Am J Obstet Gynecol. 1992;166:887-92.
- Friedrich Jr EC. Vulvan diseases. Philadelphia: Sounders; 1983.
- Garcia-Herédia AM, Copollilo Fetal. Prevalência de candidiase vaginal en embarazadas. Rev Argent Microbiol. 2006;45:7-9.
- Hay PE, Lamont RF, Taylor-Robinson D, et al. Abnormal bacterial colonization of genital tract and subsequent preterm delivery and late miscarriage. Br Med J. 1999;308:295.
- Holanda AAR. Candidiase vulvovaginal: sintomatologia, fatores de risco e colonização anal concomitante. Rev Ars Gynecol Obstet. 2007;29:3-9.
- Mardh PA, Holst E, Mollen BR. The grivet monkey as a model for study of vaginitis. In: Mardh PA, Taylor-Robinson D (eds). Bacterial vaginosis. Stockolm: Almquist & Wilson; 1984.
- Mc Donald HM, Brocklevsterst P, Gordon A. Antibiotics for treating bacterial vaginosis in pregnancy. Cochrane Data Base Syst Rev. 2007;(1)CDOOO262.
- Neves NA, Carvalho LP, Oliveira MA, et al. Association between atopy and recurrent vaginal candidiasis. Imunology. 2005;42:165-71.
- Norgaard M, Pedersen L, Gislum M, et al. Maternal use of fluconazole and risk congenital malformation: a Danish population-based cohort study. J Antimicr Chemoter. 2008; 62:253-6.
- Sobel SD. Management of recurrent vulvovaginal candidiasis with intermittent ketokonazole prophilaxis. Obstet Gynecol. 1985;65:35.
- Spinillo A, Capuzzo E, Acciano C, et al. Effect of antibiotic use on the prevalence of symptomatic vulvovaginal candidiasis. Am J Obstet Gynecol. 1999;180:14-7.
- Vejport M, Bollerup AC, Vejport I, et al. Bacterial vaginosis: a double-blind randomized trial of the effect of treatment of the sexual partner. Obstet Gynecol. 1988;95:920.
- Watts H, Krohn MA, Hillier SL, et al. Bacterial vaginosis as a risk factor for post-cesarean endometritis. Obstet Gynecol. 1990;75:52.
- Weström L, Evaldson G, Holmes KK, et al. Taxonomy of vaginosis: bacterial vaginosis. Stockolm: Almquest & Wilson; 1984.
- Wilkins SS, Hirsch J, Ledger WK. A macrophage defect in women with recurrent cândida vaginitis and correlation in vitro by prostaglandin inhibitors. Am J Obstet Gynecol. 1992;155:790-7.

Parte 2

DOENÇAS DE MEDICINA INTERNA

11 Estados Hipertensivos

Eliane Aparecida Alves
Rossana Pulcineli Vieira Francisco

Introdução

Os estados hipertensivos podem acometer a gestação, tanto pela ocorrência da hipertensão arterial crônica (HAC), muitas vezes já diagnosticada antes da gravidez, mas também pela instalação da pré-eclâmpsia. Acometem de 5% a 10% das gestações, sendo responsáveis pela maioria das mortes maternas evitáveis e também grande relevância na ocorrência de óbitos fetais e óbitos neonatais. Estima-se que 14% dos óbitos maternos no mundo ocorram em virtude de hipertensão arterial, segundo a Organização Mundial da Saúde (OMS). Nos últimos 30 anos, em estudos realizados no Brasil, esta foi a principal causa de morte materna.

Apesar de existirem várias classificações dos estados hipertensivos, na clínica obstétrica temos preferido manter a classificação proposta por Hughes por entendermos que esta tem grande utilidade na prática clínica (Quadro 11.1).

A grande utilidade dessa classificação é a separação clara de casos que poderiam ser seguidos ambulatoriamente e aqueles que necessitam de internação hospitalar. São consideradas formas graves a pré-eclâmpsia superajuntada, a HAC complicada por insuficiência renal e/ou insuficiência cardíaca, a pré-eclâmpsia grave e a eclâmpsia. Os cuidados também são diferenciados, motivo pelo qual apresentaremos as particularidades da HAC e, em seguida, da pré-eclâmpsia.

Hipertensão arterial crônica

Define-se hipertensão arterial quando a pressão arterial sistólica for maior ou igual a 140 mmHg e/ou a pressão diastólica for maior ou igual a 90 mmHg, com a paciente sentada e as medidas confirmadas após quatro horas de repouso. O diagnóstico de HAC na gestação é feito pela história clínica de hipertensão prévia à gestação ou de seu surgimento antes da 20ª semana de gestação (excluídos os casos de moléstia trofoblástica gestacional).

Alguns fatores fortalecem o diagnóstico de hipertensão crônica como multiparidade, ausência de

Quadro 11.1

Hipertensão arterial crônica	Doença hipertensiva específica da gestação (DHEG)
Não complicada	Pré-eclâmpsia leve
Complicada	Pré-eclâmpsia grave
▪ Pré-eclâmpsia superajuntada ▪ Insuficiência renal ▪ Insuficiência cardíaca	Eclâmpsia

edema e alguns resultados laboratoriais como ácido úrico menor que 6 ou resultados que confirmem a insuficiência renal ou cardíaca.

Identificamos dois grupos principais com relação à etiologia: a hipertensão primária ou essencial e a secundária, principalmente relacionada com doenças parenquimatosas renais e, de forma mais rara, a outras doenças como feocromocitoma e coarctação da aorta, que deverão ser pesquisadas diante de história clínica da qual sugiram. Mulheres jovens com hipertensão de difícil controle devem ser investigadas quanto à possibilidade de hipertensão arterial secundária.

É importante também considerar a possibilidade da ocorrência de hipertensão essencial latente, que pode manifestar-se pela primeira vez na gestação. Muitas vezes, a queda fisiológica da pressão arterial no primeiro e segundo trimestres pode mascarar esse diagnóstico, que somente será confirmado no puerpério pela manutenção de níveis pressóricos elevados.

Pacientes portadoras de HAC são sujeitas a complicações durante o desenvolvimento da gestação, e em 30% dos casos ocorre a pré-eclâmpsia superajuntada. O diagnóstico de pré-eclâmpsia superajuntada ocorre quando se verifica aumento dos níveis pressóricos associado a edema de mãos e face e/ou proteinúria anteriormente ausentes. Valores de ácido úrico superiores a 6 mg/dL em pacientes com uricemia anteriormente normal e sem uso de diuréticos é sugestivo de pré-eclâmpsia superajuntada.

Há também maior incidência de insuficiência placentária com consequente restrição de crescimento e aumento do risco de sofrimento fetal, descolamento prematuro de placenta, partos prematuros, altas taxas de mortalidade perinatal. O diagnóstico e o tratamento adequado das pacientes são fundamentais para a redução da morbidade e da mortalidade para o binômio materno-fetal.

Avaliação pré-concepcional

O ideal é que todas as pacientes portadoras de HAC realizem uma avaliação pré-concepcional, com o objetivo de avaliar lesões em órgão-alvo e adequação medicamentosa visando ao controle adequado da pressão arterial e suspensão de fármacos contraindicados na gestação, como os inibidores da enzima de conversão da angiotensina (IECA) ou os bloqueadores dos receptores da angiotensina II (BRA) com troca para medicamentos compatíveis com a gestação.

Abordagem inicial no pré-natal

Na primeira consulta de pré-natal, as histórias clínica e obstétrica são fundamentais para definição do plano de seguimento a ser adotado. De forma geral, são programadas consultas mensais até 28 semanas, quinzenais até 34 semanas e, a partir dessa idade gestacional, semanais até o parto. As consultas podem ocorrer em intervalos menores caso seja necessária a introdução ou o aumento da dose de medicamentos anti-hipertensivos.

É importante que sejam pesquisados os fatores de risco como os antecedentes pessoais e obstétricos, particularmente relacionados com HAC, tempo de evolução da hipertensão arterial, necessidade de uso de anti-hipertensivos, repercussões sistêmicas da hipertensão, descompensação da hipertensão, complicações pela pré-eclâmpsia superajuntada, resultados materno-fetais desfavoráveis (prematuridade, restrição de crescimento fetal e óbito fetal).

No exame físico é necessário que sejam adotadas as medidas adequadas para a aferição da pressão arterial como: manguito adequado, bexiga vazia, repouso por cinco minutos, posição sentada. Isso deve ser realizado em ambos os membros superiores e com o braço apoiado na altura do coração.

Avaliação laboratorial

Na primeira consulta, além dos exames rotineiros, incluímos a dosagem do ácido úrico, a proteinúria de 24 horas e a avaliação da função renal (ureia e creatinina).

O ácido úrico e a proteinúria iniciais serão de grande importância após a 20ª semana, frente a descompensação pressórica, ganho de peso acentuado ou edema, auxiliando no diagnóstico de pré-eclâmpsia superajuntada.

Reservamos a pesquisa de lesões de órgãos-alvo, a casos cuja duração da hipertensão seja de mais de cinco anos de evolução, quando podem ser evidentes alterações no ecocardiograma, fundo de olho e ultrassonografia renal. No Quadro 11.2 há um resumo dos exames laboratoriais que devem ser solicitados no seguimento de pacientes com HAC.

Profilaxia da pré-eclâmpsia superajuntada

A profilaxia da pré-eclâmpsia superajuntada destina-se a pacientes que apresentem risco para pré-eclâmpsia como:

- Óbito fetal anterior (relacionado com hipertensão).

Quadro 11.2 – Investigação laboratorial da gestante com hipertensão arterial crônica

1ª consulta	▪ Hemograma *f* ▪ Ureia e creatinina *f* ▪ Ácido úrico *f* ▪ Urina tipo 1 *f* ▪ Proteinúria em urina de 24 horas
Avaliação de órgãos-alvo	▪ Eletrocardiograma ▪ Ecocardiografia ▪ Fundo de olho *f* ▪ Ultrassonografia de rins
Exames para diagnóstico de pré-eclâmpsia superajuntada	▪ Ácido úrico *f* ▪ Proteinúria em urina de 24 horas (ou relação proteína/creatinina)
Exames realizados após a confirmação de pré-eclâmpsia superajuntada*	▪ Hemograma com plaquetas *f* ▪ Transaminase oxalacética (TGO) e transaminase pirúvica (TGP) ▪ Bilirrubina total e frações *f* ▪ Desidrogenase lática ▪ Ureia e creatinina

**Esses exames podem ser repetidos semanalmente ou se houver piora do quadro clínico materno.*

- Insuficiência placentária ou restrição do crescimento fetal (RCF) em gestação anterior.
- Prematuridade terapêutica (menor que 34 semanas).
- Descolamento prematuro de placenta.
- Antecedente de formas graves de doença hipertensiva específica da gestação (DHEG): pré-eclâmpsia grave, eclâmpsia ou síndrome HELLP (hemólise, enzimas hepáticas elevadas e plaquetopenia).
- HAC com repercussões para rins e coração.
- Nefropatias.
- Doenças do colágeno.
- Síndrome antifosfolípide.

Deve-se prescrever o ácido acetissalicílico (AAS) na dose de 100 mg/dia, a partir do 1º trimestre e o carbonato de cálcio, 1 g/dia, para pacientes com ingestão inadequada de cálcio em sua dieta.

Tratamento da hipertensão arterial crônica na gestação

O tratamento sempre deve incluir mudanças do estilo de vida, antes da introdução ou aumento de doses dos medicamentos. Para pacientes com HAC, preconiza-se a dieta hipossódica, sendo recomendado no máximo 6 g de sal ao dia. È importante também que se contraindique o consumo de alimentos industrializados e que se recomende atividades físicas leves a moderadas.

Tratamento medicamentoso

O uso de hipotensores está indicado quando as medidas anti-hipertensivas não forem suficientes para o controle da pressão arterial, especialmente se a pressão arterial diastólica (PAD) for maior ou igual a 90 mmHg na primeira metade da gestação ou maior que 100 mmHg após a 20ª semana.

Aceitamos, e trabalhos recentes confirmam, que a normalização da PA com terapêutica medicamentosa, especialmente no primeiro trimestre de gestação, proteja a paciente de crises hipertensivas, da deterioração da hipertensão, além de reduzir a mortalidade materna por acidente vascular cerebral ou descolamento prematuro de placenta e interfira positivamente no resultado materno-fetal. No Quadro 11.3 apontamos os hipotensores mais utilizados no tratamento de mulheres portadoras de HAC durante a gestação.

Há alguns preceitos a serem seguidos ao se iniciar o tratamento medicamentoso:

- Deve-se iniciar a terapêutica com baixas doses e realizar reavaliações frequentes até o controle da PA.

Quadro 11.3 – Hipotensores mais utilizados no tratamento de mulheres portadoras de HAC

Classe terapêutica	Medicamento/Dose
Alfa-agonista de ação central	▪ Metildopa: 500 mg a 2.000 mg/dia em 2 a 4 tomadas
Bloqueadores dos canais de cálcio	▪ Amlodipino: 5 a 10 mg/dia em 1 ou 2 tomadas ▪ Nifedipina (ação lenta): 20 a 60 mg/dia em 1 ou 2 tomadas
Betabloqueadores	▪ Metoprolol (betabloqueador seletivo): 25 a 100 mg/dia em 1 ou 2 tomadas ▪ Carvedilol (alfa e betabloqueador): 12,5 a 50 mg/dia em 2 tomadas
Vasodilatador periférico	▪ Hidralazina: 50 a 200 mg/dia em 2 a 3 tomadas
Diuréticos (caso a paciente já utilize ou na presença de insuficiência cardíaca congestiva)	▪ Hidroclorotiazida: 25 mg/dia em uma tomada ▪ Furosemida: 20 a 40 mg/dia em uma tomada.

- Recomenda-se atingir a dose máxima de um medicamento antes de associar outro fármaco (com o intuito de reduzir a exposição fetal a diferentes fármacos).
- Pode ser necessária a redução das doses no segundo trimestre, pela redução fisiológica da PA nessa fase.

Além do tratamento rotineiro da hipertensão, deve-se estar atento à possibilidade de ocorrência da urgência ou emergência hipertensiva, associada ao aumento da morbidade e mortalidade materna e fetal.

Tratamento de urgência hipertensiva

Definida por PA $\geq$ 160 $\times$ 110 mmHg, sem sintomas. O tratamento preconizado tem por objetivo a redução da pressão arterial em 24 horas e, usualmente, é feito por via oral, com ajuste ou introdução de medicamentos.

Tratamento de emergência hipertensiva

Definida por PA $\geq$ 160 $\times$ 110 mmHg, com sintomas. Os sintomas mais comuns são relacionados com a iminência de eclâmpsia que, caso seja diagnosticada, requer a utilização do sulfato de magnésio para prevenir a evolução para eclâmpsia. O tratamento preconizado tem por objetivo a redução da pressão arterial em 20 a 30% do valor inicial mensurado em 2 a 3 horas. Na maioria das vezes, utiliza-se a hidralazina na dose de 5 mg EV, a cada 15 minutos (dose máxima 30 mg). Raramente, pode ser necessário o uso de 0,25 a 10 mcg/kg/min de nitroprussiato de sódio em infusão EV contínua ou 5 a 100 mcg/min de nitroglicerina em infusão contínua. Estes são os fármacos de escolha na presença de síndrome coronariana aguda ou edema agudo dos pulmões.

Critérios de internação da paciente com hipertensão arterial crônica

Na presença de diagnóstico de pré-eclâmpsia superajuntada, crises hipertensivas (urgência ou emergência), controle insatisfatório da pressão arterial com correta terapêutica anti-hipertensiva ou de alterações da vitalidade fetal, indica-se a internação hospitalar para melhor controle clínico materno e fetal.

Avaliação fetal

A HAC associa-se a risco de insuficiência placentária e, portanto, prejuízo no crescimento fetal e maior risco de alterações da vitalidade fetal. Preconiza-se ultrassonografia mensal em caso de crescimento fetal adequado, e quinzenal quando se tem o diagnóstico de restrição de crescimento fetal.

A dopplervelocimetria de artérias umbilicais e uterinas deve ser realizada com 20 semanas e repetida com 26 semanas, com o objetivo de identificar a ocorrência de insuficiência placentária, que, caso esteja presente, levará obrigatoriamente ao estudo do perfil hemodinâmico fetal (avaliação da artéria cerebral média e ducto venoso). Com 32 semanas, repete-se a avaliação da dopplervelocimetria de artérias umbilicais e, a partir de 34 semanas, preconiza-se a avaliação do perfil biofísico fetal semanalmente.

Pacientes internadas ou com alterações de exames de vitalidade fetal podem necessitar de exames mais frequentes e até diários.

Conduta obstétrica

A via de parto será definida a depender da história obstétrica, das condições clínicas maternas e da vitalidade fetal.

Pacientes com HAC não complicada podem ser acompanhadas, ambulatorialmente, com vigilância da vitalidade fetal, até a 40ª semana.

Pacientes com formas complicadas deverão ser internadas assim que realizado o diagnóstico. Na presença de estabilização clínica e manutenção da vitalidade fetal, a gestação não deverá ultrapassar 37 semanas.

Pré-eclâmpsia e eclâmpsia

A pré-eclâmpsia é classicamente definida como o aparecimento de hipertensão arterial, acompanhada de edema de mãos e face e/ou proteinúria, após a 20ª semana de gestação de pacientes previamente normotensas. A hipertensão arterial é diagnosticada quando a pressão arterial sistólica é maior ou igual a 140 mmHg e a pressão arterial diastólica maior ou igual a 90 mmHg, guardadas as orientações de correta aferição. A presença de proteinúria (maior ou igual a 300 mg/24 horas) e a elevação do ácido úrico (maior 6mg/dL) podem ocorrer concomitantemente. Edema de mãos e face, bem como ganho de peso acentuado (maior 1 kg/semana), são sinais de alerta para o diagnóstico precoce da pré-eclâmpsia.

A pré-eclâmpsia em suas formas graves é responsável por importante morbimortalidade materna e fetal. Na cidade de São Paulo, no período de 1993 a 2016, as síndromes hipertensivas foram a principal causa de morte no ciclo gravídico-puerperal, estando presente em 22,5% dos casos; destes, cerca de 62% foram atribuídos à pré-eclâmpsia.

As complicações maternas mais relevantes associadas à pré-eclâmpsia são síndrome HELLP, eclâmpsia, descolamento prematuro da placenta (DPP), coagulação intravascular disseminada (CIVD), hemorragia cerebral, edema agudo de pulmão (EAP), insuficiência renal aguda (IRA) e insuficiência hepática. As repercussões fetais estão associadas à prematuridade, à RCF, ao sofrimento fetal e à morte perinatal.

A prevalência da pré-eclâmpsia, complicando as gestações, encontra-se entre 5 a 8%. Esses percentuais são mais elevados nas gestações múltiplas, chegando a 18%; em pacientes com história prévia de pré-eclâmpsia, são relatadas recorrências em torno de 14% a 39%.

Fatores de risco

Os principais fatores de risco para o desenvolvimento de pré-eclâmpsia são: nuliparidade, idade materna acima de 35 anos, história familiar de pré-eclâmpsia, obesidade, gestação múltipla, doença trofoblástica gestacional, pré-eclâmpsia em gestação anterior, hipertensão arterial sistêmica prévia à gestação, diabetes *mellitus* prévio à gestação, doença renal, doenças do colágeno, trobofilias.

Etiologia

A etiologia da pré-eclâmpsia mantém-se desconhecida até os dias atuais. Anteriormente, denominou-se doença das teorias; porém algumas etiologias foram abandonadas e outras permanecem como: deficiência da invasão trofoblástica, fatores imunológicos, disfunção endotelial e alterações inflamatórias, predisposição genética, fatores nutricionais, estresse. Uma das teorias mais bem fundamentadas refere-se às anormalidades na invasão trofoblástica.

Aceita-se que no 1º trimestre da gestação ocorra a invasão do trofoblasto, nos vasos da decídua. A placentação normal ocorre pela invasão da camada muscular média das artérias espiraladas do endotélio, pelo sinciciotrofoblasto até a 20ª semana, levando à diminuição da resistência vascular e ao aumento do fluxo sanguíneo placentário. As alterações vasculares são reguladas pelo equilíbrio de fatores angiogênicos, antiangiogênicos, citocinas, antígenos leucocitários, histocompatibilidade e fatores de crescimento. Uma segunda onda tem sido também valorizada.

As alterações vasculares apontadas, na pré-eclâmpsia, são responsabilizadas pela redução da circulação placentária e consequente diminuição da oxigenação fetal.

Fisiopatologia

Basicamente, a redução da perfusão tecidual é o achado patológico principal da fisiopatologia da DHEG, levando a várias repercussões sistêmicas:

- **Alterações cardiovasculares:** há desequilíbrio entre prostaglandinas vasodilatadoras (prostaciclinas) e vasoconstritoras (tromboxano), com predomínio destas na circulação uteroplacentária.

- **Alterações na coagulação:** presentes em 10% dos casos de pré-eclâmpsia grave e eclâmpsia.
- **Alterações renais:** na pré-eclâmpsia há uma redução da perfusão renal e da filtração glomerular, com aumento da ureia e creatinina. A concentração plasmática de ácido úrico eleva-se, sinalizando a gravidade da doença. A lesão glomerular, glomeruloendoteliose, é a mais característica da DHEG.
- **Alterações hepáticas:** são consequentes a vasoespasmo intenso, com hemorragias periportais e necrose hemorrágica periportal, levando à elevação dos níveis séricos das transaminases. As hemorragias podem levar a hematoma subcapsular, com evolução para a rotura hepática.
- **Alterações pulmonares:** o edema agudo de pulmão e a broncopneumonia aspirativa são responsáveis diretos da insuficiência respiratória grave, presente em 60% dos casos que evoluem para óbito materno.
- **Alterações cerebrais:** podem ser decorrentes da diminuição do fluxo cerebral. Descreve-se o edema citotóxico, nas porções posteriores do cérebro e áreas de infarto cerebral. A eclâmpsia pode ser considerada como forma de encefalopatia hipertensiva que desencadeia a quebra dos mecanismos autorreguladores da circulação cerebral, decorrentes do aumento abrupto da PA.
- **Alterações uteroplacentárias:** o fluxo uteroplacentário diminuído, levando à insuficiência placentária, é responsável pelos resultados perinatais adversos.

Diagnóstico clínico laboratorial

O diagnóstico da pré-eclâmpsia deve ser realizado o mais precocemente possível, para se evitar a evolução da doença para as formas graves. O diagnóstico diferencial entre pré-eclâmpsia e HAC nem sempre é fácil, principalmente se o início do pré-natal faz-se após a 20ª semana de gestação.

A anamnese e o exame físico associados à dosagem de proteinúria são importantes tanto para a confirmação do diagnóstico como para a classificação da doença em pré-eclâmpsia leve ou grave. Outros exames têm por objetivos avaliar as repercussões sistêmicas da doença, especialmente a evolução para síndrome HELLP (Quadros 11.4 e 11.5).

Quadro 11.4 – Classificação da doença hipertensiva específica da gravidez

Pré-eclâmpsia leve:
▪ PAS ≥ 140 e/ou PAD ≥ 90 mmHg após 20 semanas de gestação ▪ Proteinúria ≥ 300 mg/24 horas ▪ Edema generalizado
Pré-eclâmpsia grave:
▪ PAS ≥ 160 e/ou PAD ≥ 110 mmHg, confirmada em duas medidas com intervalo mínimo de 1 hora.
Proteinúria ≥ 2 g/24 horas
▪ Alterações renais: oligúria (diurese < 400 mL/24 horas) ou creatinina sérica > 1,2 g/dL. ▪ Cianose e/ou edema pulmonar ▪ Iminência de eclâmpsia (cefaleia, epigastralgia e alterações visuais)
Eclâmpsia
▪ Convulsões tônico-clônicas

Quadro 11.5 – Exames laboratoriais

Pré-eclâmpsia leve:
▪ Proteinúria ▪ Àcido úrico ▪ Ureia e creatinina
Pré-eclâmpsia grave/eclâmpsia:
▪ Proteinúria ▪ Ácido úrico ▪ Ureia e creatinina ▪ Hemograma com contagem de plaquetas ▪ Pesquisa de alterações eritrocitárias (esquizócitos) ▪ Bilirrubinas e enzimas hepáticas ▪ Pesquisa de colagenoses ▪ Pesquisa de trombofilias

A síndrome HELLP é definida como surgimento de hemólise, aumento de enzimas hepáticas e plaquetopenia em gestante com uma das formas graves de DHEG, ou seja, com pré-eclâmpsia grave, eclâmpsia ou HAC com DHEG superajuntada. O termo HELLP foi criado por Louis Weinstein, em 1982, a partir do acrônimo de *hemolysis, elevated liver functions tests, and low platelets count.*

Seguimento pré-natal

Os casos diagnosticados como leves poderão ser acompanhados, ambulatorialmente, até a 40ª semana, e as consultas de pré-natal deverão ser realizadas semanalmente, a partir do diagnóstico da pré-eclâmpsia. Devem-se observar vigilâncias rigorosas da pressão arterial, proteinúria de fita indicadora, ganho de peso e edema, sinais e sintomas de gravidade, bem como a realização de exames de avaliação da vitalidade fetal.

Na presença de descontrole pressórico, ganho de peso excessivo maior que 1 kg/semana, presença de edema de mãos e face, proteinúria de fita maior ou igual a 3+, náuseas, vômitos e/ou dor epigástrica, impõe-se a hipótese diagnóstica de forma grave e a paciente deverá ser encaminhada para internação hospitalar a fim de se investigar a presença de pré-eclâmpsia grave e/ou HELLP síndrome. Recomendamos também a internação quando houver necessidade de utilização de dois fármacos para o controle pressórico satisfatório.

Tratamento clínico

O tratamento clínico pode ser realizado pela utilização de medidas anti-hipertensivas ou medicamentos.

- Medidas anti-hipertensivas:
  - Repouso em decúbito lateral esquerdo (DLE), preferencialmente, ou o escolhido pela paciente, por uma hora após as principais refeições.
  - Redução das atividades laborais.
  - Dieta hipossódica orienta-se 2 a 3 g de sal/dia.
  - Evitar alimentos industrializados.
- Tratamento medicamentoso.
  - Sedação é sempre indicada aos casos de internação. Utiliza-se a levomepromazina na dose de 3 mg (três gotas) a cada oito horas.
  - Hipotensores.

Caso possível, recomenda-se indicá-los após uma semana do início das medidas anti-hipertensivas, quando não se obtém sucesso no controle da PA (PA > 140/90 mmHg). O objetivo da prescrição dos hipotensores é evitar a ocorrência das emergências hipertensivas, reduzir a incidência de acidentes vasculares cerebrais, controlar a pressão arterial e evitar ou postergar a evolução para formas graves.

Os medicamentos hipotensores utilizados para controle da pressão arterial são os mesmos, citados no Quadro 11.3, à exceção dos diuréticos, que não devem ser utilizados para controle pressórico na pré-eclâmpsia, tendo seu uso restrito à ocorrência de insuficiência cardíaca congestiva e edema agudo de pulmão.

Conduta obstétrica

Casos de pré-eclâmpsia leve terão o parto indicado com 40 semanas e de pré-eclâmpsia grave com 37 semanas; porém, devemos ressaltar que a antecipação do parto poderá ser determinada por fatores maternos ou fetais. Entre as indicações maternas, as principais são: impossibilidade de controle clínico; descontrole pressórico não corrigível; presença de emergência hipertensiva em paciente tratada com anti-hipertensivos, nas doses máximas preconizadas; evolução do quadro materno para iminência de pré-eclâmpsia, eclâmpsia ou síndrome HELLP. As complicações fetais geralmente se relacionam com alterações da vitalidade fetal diagnosticadas na dopplervelocimetria, cardiotocografia e perfil biofísico fetal.

Eclâmpsia

Situação grave, definida como o desencadeamento de convulsões tônico-clônicas generalizadas, em gestantes com os sinais e sintomas de pré-eclâmpsia, excetuando-se as causas neurológicas, anestésicas, farmacológicas ou metabólicas.

Com relação ao prognóstico, pode ser classificada como não complicada, complicada ou descompensada. A eclâmpsia é considerada complicada quando se associa a coagulopatia, insuficiência respiratória, insuficiência cardíaca, icterícia, insuficiência renal aguda, PAD ≥ 120 mmHg, temperatura maior 38° C e eclâmpsia descompensada quando evolui com choque, coma, hemorragia cerebral ou necessidade de assistência ventilatória.

Outro ponto importante é a avaliação da ocorrência da síndrome HELLP em concomitância com o quadro de eclâmpsia.

Tratamento

Na presença de paciente com eclâmpsia, a medida inicial tem por objetivo promover a manutenção de sua oxigenação e a proteção da língua.

Em seguida, administra-se sulfato de magnésio como medida terapêutica anticonvulsivante e, também, para prevenção de novas convulsões. Realiza-se a avaliação geral da paciente e, em seguida, caso necessário, procede-se ao tratamento anti-hipertensivo.

O uso de sulfato de magnésio deve utilizar os esquemas consagrados na literatura, a saber:

Esquema de Pritchard

- **Dose de ataque**
  - Sulfato de magnésio 20%: 20 mL (4 g), por via endovenosa, administrados lentamente (15 a 20 minutos).
  - Sulfato de magnésio 50%: administrar 10 mL (5 g), em cada nádega, por via intramuscular profunda.
- **Dose de manutenção**
  - Sulfato de magnésio 50%: administrar 10 mL (5 g), por via intramuscular profunda, a cada 4 horas por 24 horas após o parto ou após a dose de ataque.

Esquema de Sibai

Na eventualidade de coagulopatia clínica ou contagem de plaquetas inferior a 50.000 células/mm^3, deve-se optar pelo esquema de Sibai.

- **Dose de ataque**
  - Sulfato de magnésio 20%: 30 mL (6 g), por via endovenosa, administrados lentamente (20 minutos).
- **Dose de manutenção**
  - Sulfato de magnésio em infusão contínua de 2 g/hora por 24 horas após o parto ou após a dose de ataque.

É importante monitorar a presença de sinais que contraindicam a administração de sulfato de magnésio como: abolição dos reflexos patelares, frequência respiratória inferior ou igual a 14 irpm ou diurese inferior a 25 mL/h, até que esses critérios sejam restabelecidos, impondo-se, portanto, a avaliação desses parâmetros a cada hora.

Paralelamente à avaliação materna, deve-se também proceder a avaliação da vitalidade fetal e do crescimento fetal. A conduta nesses casos geralmente é o parto, sendo a exceção a conduta conservadora, que só poderá ser instituída em idades gestacionais nas quais o feto é inviável, quando o quadro clínico materno se estabiliza e não há de sinais de síndrome HELLP.

Cuidados após parto

Nas formas leves, mantém-se a paciente sem fármacos anti-hipertensivos e se avalia a pressão arterial nas primeiras 72 horas após o parto. Tem-se por objetivo manter pressão arterial diastólica inferior a 100 mmHg e, em alguns casos, há necessidade de se reintroduzir a medicação anteriormente utilizada.

Nas formas graves, mantêm-se as medicações prescritas antes do parto e as adequações das doses são realizadas a depender das medidas de pressão arterial subsequentes.

Recomenda-se também que a mulher seja aconselhada sobre mudanças de estilo de vida para promoção de cuidados com saúde e avaliação clínica periódica.

Bibliografia

- Abalos E, Duley L, Steyn DW, Gialdini C. Antihypertensive drug therapy for mild to moderate hypertension during pregnancy. Cochrane Database Syst Rev. 2018; 10(10):CD002252.
- Barroso WKS, Rodrigues CIS, Bortolotto LA, Mota-Gomes MA, Brandão AA, Feitosa ADM, et al. Diretrizes brasileiras de hipertensão arterial: 2020. Arq Bras Cardiol. 2021; 116(3):516-658.
- Bortolotto MR, Francisco RPV, Zugaib M. Resistant hypertension in pregnancy: how to manage? Curr Hypertens Rep. 2018;20(8):63.
- Duley L, Henderson-Smart DJ, Meher S. Drugs for treatment of very high blood pressure during pregnancy. Cochrane Database Syst Rev. 2006;(3):CD001449.
- Kahhale S, Zugaib M, editores. Síndromes hipertensivas na gravidez. São Paulo: Atheneu, 1995.
- Magee LA, Duley L. Oral beta-blockers for mild to moderate hypertension during pregnancy. Cochrane Database Syst Rev. 2003;(3):CD002863.
- Pritchard JA, Cunnigham FG, Pritchard SA. The Parkland Memorial Hospital protocol for treatment of eclampsia: evaluation of 245 cases. Am J Obstet Gynecol. 1984;148(7):951-63.
- Sibai BM, Lipshitz J, Anderson GD, Dilts PVJ. Reassessment of intravenous MgSO4 therapy in preeclampsia-eclampsia. Obstet Gynecol. 1981;57(2):199-202.
- Sibai BM, Abdella TN, Anderson GD. Pregnancy outcome in 211 patients with mild chronic hypertension. Obstet Gynecol. 1983;61(5):571-6.
- Vega CEP, Kahhale S, Zugaib M. Maternal mortality due to arterial hypertension in São Paulo City (1995-1999). Clinics (São Paulo). 2007;62(6):679-84.
- Weinstein L. Syndrome of hemolysis, elevated liver enzimes, low plateles count: A severe consequence of hypertension in pregnancy. Am J Obstet Gynecol. 1982;142(2):159-67.

12 Cardiopatias

Carolina Burgarelli Testa
Maria Rita de Figueiredo Lemos Bortolotto

Introdução

A cardiopatia afeta de 0,3% a 4% das gestações e está relacionada com 5,6% a 11% das mortes maternas em centros europeus e norte-americanos. No Brasil, aproximadamente 10% dos óbitos maternos ocorrem por complicações cardiocirculatórias, o que representou 25% a 30% das mortes maternas por causas indiretas nas últimas duas décadas (com exceção do momento da pandemia de Covid-19 em fase pré-vacinal).

A gravidez exerce importantes alterações sobre o sistema cardiovascular, com aumento da volemia e do débito cardíaco, alterações da resistência vascular periférica, alterações do sistema de coagulação, além de várias outras modificações que visam adaptar o organismo materno ao desenvolvimento do concepto e ao fenômeno da parturição. Essas alterações fisiológicas podem ter grande impacto em pacientes portadoras de cardiopatias, com implicações diretas no prognóstico materno-fetal.

Modificações fisiológicas do sistema circulatório durante a gravidez e puerpério

As modificações fisiológicas impostas pela gestação apresentam extrema influência no quadro clínico materno.

O volume plasmático materno aumenta em até 10% já no início da gravidez (entre a 6ª e a 7ª semana) e continua a elevar-se até o terceiro trimestre, chegando a 45% e 50% dos valores pré-gravídicos ao redor da 32ª semana, permanecendo estável até o final da gravidez. A magnitude do aumento da volemia varia com o número de fetos. Já o volume eritrocitário aumenta de maneira menos importante (em até 25% a 30%), com consequente hemodiluição ("anemia fisiológica da gravidez").

A expansão plasmática materna é importante para o crescimento fetal, e permite que a mulher tolere bem as perdas sanguíneas do parto. A diminuição da pressão coloidosmótica permite que haja algum extravasamento de fluido para o volume extravascular, que pode ser maior quando ocorre alteração da permeabilidade capilar, como na pré-eclâmpsia.

Paralelamente ao aumento da volemia, a gravidez provoca queda da resistência vascular sistêmica, chegando ao nadir entre a 14ª e a 24ª semana. A vasodilatação periférica começa ocorrer já no início da gravidez, mediada por hormônios (em especial progesterona) e por óxido nítrico. Com essa vasodilatação, são acionados os barorreceptores arteriais, com estimulação da vasopressina (com retenção de água) e do sistema renina-angiotensina-aldosterona (provocando retenção de sódio), o que contribui para o aumento progressivo da volemia.

Essas alterações, aliadas ao aumento da frequência cardíaca (de 20% a 30%) e ao aumento do volume de ejeção (de 11% a 32%), levam à elevação do débito cardíaco, chegando de 40% a 50% acima dos valores basais na 28ª semana, permanecendo estável até o início do parto. O aumento do débito cardíaco, assim como a volemia, depende também do ganho de peso materno, sofrendo influências pontuais conforme o decúbito da gestante (compressão do útero na veia cava levando à hipotensão supina, à queda abrupta do retorno venoso e ao débito cardíaco). O número de fetos influencia igualmente as alterações cardiovasculares, e o débito cardíaco e o volume sistólico em gestações gemelares podem superar em 20% o valor das gestações únicas.

A queda da resistência vascular periférica acarreta redução dos níveis de pressão arterial (queda de até 10 e 5 mmHg, respectivamente, nas pressões diastólica e sistólica). Esse fenômeno começa a acontecer ao redor da 6ª semana, atingindo seu efeito máximo no segundo trimestre, com elevação progressiva dos níveis ao redor da 28ª a 30ª semanas, quando os níveis pressóricos começam a subir, retornando aos níveis observados no período pré-gravídico no termo da gestação.

As modificações circulatórias são acompanhadas de alterações na coagulabilidade e na função respiratória, interferindo na sintomatologia e no risco de fenômenos tromboembólicos de mulheres com afecções cardiovasculares mais graves, como os acidentes vasculares cerebrais em pacientes com fibrilação ventricular ou embolia pulmonar, em gestantes com insuficiência cardíaca congestiva e/ou hipertensão pulmonar.

No parto ocorrem modificações hemodinâmicas adicionais. Durante o trabalho de parto o débito cardíaco pode aumentar ainda de 12% a 31% acima dos níveis pré-parto, em decorrência da elevação da frequência cardíaca, do volume de ejeção e da pressão arterial. Essas alterações sofrem influência da postura materna durante o trabalho de parto (pioram em decúbito dorsal horizontal), da administração de cristaloides, ocitocina e do tipo de analgesia empregado.

As técnicas de bloqueio analgésico locorregional (peridural contínua, analgesia combinada) são capazes de reduzir substancialmente (de 23% para 11%) a elevação do débito cardíaco observado durante o trabalho de parto. Logo após a expulsão fetal, independentemente do tipo de parto realizado, o débito cardíaco aumenta abruptamente de 20% a 50% acima dos níveis pré-parto, e permanece elevado nas primeiras 48 horas do puerpério.

Nos primeiros dias do pós-parto ocorre reabsorção do líquido retido no espaço extravascular e represado nos vasos de grande capacitância da pelve e dos membros inferiores. Esse aumento do volume plasmático é fisiologicamente eliminado pelo aumento de diurese espontânea, com pico do segundo ao quinto dia do puerpério. O retorno completo dos parâmetros circulatórios às condições pré-gravídicas pode levar de 4 a 6 meses.

Ao avaliarmos clinicamente uma gestante, é preciso levar em consideração que o próprio estado gravídico, por suas modificações fisiológicas, é responsável por sintomas e sinais de doenças cardiocirculatórias, como podemos observar no Quadro 12.1. A interpretação desses sintomas e sinais deve levar em conta a época da gravidez, a intensidade e a relação com esforço físico. No quadro ainda estão listadas alterações comumente encontradas na propedêutica subsidiária mais comumente utilizada (eletrocardiografia e ecocardiografia).

Quadro 12.1 – Principais alterações clínicas do sistema cardiovascular observadas na gravidez normal

Sintomas	▪ Fadiga ▪ Falta de ar ▪ Tonturas
Sinais	▪ Desvio do *ictus* (em geral para esquerda) ▪ Pulsação jugular proeminente ▪ Desdobramento da primeira e/ou segunda bulha ▪ Sopro sistólico ejetivo suave
Achados eletrocardiográficos	▪ Taquicardia/arritmia sinusal ▪ Extrassístoles atriais e ventriculares ▪ Desvio do eixo (em geral para a esquerda) ▪ Alterações da repolarização (depressão do segmento ST e alterações da onda T)
Achados ecocardiográficos	▪ Regurgitação mitral e/ou tricúspide ▪ Discreto aumento do diâmetro diastólico de ventrículo esquerdo com fração de ejeção preservada ▪ Derrame pericárdico discreto

Manejo da gestante cardiopata – avaliação de riscos e conduta conforme estratificação

Durante a avaliação clínica da gestante, é importante identificar o tipo de cardiopatia, a etiologia, as cirurgias prévias e as lesões residuais, assim como o estado clínico prévio e atual. Essa identificação permite à equipe assistencial medidas clínicas para evitar complicações.

Em nosso meio, há maior prevalência de mulheres portadoras de cardiopatias adquiridas, em especial as de origem reumática e miocardiopatias (infecciosas, inclusive chagásica, e secundárias a doenças não controladas). Em grandes estudos realizados na Europa, no Canadá e nos Estados Unidos, a maior prevalência é de doenças congênitas, uma vez que a sobrevida dessas pacientes está aumentando com melhor controle clínico e possibilidades cirúrgicas. Além disso, o tratamento precoce da infecção por estreptococo reduz significantemente a incidência de cardite reumática.

De fato, a etiologia é importante para o manejo da paciente e para a avaliação de risco de cardiopatia congênita do feto, mas os principais marcadores de morbidade estão correlacionados com as condições clínicas que podem ter origem adquirida ou congênita, como disfunção ventrículo sistêmico e hipertensão pulmonar.

Avaliar o estado funcional é primordial para o seguimento clínico-obstétrico. A Classificação Funcional New York Heart Association (NYHA) é muito útil no aconselhamento e seguimento gestacional, e pacientes que apresentam classe funcional III ou IV têm pior prognóstico na gravidez e devem ser orientadas a adiar os planos de gestação até a estabilização clínica.

São preditores de complicações clínicas no ciclo gravídico puerperal: estado cardiovascular prévio à gravidez, classe funcional III/IV, presença de cianose materna, disfunção miocárdica, obstrução de via de saída e antecedente de evento cardiovascular.

O prognóstico perinatal tem influência direta da compensação clínica materna e do uso de medicamentos, e são fatores de impacto negativo perinatal a necessidade de anticoagulação, cianose, classe funcional III/IV, gestação múltipla, obstrução de via de saída, prótese metálica e tabagismo.

Atualmente, a estratificação de risco proposta pela Organização Mundial da Saúde (OMS) é utilizada para guiar as orientações pré-concepcionais e as condutas obstétricas. A assistência pré-natal das mulheres portadoras de doenças cardíacas exige cuidados multidisciplinares visando à redução dos riscos maternos e fetais.

Para melhor controle clínico no período pré-natal, recomenda-se diminuição do esforço físico, dieta adequada (evitando o ganho excessivo de peso), com baixo teor de sal e, eventualmente, com restrição hídrica, quando indicado. A terapêutica farmacológica pode e deve ser usada, respeitando-se sempre a relação risco-benefício entre a condição clínica materna e o possível risco fetal advindo do medicamento.

Nas pacientes com cardiopatias de baixo risco, sem repercussão hemodinâmica, como prolapso mitral ou lesões simples reparadas, o seguimento de pré-natal pode ser realizado habitualmente, em centros de atenção primária, com parto por via obstétrica a termo. Por outro lado, nas cardiopatias complexas reparadas, como tetralogia de Fallot corrigida e nas arritmias, o acompanhamento em serviço secundário é recomendado, assim como a assistência ao parto por via obstétrica com monitorização materna e analgesia.

Nas cardiopatias com repercussão hemodinâmica, cianose, disfunção de ventrículo sistêmico, lesão residual após abordagem cirúrgica, o seguimento deve ser realizado em serviço terciário ou quaternário, com disponibilidade de seguimento rigoroso e suporte intensivo se necessário. A via de parto é obstétrica, com analgesia precoce e abreviação do expulsivo, com exceção das pacientes em vigência de anticoagulação oral e das portadoras de síndrome de Marfan com acometimento aórtico (anel valvar > 45 mm) ou de coarctação de aorta, nas quais o parto vaginal é contraindicado pelo risco de dissecção.

No Quadro 12.2, listamos as principais condutas diante da classificação da OMS.

A resolução da gravidez vai depender das condições da paciente e do feto. Nesse grupo, é mais comum a prematuridade espontânea, particularmente em pacientes sem controle clínico adequado, bem como repercussões da insuficiência cardíaca no bem-estar fetal, levando ao parto prematuro terapêutico. Se a paciente estiver bem (classe funcional I ou II), deixamos que evolua até o termo da gestação; entretanto, nos casos de doenças cardíacas mais graves ou descompensação materna, nosso objetivo é chegar à 37ª semana, a partir de quando pode ser programado o parto.

Sempre que possível, reservando a segurança materna, optamos por evitar a prematuridade e as resoluções de gestação em fase de termo precoce. Em qualquer momento da gestação, diante de descompensação clínica materna, devemos proceder à internação hospitalar e otimizar o tratamento medicamentoso. Se o controle clínico materno não puder ser alcançado com repouso, dieta e medicamentos, estará indicado o parto terapêutico.

Quadro 12.2

Categoria 1 da OMS	▪ Não há aumento de morbimortalidade materna
Doenças	▪ Pequena ou não complicada: estenose pulmonar, ducto arterioso patente, prolapso da valva mitral, lesões simples reparadas: defeitos de septo atrial ou ventricular, drenagem anômala de veias pulmonares, batimentos ectópicos atriais ou ventriculares, isolados
Pré-natal	▪ Atenção primária
Consultas	▪ Mensais até 28 semanas, quinzenais até 36 semanas e semanais até o parto
Ecocardiograma materno	▪ Início da gestação
Ecocardiograma fetal	▪ Se cardiopatia congênita materna ou outra indicação clínica, entre 24 e 28 semanas
Ultrassonografia	▪ Rotina
Vitalidade fetal	▪ Habitual
Programação parto	▪ Termo
Via de parto	▪ Obstétrica
Analgesia	▪ Habitual
Expulsivo	▪ Habitual
Puerpério imediato	▪ Habitual

Categoria 2 da OMS	▪ Pequeno aumento na mortalidade materna ou moderado na morbidade
Doenças	▪ Defeitos de septo atrial ou ventricular não operado, tetralogia de Fallot corrigida, arritmias
Pré-Natal	▪ Atenção secundária
Consultas	▪ Mensais até 28 semanas, quinzenais até 36 semanas e semanais até o parto
Ecocardiograma materno	▪ Início da gestação
Ecocardiograma fetal	▪ Se cardiopatia congênita materna ou outra indicação clínica, entre 24 e 28 semanas
Ultrassonografia	▪ Rotina
Vitalidade fetal	▪ Termo
Programação parto	▪ Termo. Evitar pós-datismo
Via de parto	▪ Obstétrica
Analgesia	▪ Recomendada
Expulsivo	▪ Habitual
Puerpério imediato	▪ Recuperação pós-anestésica

continua

Quadro 12.2 – *(Continuação)*

Categoria 3 da OMS	▪ Aumento significante de mortalidade materna ou morbidade grave
Doenças	▪ Ventrículo direito sistêmico, circulação de Fontan, cardiopatia cianogênica não reparada, cardiopatia congênita complexa, síndrome de Marfan com dilatação aórtica > 40 mm a 45 mm, doença aórtica/valva bicúspide com anel valvar > 45 mm a 50 mm
Pré-Natal	▪ Atenção terciária ou quartenária
Consultas	▪ Conforme condição materna
Ecocardiograma materno	▪ Trimestral
Ecocardiograma fetal	▪ Se cardiopatia congênita materna ou outra indicação clínica, entre 24 e 28 semanas
Ultrassonografia	▪ Mensal
Vitalidade fetal	▪ Viabilidade
Programação parto	▪ Termo. Evitar pós-datismo
Via de parto	▪ Obstétrica, conforme condição materna
Analgesia	▪ Precoce
Expulsivo	▪ Abreviação expulsivo
Puerpério imediato	▪ UTI

Categoria 4 da OMS	▪ Risco de mortalidade materna ou morbidade importante extremamente alto. Gestação é contraindicada
Doenças	▪ Cardiomiopatia periparto prévia com disfunção ventricular, estenose mitral ou aórtica grave e/ou disfunção de prótese com repercussão hemodinâmica, hipertensão arterial pulmonar, disfunção de ventrículo sistêmico (fração de ejeção < 30% e/ou classe funcional III ou IV NYHA), síndrome de Marfan com aorta > 45 mm, doença aórtica com anel valvar > 50 mm, coarctação não corrigida
Pré-natal	▪ Atenção terciária ou quartenária
Consultas	▪ Conforme condição maternal
Ecocardiograma materno	▪ Trimestral
Ecocardiograma fetal	▪ Se cardiopatia congênita materna ou outra indicação clínica, entre 24 e 28 semanas
Ultrassonografia	▪ Mensal
Vitalidade fetal	▪ Viabilidade
Programação parto	▪ Termo precoce
Via de parto	▪ Obstétrica, conforme condição maternal
Analgesia	▪ Precoce
Expulsivo	▪ Abreviação expulsivo
Puerpério imediato	▪ UTI

O parto espontâneo, por via vaginal, com analgesia precoce e abreviação do período expulsivo é o preferencial. A analgesia precoce diminui a magnitude das modificações hemodinâmicas observadas no trabalho de parto.

Em algumas situações específicas, o risco de morte materna é extremamente elevado, como na síndrome de Eisenmenger (30% a 50%), síndrome de Marfan com dilatação da raiz da aorta, miocardiopatia periparto (18% a 50%) e infarto agudo do miocárdio com menos de duas semanas de evolução até o parto (50%). Nos dois primeiros casos, quando a condição é identificada antes da gravidez, esta deve ser fortemente contraindicada. Gestação não planejada nesse grupo de pacientes constitui indicação de abortamento terapêutico. O mesmo é válido para pacientes com disfunção ventricular importante, refratária a tratamento medicamentoso (fração de ejeção < 30%).

Constituem indicações formais de cesárea em gestantes cardiopatas as situações de risco para dissecção de aorta e parto inadiável em paciente sob anticoagulação oral. Outras situações podem constituir indicações relativas: hipertensão pulmonar grave, estenose aórtica grave, cardiopatias congênitas complexas não corrigidas, insuficiência cardíaca refratária a tratamento clínico. Indica-se a monitorização cardiovascular materna, na maior parte dos casos de maneira não invasiva.

Bibliografia

- ACC/AHA 2006. Guidelines for the management of patients with valvular heart disease JACe. 2006;48(3):1-148.
- Andrade J. Patologias cardíacas da gestação. São Paulo: Edusp; 2000.
- Avila WS, Rossi EG, Ramires JA, Grinberg M, Bortolotto MR, Zugaib M, et al. Pregnancy in patients with heart disease: experience with 1.000 cases. Clin Cardiol. 2003;26(3):135-42.
- Bamber JH, Dresner M. Aortocaval Compression in Pregnancy: The effect of changing the degree and direction of lateral tilt on maternal cardiac output. Anesth Analg [Internet]. 2003 Jul [cited 2013 Dec 25];256-8.
- Bates SM, Greer IA, Hirsh J, Ginsberg JS. Use of antithrombotic agents during pregnancy: the Seventh ACCP Conference on Antithrombotic and Thrombolytic Therapy. Chest. 2004; 126(3 Suppl):627S-44S.
- Borges VTM, Matsubara B, Peraçoli JC, Calderon IMP, Abbade JF, Rudge MVC. Influência das alterações hemodinâmicas maternas sobre o desenvolvimento fetal. Rev Bras Ginecol Obs. 2001;23(3):147-51.
- Bortolotto MRFL, Testa CB. Protocolos assistenciais, clínica Obstétrica, FMUSP. 5. ed. Zugaib M, Bittar RE, Francisco R. Editors. São Paulo: Editora Atheneu; 2016. p. 181-196.
- Bortolotto MRFL. Estudo dos fatores relacionados à determinação da via de parto em gestantes portadoras de cardiopatias (Tese de doutorado). São Paulo: Faculdade de Medicina da Universidade de São Paulo, 2005.
- Bortolotto MRFL. Gestação e puerpério em pacientes portadoras da síndrome de Eisenmenger: aspectos maternos e perinatais. (Dissertação de mestrado). São Paulo: Faculdade de Medicina da Universidade de São Paulo; 1995.
- Carlin A, Alfirevic Z. Physiological changes of pregnancy and monitoring. Best Pract Res Clin Obstet Gynaecol [Internet]. 2008 Oct [cited 2013 Dec 15];22(5):801-23.
- Clark SL. Cardiac disease in pregnancy. Crit Care Clin. 1991;7(4):777-97.
- Drenthen W, Pieper PG, Roos-Hesselink JW, et al. Outcome of pregnancy in women with congenital heart disease. J Am Coll Cardiol. 2007;49(24):2303-11.
- Duvekot JJ, Peeters LL. Maternal cardiovascular hemodynamic adaptation to pregnancy. Obstet Gynecol Surv. 1994; 49(12 Suppl):S1-14.
- Elkayam U, Gleicher N. Editors. Cardiac problems in pregnancy: diagnosis and management of maternal and fetal disease. 3rd. New York: Wiley-Liss; 1998.
- Feitosa H. Mortalidade materna por cardiopatia. Rev Saúde Pública. 1991;25(6):443-51.
- Galand S, Elkayam U. Pregnancy and Marfan syndrome. Ann Cardiothorac Surg. 2017;6(6):642-53.
- Grindheim G, Estensen M-E, Langesaeter E, Rosseland LA, Toska K. Changes in blood pressure during healthy pregnancy: a longitudinal cohort study. J Hypertens [Internet]. 2012;30(2):342-50.
- Joglar JA, Page RL. Management of arrhythmia syndromes during pregnancy. Curr Opin Cardiol. 2014;29(1):36-44.
- Kametas N. Maternal cardiac function in twin pregnancy. Obstet Gynecol. 2003;102(4):806-15.
- Kampman MAM, Bilardo CM, Mulder BJM, Aarnoudse JG, Ris-Stalpers C, van Veldhuisen DJ, et al. Maternal cardiac function, uteroplacental Doppler flow parameters and pregnancy outcome: a systematic review. Ultrasound Obstet Gynecol. 201546(1):21-8.
- Kuczkowski KM, van Zundert A. Anesthesia for pregnant women with valvular heart disease: the state-of-the-art. J Anesth [Internet]. 2007 Jan [cited 2013 Dec 25];21(2):252-7.
- Ladouceur M, Benoit L, Radojevic J, Basquin A, Dauphin C, Hascoet S, et al. Pregnancy outcomes in patients with pulmonary arterial hypertension associated with congenital heart disease. Heart. 2017;103(4):287-92.
- Meah VL, Cockcroft JR, Backx K, Shave R, Stöhr EJ. Cardiac output and related haemodynamics during pregnancy: a series of meta-analyses. Heart. 2016;102(7).
- Norwitz E, Robinson J, Malone F. Pregnancy-induced physiologic alterations. 4th. Dildy III G, Belfort M, Saade G, Phelan J, Clark SL, editors. Pregnancy-induced physiologic alterations. Blackwell; 2004.
- Pessel C, Bonanno C. Valve disease in pregnancy. Semin Perinatol. 2014;38(5):273-84.
- Qasqas SA, McPherson C, Frishman WH, Elkayam U. Cardiovascular pharmacotherapeutic considerations during pregnancy and lactation. Cardiol Rev. 2004;12(4):201-21.

- Rao S, Ginns JN. Adult congenital heart disease and pregnancy. Semin Perinatol [Internet]. 2014 Aug [cited 2014 Jul 31];38(5):260-72.
- Regitz-Zagrosek V, Blomstrom Lundqvist C, Borghi C, Cifkova R, Ferreira R, Foidart J-M, et al. ESC Guidelines on the management of cardiovascular diseases during pregnancy: the task force on the management of cardiovascular diseases during pregnancy of the European Society of Cardiology (ESC). Eur Heart J. 2011;32(24):3147-97.
- Ruys TP, Cornette J, Roos-Hesselink JW. Pregnancy and delivery in cardiac disease. J Cardiol. 2013;61(2):107-12.
- Ruys TPE, Roos-Hesselink JW, Hall R, Subirana-Domènech MT, Grando-Ting J, Estensen M, et al. Heart failure in pregnant women with cardiac disease: data from the ROPAC. Heart. 2014;100(3):231-8.
- Ruys TPE, Roos-Hesselink JW, Pijuan-Domènech A, Vasario E, Gaisin IR, Iung B, et al. Is a planned caesarean section in women with cardiac disease beneficial? Heart. 2015;101(7):530-6.
- Sanghavi M, Rutherford JD. Cardiovascular physiology of pregnancy. Circulation. 2014;130(12):1003-8.
- Seshadri N, Goldhaber SZ, Elkayam U, Grimm RA, Groce JB, Heit JA, et al. The clinical challenge of bridging anticoagulation with low-molecular-weight heparin in patients with mechanical prosthetic heart valves: an evidence-based comparative review focusing on anticoagulation options in pregnant and nonpregnant patients. Am Heart J. 2005; 150(1):27-34.
- Siu SC, Colman JM, Sorensen S, Smallhorn JF, Farine D, Amankwah KS, et al. Adverse neonatal and cardiac outcomes are more common in pregnant women with cardiac disease. Circulation. 2002;105(18):2179-84.
- Siu SC, Sermer M, Colman JM, Alvarez AN, Mercier L, Morton BC, et al. Prospective multicenter study of pregnancy outcomes in women with heart disease. Circulation. 2001; 104(5):515-21.
- Tedoldi CL, Freire CMV, Bub TF, et al. Sociedade Brasileira de Cardiologia. Diretriz da Sociedade Brasileira de Cardiologia para gravidez na mulher portadora de cardiopatia. Arq Bras Cardiol. 2009; 93(6 suppl.1):e110-e178.
- Testa CB, Borges VTM, Bortolotto MRDFL. Cardiopatia e gravidez. Rev Med. 2018;97(2):177.
- Van Oppen AC, Stigter RH, Bruinse HW. Cardiac output in normal pregnancy: a critical review. Obstet Gynecol. 1996; 87(2):310-8.
- Vasapollo B, Novelli GP, Valensise H. Fetal growth restriction and maternal cardiac function. Expert Rev Obstet Gynecol [Internet]. 2008;3:119-27.
- Zugaib M. Obstetrícia. 5. ed. São Paulo: Manole; 2023.

13 Anemias

Lilian de Paiva Rodrigues Hsu
Rodolfo Delfini Cançado

Introdução

A anemia é a alteração hematológica mais comumente encontrada na clínica médica. Anamnese detalhada e exame físico adequado, seguidos da utilização de propedêutica laboratorial apropriada, possibilitam, na maioria das vezes, o diagnóstico correto da causa da anemia e, assim, o tratamento adequado.

Trata-se de situação patológica decorrente da diminuição do número de hemácias ou da hemoglobina (Hb) circulante. Essa condição leva à diminuição da oxigenação tecidual consequente à menor capacidade de transporte de oxigênio aos tecidos.

A anemia pode ser classificada de acordo com três critérios: avaliação do volume sanguíneo, determinação dos índices hematimétricos e, ainda, de acordo com os processos fisiopatológicos determinantes.

Considerando-se a avaliação do volume sanguíneo, podem ser observados dois tipos de anemias: as relativas, decorrentes do aumento do volume plasmático, como a anemia fisiológica da gravidez; e as absolutas, decorrentes da diminuição do volume dos eritrócitos, como as anemias consequentes à carência de vitaminas e/ou minerais.

A anemia pode ser classificada, de acordo com o volume corpuscular médio (VCM), como: macrocítica, normocítica ou microcítica. Essa classificação tem aplicação prática, uma vez que pode orientar a investigação e a terapêutica. Por exemplo, macrocitose (VCM >100 fl) sugere carência de ácido fólico ou da vitamina B_{12} e microcitose (VCM < 80 fl), deficiência de ferro ou talassemia beta ou alfa.

De acordo com os processos fisiopatológicos comprometidos, a anemia também pode ser classificada como: produção diminuída de eritrócitos (p. ex., anemias carenciais); destruição aumentada (p. ex., anemias hemolíticas); e por perdas sanguíneas agudas ou crônicas.

Adaptações da gravidez

As gestantes apresentam concentrações de Hb menores do que as observadas em mulheres saudáveis não grávidas. Esse decréscimo da concentração da Hb é atribuído às modificações do volume sanguíneo que ocorrem durante a gestação. O volume plasmático aumenta progressivamente durante a gravidez (aumento de 1.100 a 1.600 mL para gravidez de um único feto), com início em torno da 6ª semana e com tendência à estabilização por volta da 32ª semana. Dessa forma, o volume plasmático em gestante é aproximadamente 40% maior do que o observado em mulheres não grávidas, e esse aumento é ainda maior na gestação múltipla.

Os mecanismos exatos que determinam a expansão do volume plasmático durante a gravidez ainda não são completamente conhecidos. O aumento da síntese proteica, a maior absorção de sódio e água pela mãe e a retenção hídrica resultante da sobrecarga cardíaca imposta pela circulação uteroplacentária são fatores implicados no aumento da volemia plasmática durante a gestação.

A massa eritrocitária, por sua vez, aumenta cerca de 20% a 30% durante a gravidez, o que corresponde ao aumento de 250 mL a 450 mL, proporcionalmente ao tamanho do feto. O estímulo à atividade eritropoética é atribuído à ação dos hormônios eritropoetina e lactogênio placentário ou, ainda, à liberação de fatores de crescimento pelo útero ou feto.

Em virtude da desproporção entre os aumentos do volume plasmático e da massa eritrocitária, observa-se redução da concentração da Hb durante a gravidez, o que caracteriza a condição de anemia (normocrômica e normocítica) relativa resultante de hemodiluição.

Em 1968, a Organização Mundial da Saúde (OMS) considerou a concentração de Hb de 11 g/dL como o limite inferior aceitável para a gestante, e esse valor tem sido aceito pela maior parte dos obstetras. Portanto, mesmo as gestantes saudáveis apresentam redução das concentrações de Hb.

Anemia e gravidez

A anemia é um problema de saúde global que afeta cerca de 30% das mulheres em idade reprodutiva, 40% das mulheres grávidas e é considerada um importante fator de risco de morbidade e mortalidade materna e fetal.

Dependendo da intensidade, a anemia pode ter efeito deletério tanto para a mãe quanto para o feto. As principais complicações fetais relacionadas com a anemia são: restrição do crescimento intrauterino, prematuridade, óbito intrauterino, ruptura prematura das membranas ovulares, infecções e alterações, muitas vezes, irreversíveis do desenvolvimento neurológico fetal.

Com relação ao organismo materno, as principais consequências da anemia são: estomatite, fraqueza, queda de cabelos, unhas quebradiças, alterações cardiovasculares, diminuição da *performance* física (intolerância ao exercício) e mental, redução da função imunológica, alteração do metabolismo da tireoide e das catecolaminas, pré-eclâmpsia, redução das reservas no período periparto e maior risco de necessidade transfusional no período pós-parto.

Dessa forma, a repercussão da anemia para a mãe e o feto, associada à elevada ocorrência de anemia na gestação, indica a necessidade de sua detecção precoce, identificação da causa básica e terapêutica adequada a cada caso.

As causas mais comuns de anemia durante a gravidez estão relacionadas no Quadro 13.1. A deficiência de ferro é, de longe, a causa mais frequente de anemia na gestação.

Quadro 13.1 – Causas mais comuns de anemia durante a gravidez

1. Menor produção de eritrócitos
▪ Deficiência de ferro, anemia megaloblástica (deficiência de cobalamina e/ou ácido fólico)
2. Maior destruição de eritrócitos
▪ Talassemias
▪ Doença falciforme
3. Perda aguda ou crônica de sangue

Deficiência de ferro e anemia ferropriva

A deficiência de ferro (DFe) continua sendo um importante problema de saúde pública no mundo e a principal (60% a 70%) causa de anemia. Looker *et al.* mostraram que, nos EUA, a deficiência de ferro acomete 1% a 4% dos homens e 6% a 11% das mulheres; cerca de 2% dos homens e 4% das mulheres têm anemia por deficiência de ferro (ADFe). No Brasil, segundo dados da OMS e de publicações nacionais, estima-se que a DFe acomete cerca de 20% da população feminina e cerca de 5% da população masculina, e essas percentagens tendem a ser ainda mais elevadas nas regiões mais pobres do país, como Norte e Nordeste.

A causa básica da diminuição dos estoques de ferro é o desequilíbrio entre quantidade absorvida e consumo e/ou perdas, que ocorrem por diversas vias, resultando no esgotamento das reservas de ferro do organismo.

Isso pode ocorrer por diversos fatores, como: necessidade aumentada de ferro (crescimento, menstruação, gestação); diminuição da oferta ou da absorção do ferro (baixa quantidade e/ou biodisponibilidade do ferro da dieta, doenças inflamatórias crônicas intestinais, gastrectomia etc.); ou perda de ferro (sangramento patológico por alterações do trato gastrintestinal, verminoses, doação de sangue etc.).

A DFe e sua maior consequência, a ADFe, correspondem ao distúrbio hematológico e nutricional mais frequente na gestação; sua ocorrência deve-se à maior demanda de ferro necessário para a expansão do tecido eritropoético materno (cerca de 500 mg), para o feto e a placenta (aproximadamente 300 mg), além de perdas sanguíneas durante o parto e no puerpério. Isso corresponde à necessidade adicional de cerca de 1.000 mg de ferro nas gestantes sem anemia (que corresponde ao aumento do requerimento diário de ferro de 0,8 mg no primeiro trimestre para 6,3 mg no segundo e terceiro trimestres). Nos casos de gestantes com anemia, a necessidade adicional de ferro pode chegar a mais de 2.500 mg.

Essa maior demanda de ferro, embora parcialmente compensada pela amenorreia e pelo aumento da absorção intestinal de ferro, dificilmente é obtida apenas com o ferro proveniente da dieta. Portanto, a suplementação profilática de ferro é fundamental durante a gestação.

A prevalência de ADFe na gravidez é de 56%. Essa taxa é de cerca de 40% entre gestantes com 8 e 14 semanas de gestação, e de cerca de 80% naquelas entre 24 e 38 semanas de gestação. Infelizmente, menos de 50% das gestantes fazem a profilaxia com ferro oral de forma adequada.

O risco de ADFe é ainda maior nas mulheres que engravidam com DFe, nas multíparas (três ou mais gestações), sobretudo quando o intervalo de tempo entre as gestações é < 1 ano, na gravidez gemelar, nas mulheres com estado nutricional precário e de baixo *status* socioeconômico, que seguem dieta vegetariana ou vegana, nas submetidas à gastroplastia, ou com distúrbio de coagulação (p. ex., doença de von Willebrand).

Diagnóstico

A avaliação do sangue periférico e dos índices hematimétricos apresentam valor limitado para o diagnóstico de deficiência de ferro na gestação. O VCM aumenta discretamente durante os dois primeiros trimestres e tende a mascarar uma condição de deficiência de ferro. As determinações séricas da transferrina, da capacidade total de ligação do ferro e do ferro, usados rotineiramente para a investigação da carência desse metal, sofrem flutuações durante a gravidez. Dessa forma, a dosagem sérica da ferritina é considerada o melhor teste para avaliar a quantidade de ferro de depósito. A concentração de ferritina diminui progressivamente com a redução dos depósitos de ferro. Assim, valores de ferritina menores que 30 ng/mL confirmam o diagnóstico de DFe.

A contagem de reticulócitos fornece dados relevantes sobre o nível de atividade eritropoética na medula óssea, sendo parte integrante do processo de triagem de todos os pacientes com anemia. Contagem de reticulócitos > 100.000/mm³ indica perda de sangue ou hemólise, enquanto valores de reticulócitos < 30.000/mm³ indica redução da atividade eritropoética por deficiência nutricional, doença inflamatória e disfunção da medula óssea.

Entretanto, em algumas situações, como infecção ou doença inflamatória crônica, podemos nos deparar com valores elevados de ferritina mesmo na vigência de DFe. Nesses casos, recomenda-se a utilização de ferritina < 100 ng/mL como valor de corte para o diagnóstico de DFe, ou valores de ferritina >100 e < 300 ng/mL, desde que a saturação da transferrina seja < 20% e, quando possível, o conteúdo de Hb reticulocitária (que fornece dados adicionais sobre a hemoglobinização prejudicada dos eritrócitos, sendo um indicador importante e precoce de DFe) < 30 pg.

Em virtude da elevada ocorrência de DFe na gestação, recomenda-se a realização de hemograma, reticulócitos, ferro, capacidade total de ligação de ferro e ferritina ao diagnóstico da gravidez e, pelo menos, mais uma dosagem desses testes após a 20ª semana de gestação, mas com um tempo suficiente de 4 a 6 semanas antes do parto.

O Quadro 13.2 mostra o diagnóstico diferencial entre deficiência de ferro e anemia por deficiência de ferro.

Quadro 13.2 – Diagnóstico diferencial entre deficiência de ferro e anemia por deficiência de ferro

Parâmetro	DFe	ADFe
Hemoglobina	Nl/↓	↓
Volume corpuscular médio	Nl/↓	↓
Saturação transferrina	20% a 45%	< 20%
Ferritina, ng/mL	< 30	< 30
Conteúdo de hemoglobina reticulocitária	↓	↓

DFe: deficiência de ferro; ADFe: anemia por deficiência de ferro; Al: anemia da inflamação; Nl: normal; ↓: aumentada; ↓: diminuída; cálculo da saturação da transferrina: resultado da relação entre o ferro sérico e a capacidade total de ligação do ferro multiplicada por 100.

Suplementação e tratamento

Considerando o aumento do requerimento diário de ferro durante a gestação, o parto e o puerpério, a reposição de ferro oral é recomendada para todas as gestantes, principalmente nas regiões ou países com elevada prevalência de DFe.

A OMS recomenda que as gestantes com concentrações de Hb > 11 g/dL recebam suplementação com 60 mg de ferro elementar por dia, a partir da 20ª semana de gestação. Alguns estudos demonstraram que a administração de doses menores, de 30 mg diários de ferro elementar, desde o início da gestação, é suficiente e confere resultados similares aos obtidos com maiores doses. Para gestantes com DFe (ferritina < 30 ng/mL) sem anemia, recomenda-se 60 mg a 100 mg de ferro elementar por dia por 60 a 90 dias.

Para gestantes com ADFe (Hb abaixo de 11 g/dL e ferritina abaixo de 30 ng/mL) preconiza-se a administração oral de 100 mg a 200 mg de ferro elementar ao dia por, pelo menos, 90 dias.

A ingestão de 100 mg a 200 mg de ferro elementar provoca uma resposta fisiológica do organismo com elevação da hepcidina sérica por 24 horas e retorno ao valor basal em até 48 horas. Quanto maior a dose diária de ferro elementar, sobretudo com uso de doses diárias fracionadas, maior o aumento do nível sérico de hepcidina e, consequentemente, menor a taxa de absorção no dia seguinte e maior a frequência de eventos adversos (EAs) gastrintestinais.

As recomendações atuais do uso do ferro oral com o objetivo de vencer a ação inibitória da hepcidina e reduzir os EAs para a obtenção de melhores resultados são:

- Dose única diária de ferro oral é preferível à dose fracionada.
- Sais ferrosos devem ser administrados pelo menos 30 minutos antes de uma refeição ou entre as refeições. Sais férricos podem ser administrados durante ou após uma refeição.
- É importante que o médico tenha ciência da quantidade de ferro elementar presente nos diferentes medicamentos, pois essa varia consideravelmente de acordo com o composto utilizado ou disponível
- Prescrever doses de até 100 mg de ferro elementar, uma vez ao dia, diariamente.
- Prescrever doses entre >100 mg e 200 mg de ferro elementar em regimes de dias alternados (e não diariamente). Para essas doses, a taxa de absorção de ferro é 40% a 50% maior em dias alternados em comparação com o uso em dias consecutivos.
- Evitar dose de ferro elementar > 200 mg (diária ou em dias alternados).

Recomenda-se repetir o hemograma e reticulócitos após quatro semanas de tratamento; e hemograma, reticulócitos, ferro, capacidade total de ligação de ferro e ferritina após 8 a 12 semanas após o início do tratamento para avaliar adesão, administração correta e resposta ao tratamento.

No caso de gestação, uma vez corrigida a anemia e atingido o valor de ferritina >30 ng/mL, o que requer, pelo menos, 90 dias de tratamento, recomenda-se continuar o ferro oral até, pelo menos, seis semanas após o parto para reabastecer as reservas de ferro.

A efetividade do tratamento com ferro oral depende da capacidade de absorção intestinal de ferro e, principalmente, da tolerância do paciente ao tratamento oral. Cerca de 10% a 40% dos pacientes apresentam EAs intensos e não toleram esse tratamento.

Frente às situações nas quais a reposição oral de ferro é incapaz de suprir as necessidades do organismo por intolerância ou refratariedade, ou em situações nais quais é preciso um aumento mais rápido da Hb, a utilização de ferro endovenoso (EV) é uma opção terapêutica de grande valia no tratamento de gestantes com mais de 12 semanas de gestação. Os três medicamentos com ferro para uso EV comercializados no Brasil, até a presente data, são: sacarato de hidróxido férrico, carboximaltose férrica e derisomaltose férrica. As principais indicações e recomendações práticas do uso de ferro EV disponíveis no Brasil estão relacionadas no Quadro 13.3.

Anemia megaloblástica

A deficiência de folato é a causa mais comum de anemia megaloblástica durante a gravidez. A deficiência de vitamina B_{12} é rara, mas é observada com mais frequência nas gestantes que foram submetidas à gastroplastia ou com diagnóstico de doença inflamatória intestinal (p. ex., doença de Chron).

A deficiência de ácido fólico ou de vitamina B_{12} determina a redução da síntese da timidina e, consequentemente, a redução da síntese do DNA, que resultam em destruição prematura intramedular dos precursores eritropoéticos, caracterizando a condição denominada eritropoese ineficaz

Nos pacientes com anemia megaloblástica, a síntese do ácido ribonucleico (RNA) não está alterada, pois a timidina não é componente dessa molécula e, como consequência, há síntese das proteínas citoplasmáticas. Dessa forma, a célula cresce, porém não se multiplica adequadamente, resultando na presença

Quadro 13.3 – Principais indicações e recomendações práticas do uso de ferro EV

Principais indicações de tratamento com ferro EV

- Intolerância ao ferro oral determinada pela ocorrência de EAs.
- Resposta insatisfatória com o ferro por via oral em decorrência de distúrbio de absorção intestinal associada a situações como: gastroplastia redutora, gastrectomia, doença inflamatória gastrintestinal crônica (infecção pelo *H. pylori*, doença celíaca, doença de Crohn, retocolite ulcerativa e gastrite atrófica).
- Hemorragia recorrente (gastrintestinal, ginecológica) na qual a quantidade de ferro absorvida por via oral não é suficiente para suprir a demanda decorrente da perda excessiva de ferro.
- Resposta terapêutica mais rápida e redução do requerimento transfusional em pacientes com ADF em programação de cirurgia eletiva de médio a grande porte, incluindo parto e puerpério.
- Normalização mais rápida dos estoques de ferro evitando o uso prolongado da terapia por via oral e seus EA.
- Pacientes com doença renal crônica não dialítica com ferritina sérica < 100 ng/mL ou em hemodiálise com ferritina sérica < 200 ng/mL a fim de assegurar e otimizar a resposta à administração de eritropoetina.
- Situações especiais como: programas de autotransfusão de pré-depósito, questões religiosas (pacientes testemunhas de Jeová).

Objetivos do tratamento com ferro EV

- Corrigir mais rapidamente a anemia (de 2,5 a 3 g/dL da Hb após 4 semanas do tratamento) e os estoques de ferro.
- Reduzir/eliminar a necessidade de transfusão de sangue.
- Otimizar o uso de eritropoetina (câncer, doença renal crônica).

Principais orientações práticas para o uso de sacarato férrico EV (Noripurum®)

- Para o cálculo da dose total em mg de ferro a ser reposta, pode-se utilizar a fórmula de Ganzoni: [Hb (g/dL) desejada – Hb (g/dL) encontrada] × peso corporal (kg) × 2,4 + 500.
- Diluir uma ampola (5 mL, 100 mg) em 100 mL de solução fisiológica (SF) a 0,9% e infundir a solução em 30 minutos.
- Diluir duas ampolas em 250 mL de SF a 0,9% e infundir a solução em 45 minutos.
- Respeitar o limite da dose máxima por aplicação que é de 200 mg (duas ampolas) e da dose máxima semanal que é de 600 mg.
- Respeitar o intervalo entre as aplicações, que é de pelo menos 24 horas.
- Embora a bula diga que é possível infundir dose única de até 500 mg diluidos em 500 mL de SF 0,9% IV em 3,5 horas (máximo de 7 mg/kg de peso corporal) – **NÃO PRESCREVA ASSIM!** Para doses de Noripurum® > 200 por infusão, quanto maior a dose, maior o risco de EA grave pela instabilidade do medicamento.
- Em crianças, recomenda-se a dose de 0,35 mL/kg de peso corporal diluídos em, pelo menos, 200 mL de SF; duração da infusão EV de, pelo menos, três horas; e frequência de aplicação de apenas uma vez por semana.

Principais orientações práticas para o uso EV de carboximaltose férrica (Ferinject®) e derisomaltose férrica (Monofer®)

Hemoglobina (g/dL)	Dose total de carboximaltose férrica ou derisomaltose férrica	
	Peso corporal > 35 e < 70 kg	Peso corporal ≥ 70 kg
< 10	1.500 mg	2.000 mg
≥ 10	1.000 mg	1.500 mg

Ferinject®

- Diluir uma ampola (10 mL, 500 mg) em 100 mL de SF 0,9% e infundir a solução EV em 30 minutos.
- Diluir duas ampolas em 250 mL de SF 0,9% e infundir a solução EV em 45 minutos.
- Não administrar mais de 1.000 mg (20 mL) desse ferro (> 15 mg/kg de peso corporal) por semana. Portanto, doses > 15 mg/kg devem ser divididas em duas infusões com intervalo de, pelo menos, sete dias.

continua

Quadro 13.3 – Principais indicações e recomendações práticas do uso de ferro EV *(Continuação)*

Monofer®

- Embalagem que contenha um frasco-ampola de 5 mL (500 mg) ou de 10 mL (1.000 mg).
- Diluir 500 mg em 100 mL de SF 0,9% e infundir a solução EV em 30 minutos.
- Diluir 1000 mg em 250 mL de SF 0,9% e infundir a solução EV em 45 a 60 minutos.
- Dose máxima permitida por aplicação e por semana é de até 20 mg de ferro/kg de peso corporal.
- Se a dose total > 20 mg/kg/peso: 1ª dose de 1.000 mg e 2ª dose após ≥ 7 dias de 500 mg ou 1.000 mg conforme o cálculo da dose total do paciente.

Contraindicações do uso de ferro EV

- Qualquer tipo de anemia não relacionada com a deficiência de ferro.
- Saturação de transferrina (ST) > 45%.
- Ferritina sérica ≥ 500 ng/mL, independentemente do valor da ST.
- Pacientes com infecção aguda, sobretudo na vigência de bacteremia/septicemia.
- Pacientes com hipersensibilidade conhecida ao ferro ou a qualquer componente de sua formulação.

Advertências e recomendações com o ferro EV

- O uso de ferro EV deve ser feito com cautela em pacientes com asma, eczema ou alergias atópicas, sobretudo naqueles com história pregressa de reação de hipersensibilidade moderada a intensa, incluindo reações anafiláticas. Nesses casos, recomenda-se o uso de antialérgicos (difenidramina EV) e/ou corticoterapia (hidrocortisona EV) como pré-medicação.
- Devem ser tomadas as devidas precauções para se evitar o extravasamento venoso durante a administração do medicamento, o que pode causar alterações locais como: dor, irritação e coloração amarronzada da pele. Caso isso ocorra, a administração do produto deve ser imediatamente interrompida.
- Deve-se evitar o uso de ferro EV em gestantes com menos de 12 semanas de gestação e em mulheres que estejam amamentando.
- Até a presente data, carboximaltose e derisomaltose férricas não são recomendadas em crianças ou adolescentes (< 18 anos)
- Ferro oral não deve ser administrado concomitantemente com ferro EV.
- Independentemente do produto utilizado, recomenda-se que a aplicação de ferro EV seja feita em ambiente hospitalar ou, preferencialmente, em clínicas ou unidades de infusão com experiência na aplicação de medicamentos EV, por profissionais da área de enfermagem devidamente treinados e com supervisão médica.
- Observação do paciente por pelo menos 30 minutos após o término da infusão do ferro EV.

Quando e como avaliar a resposta ao tratamento com ferro EV

- Recomenda-se a realização de hemograma, reticulócitos, dosagem de ferro sérico, capacidade total de ligação de ferro e ferritina após 4 a 6 semanas da administração da dose total de ferro calculada para o paciente.

Perfil de segurança do ferro EV

- A carboximaltose apresenta menor risco de hipersensibilidade em geral, mas maior incidência de hipofosfatemia que, geralmente, não é grave, é temporária e assintomática.
- Embora muito rara (incidência de quatro eventos em 100.000 infusões de ferro EV), pode ocorrer reação de hipersensibilidade grave com qualquer produto de ferro EV.

de menor número de eritrócitos, os quais, no entanto, são mais volumosos do que os normais, determinando a presença de macrocitose no sangue periférico e, na medula óssea, presença de eritroblastos gigantes com assincronia de maturação nucleocitoplasmática, denominados megaloblastos.

A deficiência de ácido fólico ou de vitamina B_{12} compromete a multiplicação celular em todos os tecidos do organismo, particularmente aqueles com intensa atividade proliferativa, como o tecido hematopoético e os epitélios em geral. Dessa forma, as manifestações mais usuais da doença são: anemia consequente à eritropoese ineficaz e, nos casos mais graves, o achado de pancitopenia (anemia, leucopenia e plaquetopenia); alterações do trato gastrintestinal, como lesões da cavidade oral [dor e atrofia das papilas linguais ("língua careca"), ulcerações e queilite], distúrbio de absorção intestinal e diarreia.

Ácido fólico em condições normais e sua carência na gravidez

As principais fontes alimentares de ácido fólico são os vegetais (espinafre, rúcula, almeirão – todos crus, pois o cozimento degrada o ácido fólico) e as frutas. A dieta normal contém 50 mg a 200 mg dessa vitamina, quantidade suficiente para suprir a necessidade diária básica de 50 mcg a 100 mcg em mulheres não grávidas.

A necessidade diária de ácido fólico aumenta progressivamente durante a gravidez, atingindo valores próximos a 100 μg/dia, quantidade necessária para suprir as necessidades maternas e, ainda, para a formação do feto e da placenta e para a expansão do volume de eritrócitos.

Como as reservas do organismo são cerca de 5 mg, a anemia megaloblástica desenvolve-se em poucas semanas em casos de dieta deficiente. Além disso, o uso abusivo de bebida alcoólica, medicamentos, como os anticonvulsivantes, as anormalidades do intestino delgado, como a doença de Crohn, e as ressecções intestinais ou neoplasias diminuem a absorção dessa vitamina e aumentam a ocorrência de deficiência de folato.

Estima-se a ocorrência mundial de anemia megaloblástica por deficiência de folato em cerca de um terço de todas as gestantes, sobretudo naquelas dos países em desenvolvimento. Essa incidência é oito vezes maior em gestações múltiplas; é maior também em grávidas adolescentes e em gestações sucessivas que ocorrem em curto intervalo de tempo.

Balanço negativo de folato com presença de alterações eritrocitárias do sangue periférico e da medula óssea são mais frequentemente observados no 3º trimestre da gravidez ou no período pós-parto. Observa-se, ainda, que as crianças nascidas de mães com deficiência de folato apresentam maior risco para o desenvolvimento de anemia megaloblástica, principalmente se o parto for prematuro.

Os principais efeitos da deficiência de folato para a mãe e o feto estão relacionados no Quadro 13.4.

Quadro 13.4 – Efeitos da carência de folato para a mãe e o feto

Efeitos da carência de folato para a mãe
a. Complicações obstétricas
▪ Pré-eclâmpsia
▪ Descolamento prematuro da placenta
▪ Abortamento espontâneo
Efeitos da carência de folato para o feto
a. Malformações fetais
▪ Lábio leporino
▪ Fenda palatina
▪ Defeitos do tubo neural
b. Crianças de baixo peso ao nascimento

Diagnóstico e tratamento da deficiência de ácido fólico

As principais alterações hematológicas e bioquímicas observadas no paciente com deficiência de ácido fólico (assim como de vitamina B_{12}) são: anisocitose, poiquilocitose, presença de macrovalócitos e eritroblastos, macrocitose com RDW elevado, reticulocitopenia, anemia ou pancitopenia, neutrófilos hipersegmentados, bilirrubina indireta aumentada e desidrogenase lática (DHL) elevada.

A macrocitose comumente atribuída à anemia megaloblástica pode ocorrer em gestantes, mesmo durante a suplementação dessa vitamina. Além disso, a carência de ferro, frequentemente associada à de ácido fólico, poderia mascarar as alterações morfológicas do sangue periférico, contribuindo para reduzir a macrocitose. A hipersegmentação dos neutrófilos (mais de 5% de neutrófilos com cinco lobos ou uma ou mais células com seis ou mais lobos) é achado específico e precoce.

Dosagem de folato < 2 ng/mL sugere fortemente o diagnóstico de deficiência de ácido fólico, enquanto valores > 4 ng/mL praticamente afastam esse diagnóstico. Para gestantes com valores de folato entre 2 e 4 ng/mL, monitorar esse parâmetro, além de dados clínicos e laboratoriais, a cada 2 a 3 meses.

As doses diárias recomendadas são de 400 μg de folato para gestantes de risco habitual e 4 mg para as de alto risco gestacional para defeitos abertos do tubo neural (DTN) (história prévia de gestação acometida por DTN, diabetes *mellitus* prévio à gestação, uso de antagonistas dos folatos, obesidade, síndromes de má-absorção e antecedentes de cirurgias bariátricas) durante toda a gestação e ainda após o parto. Para gestantes portadoras de anemia hemolítica (p. ex., doença falciforme), a administração diária mais adequada é de 1 mg a 2mg (ou de 5 mg 1×/dia, três dias na semana).

Se não for observada resposta à terapia oral, o diagnóstico deve ser revisto para excluir a possibilidade de deficiência de vitamina B_{12}. Naqueles casos com comprovada carência de folato, sem resposta à terapia oral, deve-se tentar a administração parenteral de ácido folínico.

Transfusão de hemácias raramente é necessária; é indicada sobretudo às gestantes com anemia acentuada (Hb < 7 g/dL) e instabilidade hemodinâmica, com doença renal crônica, ou com complicações obstétricas, que exijam a realização imediata de procedimento cirúrgico.

Vitamina B_{12} em condições normais e sua carência na gravidez

A vitamina B_{12} da dieta é encontrada em produtos de origem animal (carne, leite e seus derivados, e ovos). Para a sua absorção, no íleo terminal, é fundamental a presença de uma glicoproteína produzida pelas células da mucosa gástrica, denominada fator intrínseco, além da integridade funcional do estômago e do pâncreas.

A dieta normal contém 3 μg a 30 μg dessa vitamina, quantidade suficiente para manter a necessidade diária de 2 μg. As pequenas necessidades diárias adicionais podem ainda ser supridas pelas reservas do organismo, da ordem de 2 mg a 5 mg, durante períodos prolongados de dieta sem vitamina B_{12}. Dessa forma, a causa mais frequente de deficiência de vitamina B_{12} não é sua ingestão em quantidades inadequadas pela dieta, mas a diminuição da sua absorção, determinada sobretudo pela falta do fator intrínseco.

Diagnóstico e tratamento da deficiência de vitamina B_{12}

Além das alterações clínicas e laboratoriais semelhantes às observadas nos pacientes com deficiência de folato, a carência de vitamina B_{12} pode determinar distúrbios neuropsiquiátricos, como: parestesia de membros inferiores; diminuição da sensibilidade vibratória; ataxia e hiperreflexia consequente à desmielinização de nervos periféricos e degeneração dos cordões posterior e lateral da medula espinhal; perda da memória; demência; distúrbio de comportamento, e hipotensão ortostática.

Anemia megaloblástica por deficiência de vitamina B_{12} é rara durante a gravidez. Dessa forma, a suplementação rotineira de vitamina B_{12} não é necessária a gestantes.

Em casos que apresentem deficiência confirmada, ou seja, dosagem de cobalamina sérica menor que 200 pg/mL, recomenda-se iniciar o tratamento: metilcobalamina sublingual 1.000 mcg 1 a 2×/dia, diariamente; ou cianocobalamina 5.000 UI IM 1×/dia em dias alternados por quatro doses, seguido de 1×/semana por mais quatro semanas consecutivas, seguido de 5.000 UI IM a cada 90 dias. Repetir a dosagem em 2 a 3 meses para adequar tratamento. Para pacientes com manifestações neurológicas, o uso da cianocobalamina IM é sempre preferível à colabamina oral ou sublingual.

Dosagem de cobalamina sérica entre 200 e 300 pg/mL indica deficiência leve de vitamina B_{12}. Nesses casos, recomenda-se iniciar tratamento com: metilcobalamina sublingual 1.000 mcg 1×/dia, diariamente; ou cianocobalamina 5.000 UI IM 1×/mês por quatro meses consecutivos, seguido de 1× a cada 90 dias. Repetir a dosagem em 4 a 6 meses.

Se houver supeita clínica, mas valores normais ou limítrofes de vitamina B_{12} e a possibilidade de realização de testes funcionais (biomarcadores) para confirmar o diagnóstico de deficiência, recomenda-se:

- Dosagem de homocisteína: valor aumentado (> 15 μmol/L), sugere deficiência de B_{12}, mas pode estar elevado na deficiência de folato, insuficiência renal ou tireoidiana.
- Dosagem de metabólitos do ácido metilmalônico (MMA): quando elevado (> 0,50 μmol/L), é mais sensível e específico para o diagnóstico de deficiência de vitamina B_{12}.

Anormalidades hereditárias da produção de hemoglobina

Os distúrbios hereditários das hemoglobinas são as doenças genéticas mais frequentes no mundo. Segundo estimativas da OMS, a incidência global das hemoglobinopatias é de aproximadamente 4,5% da população mundial.

Apesar da existência de centenas de hemoglobinopatias hereditárias, apenas três delas podem ocasionar complicações clínicas que determinam elevado grau de morbidade e mortalidade e, portanto, demandam a implantação de programas de saúde pública: a hemoglobina S, a hemoglobina C e a talassemia beta. Enquanto as duas primeiras, pela sua elevada frequência entre afro-descendentes, apresentam importância nacional, a talassemia beta tem importância regional, em virtude da sua elevada frequência entre os descendentes de italianos.

Doença falciforme

O termo doença falciforme (DF) define as hemoglobinopatias nas quais as duas hemoglobinas são anormais, e uma delas necessariamente é a Hb S, que pode combinar-se com outras hemoglobinas anormais, como hemoglobina C (hemoglobinopatia SC), hemoglobina D (hemoglobinopatia SD), talassemia (S/talassemia alfa ou S/talassemia beta), entre outras. As doenças falciformes são formas sintomáticas do gene S, em homozigose ou em combinação com outras hemoglobinopatias; apesar das particularidades que as distinguem e de graus variados de gravidade, todas essas doenças têm um espectro epidemiológico e de manifestações clínicas e hematológicas superponíveis.

A denominação anemia falciforme (AF) é reservada para a forma da doença que ocorre nos indivíduos homozigotos SS. Trata-se da doença hereditária monogênica mais comum do Brasil, em que é predominante entre indivíduos afro-descendentes. A distribuição do gene S no Brasil é bastante heterogênea, dependendo de composição negroide ou caucasoide da população. Assim, a prevalência de heterozigotos para a Hb S é maior nas regiões Norte e Nordeste (6% a 10%), enquanto nas regiões Sul e Sudeste a prevalência é menor (2% a 3%).

Segundo o Ministério da Saúde do Brasil, nascem cerca de 1.087 crianças com DF por ano, e a incidência de crianças com DF é de 3,78 para 10 mil recém-nascidos vivos. Estima-se que o número de pessoas com DF varia entre 60 mil e 100 mil em nosso país.

Fisiopatologia e quadro clínico da doença falciforme

A DF resulta de uma mutação de ponto (GAG para GTG) no códon número 6 no gene da globina beta da hemoglobina, originando a HbS, em vez da hemoglobina normal (hemoglobina A ou HbA). Essa mutação resulta na substituição de um ácido glutâmico por uma valina da cadeia globínica beta, com consequente modificação físico-química na molécula da hemoglobina. Situações de diminuição da tensão de oxigênio desencadeiam processo de polimerização anormal e empilhamento das moléculas de HbS, as quais passam do estado solúvel ao geleificado, provocando falcização eritrocitária, em virtude da formação de tactoides, o que determina a alteração morfológica das hemácias, que da forma bicôncava adquirem forma em foice ou em meia lua.

A polimerização intracelular ocasiona perda de água e potássio, levando à formação de células mais densas, mais rígidas e pouca deformáveis, responsáveis pelas principais manifestações clínicas: hemólise e fenômenos recorrentes de vaso-oclusão. Além de episódios de dor, a hipóxia decorrente da oclusão vascular ocasiona danos isquêmicos com perda progressiva da função de inúmeros órgãos ou tecidos.

Basicamente, AF caracteriza-se por anemia hemolítica crônica e por eventos repetidos de vaso-oclusão que determinam, progressivamente, numerosas complicações clínicas (crise dolorosa, acidente vascular cerebral (AVC), síndrome torácica aguda, entre outras) e elevada mortalidade.

Doença falciforme e gravidez

Não existe contraindicação à gravidez na DF; entretanto, trata-se de situação potencialmente grave para a gestante, assim como para o feto e para o recém-nascido. Nesses casos, é necessário acompanhamento multidisciplinar desde o pré-natal até o pós-parto, pois as morbidades materna e fetal são duas vezes mais frequentes nas gestantes com DF do que nas gestantes com hemoglobina normal.

As complicações clínicas e obstétricas observadas nas gestantes com DF são explicadas pela doença inflamatória crônica de base somada à condição circulatória da placenta, em que a elevada taxa de extração de oxigênio provê substrato para o afoiçamento das hemácias e o processo de oclusão vascular.

As principais complicações maternas durante a gravidez e o puerpério incluem placenta prévia, descolamento prematuro de placenta, abortos espontâneos, restrição de crescimento intrauterino, parto prematuro, infecções, insuficiência cardíaca congestiva, fenômenos tromboembólicos, toxemia gravídica e óbito do concepto (2% durante a gestação e 10% a 25% no período perinatal).

A dose recomendada de ácido fólico é 5 mg/dia. Para mulheres que tomam hidroxiureia (HU), recomenda-se interromper a HU antes da concepção ou imediatamente após o diagnóstico da gestação. Em geral, gestantes com DF não requerem reposição de ferro oral.

Por causa do risco aumento de pré-eclâmpsia, mulheres grávidas com DF devem receber aspirina diariamente a partir da 12ª semana de gestação e durante toda a gravidez, até 5 a 10 dias antes o parto.

Aproximadamente 50% das mulheres grávidas, sobretudo aquelas que suspenderam a HU, evoluem com crises vaso-oclusivas (crises dolorosas, síndrome torácica aguda). Nessas situações, é importante a hidratação EV e o uso de analgésicos (dipirona, anti-inflamatório, morfina) EV e, sempre que possível, acompanhamento da equipe da dor do hospital.

Em decorrência do risco aumentado de trombose venosa, as gestantes com DF devem receber profilaxia com enoxaparina subcutânea durante as hospitalizações e durante as primeiras seis semanas pós-parto.

Recomenda-se a dose de 5 mg/dia de ácido fólico, começando dois meses antes da concepção e continuando até o final do primeiro trimestre, então a dose pode ser reduzida para 15 mg/semana.

Pré-natal

Na primeira consulta deve ser feita uma avaliação global da paciente. Devem ser objeto de especial atenção os antecedentes obstétricos; as complicações, como insuficiência renal e hipertensão arterial; a dependência química; o uso abusivo de bebida alcoólica ou de narcóticos, e o tabagismo. Os exames que devem ser feitos nessa primeira consulta incluem hemograma completo, com contagem de reticulócitos; eletroforese de hemoglobina; exames para detectar alterações das funções renal e hepática; determinação dos estoques de ferro; sorologia para hepatite A, B e C, HIV, rubéola e sífilis; exame de urina com urocultura; e testes para detecção de anticorpos antieritrocitários. O estoque de unidades de concentrado de hemácias fenotipadas, compatíveis com a paciente, é recomendado. Exame ultrassonográfico para avaliação da idade gestacional e diagnóstico de eventual gravidez múltipla também deve ser realizado na primeira consulta.

Após a avaliação global, a paciente deve ser orientada quanto aos fatores específicos que influenciam favoravelmente o curso da gravidez, como as necessidades nutricionais e a suplementação com vitaminas. Recomenda-se, ainda, a manutenção de ingestão diária de líquidos, para evitar desidratação. Na presença de cefaleia, edema, escotomas, dor abdominal, cólicas e secreção vaginal mucosa, a gestante deve procurar atendimento médico imediato, em decorrência da alta frequência de pré-eclâmpsia e trabalho de parto prematuro.

Complicações clínicas relacionadas com doença falciforme

Durante a gravidez, as crises dolorosas podem tornar-se mais frequentes e a anemia pode piorar, em razão das perdas de sangue, hemodiluição, infecção, hemólise, deficiência de folato, crise aplástica e crise de sequestração esplênica ou hepática.

Crises dolorosas devem ser tratadas de maneira usual, e opioides podem ser usados em doses convencionais.

Mulheres que estavam em transfusão de hemácias de forma regular para prevenção primária ou secundária de AVC devem continuar as transfusões na gravidez.

Nas gestantes com AF, a tendência de vários serviços ou centros de referência em DF é iniciar transfusões de hemácias profiláticas desde o diagnóstico de gravidez até 2 a 3 meses após o pós-parto, sobretudo em situações, como: multiparidade, história de abortos de repetição, doença grave ou antecedentes de complicações causadas pela DF (síndrome torácica aguda, crises dolorosas de repetição).

No Quadro 13.5 estão relacionadas as principais indicações de transfusão de hemácias, de acordo com critérios obstétricos e hematológicos.

As infecções ocorrem em aproximadamente 50% das grávidas com AF. Os locais mais acometidos são os tratos urinário e respiratório. Muitas pacientes

Quadro 13.5 – Principais indicações de transfusão de hemácias em gestantes com doença falciforme

Complicações obstétricas
▪ Toxemia gravídica
▪ Gravidez gemelar
▪ História prévia de abortamento ou natimorto de repetição
Complicações clínicas
▪ Anemia intensa (Hb menor que 6 g/dL)
▪ Queda de 30% da Hb basal ou sinais de descompensação cardíaca
▪ Insuficiência renal aguda
▪ Síndrome torácica aguda
▪ Crise aplástica
▪ Crise de sequestração esplênica ou hepática

com bacteriúria assintomática no início da gravidez tornam-se sintomáticas se não tratadas. As intercorrências infecciosas, de modo geral, devem ser identificadas e tratadas para prevenir ou minimizar os riscos materno e fetal. Acometimento renal preexistente pode ser agravado por hipertensão e pré-eclâmpsia. Nos casos de insuficiência renal aguda ou crônica pode ser necessário hemodiálise para garantir o desenvolvimento normal do feto.

Trabalho de parto e parto

As repercussões hemodinâmicas da anemia e o débito cardíaco elevado são acentuados durante as contrações uterinas. Durante o trabalho de parto, deve-se tentar diminuir a dor com analgésicos e com anestesia peridural, mantendo-se hidratação e oxigenação adequadas.

A reposição de fluidos deve ser feita durante todo o trabalho de parto e o parto, com controle das condições pulmonares e cardíacas. A monitoração fetal deve ser contínua, já que a insuficiência placentária é comum.

O parto vaginal é o desejável. A indicação de cesárea deve obedecer a critérios obstétricos. A deambulação precoce no pós-parto deve ser estimulada, em virtude do risco de fenômenos tromboembólicos.

Considerações finais

- A anemia na gravidez é um problema de saúde global relevante.
- A vigilância ativa de sintomas e sinais, e a realização de exames apropriados para confirmar a anemia, sobretudo por deficiência de ferro, são essenciais na gestação.
- A anemia por deficiência de ferro é a causa mais comum de anemia na gravidez. A primeira opção de tratamento é a suplementação oral de ferro. Em situações específicas e em gestantes com mais de 12 semanas de gestação, deve-se considerar a administração de ferro por via endovenosa.
- Recomenda-se uma dose diária de 400 μg de ácido fólico para mulheres grávidas e de 5 mg/dia para gestantes com anemia hemolítica (p. ex., doença falciforme).
- A gravidez em mulheres com doença falciforme é sempre considerada gestação de alto risco, e está associada ao aumento da morbidade e mortalidade materna e fetal.
- O tratamento profilático com transfusões mensais de concentrado de hemácias tem sido adotado em vários centros de referência como forma de minimizar a morbimortalidade materna e fetal.
- O tratamento eficaz melhora a saúde materna e previne efeitos deletérios à criança.

Bibliografia

- Achebe MM, Gafter-Gvili A. How I treat anemia in pregnancy: iron, cobalamin, and folate. Blood. 2017;129(8):940-9.
- Auerbach M, Muñoz M, Macdougall IC. Intravenous iron: out of sight, out of mind. Lancet Haematol. 2018;5(1):e10-2.
- Breymann C, Auerbach M. Iron deficiency in gynecology and obstetrics: clinical implications and management. Hematol Am Soc Hematol Educ Prog. 2017;2017(1):152-9.
- Cançado RD. Tratamento da anemia ferropênica: alternativas ao sulfato ferroso. Rev Bras Hematol Hemoter. 2009;31(3):1-2.
- Cançado RD, Muñoz M. Intravenous iron therapy: how far have we come? Rev Bras Hematol Hemoter. 2011;33(6):461-9.
- Federação Brasileira das Associações de Ginecologia e Obstetrícia (FEBRASGO). Prevenção dos defeitos abertos do tubo neural. São Paulo: FEBRASGO; 2021. (Protocolo FEBRASGO – Obstetrícia, nº 35/ Comissão Nacional Especializada em Assistência Pré-Natal).
- Friedman AJ, Shander A, Martin SR, Calabrese RK, Ashton ME, Lew I, et al. Iron deficiency anemia in women: a practical

guide to detection, diagnosis, and treatment. Obstet Gynecol Surv. 2015;70(5):342-53.

- Lim W, Afif W, Knowles S, Lim G, Lin Y, Mothersill C, et al. Canadian expert consensus: management of hypersensitivity reactions to intravenous iron in adults. Vox Sang. 2019;114(4):363-73.
- Moretti D, Goede JS, Zeder C, Jiskra M, Chatzinakou V, Tjalsma H, et al. Oral iron supplements increase hepcidin and decrease iron absorption from daily or twice-daily doses in iron-depleted young women. Blood. 2015;126(17):1981-9.
- Pasricha SR, Tye-Din J, Muckenthaler MU, Swinkels DW. Iron deficiency. Lancet. 2021;397(10270):233-48.
- Sousa VT, Ballas SK, Leite JM, Olivato MCA, Cancado RD. Maternal and perinatal outcomes in pregnant women with sickle cell disease: na update. Hematol Transfus Cell Ther. 2022;44(3):369-73.
- Stoffel NU, Cercamondi CI, Brittenham G, Zeder C, Geurts-Moespot AJ, Swinkels DW, et al. Iron absorption from oral iron supplements given on consecutive versus alternate days and as single morning doses versus twice-daily split dosing in irondepleted women: two open-label, randomised controlled trials. Lancet Haematol. 2017;4(11):e524-33.
- Zoller H, Wolf M, Blumenstein I, Primas C, Lindgren S, Thomsen LL, et al. Hypophosphataemia following ferric derisomaltose and ferric carboxymaltose in patients with iron deficiency anaemia due to inflammatory bowel disease (PHOSPHARE-IBD): a randomised clinical trial. Gut. 2023; 72(4):644-53.

14 Doenças Hemorrágicas Hereditárias

Ana Clara Kneese Virgílio do Nascimento

Introdução

O período gravídico-puerperal cursa com grandes modificações do balanço da hemostasia, aumentando a capacidade trombótica em uma preparação para o enorme desafio hemostático do parto. O risco de evento tromboembólico aumenta seis vezes nessa população se comparado ao de mulheres normais no período reprodutivo. As alterações são caracterizadas por maior atividade pró-coagulante, com elevação dos fatores VII, X, VIII, fibrinogênio e fator de von Willebrand (FvW), que sobem progressivamente e atingem seu ápice próximo ao parto. Há também diminuição da fibrinólise e da atividade do sistema anticoagulante, secundárias ao aumento dos inibidores do ativador do plasminogênio tipo 1 (PAI-1) e 2 (PAI-2) e redução da proteína S.

Todas essas alterações são importantes para a preservação da placenta e o sucesso da gestação. Em condições fisiológicas não há sangramento. De forma geral, as causas de hemorragia podem ser divididas em obstétricas, como abortamento, descolamento placentário, gestação ectópica e atonia uterina, ou ainda em cirúrgicas, como lacerações, procedimentos e traumas no parto. A hemorragia pós-parto (HPP) permanece como uma das principais causas de morbimortalidade materna, especialmente em países pouco desenvolvidos.

Apesar de a maior parte das hemorragias na gravidez e puerpério serem provocadas por causas não relacionadas com o sistema hemostático, para as mulheres portadoras de coagulopatias hereditárias as adversidades aumentam.

Coagulopatias hereditárias

As coagulopatias hereditárias formam um grupo heterogêneo de patologias com quadro clínico e gravidade das manifestações diretamente relacionadas com o mecanismo de base e sua intensidade. Envolvem desordens com deficiência ou disfunção de fatores de coagulação, deficiência ou disfunção de plaquetas, defeitos da fibrinólise ou doenças do colágeno. Seu diagnóstico e classificação são essenciais para a correta definição terapêutica.

São patologias genéticas, com a maior parte delas, de herança autossômica dominante. Algumas, como as hemofilias A e B, têm sua transmissão ligada ao cromossoma X e outras, mais raramente, são transmitidas de forma recessiva, como a doença de von Willebrand (DvW) tipo 3. Assim, é necessário atenção para as situações em que o feto possa estar acometido e sob maior risco de sangramento ao nascer. A definição do sexo fetal e, eventualmente, o diagnóstico pré-parto por punção amniótica podem ser métodos auxiliares e devem ser considerados quando há possibilidade de hemorragia intracraniana. O aconselhamento genético deve ser oferecido sempre que já exista o diagnóstico em algum familiar. Os casos mais graves devem ser conduzidos por equipes multidisciplinares envolvendo obstetra, anestesista, hematologista e pediatra, e a literatura mostra menor morbidade para mãe e feto quando os melhores recursos humanos e farmacêuticos estão disponíveis.

Serão abordadas neste capítulo as coagulopatias relacionadas com a formação de fibrina.

Doença de von Willebrand

É a doença hereditária da coagulação mais comum, com prevalência de 0,3 a 16,5/100 mil pessoas, aproximadamente uma em cada 100. O FvW atua na formação do tampão plaquetário inicial no local de lesão vascular por meio da ligação da plaqueta ao colágeno subendotelial e protege o fator VIII (FVIII) de degradação, permitindo a manutenção de sua concentração sérica adequada. Na gestação, o nível do FvW aumenta em proporção menor que nas mulheres saudáveis, mas pode permitir alcançar capacidade hemostática adequada. Há queda rápida após o parto, voltando-se ao nível basal em 1 a 3 semanas.

A DvW é classificada conforme o tipo de alteração do FvW. Se quantitativo, será tipo 1 nas diminuições parciais, e tipo 3 na ausência virtualmente completa. Os subtipos 2 (A, B, N ou M) representam alterações funcionais e afetam diferentemente as capacidades hemostáticas do FvW com maior repercussão no tampão plaquetário ou menor nível sérico de FVIII.

De acordo com a mais recente diretriz unificada de um grupo de sociedades internacionais, que envolve a American Society of Hematology (ASH), a International Society on Thrombosis and Haemostasis (ISTH) a National Hemophilia Foundation (NHF) e a World Federation of Hemophilia (WFH), o diagnóstico do tipo 1 pode ser firmado quando houver nível de FvW abaixo de ≤ 0,30 IU/mL independentemente da presença de manifestação clínica, ou abaixo de ≤ 0,50 IU/mL, se histórico de hemorragia ou durante a gestação. A concentração sérica acima desses valores durante a gestação não permite a exclusão do diagnóstico, dada a sua esperada elevação fisiológica. O tipo 2, seja A, B, M, será identificado laboratorialmente por meio da desproporção na relação entre função e quantidade, medidas pela atividade do cofator de ristocetina (FvW:RCoF) e da dosagem do antígeno do FvW (FvWAg) ou ainda entre FVIII e FvWAg para o tipo 2N, ambos se estiverem abaixo de 0,7. O tipo 3, com herança autossômica recessiva, é grave e extremamente raro.

As manifestações clínicas, em sua maioria, são de hemorragias mucocutênas e sangramento uterino anormal. O tipo 1 é geralmente de fenótipo leve ou moderado e atinge 80% dos indivíduos portadores de DvW. Sua herança autossômica torna menos relevante a identificação do sexo do feto. No período gestacional, parto e de puerpério o risco de sangramento é 2 a 10 vezes maior em pacientes com DvW, e apresentar FvW > 40 IU/mL é fator protetor. No momento do parto, há maior chance de HPP, seja imediata, grave, tardia ou mesmo de hematoma perineal.

O controle laboratorial deverá ser realizado na primeira visita e entre as semanas 32 e 36 para o correto planejamento do parto. Para a sua realização, da anestesia espinhal ou de outros procedimentos invasivos, deve ser almejado o nível de atividade do FvW de pelo menos 0,50 IU/mL até 1,50 IU/mL. Isso pode ser conseguido com o uso de desmopressina (DDAVP®), que libera o estoque de FvW das células endoteliais, ou com a reposição com concentrado de fator.

O DDVAP® deve ser utilizado nas pacientes previamente testadas e com resposta adequada a esse agente. Por ser um análogo sintético do hormônio antidiurético, pode causar efeitos adversos como taquicardia, cefaleia, aumento da pressão arterial, convulsão e hiponatremia. A dose recomendada é de 0,3 μg/kg intravenoso diluído em 50 mL a 100 mL de solução salina infundidos em 30 minutos ou dose fixa de 300 μg intranasal. O uso de concentrado de fator de FvW pode ser utilizado em qualquer subtipo, mas deve ser sempre a opção terapêutica no tipo 3. No tipo 2B, a elevação do FvW costuma ser acompanhada por intensificação da plaquetopenia e deve ser feita com supervisão. É desejável haver acompanhamento de hematologista. O ácido tranexâmico pode ser associado a outras terapias nas pacientes com FvW ≤ 0,50 IU/mL e naquelas com FvW > 0,50 IU/mL, se houver sangramento.

Habitualmente, o risco de sangramento intracraniano é baixo, podendo a via de parto ser definida entre obstetra e paciente.

Hemofilia A e B

Hemofilia A e B são resultantes da deficiência de fator VIII ou IX, respectivamente. São coagulopatias com transmissão ligada ao X, portanto os meninos manifestarão a doença, classicamente caracterizada por hemartroses e sangramentos profundos. Ambas são classificadas quanto à gravidade, sendo leve quando a concentração do fator é acima de 0,05 UI/mL, moderada entre 0,02 e 0,05/mL e grave quando ≤ 0,01 UI/mL. Em até 50% dos casos não há história familiar prévia. Nessas situações, em 90% das vezes a mãe é a portadora.

As mulheres portadoras do gene geralmente não apresentam sintomas. Na rara ocorrência de homozigose ou de inativação do cromossoma X normal, podem também manifestar quadro hemorrágico variável, de leve até grave.

O aconselhamento genético deve ser oferecido para as mulheres com risco. A identificação do sexo do feto é importante, e se masculino deve gerar a discussão sobre o diagnóstico fetal pré-parto, seja por punção de vilo coriônico ou amniocentese.

O risco de HPP é maior também nas portadoras de hemofilia, com taxa variando de 13% a 22%. Todas as pacientes devem ter o nível de fator dosado no terceiro trimestre e antes do parto ou de algum procedimento. A concentração do FVIII pode se elevar até o final da gestação, mas o de FIX permanecerá inalterado. Tanto para o parto, quanto para punção epidural, o nível sérico mínimo desejado de fator é de 0,5 UI/mL e deve ser mantido nessa faixa por pelo menos três dias nos partos normais e de 5 a 7 dias quando realizada cesárea. Sempre que possível o fator deve ser dosado em tempo real para direcionar a reposição. O DDAVP® mostrou-se opção segura para as portadoras de hemofilia A. O ácido tranexâmico pode ser usado em associação a qualquer uma dessas modalidades terapêuticas quando necessário para evitar HPP.

Para os fetos sob risco de serem hemofílicos graves ou já diagnosticados, o parto deve ser o menos traumático possível, a fim de minimizar a chance de sangramento grave, especialmente o intracraniano (SIC). Enquanto para crianças normais o risco é de < 0,2%, em neonatos hemofílicos a incidência sobe para 0,8% a 2,3%. O uso de instrumentos no parto normal pode elevar em até sete vezes o risco de SIC. Outras medidas que devem ser evitadas são injeção intramuscular, punção venosa ou eletrodo, especialmente em couro cabeludo.

O acompanhamento em centro hospitalar com recursos e equipe multidisciplinar, contando com obstetra experiente, anestesista e pediatras preparados e hematologista, resulta em melhores desfechos.

Coagulopatias hereditárias e raras

Aqui estão incluídas as deficiências dos demais fatores como FII, FVII, FX, FXI e FXIII, as disfibrinogenemias e as deficiências combinadas dos fatores V e VIII e dos dependentes da vitamina K (II, VII, IX e X), grupo que representa 3% a 5% de todas as coagulopatias hereditárias. Formam um conjunto heterogêneo, com informações menos robustas e com maior possibilidade de complicação na gestação e no parto.

Como já citado, na gestação ocorrem várias adaptações no sistema hemostático. Há elevação dos F I (fibrinogênio), VII, VIII, X e FvW. Os fatores II, V, IX e XI tendem a permanecer sem muita alteração e, portanto, suas portadoras certamente continuarão com a anormalidade hemostática.

A deficiência de FVII é a mais comum de todas. A forma grave está relacionada com concentrações abaixo de 0,10 UI/mL, e dosagens acima de 0,20 UI/mL parecem garantir hemostasia adequada. A relação entre nível de fator e sangramento é menos direta do que nas hemofilias A e B, mas o tratamento profilático é apropriado para mulheres com FVII < 0,20 UI/mL ou com histórico de sangramentos. A terapia é baseada na reposição do concentrado de fator VII ativado na dose de 15 a 30 mcg/kg a cada 4 a 6 horas, durando 3 a 5 dias quando realizada cesárea. A associação do ácido tranexâmico pode ser interessante para minimizar risco de HPP.

A deficiência de FX tende a ser a mais grave entre as demais. A profilaxia pré-natal com concentrado de complexo protrombínico (CCP) 20 a 30 UI/kg três vezes por semana pode ser indicada nos casos de insucesso prévio. Para as pacientes com dosagem de FX < 0,3 UI/mL e histórico de sangramento ou para quando planejado parto cesárea, indica-se o CPP na dose de 20 a 40 UI/kg seguido por dose de manutenção de 10 a 20 UI/kg/dia por 3 dias.

A hemofilia C ou a deficiência de FXI são pouco relacionadas com a quantidade de fator. São mais frequentes em locais de maior atividade fibrinolítica ou após traumas, e o fenótipo pode variar dentro da mesma família. Nas mulheres com deficiência grave < 0,2 UI/mL a reposição deve sempre ser considerada para o parto. Pode ser feita com a reposição de plasma fresco congelado.

As disfibrinogenemias e a deficiência de FXIII são as mais relacionadas com abortamento de repetição e descolamento prematuro de placenta, casos em que se indica a reposição profilática.

Em qualquer uma dessas coagulopatias, nas alterações graves, os cuidados com o recém-nascido devem ser observados, buscando um modo de parto o menos traumático possível, a dosagem precoce do fator, evitar punções venosas ou intramusculares, principalmente em couro cabeludo.

Bibliografia

- Brenner B. Haemostatic changes in pregnancy. Thromb Res. 2004;114(5-6):409-14.
- Castaman G, James PD. Pregnancy and delivery in women with von Willebrand disease. Eur J Haematol. 2019;103(2):73-9.
- D'Amico E, Villaça P, Rezende S. Manual de diagnóstico e tratamento da doença de von Willebrand. Ministério da Saúde, Secretaria de Atenção à Saúde, Departamento de Atenção Especializada. Brasília: Editora do Ministério da Saúde, 2008. p. 44.
- Du P, Bergamasco A, Moride Y, Truong Berthoz F, Özen G, Tzivelekis S. Von Willebrand disease epidemiology, burden of illness and management: a systematic review. J Blood Med. 2023;14:189-208.
- Hews-Girard JC, Galica J, Goldie C, James P, Tranmer JE. Identifying the effect of inherited bleeding disorders on the development of postpartum hemorrhage: a population-based, retrospective cohort study. Res Pract Thromb Haemost. 2023;7(2):100104.
- James AH, Jamison MG. Bleeding events and other complications during pregnancy and childbirth in women with von Willebrand disease. J Thromb Haemost. 2007;5(6):1165-9.
- James AH, Pacheco LD, Konkle BA. Management of pregnant women who have bleeding disorders. Hematology Am Soc Hematol Educ Program. 2023;2023(1):229-36.
- James PD, Connell NT, Ameer B, Di Paola J, Eikenboom J, Giraud N, et al. ASH ISTH NHF WFH 2021 guidelines on the diagnosis of von Willebrand disease. Blood Adv. 2021;5(1):280-300.
- Kadir R, Chi C, Bolton-Maggs P. Pregnancy and rare bleeding disorders. Haemophilia. 2009;15(5):990-1005.
- Kadir RA, Davies J, Winikoff R, Pollard D, Peyvandi F, Garagiola I, et al. Pregnancy complications and obstetric care in women with inherited bleeding disorders. Haemophilia. 2013;19 Suppl 4:1-10.
- Leebeek FWG, Duvekot J, Kruip MJHA. How I manage pregnancy in carriers of hemophilia and patients with von Willebrand disease. Blood. 2020;136(19):2143-150.
- Lorenzato CS, Ozelo M, Villaça P. Manual de hemofilia. Ministério da Saúde, Secretaria de Atenção à Saúde, Departamento de Atenção Especializada e Temática. 2. ed. Brasília: Ministério da Saúde, 2015. Segunda edição do livro Manual de tratamento das coagulopatias hereditárias.
- Maas DPMSM, Saes JL, Blijlevens NMA, Cnossen MH, den Exter PL, van der Heijden OWH, et al. High prevalence of postpartum hemorrhage in women with rare bleeding disorders in the Netherlands: retrospective data from the RBiN study. J Thromb Haemost. 2023;21(3):499-512.
- McCann LJ, Scullion E, Doy L, Ciantar E. Pregnancy, childbirth, and neonatal outcomes of women with rare inherited coagulation disorders. Obstet Med. 2023;16(4):222-7.
- Moiz B. A Review of Hemostasis in Normal Pregnancy and Puerperium . Nat J Health Sci. 2017;2: 123-7.
- Pavord S, Rayment R, Madan B, Cumming T, Lester W, Chalmers E, et al. Management of inherited bleeding disorders in pregnancy. Green-top Guideline No. 71. BJOG 2017; 124:e193–263.
- Turan O, Kadir RA. Pregnancy in special populations: challenges and solutions practical aspects of managing von Willebrand disease in pregnancy. Hematology Am Soc Hematol Educ Program. 2021;2021(1):552-8.
- Holmes VA, Wallace JMW. Haemostasis in normal pregnancy: a balancing act?. Biochem Soc Trans. 2005;33(Pt 2):428-32.

15 Linfomas e Leucemias

Antonio Adolfo Guerra Soares Brandão
Raphael Costa Bandeira de Melo

Introdução

A incidência de linfomas e leucemias, as duas principais neoplasias hematológicas, é menor na população feminina do que a de tumores sólidos, p. ex., câncer de mama, do colo do útero e de cólon e reto, as três neoplasias malignas mais comuns em mulheres brasileiras. Entretanto, estima-se a partir de dados internacionais que linfomas e leucemias correspondam em conjunto a quase 20% dos casos de neoplasia maligna diagnosticados em mulheres gestantes, sendo o segundo tipo mais comum nessa população, atrás apenas de câncer de mama.

Linfomas e leucemias, em geral, são neoplasias de comportamento agressivo, e o tratamento oncológico para essas doenças deve ser iniciado com brevidade na maioria dos casos e envolve protocolos quimioterápicos intensivos. A ocorrência dessas neoplasias no cenário gestacional, portanto, traz grandes desafios para a equipe envolvida no cuidado do binômio materno-fetal.

Linfomas

Epidemiologia

Linfomas são neoplasias malignas caracterizadas por proliferação descontrolada de células do sistema linfático e podem também atingir órgãos extranodais. Os linfomas são divididos em dois grupos: linfoma de Hodgkin e linfomas não Hodgkin, os quais, por sua vez, podem ser subdivididos em linfomas não Hodgkin de células B e de células T ou em linfomas não Hodgkin indolentes e agressivos.

O diagnóstico de linfoma pode ocorrer em cerca de uma a cada 6 mil gestações, e o tipo mais comum é o linfoma de Hodgkin. Esse linfoma apresenta uma distribuição de incidência bimodal conforme a idade, com um pico de casos atingindo pacientes entre 15 e 34 anos, faixa etária da maioria das gestantes.

Com relação aos linfomas não Hodgkin, dados sugerem que a proporção de subtipos agressivos e muito agressivos (como linfoma não Hodgkin difuso de grandes células B e linfoma de Burkitt, respectivamente), é maior em mulheres gestantes do que a observada em mulheres da mesma faixa etária fora do contexto gestacional.

Peculiaridades de linfomas na gestação

O diagnóstico de linfoma de Hodgkin em mulheres gestantes costuma ser realizado em fases mais avançadas da doença. A sobreposição de sintomas de gestação como fadiga, vômitos e dor abdominal, aos sintomas do linfoma gera dificuldade para o diagnóstico precoce. Apesar disso, a sobrevida de longo prazo para mulheres diagnosticadas com linfoma de Hodgkin na gestação é similar à das mulheres não grávidas.

O cenário do linfoma não Hodgkin diagnosticado na gestação, por outro lado, é um pouco mais delicado. Uma revisão sistemática demonstrou que o acometimento de órgãos reprodutivos (mama, ovário, placenta, útero) e, portanto, órgãos extranodais, é mais frequente no contexto gestacional em linfomas não Hodgkin agressivos ou muito agressivos. Do ponto de vista fisiopatológico, postula-se que isso ocorre em decorrência do maior fluxo sanguíneo para esses órgãos ou, ainda, por conta de superexpressão ou ativação de receptores de hormônios sexuais em linfócitos malignos.

Diagnóstico e estadiamento de linfomas na gestação

Como citado anteriormente, o diagnóstico de linfomas na gestação pode sofrer atrasos em virtude da similaridade de sintomas de linfoma (astenia, desconforto abdominal) com os sintomas de gestação normal. Além de impacto em sinais e sintomas, a interpretação dos exames laboratoriais é dificultosa, já que não há valores de referência fidedignos na gestação para, p. ex., desidrogenase láctica, marcador que pode estar alterado especialmente em linfomas não Hodgkin agressivos. Outro ponto de atenção é a interferência de complicações gestacionais, como doença hipertensiva específica da gestação, nos resultados de proteinúria e de nível sérico de ácido úrico rotineiramente analisados no cenário de linfomas.

Para confirmar o diagnóstico de linfomas é necessária a realização de biópsia do tecido suspeito, com amostra suficiente para reações de imuno-histoquímica, necessárias para diferenciar os diversos tipos de linfomas. A realização de punção aspirativa por agulha fina é inadequada para o diagnóstico desses tumores. Biópsias excisionais ou por agulha grossa, mesmo as guiadas por ultrassonografia, são seguras na gestação.

Após a confirmação diagnóstica, são indicados exames de estadiamento, importantes para definição terapêutica e para prognóstico de pacientes com linfomas. O exame padrão-ouro para estadiamento de pacientes com linfoma de Hodgkin e linfomas não Hodgkin agressivos é a tomografia com emissão de pósitrons (PET-CT) com aplicação de 18-fluordeoxiglicose (^{18}FDG). Esse exame é contraindicado na gestação por conta da exposição do feto a níveis elevados de radiação ionizante, que pode causar abortamento espontâneo, restrição de crescimento fetal intrauterino, malformações congênitas e aumento de risco de câncer.

Desse modo, recomenda-se realizar o estadiamento utilizando ressonância nuclear magnética (RMN) sem o uso de gadolínio, ou, alternativamente, ultrassonografia de abdome e tomografia computadorizada de tórax com proteção abdominal. Além disso, é necessária a realização de biópsia unilateral de medula óssea já que a PET-CT com ^{18}FDG, que permite a omissão da biópsia de medula óssea no estadiamento de linfoma de Hodgkin e de linfomas não Hodgkin agressivos, não pode ser realizada na gestação.

Tratamento de linfomas na gestação

A maior parte de pacientes com linfomas necessitará de algum tratamento oncológico ao longo da história da doença e, em algumas situações como linfomas não Hodgkin agressivos, a terapia deve ser iniciada com brevidade, em decorrência do alto risco de complicações, algumas delas fatais. Pacientes com linfomas não Hodgkin indolentes, cujo protótipo é o linfoma folicular, nem sempre necessitam de tratamento oncológico.

Com isso, após o diagnóstico de linfoma durante a gestação, será necessária a discussão sobre introdução de tratamento oncológico e, principalmente, sobre seus riscos. A administração de fármacos citotóxicos durante o período da organogênese, ou seja, entre 4 e 13 semanas de gestação, acarreta alto risco de perdas e malformações fetais (estimado em torno de 25%). Já o uso no segundo e no terceiro trimestre traz menores riscos de malformações fetais (em torno de 1% a 2%); porém, ainda existe vulnerabilidade para olhos, genitais, sistema nervoso central e sistema hematopoiético e, ainda, pode gerar outras complicações obstétricas como restrição de crescimento intrauterino, prematuridade e baixo peso ao nascer.

Após a decisão por prescrever fármacos quimioterápicos para tratamento oncológico de gestantes, deve-se ter em mente que as alterações fisiológicas da gestação levam a efeitos farmacocinéticos, como aumento do volume de distribuição do fármaco e aumento de *clearance* renal e hepático. Além disso, a maioria dos quimioterápicos apresentam peso molecular abaixo de 400 kD, portanto há risco de transferência placentária para o compartimento fetal. Essa transferência, entretanto, é variável de acordo com o fármaco, atingindo cerca de 10% nos antracíclicos, como a doxorrubicina, e 55% nas platinas. A dose a ser prescrita para a gestante, de acordo com recomendações vigentes, deve ser calculada com base no peso real da paciente.

O Quadro 15.1 resume os principais protocolos quimioterápicos utilizados na primeira linha de tratamento de linfoma de Hodgkin e de linfomas não Hodgkin durante a gestação.

Quadro 15.1

Indicação	Protocolo	Drogas utilizadas	Referência
Linfoma de Hodgkin	ABVD	Doxorrubicina, bleomicina, vimblastina, dacarbazina	17
Linfomas não Hodgkin	R-CHOP	Rituximab*, ciclofosfamida, doxorrubicina, prednisona	18

**O uso de rituximab está indicado para linfomas não Hodgkin de células B, não sendo indicado para linfomas não Hodgkin de células T.*

Linfoma de Hodgkin

Tratamento

O raciocínio decisório para o tratamento de linfoma de Hodgkin em gestantes, resumido na Figura 15.1, irá envolver idade gestacional, estadiamento clínico e valores da paciente. Casos diagnosticados durante o terceiro trimestre e em estádios precoces (I ou II sem doença mediastinal) podem ter o tratamento adiado até após o parto. Entretanto, a maioria das gestantes com diagnóstico de linfoma de Hodgkin irá necessitar de tratamento oncológico durante a gestação.

Com relação às medicações que compõem o protocolo ABVD (Quadro 15.1), o uso de vimblastina durante o primeiro trimestre aparenta ser de menor risco e pode ser considerado. Já em fases posteriores da gestação, o protocolo ABVD convencional é recomendado. O uso do anticorpo monoclonal fármaco-conjugado brentuximab vedotina, que fora da gestação está indicado para o tratamento de linfoma de Hodgkin em estádio avançado (III ou IV), é contraindicado durante a gestação, já que o alvo dessa medicação é a proteína CD30, também expressa por células da decídua do útero gravídico.

A radioterapia pode fazer parte do tratamento de linfoma de Hodgkin em alguns cenários. Na gestação, entretanto, seu uso deve ser limitado para campo envolvido supradiafragmático, desde que a distância entre o feto e a extremidade do campo irradiado seja maior do que 30 cm, com proteção abdominal adequada e, preferencialmente, após 25 semanas de gestação, já que há risco aumentado de anomalias fetais com doses acima de 10 cGy.

Linfomas não Hodgkin

Tratamento

O tratamento de linfomas não Hodgkin diagnosticados em gestantes irá variar de acordo com o tipo do tumor, conforme resumido na Figura 15.2.

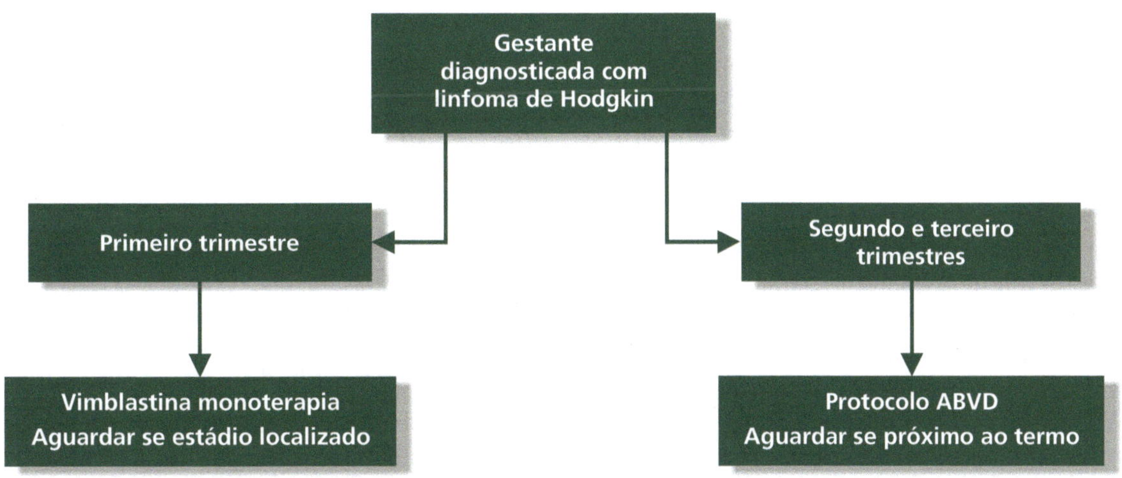

Figura 15.1 – Algoritmo para tratamento de gestantes com linfoma de Hodgkin. Fonte: Adaptado de Pirosa MC *et al.*

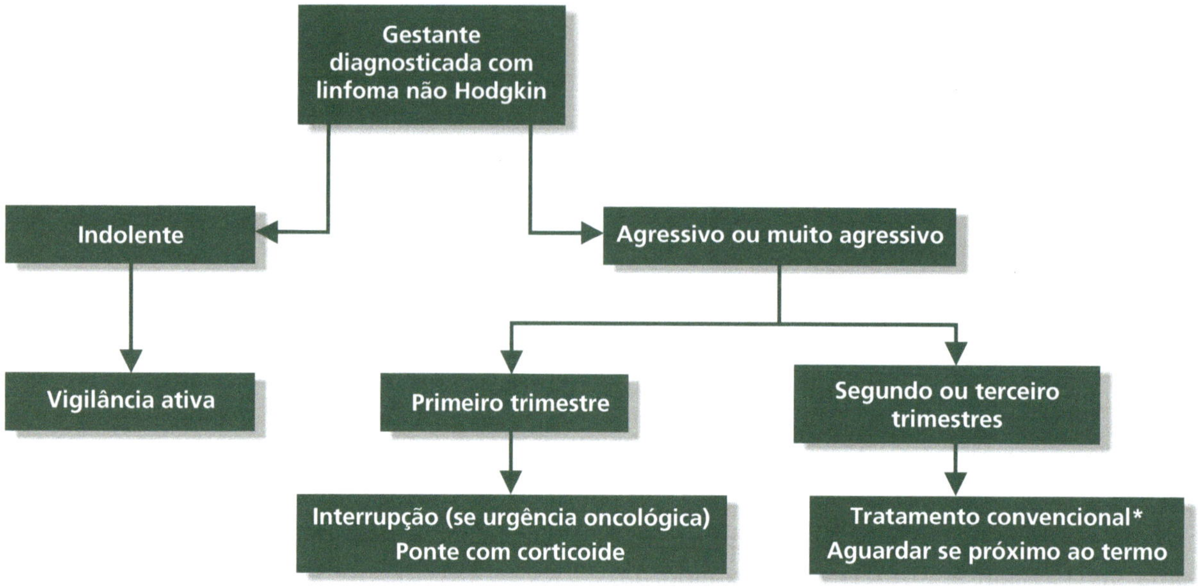

*Não utilizar metotrexato durante a gestação.

Figura 15.2 – Algoritmo para tratamento de gestantes com linfoma não Hodgkin. Fonte: Adaptado de Pirosa MC, *et al.*

Linfomas não Hodgkin indolentes nem sempre necessitam de tratamento; portanto, conduta expectante é uma escolha frequente.

As pacientes com linfomas não Hodgkin agressivos ou muito agressivos terão seu tratamento guiado com base na idade gestacional.

Casos com diagnóstico durante o primeiro trimestre, em especial aqueles com urgências oncológicas, como síndrome de compressão de veia cava superior ou acometimento de órgãos nobres, requerem início de terapia oncológica imediata, e, nesse cenário, a interrupção da gestação deve ser fortemente cogitada por risco de mortalidade materna se a paciente não for tratada rapidamente. Como citado anteriormente, a aplicação de quimioterápicos no primeiro trimestre está associada a risco proibitivo de malformações fetais graves.

Nas situações em que o diagnóstico é feito a partir do segundo trimestre, o tratamento pode ser realizado de maneira bastante similar ao aplicado em pacientes não grávidas. O tipo mais comum de linfoma não Hodgkin, o linfoma difuso de grandes células B, é tratado com o protocolo R-CHOP, que utiliza fármacos com risco aceitável de toxicidades nessa fase da gestação. Em nosso meio, há uma série de casos que demonstram bons desfechos com o uso desse protocolo durante a gestação, do segundo trimestre em diante, tanto para a gestante quanto para o concepto. Para linfomas não Hodgkin de células T, o protocolo padrão é simliar (protocolo CHOP), com os mesmos fármacos, à exceção do uso de rituximab.

Em linfomas muito agressivos, como o linfoma de Burkitt, ou então, em linfomas com infiltração de sistema nervoso central, para os quais há indicação do uso de metotrexato (MTX) em doses elevadas, não é possível de se seguir a terapia similarmente às não gestantes com segurança, pois há risco alto de complicações fetais com aplicação dessa medicação mesmo em fases mais tardias da gestação.

Com relação à programação para o parto, é recomendável que se evite a administração de tratamento quimioterápico após 35 semanas de gestação, ou nas três semanas que antecedem o parto, por alto risco de mielossupressão neonatal. Para descartar infiltração de células neoplásicas, a placenta deve ser enviada para exame anatomopatológico. A amamentação é contraindicada na vigência de tratamento quimioterápico; portanto, a lactação deve ser inibida.

O uso de radioterapia em pacientes com linfoma não Hodgkin diagnosticadas durante a gestação, se indicado, deve seguir os mesmos cuidados mencionados para linfoma de Hodgkin.

Leucemias

O diagnóstico e o tratamento das leucemias durante a gravidez permanecem desafiadores, principalmente nas leucemias agudas. As gestantes compõem um grupo pouco estudado, em que a maioria da evidência vem de relato de casos, sendo excluídas, naturalmente, da maior parte dos ensaios clínicos. As leucemias são a segunda malignidade mais comum em mulheres em idade fértil. A incidência esperada do diagnóstico durante a gravidez é de uma em 75 mil a 100 mil gestações.

As leucemias podem ser separadas em agudas ou crônicas, de acordo com a perda de maturação das células. Ambas estão relacionadas com perda de regulação da proliferação celular, porém as leucemias agudas também apresentam acúmulo de precursores e isso as tornam muito mais agressivas. As leucemias crônicas tendem a ter um comportamento mais indolente e o seu tratamento pode muitas vezes ser postergado, enquanto as leucemias agudas usualmente demandam tratamento de urgência. Além da divisão entre crônica e aguda, dividimos também as leucemias de acordo com a célula de origem, se em um precursor linfoide ou mieloide. Assim, falaremos da leucemia mieloide crônica (LMC), da leucemia linfoide crônica (LLC), da leucemia linfoblástica aguda (LLA) e da leucemia mieloide aguda (LMA).

O manejo requer uma abordagem multidisciplinar, envolvendo o obstetra, o pediatra e o hematologista. A decisão de iniciar quimioterapia ou de interromper a gravidez é complexa, envolvendo valores maternos e avaliação de riscos para o feto e a mãe.

Leucemia mieloide crônica

A LMC é uma doença caracterizada pela proliferação aumentada dos precursores mieloides na medula óssea, porém mantendo um grau de maturação. A sua origem comum é a translocação entre os cromossomos 9 e o 22, dando origem ao gene de fusão BCR-ABL. As principais manifestações clínicas são esplenomegalia e astenia. O paciente usualmente apresenta-se com leucocitose de grande monta, com desvio escalonado à esquerda, eosinofilia e basofilia. Podem estar presentes anemia e plaquetopenia, apesar de a plaquetose também ser comum. O diagnóstico passa pela pesquisa em sangue periférico ou em medula óssea da translocação ou da proteína produto do gene de fusão.

Podemos dividir a doença em fase crônica, fase acelerada e crise blástica. Na gravidez relacionada com LMC, é importante considerar a fase da doença e a situação na qual a paciente se encontra, se já apresenta o diagnóstico e engravida (planejado ou não) ou se tem um diagnóstico inicial durante a gravidez.

Tratamento da leucemia mieloide crônica

O tratamento padrão da LMC é realizado com os inibidores de tirosina quinase (ITKs). Antes de existirem, a doença tinha um prognóstico desfavorável, com a maior parte das pacientes evoluindo para crise blástica e morte. Com a descoberta dessas medicações, a expectativa de vida das pacientes tornou-se semelhante à da população normal.

A maior parte das LMCs são diagnosticadas em fase crônica e muitas pacientes apresentam-se com poucos sintomas e contagem leucocitária controlada; assim, uma estratégia expectante pode ser adequada. Pelo contrário, em pacientes com muitos sintomas ou com contagem leucocitária rapidamente em ascensão, o início da terapia deve ser considerado. No caso de necessidade de tratamento, deve-se evitar os ITKs, principalmente durante o primeiro trimestre, quando o risco de teratogenicidade parece ser maior. No segundo e terceiro trimestres, o seu uso deve ser ponderado caso a caso, com algumas evidências demonstrando segurança.

Se a paciente for diagnosticada durante crise blástica, deve-se considerar a interrupção da gravidez, dado que a crise blástica da LMC tem alta mortalidade, necessitando de tratamento assim que possível.

Em uma coorte no Instituto do Câncer do Estado de São Paulo, 45 gravidezes relacionadas com LMC foram analisadas. Quinze mulheres receberam o diagnóstico de LMC durante a gravidez, com nove utilizaram interferon e apenas uma necessitou de leucaférese. O ITK foi iniciado em todas as pacientes após o término da gestação. Outras 31 gravidezes ocorreram durante o acompanhamento de LMC, com apenas sete sendo planejadas, com a interrupção do ITK previamente. No acompanhamento com um grupo controle, o único fator independente de risco para progressão foi a adesão. Entre as mulheres que engravidaram em uso de ITK, 52% tiveram complicações gestacionais ou malformações fetais.

A leucaférese pode ser considerada nas pacientes com leucócitos acima de 100.000/mm^3, tendo como principais desvantagens a necessidade de um acesso venoso e o seu caráter transitório, necessitando de repetidas sessões. Outros tratamentos, como o interferon, considerado seguro na gestação, pode ser utilizado para controle da doença.

Além do tratamento específico, o risco de trombose durante a gravidez deve ser considerado. Recomenda-se o uso de AAS em dose baixa (75 mg a 100 mg) nas pacientes com trombocitose maior que 450.000/mm^3 (ou 600.000/mm^3 em algumas recomendações).

Ao término da gravidez, deve-se iniciar o ITK assim que possível. A amamentação é contraindicada durante o seu uso, podendo ser adiado por 2 a 3 semanas, caso seja desejo da mãe amamentar nesse período inicial.

Outra situação são pacientes já com diagnóstico de LMC que desejam gestar. Durante o uso do ITKs, a resposta à terapia é avaliada por meio de pesquisa do transcrito BCR-ABL em sangue periférico. Esse acompanhamento permite guiar a terapia, e algumas pacientes em uso de ITK atingem respostas moleculares profundas, sendo candidatos a suspender o tratamento. A recomendação atual para pacientes em seguimento de LMC que desejam gestar é realizar a suspensão programada da medicação com a monitorização durante o período da gravidez. Em geral, essa suspensão é considerada em pacientes com LMC em fase crônica que estão na primeira linha há mais de cinco anos e em resposta molecular profunda há pelo menos dois anos. Cerca de 50% das pacientes que interrompem o tratamento perdem resposta molecular maior e necessitam reiniciar o ITK. As outras 50% não necessitam reiniciar o tratamento. Em pacientes que não preenchem critérios para a descontinuação, outras estratégias podem ser tentadas em uma gravidez planejada, como, p. ex., a troca por um inibidor mais potente para atingir respostas profundas e depois programar a gravidez (Figura 15.3).

Leucemia linfocítica crônica

Apesar de ser a leucemia mais comum no mundo ocidental, a mediana de idade avançada na leucemia linfocítica crônica (LLC) (70 anos), com raros casos abaixo dos 40 anos, torna o diagnóstico extremamente raro durante a gravidez. As evidências são, portanto, derivadas de relatos de casos.

A principal manifestação clínica da LLC é a linfocitose isolada, podendo também estar acompanhada de adenomegalias, esplenomegalias ou citopenias. É uma doença de comportamento indolente. A maioria dos casos é diagnosticado assintomático durante uma investigação de linfocitose em um hemograma de rotina. O diagnóstico ocorre por meio da imunofenotipagem de sangue periférico, com um imunofenótipo específico, com células expressando fracamente antígenos B (CD20), CD5, CD23 e CD200.

A conduta mais frequente, mesmo fora da gravidez, é expectante, sem necessidade de tratamento.

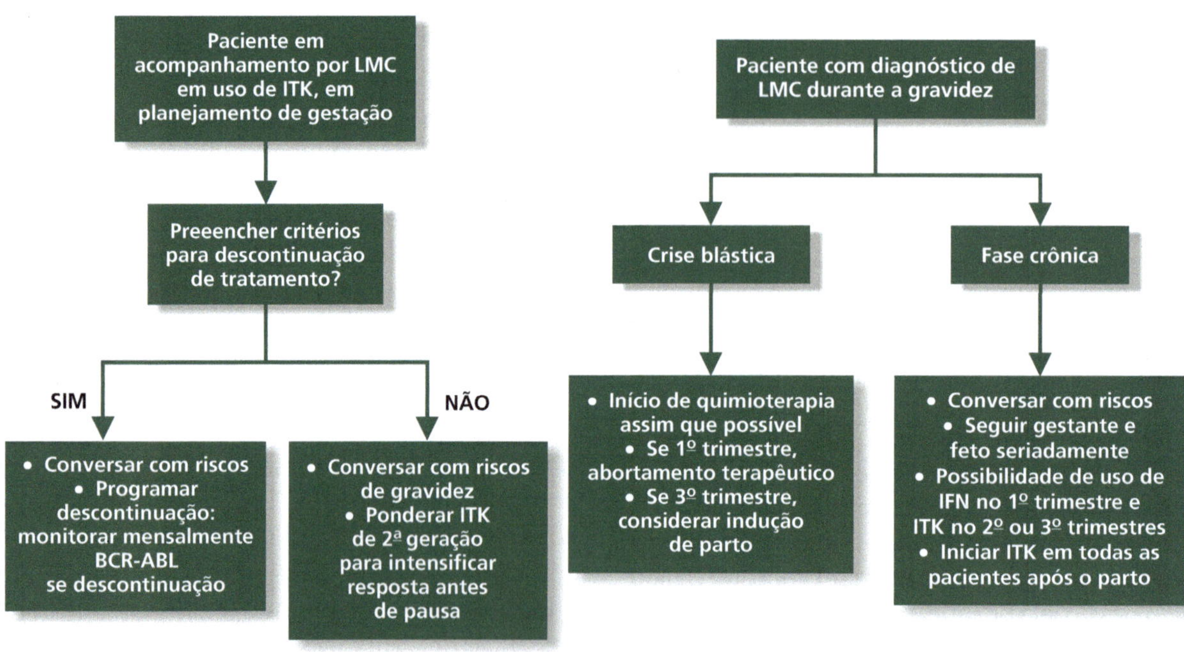

Figura 15.3 – Algoritmo para tratamento de gestantes com leucemia mieloide crônica.

Assim, não há conduta consensual de tratamento durante a gestação, dada sua raridade. No raro caso de necessidade de tratamento, a conduta deve ser individualizada.

Leucemias agudas

A apresentação clínica das leucemias agudas durante a gravidez é semelhante à apresentação fora da gravidez. A maior parte das leucemias agudas diagnosticadas na gravidez são LMA, uma vez que a LLA é mais frequente na infância e adolescência.

O diagnóstico é similar, uma vez que o mielograma (e a biópsia de medula óssea) podem ser realizados na gestante, podendo, no entanto, serem evitados no caso de o diagnóstico ser factível pelo sangue periférico (com a imunofenotipagem, a citogenética e a biologia molecular).

As leucemias agudas são doenças de alta mortalidade e, se não tratadas, apresentam grande risco para a gestante e o feto.

Leucemia mieloide aguda

A LMA é uma doença caracterizada pela desregulação de proliféração e de maturação de um precursor mieloide. Esses precursores acumulam-se na medula óssea e em sangue periférico, levando à falência medular. As manifestações clínicas são decorrentes dessa falência medular: astenia, sangramento e infecções.

O diagnóstico é feito por meio da avaliação medular, com mielograma e imunofenotipagem. A citogenética e a biologia molecular auxiliam em estratificar o risco, definindo a melhor forma de consolidação de tratamento.

O tratamento padrão da LMA é realizado com 1 a 2 ciclos de indução, seguido pela consolidação nos pacientes que apresentam resposta. A consolidação pode ser realizada com ciclos adicionais de quimioterapia ou com a realização de transplante de medula óssea.

O esquema intensivo para indução mais comumente usado é o chamado "7+3", composto por três dias de infusão de uma antraciclina (daunorrubicina ou idarrubicina) e sete dias de infusão de citarabina. Os antracíclicos usualmente podem ser utilizados com alguma segurança, enquanto o risco da citarabina parece ser maior.

Em pacientes não candidatos à terapia de indução intensiva, outras terapias podem ser realizadas, como a associação do inibidor de Bcl-2 (venetoclax) a um agente hipometilante (azacitidina ou decitabina). Além disso, alguns subtipos genéticos específicos, podem beneficiar-se de terapias-alvo mais novas em associação com a quimioterapia, como os inibidores de FLT3 ou o anticorpo monoclonal anti-CD33 (gemtuzumab ozogamicina).

No caso da gestante, o tratamento vai depender principalmente do tempo de gestação, dado que atrasos de tratamento estão associados a desfechos ruins. No primeiro trimestre, o uso de quimioterapia intensiva está associado a maiores riscos, sendo, portanto, considerado o aborto terapêutico. No segundo e terceiro trimestres, a quimioterapia intensiva pode ser considerada, pois os riscos de malformação fetal parecem ser menores, porém mantendo-se o risco de restrição de crescimento intrauterino, prematuridade e morte fetal

Se a opção for pelo uso de quimioterapia intensiva, deve-se atentar para o risco do nadir, período de citopenias e risco de infecção (em geral, entre o 8º e o 20º dias após o início da quimioterapia). Portanto, o ideal é programar o parto, quando possível, para o momento de recuperação, após o nadir.

A leucaférese pode ser realizada para reduzir rapidamente a contagem leucocitária em situações extremas (p. ex., leucostase), porém o seu efeito é transitório, sendo utilizada principalmente como ponte para a quimioterapia.

Leucemia promielocítica aguda

A leucemia promielocítica aguda (LPA) é um tipo particular de LMA associada à translocação entre os cromossomos 15 e 17, gerando o gene de fusão PML-RARa. Suas características marcantes são a forte associação à coagulopatia na apresentação inicial, porém com altas taxas de remissão e cura, uma vez que o tratamento é instituído.

O manejo padrão da LPA é realizado com o ácido transretinoico (ATRA) e trióxido arsênico, sendo uma antraciclina associada quando há presença de leucocitose na apresentação inicial (associada a maior risco de recaída). A leucaférese não é recomendada em pacientes com LPA.

O manejo da LPA durante a gravidez deve considerar que a medicação fundamental do tratamento (o ATRA) apreseenta alto risco de teratogenicidade, devendo ser evitada no primeiro trimestre, porém podendo ser utilizada no segundo e terceiro trimestres. Já o trióxido arsênico é contraindicado em qualquer momento da gravidez

Apesar de o tratamento padrão ser com o uso dessas medicações, no caso de pacientes diagnosticadas durante o primeiro trimestre e que não desejem a interrupção da gravidez, pode-se tentar a indução com uma antraciclina isoladamente. No segundo e terceiro trimestres, o uso de ATRA associado a antraciclina pode ser considerado (pesando o risco aumentado de abortamento e parto prematuro). A amamentação é contraindicada após o parto, se houver necessidade de quimioterapia, ATRA ou trióxido arsênico.

Leucemia linfoblástica aguda

A LLA é caracterizada pela proliferação descontrolada e parada de maturação de um precursor linfoide. As manifestações clínicas mais frequentes são, assim como na LMA, as de falência medular, porém na LLA são mais comuns adenomegalias, hepatoesplenomegalia e o acometimento do sistema nervoso central. O hemograma pode demonstrar leucocitose com presença de blastos, acompanhado usualmente por anemia e plaquetopenia, ou pancitopenia. O diagnóstico é realizado por meio da avaliação medular com mielograma e imunofenotipagem. Novamente, no caso da presença de blastos em sangue periférico, o diagnóstico pode ser realizado por meio de imunofenotipagem do sangue periférico. No diagnóstico de LLA, a citogenética e a biologia molecular são fundamentais para a estratificação correta de risco e definição de tratamento (inclusive identificando aquelas relacionadas com a translocação do cromossomo *philadelphia*, que devem ser tratadas com inibidores de tirosina-quinase, assim como na LMC).

Como sua incidência é mais comum na infância e adolescência, a evidência de tratamento de LLA em gestantes é ainda menor que na LMA. O manejo padrão é com base no uso de poliquimioterapia para indução, consolidação e manutenção, em um tratamento duradouro (em geral, cerca de dois anos no total). Mais recentemente, imunoterapias foram desenvolvidas, e estão sendo incorporadas progressivamente em primeira linha e em cenário de refratariedade à poliquimioterapia inicial.

Os protocolos de tratamento de LLA envolvem o uso de MTX, ciclofosfamida, antracíclicos, vincristina, asparaginase, citarabina e corticoides. Dessas medicações, a mais problemática durante a gestação parece ser o MTX.

Para as pacientes com diagnóstico no primeiro trimestre de gravidez, a recomendação também seria de considerar o abortamento terapêutico. Para as pacientes diagnosticadas no segundo trimestre, um esquema de tratamento adaptado sem o uso do MTX deve ser considerado até o terceiro trimestre, quando o uso do medicamento pode ser considerado (Figura 15.4).

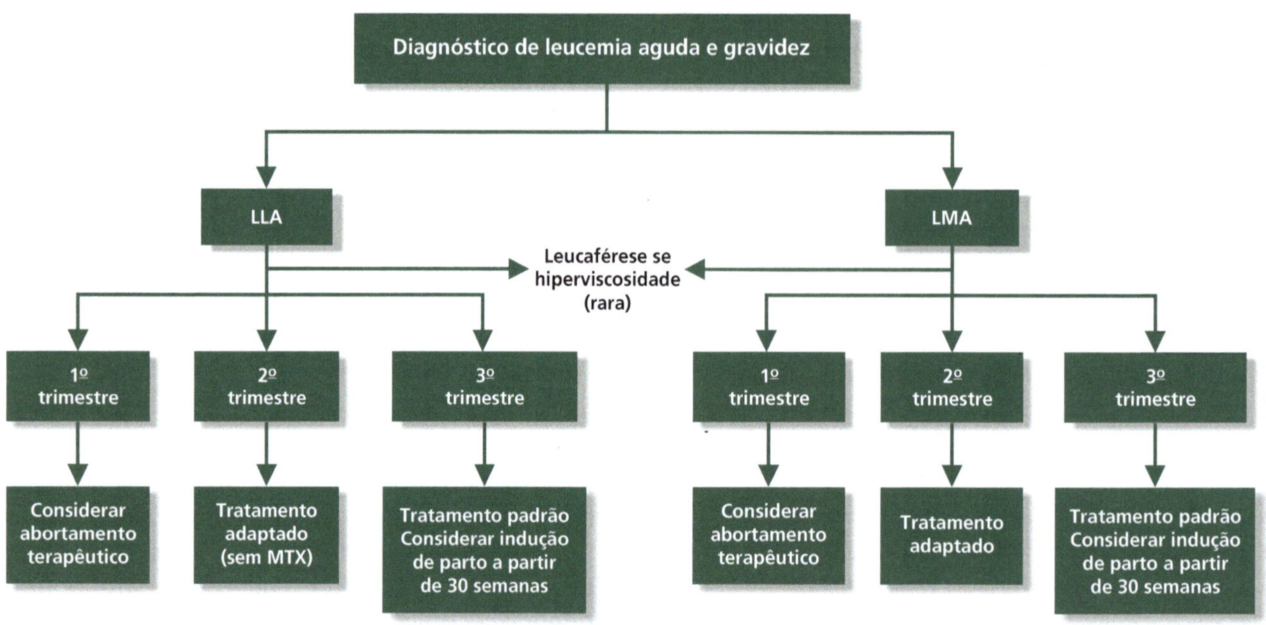

Figura 15.4 – Algoritmo para tratamento de gestantes com leucemias agudas.

Conclusões

Apesar de pouco frequentes, neoplasias hematológicas diagnosticadas durante a gestação são de manejo complexo. As evidências que guiam o tratamento dessas condições são escassas e derivadas, basicamente de estudos retrospectivos e opiniões de especialistas; portanto, cada paciente deve ser abordada de maneira individual, com abordagem multidisciplinar, com discussão conjunta entre a equipe obstétrica e a equipe responsável pelo tratamento oncológico. Não é incomum nesse contexto ser necessária a aplicação de medicações quimioterápicas, inclusive com potenciais riscos fetais, além de induzir complicações gestacionais, e é imperativo que a gestante participe ativamente do processo decisório.

A condução dessas pacientes deve ser realizada em centros familiarizados com esses cenários clínicos, visando a melhores desfechos.

Bibliografia

- Alaggio R, Amador C, Anagnostopoulos I, Attygalle AD, Araujo IBO, Berti E, et al. The 5th edition of the World Health Organization classification of haematolymphoid tumours: lymphoid neoplasms. Leukemia. 2022;36(7):1720-48.
- Ali S, Jones GL, Culligan DJ, Marsden PJ, Russell N, Embleton ND, et al. Guidelines for the diagnosis and management of acute myeloid leukaemia in pregnancy. Br J Haematol. 2015;170(4):487-95.
- Bell DJ, Kerr DJ. Pharmacokinetic considerations in the use of anticancer drugs during pregnancy: challenges and new developments. Expert Opin Drug Metab Toxicol. 2015; 11(9):1341-4.
- Brandão AAGS, Brandão TGNS, Kondo AM, Rosa LI, Carranza J, Pereira J, et al. Diagnosis and treatment of aggressive non-hodgkin 's lymphoma in pregnancy: multidisciplinary approach outcomes of a challenging dilemma. Hematol Transfus Cell Ther. 2019;41S2:71.
- Brenner B, Avivi I, Lishner M. Haematological cancers in pregnancy. Lancet. 2012;379(9815):580-7.
- Brewer M, Kueck A, Runowicz CD. Chemotherapy in pregnancy. Clin Obstet Gynecol. 2011;54(4):602-18.
- Cheson BD, Fisher RI, Barrington SF, Cavalli F, Schwartz LH, Zucca E, et al. Recommendations for initial evaluation, staging, and response assessment of Hodgkin and non-Hodgkin lymphoma: the Lugano classification. J Clin Oncol. 2014; 32(27):3059-68.
- Coiffier B, Lepage E, Briere J, Herbrecht R, Tilly H, Bouabdallah R, et al. CHOP chemotherapy plus rituximab compared with CHOP alone in elderly patients with diffuse large-B-cell lymphoma. N Engl J Med. 2002;346(4):235-42.
- Di Ciaccio PR, Mills G, Shipton MJ, Campbell B, Gregory G, Langfield J, et al. The clinical features, management and outcomes of lymphoma in pregnancy: a multicentre study by the Australasian Lymphoma Alliance. Br J Haematol. 2023;201(5):887-96.
- Di Ciaccio PR, Mills G, Tang C, Hamad N. Managing haematological malignancies in pregnant women. Lancet Haematol. 2021;8(9):e623-24.
- Duggan DB, Petroni GR, Johnson JL, Glick JH, Fisher RI, Connors JM, et al. Randomized comparison of ABVD and MOPP/ABV hybrid for the treatment of advanced Hodgkin's disease: report of an intergroup trial. J Clin Oncol. 2003; 21(4):607-14.
- Dunleavy K, McLintock C. How I treat lymphoma in pregnancy. Blood. 2020;136(19):2118-2124.
- Esposito S, Tenconi R, Preti V, Groppali E, Principi N. Chemotherapy against cancer during pregnancy: a systematic review on neonatal outcomes. Medicine (Baltimore). 2016; 95(38):e4899.
- Estimativa 2023: incidência de câncer no Brasil [Internet]. Brasília, DF: Instituto Nacional do Câncer [citado 23 de janeiro de 2024]. Disponível na Internet: https://www.inca.gov.br/publicacoes/livros/estimativa-2023-incidencia-de-cancer-no-brasil.
- Evens AM, Advani R, Press OW, Lossos IS, Vose JM, Hernandez-Ilizaliturri FJ, et al. Lymphoma occurring during pregnancy: antenatal therapy, complications, and maternal survival in a multicenter analysis. J Clin Oncol. 2013;31(32):4132-9.
- Hochhaus A, Baccarani M, Silver RT, et al. European LeukemiaNet 2020 recommendations for treating chronic myeloid leukemia. Leukemia. 2020;34(4):966-984.
- Horowitz NA, Benyamini N, Wohlfart K, Brenner B, Avivi I. Reproductive organ involvement in non-Hodgkin lymphoma during pregnancy: a systematic review. Lancet Oncol. 2013;14(7):e275-82.
- Kaushansky K, Lichtman MA, Prchal J. et al. Williams hematology. New York: McGraw Hill; 2021.
- Lishner M, Avivi I, Apperley JF, Dierickx D, Evens AM, Fumagalli M, et al. Hematologic malignancies in pregnancy: management guidelines from an international consensus meeting. J Clin Oncol. 2016;34(5):501-8.
- Medeiros LJ, Greiner TC. Hodgkin's disease. Cancer. 1995; 75(1 Suppl):357-69.
- Milojkovic D. Apperley, JF. How I treat leukemia during pregnancy. Blood. 2014;123(7):974-84.
- Paydas S. Management of hemopoietic neoplasias during pregnancy. Crit Rev Oncol Hematol. 2016;104:52-64.
- Pirosa MC, Peccatori FA. Lymphomas in pregnancy. Hematol Oncol. 2023;41(Suppl1):70-74.
- Robertson HF. Apperley JF. Treatment of CML in pregnancy. Hematology. 2022;1:123-8..
- Santos FM, Ghelfond G, Seguro FS, Abdo ANR, Dalessandro T, Maciel FVR, et al. Impact of pregnancy on the outcomes of childbearing age women with chronic myeloid leukemia. Am J Hematol. 20221;97(2):E72-4.

- Sanz MA, Fenaux P, Tallman MS, Estey EH, Löwenberg B, Naoe T, et al. Management of acute promyelocytic leukemia: Updated recommendations from an expert panel of the European LeukemiaNet. Blood. 2019;133(15):1630-43.
- Van Calsteren K, Heyns L, De Smet F, Van Eycken L, Gziri MM, Van Gemert W, et al. Cancer during pregnancy: an analysis of 215 patients emphasizing the obstetrical and the neonatal outcomes. J Clin Oncol. 2010;28(4):683-9.
- Vandenbroucke T, Verheecke M, Fumagalli M, Lok C, Amant F. Effects of cancer treatment during pregnancy on fetal and child development. Lancet Child Adolesc Health. 2017; 1(4):302-10.
- Zhu D, Tang D, Chai X, Zhang G, Wang Y. Acute leukemia in pregnancy: A single institutional experience with 21 cases at 10 years and a review of the literature. Ann Med. 2021; 53(1):567-75.

16 Diabetes *Mellitus*

Lilian de Paiva Rodrigues Hsu
Romulo Negrini

Introdução

O diabetes gestacional é identificado por uma gama diversa de definições globais, mas é comumente acordado que ele se manifesta como uma tolerância reduzida aos carboidratos descoberta ou iniciada durante a gravidez.

Essa conceituação abrange situações em que o diabetes tipo 1 ou tipo 2 são diagnosticados pela primeira vez durante a gestação; esses casos são frequentemente referidos como *overt* diabetes.

Classificação

Diversas categorizações foram desenvolvidas para estratificar o diabetes *mellitus*, visando descrever a severidade da doença e determinar as expectativas perinatais. A mais remota dessas classificações data de 1949 e foi proposta por Priscilla White, que distribui a condição em dez categorias de severidade crescente, em que o diabetes gestacional está enquadrado na classe A:

- A Pacientes assintomáticas, como de diabetes induzido pela gestação, que pode ser tratado apenas com dieta (A1) ou com insulina (A2).
- B Mulheres diabéticas com diagnóstico após os 20 anos ou nos últimos 10 anos.
- C Mulheres com diagnóstico entre 10 e 19 anos, ou há mais de 10 e menos de 19 anos.
- D Mulheres com diagnóstico anterior aos 10 anos ou há mais de 20 anos. Pode ou não apresentar retinopatia simples.
- E Presença de vasculopatia em membros inferiores ou vasos pélvicos.
- F Nefropatia diabética instalada.
- G Mortes fetais recorrentes.
- H Presença de cardiomiopatia.
- R Retinopatia proliferativa.
- T Mulheres com rins transplantados.

Desde então, outras classificações emergiram, incluindo identificação de diabetes não diagnosticado anteriormente como diabetes gestacional. No entanto, em 2011, a American Diabetes Association distinguiu essas condições, rotulando o diabetes *mellitus* identificado na gravidez e provavelmente preexistente como *overt* diabetes, com critérios específicos:

- Hemoglobina glicada maior ou igual a 6,5%.
- Glicemia de jejum maior ou igual a 126 mg/dL.
- Testo oral de tolerância à glicose (TOTG 75) com glicemia de 120 minutos maior ou igual a 200 mg/dL.
- Qualquer glicemia ocasional maior que 200 mg/dL.

Fatores de risco

Pode-se dividir os fatores de risco para diabetes gestacional em pessoais, familiares e gestacionais.

1. Pessoais – IMC maior que 30 no início da gestação, idade superior a 25 anos, ganho excessivo de peso, síndrome dos ovários policísticos, uso de fármacos hiperglicemiantes (corticosteroides, tiazídicos,

hormônios tireoidianos), antecedente de diabetes gestacional.

2. Familiares – história familiar de diabetes *mellitus* em parente de primeiro grau.
3. Gestacionais – macrossomia, polidrâmnio, gemelaridade, hipertensão, abortamentos ou óbitos fetais anteriores, passado de fetos macrossômicos, antecedentes de malformações

Fisiopatologia

Do ponto de vista fisiológico, o metabolismo da gestante se divide em duas fases distintas:

1. Anabolismo materno, que perdura até a 24ª semana de gestação;
2. Anabolismo fetal, que se estende da 24ª semana até o término da gravidez. Durante a gravidez, a placenta secreta hormônios, como estrogênio e progesterona. O estrogênio afeta as células beta pancreáticas, elevando a produção de insulina que, por sua vez, é utilizada em vários processos metabólicos. O incremento na construção de reservas energéticas é o motivo pelo qual a primeira fase do metabolismo gestacional é chamada de anabolismo materno. Já a elevação de hormônios contrainsulínicos, como o hormônio lactogênio placentário (HLp) e cortisol, após a 24ª semana, intensificam a resistência à insulina, apesar de esta apresentar níveis elevados. Essa resistência à insulina resulta em uma menor captação de glicose pelos tecidos maternos, permitindo um aporte elevado ao feto para seu desenvolvimento, caracterizando o anabolismo fetal. A gestante passa a depender mais do metabolismo anaeróbio e da mobilização de gorduras acumuladas.

Quanto ao diabetes gestacional, ele é desencadeado por uma resposta inadequada de proliferação das células beta pancreáticas ao estímulo do estrogênio, possivelmente em decorrência de variantes genéticas, não conseguindo um aumento suficiente de insulina para superar a resistência crescente à insulina. A consequência é maior resistência insulínica com menor atuação do hormônio, mesmo este elevando-se.

O resultado final é menor absorção de glicose nos tecidos maternos, de tal sorte que ela é transferida ao feto, para que este possa se desenvolver (anabolismo fetal). A mulher, então, experimenta metabolismo anaeróbio mobilizando gorduras de reservas criadas em seu anabolismo.

O diabetes gestacional é decorrente de falhas no processo fisiológico ora descrito. Assim, o desenvolvimento da doença, em sua maioria, decorre de má resposta proliferativa das células beta pancreáticas ao estímulo estrogênico, provavelmente em virtude de alterações genéticas, de modo que a insulina não se eleva. A resistência insulínica, especialmente proporcionada pelo ganho de peso, também pode ter seu papel nessa fisiopatologia.

A sobra de glicose pode, então, ser transferida ao feto em que tende a exercer seu potencial lesivo.

Complicações

Fetais

O aumento da glicose durante a gravidez pode provocar diversas complicações no desenvolvimento fetal, como:

- **Macrossomia:** É um crescimento fetal excessivo em decorrência do estímulo da insulina produzida em resposta ao alto nível de glicose materna, e pode induzir diversas condições no momento do parto e dificuldades de saúde a longo prazo para a criança. Consequentemente à macrossomia, ainda podem advir: distocia bisacromial; desproporção cefalopélvica; riscos futuros de obesidade, diabetes, dislipidemia e hipertensão para o nascituro; e hipoglicemia neonatal, decorrente da suspensão do aporte de glicose com o clampeamento do cordão umbilical, porém com a manutenção de insulina fetal elevada.
- **Polidrâmnio:** Observado em aproximadamente 18% das grávidas que lidam com diabetes, o polidrâmnio ainda tem mecanismos pouco entendidos. A hiperglicemia fetal pode fazer com que uma porção maior de glicose seja filtrada pelos rins do feto, criando um efeito osmótico que leva à produção aumentada de urina. Como a urina fetal é um componente-chave na formação do líquido amniótico, seu volume acaba por se elevar proporcionalmente aos níveis de glicose. Resultados indiretos do polidrâmnio podem afetar o processo de gestação e puerpério, aumentando o risco de complicações, como trabalho de parto

prematuro, ruptura precoce das membranas e distúrbios na contração uterina, além de anormalidades na posição fetal e maior possibilidade de deslocamento da placenta.

- **Síndrome da angústia respiratória neonatal:** Essa condição, cuja frequência varia, parece estar associada a baixa produção de surfactante pelos pneumócitos II, influenciada pela competição dos corticosteroides (que estimulam essa produção) e insulina (que está elevada em fetos de mães diabéticas) pelos receptores celulares.
- **Trombose:** O acúmulo de glicose nos fetos promove ligação com a hemoglobina, consequentemente aumentando a afinidade desta pelo oxigênio e impedindo sua liberação para os tecidos. Esse estado de hipóxia induz uma resposta do corpo, que produz mais hemoglobina, resultando em policitemia, que pode alterar a tríade de Virchow. Isso facilita a formação de trombos, inclusive em regiões vitais como as veias renais e placentárias, podendo eventualmente reduzir o fluxo de nutrientes para o feto e aumentar o risco de morte fetal.
- **Hiperbilirrubinemia neonatal:** Após o nascimento, o desmantelamento das células sanguíneas adicionais produzidas em resposta à hiperglicemia e policitemia eleva os níveis de bilirrubina, que pode ficar depositada no cérebro do recém-nascido em casos extremos, levando potencialmente à condição conhecida como *kernicterus*.
- **Malformações fetais e abortamentos:** Níveis elevados de glicose no início da gravidez, especificamente no estágio de organogênese, podem levar à hipóxia fetal em decorrência da glicosilação das hemácias, aumentando sua afinidade pelo oxigênio. Estima-se que, em cerca de 9% das gestações afetadas, isso possa resultar em malformações ou mesmo perdas gestacionais. Malformações cardíacas são relativamente comuns, mas outras anormalidades sistêmicas podem ocorrer.
- **Hipocalcemia neonatal:** Teoriza-se que a presença excessiva de glicose ligando-se a proteínas que normalmente transportam cálcio possa elevar as concentrações desse íon em sua forma ativa, estimulando a produção de hormônios que facilitam sua absorção pelos tecidos.
- **Restrição do crescimento fetal:** Esse fenômeno ocorre em mulheres com histórico prolongado de diabetes *mellitus* que desenvolvem vasculopatia, o que pode afetar o suprimento de sangue para a placenta e, consequentemente, a nutrição do feto. A longo prazo, bebês nascidos de mães que tiveram diabetes gestacional apresentam um risco aumentado de desenvolver doenças cardíacas e metabólicas.

Maternas

As complicações para a mãe incluem, mas não se limitam a, maior incidência de hipertensão, além de terem maior susceptibilidade a infecções, como vaginites e infecções no trato urinário, e a progressão de lesões relacionadas com o diabetes durante a gravidez.

A médio e longo prazo, a recorrência de diabetes gestacional chega a 84%, e as mulheres que foram acometidas por essa doença em suas gestações apresentam 20 vezes mais chances de desenvolverem diabetes tipo 2 posteriormente.

Epidemiologia

A prevalência de diabetes gestacional difere significativamente entre as populações, uma variação que pode ser atribuída em grande parte aos critérios diferenciados para diagnóstico em uso globalmente. De acordo com a estimativa da International Association of the Diabetes and Pregnancy Study Groups (IADPSG), as taxas de incidência da doença estão entre 9,3% e 25,5% das gestantes, adicionando-se cerca de 1% de mulheres que já têm diagnóstico estabelecido de diabetes tipo 1 ou tipo 2.

Os riscos associados ao bem-estar perinatal são consideráveis quando o diabetes gestacional não é adequadamente gerido, com taxas de mortalidade chegando a 70%. Contudo, com a implementação de tratamentos que incluem ajustes na alimentação e o uso de medicamentos, há uma redução significativa nos desfechos negativos, diminuindo as taxas de morte perinatal para menos de 5%.

Diagnóstico

Antes de 2008, o processo de diagnóstico de diabetes gestacional era bastante variado. No entanto, com os resultados do estudo *Hyperglycemia and Adverse Pregnancy Outcome* (HAPO), publicados neste ano, um consenso mais homogêneo começou a ser formado. Esse estudo revelou que até pequenos desvios nos níveis de açúcar no sangue materno poderiam levar a resultados negativos durante a gravidez e o parto.

A partir dessa constatação, a IAPDSG, junto à Organização Mundial da Saúde (OMS), adotou a prática de rastreamento generalizado e padronizado, a qual ganhou apoio de outras grandes organizações, incluindo a American Diabetes Association (ADA) e a Federação Internacional de Ginecologia e Obstetrícia (FIGO). Esse rastreio envolve um teste oral de tolerância à glicose com 75 g, conhecido como TOTG 75, destinado a todas as gestantes sem um diagnóstico prévio de diabetes *mellitus*, realizado uma única vez entre a 24ª e a 28ª semana de gravidez.

Durante o teste, são medidos os níveis iniciais de glicose em jejum, em seguida administra-se um carregamento de 75 g de dextrose, seguido pela medição da glicemia 1 e 2 horas depois. Os valores de referência para os resultados são: 92 mg/dL em jejum, 180 mg/dL após uma hora e 153 mg/dL após duas horas. Qualquer resultado que atenda ou exceda esses níveis indicativos é considerado como diagnóstico positivo para diabetes gestacional.

É importante destacar que esse teste, sendo aplicado mais tarde durante a gestação, pode não detectar casos de diabetes que se manifestem prematuramente ou que já existissem sem diagnóstico. Para esses casos, não existe ainda um consenso claro sobre o método diagnóstico mais apropriado. No entanto, a IAPDSG sugere a realização de um exame de glicemia de jejum no início da gravidez com um limite de referência de 92 mg/dL. Outras instituições, como a ADA e o American College of Obstetricians and Gynecologists (ACOG), recomendam a realização do TOTG 75 desde o início da gravidez para mulheres com risco elevado de diabetes. Se os resultados iniciais forem normais, o teste deve ser repetido entre a 24ª e a 28ª semana.

Veja na Figura 16.1 um fluxograma diagnóstico considerando a investigação da IAPDSG.

Tratamento

Ajustes no modo de vida são medidas essenciais para gestantes diagnosticadas com diabetes *mellitus*, contribuindo significativamente para regularizar

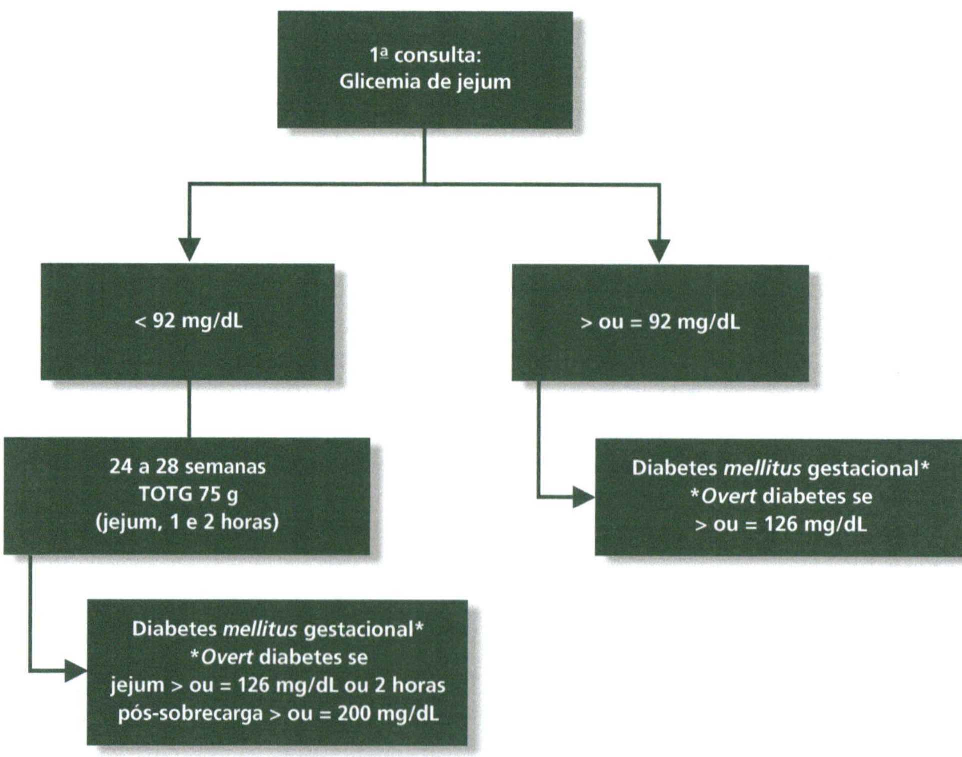

Figura 16.1 – Investigação de diabetes *mellitus* na gravidez, segundo a IAPDSG.

os índices de glicose no sangue. A manutenção desses níveis mais estáveis pode diminuir o risco de desenvolvimento fetal exacerbado e evitar outras adversidades gestacionais. Observou-se que uma parcela considerável de cerca de 70% das grávidas com diabetes gestacional pode gerenciar seus níveis de açúcar no sangue eficientemente com essas modificações no estilo de vida sem a necessidade de medicamentos.

Mudanças no estilo de vida

A recomendação central no ajuste do estilo de vida para gestantes diabéticas foca a nutrição apropriada, complementada por atividades físicas aeróbias regulares. O exercício ajuda a manter a glicemia em cheque, induzindo a ativação dos receptores de glicose GLUT4 no músculo, otimizando, assim, a captação de glicose pelas células musculares.

O debate sobre a ingestão calórica ideal para grávidas com diabetes não chegou a um consenso definido. Em alguns casos, empregadam-se equações mais elaboradas para determinar o consumo calórico necessário, como as desenvolvidas por Yaketine *et al.*, seguindo as orientações do Institute of Medicine (IOM) (Tabela 16.1).

Para estabelecer um plano de alimentação mais simples, pode-se basear a ingestão diária de calorias no índice de massa corporal (IMC) de cada indivíduo. Garante-se um mínimo de 1.800 calorias e um limite de 2.500 calorias por dia. Aqui estão as diretrizes básicas de consumo calórico diário, de acordo com o estado nutricional:

- Para pessoas com obesidade ou sobrepeso: dieta proporcionando entre 25 e 30 calorias por quilograma de peso corporal por dia.
- Para pessoas com peso normal: ingestão de 30 a 35 calorias por quilograma de peso corporal por dia.
- Para pessoas subnutridas: recomenda-se de 35 a 40 calorias por quilograma de peso corporal por dia.

Com relação à composição nutricional, recomenda-se uma distribuição de macronutrientes que contemple de 40% a 45% do total de calorias provenientes de carboidratos, 15% a 25% de proteínas e 30% a 40% de gorduras.

Um aspecto crítico é evitar longos períodos em jejum, o que pode ser conseguido por meio de uma divisão equilibrada das calorias ao longo do dia. Um método comum envolve dividir as calorias em oito partes: 1/8 no café da manhã, 1/8 no lanche da manhã, 1/4 no almoço, 1/8 no lanche da tarde, 1/4 no jantar e 1/8 antes de dormir.

A eficácia dessas mudanças alimentares é monitorada pelo perfil glicêmico, geralmente duas semanas após a implementação das alterações nos hábitos alimentares. Esse perfil inclui a medição dos níveis de glicose no período de jejum e 1 ou 2 horas após o desjejum, almoço e jantar, bem como uma última medição por volta das 23 horas. Em alguns casos, pode ser necessário avaliar os níveis de glicose durante a madrugada, sobretudo se houver suspeita de episódios de hipoglicemia nesse intervalo. Os pontos de corte para a normalidade dos níveis glicêmicos, conforme orientação da ADA, são: no máximo 95 mg/dL em jejum e no máximo 140 mg/dL uma hora após refeições ou 120 mg/dL duas horas após as refeições.

Se o perfil glicêmico mostrar alterações, isso pode indicar a necessidade de se começar ou adaptar a terapia com medicamentos.

Tabela 16.1 – Cálculo de consumo de calorias diárias por gestantes diabéticas

Idade	Fórmula de cálculo de calorias diárias não gestantes	Acréscimo de calorias diárias para gestantes
14 a 18	135,3 – (30,8 × idade) + nível de atividade física × [(10,0 × peso [kg]) + (934 × altura [m])] + 25	1º trimestre – 0 Kcal 2º trimestre – 340 Kcal 3º trimestre – 452 Kcal
>19	354 – (6,91 × idade) + nível de atividade física × [(9,36 × peso [kg]) + (726 × altura [m])]	1º trimestre – 0 Kcal 2º trimestre – 340 Kcal 3º trimestre – 452 Kcal

O nível de atividade é 1,0 para sedentarismo; 1,12 (> 19 anos) a 1,16 (14 a 18 anos) para baixo nível de atividade; 1,27 (> 19 anos) a 1,31 (14 a 18 anos) para atividade moderada; e 1,45 (> 19 anos) a 1,56 (14 a 18 anos) para atividade intensa.

Tratamento medicamentoso

Quando a alimentação balanceada e as mudanças de hábitos não são suficientes para manter os níveis de glicose controlados em gestantes com diabetes, recomenda-se o início de um tratamento farmacológico. Esse tratamento também se aplica em casos nos quais a gestante já vinha utilizando agentes hipoglicemiantes antes da gravidez ou quando se observa que a circunferência abdominal do feto ultrapassa o percentil 75 em uma gestação de 29 a 33 semanas.

As opções farmacêuticas apropriadas para uso na gestação são principalmente a insulina e os medicamentos orais para diabetes. A insulina é um tratamento confiável de longa data para diabetes gestacional e é segura durante a gestação por não atravessar a placenta em virtude de seu grande tamanho molecular.

Existem diferentes tipos de insulina, classificados por sua velocidade de ação:

1. A insulina de ação ultrarrápida, como lispro, aspart ou glulisine, que começa a agir em torno de 10 minutos após a aplicação, atinge o pico em uma hora e tem efeito que dura cerca de três horas. É indicada quando se detectam elevações pontuais nos níveis de glicose após as refeições.
2. A insulina de ação regular tem início de ação em cerca de 30 minutos, atingindo o pico entre 2 a 3 horas e mantendo o efeito até seis horas. É uma opção mais acessível e indicada para descontroles isolados nos níveis de glicose.
3. As insulinas de ação lenta, como glargina e detemir, começam a agir cerca de uma hora após a aplicação. Glargina mantém níveis estáveis por 24 horas sem um pico pronunciado, enquanto a ação de detemir varia de 6 a 23 horas, dependente da dosagem.
4. A insulina NPH, de ação intermediária, começa a fazer efeito entre 2 a 4 horas, com um pico aproximadamente oito horas após e uma duração total que varia entre 12 a 18 horas. Tem uso mais frequente na gravidez e é útil no manejo mais amplo para níveis de glicose descontrolados. Nesses casos, ela é normalmente administrada em duas ou três doses ao longo do dia, com a maior dose no período da manhã.

As doses iniciais da insulina NPH variam conforme diversos fatores individuais e também conforme as etapas da gravidez, pois os hormônios que contrariam a ação da insulina tendem a aumentar com o avançar dos trimestres. Para mulheres com diabetes preexistente, Castorino *et al.* estipulam valor de 0,7 UI/kg/dia até 13 semanas; 0,8 UI/kg/dia de 14 a 16 semanas; 0,9 UI/kg/dia de 27 a 37 semanas, e 1 UI/kg/dia de 38 semanas em diante, uma vez que os contrarreguladores aumentam com o avançar da gravidez; porém isso obviamente varia conforme os controles glicêmicos apurados . Para mulheres sem diabetes prévio diagnosticado, a dose inicial deve ser de até 0,7 UI/Kg/dia, com avaliações periódicas de perfil glicêmico até controle ideal . É importante monitorar qualquer melhoria súbita e inesperada nos níveis de glicose no final da gravidez, o que pode indicar um problema placentário.

Atenção deve ser dispensada quando ocorrem melhoras repentinas e inesperadas de níveis glicêmicos nas fases finais da gravidez, uma vez que elas indicam redução do HLp produzido na placenta, ou seja, indicam insuficiência placentária.

- **Hipoglicemiantes orais:** Quanto aos medicamentos orais, a metformina é frequentemente adotada. Embora haja limitadas evidências sobre seus efeitos a longo prazo, demonstrou-se segura para uso durante a gravidez. A eficácia da metformina em comparação com a insulina, quando usada isoladamente, ainda não está completamente estabelecida, com o surgimento de falhas terapêuticas associadas a fatores como avançada idade materna e diagnóstico precoce do diabetes. A Sociedade Brasileira de Diabetes (SBD) sugere o uso de metformina para casos em que a dosagem de insulina necessária é elevada, ou quando há aumento excessivo do peso materno ou fetal sem um controle de glicemia efetivo, ou ainda como alternativa ao uso de insulina. A dosagem de metformina varia entre 500 mg e 2.500 mg por dia, distribuída em 1 a 3 doses diárias.

Acompanhamento pré-natal

Durante a assistência pré-natal destinada a mulheres grávidas com diabetes, considerada uma gestação de alto risco, recomenda-se um cronograma intensivo de acompanhamento que consiste em visitas a cada duas semanas até a 32ª semana de gravidez, tornando-se visitas semanais a partir de então. Esse protocolo deve ser seguido sem incluir as consultas complementares com especialistas, como endocrinologistas, nutricionistas e psicólogos.

Além disso, é essencial solicitar exames adicionais específicos para esse grupo, incluindo uma ecocardiografia fetal realizada entre a 20ª e a 24ª semana para monitorar quaisquer anormalidades cardíacas fetais, que são mais prováveis de ocorrer se houver um controle ineficaz dos níveis de açúcar no sangue no começo da gestação.

A frequência e o cronograma das ultrassonografias devem ser adaptados com base no crescimento do abdome materno, no desenvolvimento fetal e nos resultados do monitoramento da glicose. O objetivo dessas ultrassonografias é avaliar e acompanhar o tamanho da circunferência abdominal do feto, seu crescimento e o volume de líquido amniótico.

O gerenciamento cuidadoso dos níveis de hemoglobina glicada antes e durante a gravidez também é crucial, pois índices elevados, sobretudo durante a fase crítica de desenvolvimento embrionário, têm sido associados a um risco aumentado de complicações, como malformações fetais e perdas gestacionais. Por essa razão, o National Institute for Health and Care Excellence (NICE) aconselha que o nível de hemoglobina glicada esteja abaixo de 6,1% antes da concepção para minimizar esses riscos.

Além disso, dosagem de adiponectina e de *Sex Hormone Binding Globulin* (SHBG), entre 11 e 13 semanas pode predizer o diabetes em 75% dos casos, com taxas de falso-positivo de apenas 20%, o que permitirá um controle precoce dietético.

Parto e o pós-parto

Decidir o momento ideal para o parto em gestantes diabéticas envolve vários fatores e ainda não existe um consenso claro nas publicações científicas sobre esse assunto. As recomendações gerais sugerem que mulheres com diabetes bem gerenciado por meio da dieta devem ter seus partos programados para até 40 semanas e seis dias. Por outro lado, aquelas que necessitam de medicamentos para o controle glicêmico devem antecipar o parto para algo entre 39 e 39 semanas e seis dias. Em algumas situações específicas que requeiram atenção médica urgente, como descompensações metabólicas ou problemas fetais agudos, pode-se optar por encerrar a gravidez mais cedo. A escolha da via de parto é baseada nas condições obstétricas da gestante, independentemente de seu estado glicêmico.

No dia do parto, o controle dos níveis de açúcar no sangue é crucial. A manutenção da glicose deve ser feita próximo ou em torno de 100 mg/dL. Em mulheres diagnosticadas com diabetes gestacional, realiza-se avaliação inicial dos níveis de glicose assim que são admitidas. Se a medição for 100 mg/dL ou menos, indica-se o início de soro glicosado a 10% com uma velocidade de 50 mL por hora, ajustando-se a taxa de infusão de acordo com as medições subsequentes que acontecem a cada duas horas. Níveis detectados acima de 140 mg/dL podem exigir a administração de insulina. Para cesarianas planejadas, é aconselhável um período de jejum de oito horas e a administração de uma terça parte da dose diária de insulina usada normalmente.

Após o parto, considerando que os hormônios da placenta que promovem resistência à insulina não estão mais presentes, o metabolismo da glicose tende a normalizar-se rapidamente. Assim, é suficiente fazer uma única medição da glicemia após o evento para atualizar o plano de tratamento, caso necessário. É importante identificar pacientes que podem ter sido erroneamente categorizadas com diabetes gestacional quando, na verdade, poderiam sofrer de diabetes *mellitus* de maneira permanente.

Para gestantes que já utilizavam medicamentos hipoglicemiantes antes da gravidez, a orientação é retomar o mesmo esquema de doses que utilizavam antes de engravidar. Em virtude de maior risco de que o diabetes *mellitus* mantenha-se após o parto, indica-se realizar um teste de tolerância oral à glicose com 75 g de dextrose aproximadamente seis semanas após o parto. Se os resultados mostrarem níveis acima de 200 mg/dL, confirma-se o diagnóstico de diabetes *mellitus* persistente. Resultados entre 140 e 200 mg/dL sugerem uma intolerância aos carboidratos, o que requer uma abordagem preventiva incluindo dieta, exercícios e monitoramento da pressão arterial e do perfil lipídico. Se o teste resultar em menos de 140 mg/dL, recomenda-se manter o monitoramento a cada três anos.

Bibliografia

- American Diabetes Association. Diagnosis and classification of diabetes mellitus. Diabetes Care. 2011;34(suppl1):S62-9.
- American Diabetes Associatio n. 2. Classification and diagnosis of diabetes: standards of medical care in diabetes-2018. Diabetes Care. 2018;41(suppl1):S13-27.
- Benhalima K, Minschart C, Crombugge PV, et al. The 2019 Flemish consensus on screening for overt diabetes in early pregnancy and screening for gestational diabetes mellitus. Acta Clin Belg. 2020;75(5):340-47.

- Costrini NV, Kalkhoff RK. Relative effects of pregnancy, estradiol, and progesterone on plasma insulin and pancreatic islet insulin secretion. J Clin Invest. 1971;50(5):992-9.
- Hauth JC, Clifton RG, Roberts JM, et al. Maternal insulin resistance and preeclampsia. Am J Obstet Gynecol. 2011; 204:327.e1.
- Hod M, Kapur A, Sacks DA, et al. The International Federation of Gynecology and Obstetrics (FIGO) Initiative on gestational diabetes mellitus: a pragmatic guide for diagnosis, management, and care. Int J Gynaecol Obstet. 2015;131 (suppl 3):S173-211.
- Jones CW. Gestational diabetes and its impact on the neonate. Neonatal Netw. 2001;20(6):17-23.
- Kalkhoff RK, Kissebah AH, Kim HJ. Carbohydrate and lipid metabolism during normal pregnancy: relationship to gestational hormone action. Semin Perinatol. 1978;2(4):291-307.
- Kerner W, Brückel J. Definition, classification and diagnosis of diabetes mellitus. Exp Clin Endocrinol Diabetes. 2014; 122(7):384-6.
- Kim C, Berger DK, Chamany S. Recurrence of gestational diabetes mellitus: a systematic review. Diabetes Care. 2007; 30(5):1314-19.
- Lain KY, Catalano PM. Metabolic changes in pregnancy. Clin Obstet Gynecol. 2007;50(4):938-48.
- Langer O, Rodriguez DA, Xenakis EM, et al. Intensified versus conventional management of gestational diabetes. Am J Obstet Gynecol. 1994;170:1036.
- Leturque A, Hauguel S, Sutter Dub MT, et al. Effects of placental lactogen and progesterone on insulin stimulated glucose metabolism in rat muscles in vitro. Diabete Metab. 1989;15(4):176-81.
- Metzger BE, Lowe LP, Dyer AR, et al. HAPO Study Cooperative Group. Hyperglycemia and adverse pregnancy outcomes. N Engl J Med. 2008;358(19):1991-2002.
- Pilliod RA, Page JM, Burwick RM, et al. The risk of fetal death in non-anomalous pregnancies affected by polyhydramnios. Am J Obstet Gynecol. 2015;213:410.e1.
- Ryan EA, Enns L. Role of gestational hormones in the induction of insulin resistance. J Clin Endocrinol Metab. 1988; 67(2):341-47.
- Sacks DA, Hadden DR, Maresh M, et al. Frequency of gestational diabetes mellitus at collaborating centers based on IADPSG consensus panel-recommended criteria: the Hyperglycemia and Adverse Pregnancy Outcome (HAPO) study. Diabetes Care. 2012;35(3):526-28.
- Stotland NE, Caughey AB, Breed EM, Escobar GJ. Risk factors and obstetric complications associated with macrosomia. Int J Gynaecol Obstet. 2004;87:220.
- Sweeting A, Wong J, Murphy HR, Ross GP. A Clinical update on gestational diabetes mellitus. Endocr Rev. 2022;43(5):763-93.
- Tam WH, Ma RCW, Ozaki R, et al. In utero exposure to maternal hyperglycemia increases childhood cardiometabolic risk in Offspring. Diabetes Care. 2017;40(5):679-86.
- Teulings N, Masconi KL, Ozanne SE, et al. Effect of interpregnancy weight change on perinatal outcomes: systematic review and meta-analysis. BMC Pregnancy Childbirth. 2019;19(1):386.
- Venkatesh KK, Lynch CD, Powe CE, et al. Risk of adverse pregnancy outcomes among pregnant individuals with gestational diabetes by race and ethnicity in the United States, 2014-2020. JAMA. 2022;327:1356.
- Vounzoulaki E, Khunti K, Abner SC, et al. Progression to type 2 diabetes in women with a known history of gestational diabetes: systematic review and meta-analysis. BMJ. 2020; 369:m1361.
- White P. Classification of obstetric diabetes. Am J Obstet Gynecol. 1978; 130:228-30.
- Wu L, Cui L, Tam WH, et al. Genetic variants associated with gestational diabetes mellitus: a meta-analysis and subgroup analysis. Sci Rep. 2016;6:30539.
- Yaktine AL, Rasmussen KM, Youth F, National Research Council. Institute of Medicine. Board on Children. Committee to Reexamine IOM Pregnancy Weight Guidelines. In: Weight Gain During Pregnancy: Reexamining the Guidelines. Rasmussen KM., Yaktine AL, editors. The National Academies Press; Washington. 2009.
- Ye W, Luo C, Huang J, et al. Gestational diabetes mellitus and adverse pregnancy outcomes: systematic review and meta-analysis. BMJ. 2022;377:e067946.
- Yu Y, Arah OA, Liew Z, et al. Maternal diabetes during pregnancy and early onset of cardiovascular disease in offspring: population based cohort study with 40 years of follow-up. BMJ. 2019;367:l6398.

17 Disfunções Tireoidianas

Romulo Negrini

Alterações tireoidianas fisiológica na gravidez

A glândula tireoide sintetiza os hormônios T3 e T4 sob a influência do hormônio estimulador da tireoide (TSH, do inglês *thyroid-stimulating hormone*) liberado pela adeno-hipófise. O T4 é o principal hormônio na circulação, com 85% ligados à globulina ligadora de tiroxina (TBG, do inglês *tiroxina-binding globulin*), 14% à pré-albumina e apenas 1% na forma livre e ativa, convertendo-se em T3 nos tecidos-alvo. Durante a gravidez, a tireoide materna aumenta em tamanho e vascularização, apresentando hiperplasia, maior captação de iodo e aumento na produção hormonal. Esse aumento funcional não interfere no eutireoidismo em decorrência de aumento simultâneo da TBG, maior eliminação renal de iodo e demanda fetal por essa substância.

O estrogênio, aumentado na gravidez, estimula a produção hepática da TBG, resultando em um aumento rápido (2 a 3 vezes o normal) dessa proteína na circulação, inicialmente acompanhado pela diminuição nas formas livres de T4 e T3. No entanto, isso estimula o eixo hipotálamo-hipófise-tireoide, normalizando as frações livres. Assim, durante a gestação, as frações totais de T4 aumentam, mas a forma livre e ativa é mantida, preservando o estado eutireóideo

Contudo, no primeiro trimestre da gestação pode haver algumas nuances em decorrência da ação da gonadotrofina coriônica humana (hCG), especialmente quando se encontra em quantidade elevada. Esse hormônio, pela similaridade de sua fração alfa com a do TSH, estimula a produção de T3 e T4 e, ao mesmo tempo, exerce *feedback* negativo sobre a liberação de TSH. Na maioria das gestações normais, esse efeito estimulante sobre a tireoide é de curta duração e não detectável, exceto se sua produção for muito exacerbada, como em casos de moléstia trofoblástica gestacional e gemelaridade.

Finalmente, o transporte placentário de hormônios tireoidianos ocorre em pequenas quantidades em virtude da degradação pela deiodinase tipo III produzida pela placenta. Geralmente, apenas 1% a 3% do T4 livre atravessa a placenta em condições normais, não causando problemas fetais. No entanto, anticorpos antirreceptores tireoidianos, como anti-TRAb, podem ultrapassar a barreira placentária e afetar a hipófise fetal, que é funcional a partir da 11ª a 12ª semana de gestação.

Hipertireoidismo

O hipertireoidismo é uma das endocrinopatias mais comuns durante a gravidez, ocorrendo em cerca de uma em cada 500 gestações. O principal motivo de hipertireoidismo nesse período é o bócio difuso tóxico (doença de Basedow-Graves), responsável por 85% dos casos. Menos frequentes são tireoidites, adenomas e hipertireoidismo transitório associado à moléstia trofoblástica gestacional.

A doença de Graves é uma condição autoimune em que ocorre a produção de anticorpos que afetam os receptores de TSH na glândula tireoide, estimulando-os. Os sintomas incluem perda ou ganho de peso inadequado para a idade gestacional, taquicardia, aumento da glândula (bócio), retração palpebral, tremores finos, onicólise, fraqueza muscular, entre outros.

Durante a gestação, há leve piora no primeiro trimestre em função do estímulo tireoideano do hCG, que apresenta fração alfa semelhante à do TSH como explicado anteriormente. No entanto, há uma tendência de melhora nos trimestres seguintes em decorrência da queda na imunidade e do aumento da TBG.

Os anticorpos anti-TRAb, responsáveis pela doença, ultrapassam a placenta, podendo causar hipertireoidismo fetal. As consequências incluem abortos, prematuridade, baixo peso, pré-eclâmpsia grave, óbito fetal e insuficiência cardíaca congestiva.

O diagnóstico envolve a medição de TSH e T4 livre, geralmente com TSH diminuído em decorrência do *feedback* negativo do T4, que está elevado. Os anticorpos antititeroidianos também são medidos, e níveis elevados indicam maior impacto fetal.

O tratamento visa reduzir a produção excessiva de hormônios tireoidianos, utilizando fármacos bloqueadores da síntese hormonal e redutores da massa tireoideana, como o PTU (propiltiouracil) e o metimazol. O PTU é preferido em decorrência da menor passagem pela barreira placentária. A dose de PTU é de 100 mg a 450 mcg/dia, em 3 ou 4 tomadas diárias; a de metimazol, 10 mg a 40 mg por dia, em uma ou duas tomadas. Não é recomendado que se suspenda o fármaco antes de 32 a 34 semanas de gestação, pois poderá ocorrer recidiva do hipertireoidismo em significativo número de pacientes. Os ajustes de dose deverão ser efetuados de acordo com as concentrações do T4 livre. O cuidado a ser tomado é utilizar a mínima dose possível do fármaco antitireoidiano, deixando as concentrações do T4 livre nos limites superiores da normalidade.

O propranolol é usado nos primeiros 15 dias para controlar a hiperatividade simpática. A cirurgia é indicada em casos de resistência aos fármacos antitireoidianos, e a terapia com iodo radioativo é contraindicada na gestação.

Hipotireoidismo

O hipotireoidismo é causa de infertilidade, de modo que engravidar com a doença descompensada é incomum. Apesar disso, a condição é frequente e sua ocorrência subclínica é de 2% a 4%, enquanto a forma clínica afeta aproximadamente nove em cada mil gestações.

A principal causa de hipotireoidismo materno é a tireoidite de Hashimoto, uma doença autoimune que resulta na produção de anticorpos antitireoidianos como anti-TPO e antitireoglobulina, causando gradual destruição da glândula. Esses anticorpos têm uma penetração limitada na barreira placentária. Outras causas menos comuns incluem destruição prévia da glândula por iodo radioativo ou cirurgia, estágios avançados da doença de Basedow-Graves (que pode esgotar a glândula tireoide) e deficiência de iodo, algo pouco comum no país em virtude da suplementação obrigatória desse íon no sal de cozinha.

Os sintomas clínicos incluem obstipação, fadiga, aumento de peso e pele seca, que muitas vezes se confundem com queixas comuns na gravidez, dificultando o diagnóstico. Cerca de 20% a 30% das mulheres afetadas podem ser assintomáticas. Embora a doença não costume alterar seu curso durante a gestação, pode levar a complicações no feto, como aborto e baixo peso. Estudos indicam que filhos de mães com hipotireoidismo podem ter comprometimento do desenvolvimento intelectual, especialmente quando os níveis de TSH estão acima de 10 mUI/L, algo comum em casos não tratados.

Mulheres assintomáticas em risco podem ser submetidas ao rastreamento da doença tireoidiana, conforme indicado no Quadro 17.1.

Quadro 17.1 – Indicações de dosagem de TSH durante a gravidez

Pacientes com hipotireoidismo estabelecido previamente à gestação, fazendo uso de tiroxina.
Pacientes com bócio.
História de doença autoimune tireoidiana (autoanticorpos tireoidianos positivos, história de tireoidite pós-parto, doença de Graves em remissão).
História familiar de doença autoimune tireoidiana.
Portadoras de diabetes *mellitus* tipo 1 ou outra doença autoimune (p. ex., vitiligo, artrite reumatoide, síndrome de Sjogren etc.).
Possível diminuição da reserva tireoidiana (história prévia de irradiação do pescoço, tireoidectomia parcial).
Mulheres com antecedentes de parto prematuro ou abortamento espontâneo.

A elevação do TSH sérico confirma o diagnóstico do hipotireoidismo primário, e a diferenciação entre hipotireoidismo subclínico e declarado baseia-se nas concentrações de T4 livre, que estarão normais ou diminuídas para a idade gestacional, respectivamente. A dosagem dos anticorpos antiperoxidase (anti-TPO) e antitireoglobulina (anti-Tg) confirma a origem autoimune do distúrbio.

Para gestantes diagnosticadas durante a gestação, a terapia medicamentosa será inserida se o nível de TSH estiver acima de 4 mUI/L ou entre 2,5 e 4 mUI/L, associado a anti-TPO positivo. O fármaco terapêutico é a levotiroxina, a qual deve ser iniciada na dose de 25 a 150 μg/dia, com incrementos de 25 μg a cada duas semanas, até que se atinja níveis normais de TSH, os quais devem estar abaixo de 2,5 mUI/L no primeiro trimestre e 3 mUI/L nos trimestres subsequentes.

Após atingir a normalidade, as avaliações da função tireoidiana devem ser realizadas a cada 30 a 60 dias.

Em casos de hipotireoidismo preexistente, serão mantidos para o tratamento os mesmos valores citados anteriormente, ajustando-se a dose conforme exposto.

O manejo obstétrico para ambas as situações – hiper ou hipotireoidismo – requer ultrassonografia precoce e seriada, além de avaliação periódica da vitalidade a partir da 28ª semana. Na ultrassonografia morfológica, as medidas da tireoide fetal devem ser avaliadas, com curvas de normalidade disponíveis para diferentes idades gestacionais, e o bócio fetal deve ser identificado. A via de parto é obstétrica, e é aconselhável não se ultrapassar 40 semanas.

Tireoidite pós-parto

A tireoidite pós-parto é uma condição autoimune caracterizada pela infiltração linfocítica da glândula tireoide. Trata-se de doença autoimune associada à presença de anticorpos antitireoidianos, ativação do complemento, elevação de IgG e maior atividade de células NK. Essa condição ocorre no primeiro ano após o parto, com uma incidência variável de 1,1% a 21,7%, sendo mais comum nas mulheres previamente portadoras de anticorpos antitireoidianos.

A doença apresenta três fases sequenciais: uma fase tireotóxica, seguida por uma fase hipotireóidea e, finalmente, uma fase de recuperação.

Inicialmente, há um período assintomático de três meses, seguido por uma fase de hipertireoidismo com duração de aproximadamente dois meses. Essa fase é tratada apenas com propranolol para aliviar sintomas simpáticos, uma vez que o PTU não é eficaz, pois na doença não há estímulo para a produção de novos hormônios, apenas a liberação dos já existentes.

Posteriormente, ocorre um hipotireoidismo persistente por cerca de 6 a 8 meses, sendo tratado apenas quando sintomas estão presentes, o TSH ultrapassa 10 mUI/L ou há o desejo de uma nova gestação. Após esse período pode ocorrer uma recuperação espontânea, embora o quadro persista em cerca de 10% a 20% dos casos.

Bibliografia

- Alexander EK, Pearce EN, Brent GA, et al. 2017 Guidelines of the American Thyroid Association for the diagnosis and management of thyroid disease during pregnancy and the postpartum. Thyroid. 2017;27(3):315-89.
- Azizi F, Amouzegar A. Management of hyperthyroidism during pregnancy and lactation. Eur J Endocrinol. 2011; 164(5):871-6.
- Casey BM, Leveno KJ. Thyroid disease in pregnancy. Obstet Gynecol. 2006;107(4):973-7.
- Davis LE, Lucas MJ, Hankins GD, Roark ML, Cunningham FG. Thyrotoxicosis complicating pregnancy. Am J Obstet Gynecol. 1989;161(4):976-80.
- De Groot L, Abalovich M, Alexander EK, et al. Management of thyroid dysfunction during pregnancy and postpartum: an Endocrine Society clinical practice guideline. J Clin Endocrinol Metab. 2012;97(8):2543-65.
- Korevaar TI, Medici M, de Rijke YB, et al. Ethnic differences in maternal thyroid parameters during pregnancy: the Generation R study. J Clin Endocrinol Metab. 2013;98(4):3678-86.
- Maraka S, Ospina NM, O'Keeffe DT, et al. Subclinical hypothyroidism in pregnancy: a systematic review and meta-analysis. Thyroid. 2016;26(7):580-90.
- Negro R, Stagnaro-Green A. Diagnosis and management of subclinical hypothyroidism in pregnancy. BMJ. 2014. 22; 349:g4929.
- Pop VJ, Brouwers EP, Vader HL, Vulsma T, van Baar AL, de Vijlder JJ. Maternal hypothyroxinaemia during early pregnancy and subsequent child development: a 3-year follow-up study. Clin Endocrinol (Oxf). 2003;59(5):282-8.
- Stagnaro-Green A, Abalovich M, Alexander E, et al. Guidelines of the American Thyroid Association for the diagnosis and management of thyroid disease during pregnancy and postpartum. Thyroid. 2011;21(10):1081-125.

18 Tuberculose Pulmonar

Denise Silva Rodrigues
Pedro da Silva Campana
Giselle Burlamaqui Klautau

Introdução

A tuberculose (TB) representa um dos mais importantes problemas de saúde pública mundial. Considera-se que até o início da pandemia de Covid-19 a TB era a doença infecciosa que mais matava no mundo e a nona principal causa de morte entre todas as doenças. No Brasil, a TB é uma doença endêmica. O país inclusive está entre as 30 nações responsáveis por aproximadamente 80% dos casos de TB no mundo.

Trata-se de uma doença prevenível, tratável e com cura. Todavia, garantir apenas seu tratamento não é suficiente para diminuir a carga de transmissão de TB mundialmente. Desigualdade social, ausência de políticas de direitos humanos e ausência de serviços de saúde com cobertura universal contribuem enormemente para a perpetuação da doença.

Epidemiologia

Estima-se que a TB causa 1,5 milhão de mortes anualmente, é uma das principais causas de mortalidade entre mulheres em idade fértil e contribui ainda como causa de mortalidade materna. As gestantes com TB necessitam de atenção e suporte com objetivo de melhorar a taxa de sucesso do tratamento da doença e os desfechos desfavoráveis na gestação. O conhecimento da infecção pelo vírus da imunodeficiência humana (HIV, do inglês *human immunodeficiency virus*) e seu tratamento tem especial importância quando associado à TB na gestação e a desfechos desfavoráveis (gravidez que resultou no nascimento vivo de uma criança com peso < 2.500 g e/ou com um período de gestação < 37 semanas, ou quando houve natimortalidade, aborto espontâneo, interrupção da gravidez, morte da mãe antes do parto ou morte neonatal precoce). Especialmente, a forma miliar da tuberculose é um fator de risco significativo para mortalidade materna durante a gravidez. O estado gestacional deve ser sempre notificado nos registros de TB, e são necessárias políticas nacionais específicas para essa população. A pandemia de Covid-19 exacerbou o atraso no diagnóstico e tratamento da TB.

Para as mulheres infectadas pelo *Mycobacterium tuberculosis* (MTB), a gravidez está associada a um risco aumentado de desenvolver ou agravar a doença tuberculosa. A TB na gravidez aumenta o risco de resultados maternos e neonatais adversos, porém sua identificação ainda permanece um desafio.

É fundamental o esclarecimento sobre os sinais e sintomas da TB na gestação, especialmente porque o desconhecimento poderá atrasar o diagnóstico e, consequentemente, o tratamento da doença. O rastreio dos sintomas da TB pode não ser tão sensível durante a gravidez, uma vez que os sintomas da doença tuberculosa podem sobrepor-se aos sintomas e sinais de uma gravidez normal. Todas as grávidas devem realizar investigação da infecção pelo HIV, o que interfere diretamente no risco de adoecimento por TB e na evolução da doença. Além disso, o estigma associado à TB também atrasa a procura de cuidados. Portanto, as intervenções para promover a procura oportuna e adequada de cuidados para a TB devem ser adaptadas ao contexto, culturalmente apropriadas e sensíveis à população de gestantes.

Quadro clínico

A TB pode acometer qualquer órgão ou sistema, porém a forma pulmonar é a mais frequente e a mais importante na manutenção da cadeia de transmissão. Os sinais e sintomas clínicos na mulher grávida com TB não diferem daquelas não grávidas, embora alguns sintomas constitucionais, como fadiga, anorexia e aumento da frequência respiratória, podem erroneamente ser atribuídos à gravidez. Estudos de TB na gravidez revelaram que os sintomas típicos podem ser menos frequentes, tornando o diagnóstico mais demorado na gestação. A ausência de tosse produtiva e de escarro para a pesquisa de bacilo álcool-acidorresistente (BAAR), assim como a não realização de exame radiológico, que muitas vezes é adiado até o pós-parto, podem dificultar o diagnóstico da TB.

Diagnóstico

O diagnóstico precoce dos pacientes e a introdução de um tratamento eficaz contribuem, consideravelmente, para a redução do tempo de transmissão e para a quebra da cadeia epidemiológica de transmissão da doença. A pesquisa bacteriológica direta de MTB é o método de escolha, tanto para o diagnóstico quanto para o controle de tratamento. Na suspeita clínica e/ou radiológica, um exame bacteriológico positivo é indicativo de TB em atividade, e o tratamento específico deverá ser iniciado. Os métodos diagnósticos preconizados serão descritos a seguir.

Baciloscopia

A baciloscopia do escarro permite detectar bacilos álcool-acidorresistentes em material biológico após a coloração pela técnica de Ziehl-Nielsen. Exame de rápida e fácil execução, permite detectar 60% a 80% dos casos de TB pulmonar (Quadro 18.1).

Segundo orientações do Ministério da Saúde (MS), a baciloscopia é indicada nas seguintes situações:

- No sintomático respiratório, durante estratégia de busca ativa.
- Em caso de suspeita clínica e/ou radiológica de TB pulmonar, independentemente do tempo de tosse.
- Para acompanhamento e controle de cura em casos pulmonares com confirmação laboratorial.

Quadro 18.1 – Leitura e interpretação do resultado da baciloscopia em amostras de escarro

Leitura	Interpretação
Não foram encontrados BAAR em 10 campos examinados	Resultado negativo
1 a 9 BAAR em 100 campos examinados	Resultado positivo – relata-se a quantidade encontrada
10 a 99 BAAR em 100 campos examinados	Positivo +
1 a 10 BAAR por campo em 50 campos examinados	Positivo ++
Mais de 10 BAAR por campo em 20 campos examinados	Positivo +++

BAAR: bacilos álcool-acidorresistentes.
Fonte: Adaptado do Manual de recomendações para o controle da tuberculose no Brasil, 2019.

- Para a baciloscopia de outros materiais é considerada positiva a presença de BAAR em qualquer quantidade no material examinado.
- A baciloscopia poderá ser positiva em casos de infecção por outras microbactérias, sendo, portanto, necessária a identificação da espécie para diagnóstico diferencial.
- Em casos de baciloscopia positiva no final do 2º mês de tratamento, avaliar a evolução clínica e radiológica, e na ausência de resposta terapêutica satisfatória considerar a possibilidade de resistência aos fármacos nos casos com boa adesão ao tratamento.

Teste rápido molecular

O teste rápido molecular (TRM-TB) é um teste de amplificação de ácidos nucleicos utilizado para detecção de DNA dos bacilos do complexo *M. tuberculosis* e triagem de cepas resistentes à rifampicina pela técnica de reação em cadeia da polimerase (PCR). O teste apresenta o resultado em aproximadamente duas horas em ambiente laboratorial, sendo necessária somente uma amostra de escarro. A sensibilidade do TRM-TB em amostras de escarro de adultos é de cerca de 90%, sendo superior à baciloscopia. O teste também detecta a resistência à rifampicina, com uma sensibilidade de 95%. Deve ser utilizado para diagnóstico de todos os casos novos de TB.

Diferentemente da baciloscopia, que permite analisar a carga bacilar, e consequentemente utilizado para controle da eficácia de esquema terapêutico, o TRM não deve ser usado para controle de tratamento; portanto, não há necessidade de se repetir o teste durante o tratamento. Em casos de retratamento, porém, deve-se utilizá-lo quando há suspeita de resistência à rifampicina ou de falência do esquema básico.

Segundo o Ministério da Saúde, 2019, o TRM-TB está indicado nas seguintes situações:

- Diagnóstico de casos novos de TB pulmonar e laríngea em adultos e adolescentes.
- Diagnóstico de casos novos de TB pulmonar e laríngea em adultos e adolescentes de populações de maior vulnerabilidade (população que vive com HIV/AIDS, população privada de liberdade, população de rua, profissionais de saúde, povos indígenas, contatos de TB resistente a fármacos).
- Diagnóstico de TB extrapulmonar nos materiais biológicos já validados; triagem de resistência à rifampicina nos casos de retratamento (Quadro 18.2); triagem de resistência à rifampicina nos casos com suspeita de falência (ver seção Esquemas de Tratamento para a Tuberculose) ao tratamento da TB.
- Embora com sensibilidade mais baixa que em amostras respiratórias, o TRM poderá ser utilizado para diagnóstico da TB extrapulmonar em outros materiais biológicos como líquido cefalorraquidiano (LCR), tecidos, líquido pleural, gânglios etc. Não deve ser utilizado em amostras de sangue.

Tratamento

O tratamento da TB na mulher grávida deve ser instituído o mais precocemente possível, assim que o diagnóstico for estabelecido. Dessa forma, há redução do risco de transmissão da TB para o feto ou exposição do recém-nascido (RN) no período neonatal.

Para o sucesso do tratamento da TB o profissional de saúde deve adotar uma abordagem humanizada, priorizar o estabelecimento de vínculo profissional de saúde-paciente. O mesmo profissional deve realizar o acompanhamento da paciente desde o diagnóstico até a alta, identificar fatores de risco, orientar de forma clara, quanto às características da forma clínica da TB e o tratamento específico, informações sobre os medicamentos, duração do tratamento, consequências do tratamento irregular, eventos adversos dos fármacos.

O regime de tratamento preferencial é a combinação de rifampicina (R), isoniazida (H), pirazinamida (Z) e etambutol (E), preconizado para todo os casos novos de TB. Na gestante, essa combinação pode ser administrada nas doses habituais, de acordo com o peso.

No Brasil, o esquema básico para tratamento da TB em adultos e adolescentes é composto por quatro fármacos (rifampicina, isoniazida, pirazinamida e etambutol) na fase intensiva e dois fármacos (rifampicina e isoniazida) na fase de manutenção. A apresentação farmacológica dos medicamentos, atualmente em uso, para o esquema básico é de comprimidos em doses fixas combinadas com a apresentação tipo 4 em 1 (RHZE) ou 2 em 1 (RH). O tratamento das formas pulmonares e extrapulmonares tem a duração de seis meses. Nas formas meningoencefálica e osteoarticular da TB, a duração do tratamento é de 12 meses. Pelo risco de neurotoxicidade ao feto atribuído à isoniazida, recomenda-se o uso de piridoxina na dose de 50 mg/dia (Quadro 18.3).

Quadro 18.2 – Interpretação do teste rápido molecular – TRM-TB

Resultados	Interpretação
MTB não detectado	Negativo
MTB detectado e resistência à rifampicina não detectada	Positivo para TB, sem resistência à rifampicina
MTB detectado e resistência à rifampicina detectada	Positivo para TB, com resistência à rifampicina
MTB detectado e resistência à rifampicina indeterminada	Positivo para TB, com resistência à rifampicina inclonclusiva – repetir o teste em nova amostra
Sem resultado/inválido/erro	Inconclusivo – repetir o teste em nova amostra

MTB: Mycobacterium tuberculosis. Fonte: Brasil. Ministério da Saúde, 2019.

Quadro 18.3 – Esquema básico para tuberculose em adultos e adolescentes (> 10 anos)

Esquema	Peso	Dose	Duração
RHZE 150/75/400/275 mg (comprimidos em doses fixas combinadas)	20 a 35 kg 36 a 50 kg 51 a 70 kg Acima de 70 kg	Dois comprimidos Três comprimidos Quatro comprimidos Cinco comprimidos	Dois meses (fase intensiva)
RH 300/150 mg* ou 150/75 mg (comprimidos em doses fixas combinadas)	20 a 35 kg	Um comprimido 300/150 mg ou dois comprimidos 150/75 mg	Quatro meses (fase de manutenção)
	36 a 50 kg	Um comprimido 300/150 mg + um comprimido de 150/75 mg ou três comprimidos 150/75 mg	
	51 a 70 kg	Dois comprimidos 300/150 mg ou quatro comprimidos 150/75 mg	
	Acima de 70 kg	Dois comprimidos 300/150 mg + um comprimidos de 150/75 mg ou cinco comrimidos 150/75 mg	

R: rifampicina; h: isoniazida; Z: pirazinamida; E: etambutol.
**A apresentação 300/150 mg em comprimido deverá ser adotada assim que disponível. Fonte: Brasil. Ministério da Saúde, 2019.*

Tuberculose resistente à rifampicina durante a gravidez

As recomendações para o tratamento da tuberculose resistente à rifampicina (TB-RR) durante a gravidez e pós-parto incluem medicamentos antituberculose dos grupos A e B. Embora os dados de farmacocinética e farmacodinâmica para mulheres grávidas e seus bebês sejam bastante escassos, os dados existentes sugerem que fluoroquinolonas, bedaquilina, clofazimina e terizidona podem ser utilizadas, e não há evidências para o ajuste de dose. A linezolida é um fármaco muito eficaz no tratamento da TB; contudo, apresenta risco de toxicidade potencialmente grave, especialmente na utilização prolongada. Dessa forma, ao utilizá-la, deve-se levar em consideração os benefícios e os riscos. Quanto às questões referentes à exposição aos medicamentos dos grupos A e B por meio do leite materno, as referências apontam para manutenção do aleitamento, embora possam ocorrer danos mínimos para o bebê.

Tuberculose resistente a fármacos em gestantes e lactentes

Considerando-se a complexidade dos casos de TB resistente a fármacos, as gestantes devem ser encaminhadas para o tratamento em unidades de referência para o tratamento da TB.

O acompanhamento clínico, psicológico, nutricional e para vigilância dos efeitos adversos deve ser periódico e o tratamento diretamente observado (TDO) deve ser realizado de forma compartilhada com a atenção primária nas Unidades Básicas de Saúde (UBS).

As gestantes devem ser avaliadas levando-se em consideração a idade gestacional e a gravidade da doença. A TB deve ser tratada, pois, ao contrário, representa grande risco para a gestante e para criança. O principal objetivo do tratamento é a conversão bacteriológica. Apesar da larga experiência com o uso de fármacos orais de primeira linha na gestação e considerando-se que a experiência com os fármacos de segunda linha não é extensa, devem-se considerar os riscos e os benefícios. Como a maioria dos efeitos teratogênicos ocorre no primeiro trimestre da gestação, considerando-se cada caso, o início do tratamento pode ser adiado para o segundo trimestre, exceto quando existem coinfecção pelo HIV ou risco de morte. Os aminoglicosídeos e polipeptídeos não devem ser utilizados pelo risco de dano auditivo do feto (VIII par craniano); deve-se avaliar a necessidade após o parto. A terizidona, o etambutol e a pirazinamida podem ser utilizados com segurança; as fluoroquinolonas têm ação esterilizante e não apresentam efeito teratogênico, todavia a experiência com o uso prolongado é limitada. A clofazimina não é recomendada durante a gravidez e amamentação, pois atravessa a barreira placentária, há risco de teratogenicidade e o fármaco é excretado pelo leite materno. A etionamida não deve ser utilizada em virtude do risco de teratogenicidade.

Reações adversas

A TB na gestação requer um seguimento médico cuidadoso e com particular atenção aos eventos adversos; contudo, a maioria das pacientes não apresenta eventos adversos graves e consegue completar o tratamento da doença. As reações adversas podem ser menores ou maiores; a frequência das reações maiores é de 3% a 8%.

Considerando-se as singularidades de cada paciente no período gestacional e a possibilidade de comorbidades, deve-se ter particular atenção aos fatores de risco que estão associados a maior frequência de eventos adversos como: idade (a partir da quarta década); desnutrição (perda de mais de 15% do peso corporal); doença hepática prévia; uso frequente de álcool (ingesta diária maior de 80 mL); e infecção pelo HIV.

As reações adversas mais frequentes relacionadas com o tratamento com os quatro fármacos utilizados no esquema básico são: alteração da cor da urina; intolerância gastrintestinal (40%); alterações cutâneas (20%); icterícia (15%); e dor articular (4%). Caso ocorram reações adversas graves como alterações hematológicas (trombocitopenia e anemia hemolítica), insuficiência renal, entre outras, o fármaco suspeito não pode ser reiniciado, pois a reintrodução pode causar reação ainda mais grave. O monitoramento laboratorial deve ser cuidadoso e realizado periodicamente.

Gravidez e amamentação

A amamentação não está contraindicada; portanto, a mãe deve ser encorajada a oferecer o leite materno ao RN. Se a mulher ainda estiver bacilífera, deverá fazer uso de máscara durante a amamentação e ao cuidar da criança. Na presença de mastite ou abscessos mamários por TB, o aleitamento pela mama afetada deverá ser evitado até a resolução.

Os fármacos utilizados no esquema básico para o tratamento da TB passam em pequenas quantidades pelo leite materno; dessa forma, o uso do esquema básico para TB é seguro durante a amamentação, com atenção especial ao aparecimento de efeitos adversos.

Segurança dos fármacos para tuberculose na gestação

A seguir, temos a classificação quanto à segurança do uso de fármacos em gestantes:

- A: Segurança estabelecida em estudos com seres humanos.
- B: Segurança presumida por estudos em animais.
- C: Segurança incerta, sem estudos em humanos; estudos em animais demonstraram alguns efeitos adversos.
- D: Não recomendado, pois há evidência de risco em humanos; usar somente quando essencial.

O Quadro 18.4 mostra a segurança do uso de alguns fármacos antituberculose em gestantes.

Quadro 18.4 – Segurança dos fármacos antituberculose em gestantes

Fármaco	Segurança*	Comentários
Ácido paraminossalicílico	C	Usar com cautela quando essencial; não é considerado teratogênico.
Amicacina	D	Não recomendado; toxicidade no desenvolvimento fetal (surdez congênita).
Bedaquilina	B	Não recomendado; estudos limitados.
Capreomicina	C	Toxicidade possível ao feto; utilizar criteriosamente após o primeiro trimestre de gestação, quando não for possível a substituição por outro medicamento.
Claritromicina	C	Usar com cautela quando essencial.
Clofazimina	C	Não recomendado; estudos limitados.

continua

Quadro 18.4 – Segurança dos fármacos antituberculose em gestantes *(Continuação)*

Fármaco	Segurança*	Comentários
Estreptomicina	D	Evitar uso; toxicidade no desenvolvimento fetal (surdez congênita).
Etambutol	B	Experiências em grávidas demonstram segurança.
Etionamida	C	Uso contraindicado; evidenciou-se efeito teratogênico em animais. O efeito adverso apresentado não justifica seu uso.
Fluoroquinolonas (levofloxacino e moxifloxacino)	C	Usar com cautela quando essencial; efeito adverso apresentado justifica seu uso.
Isoniazida	C	Experiências em grávidas demonstram segurança; usar piridoxina (vitamina B6) durante gestação.
Linezolida	C	Não recomendado; estudos limitados.
Pirazinamida	C	Experiências em grávidas demonstram segurança.
Rifabutina	B	Não recomendado; estudos limitados.
Rifampicina	C	Experiências em grávidas demonstram segurança.
Rifapentina	C	Usar somente quando benefícios superam os riscos; dados ainda limitados.
Terizidona	C	Usar com cautela; sem experiência em grávidas. Estudos em animais não demonstraram toxicidade.

**Classificação quanto à segurança do uso em gestantes: B: segurança presumida por estudos em animais; C: segurança incerta, sem estudos em humanos, com estudos em animais demonstrando alguns efeitos adversos; D: não recomendado, pois há evidência de risco em humanos, e deve-se usar somente quando essencial.*
Fonte: Brasil. Ministério da Saúde, 2019.

Interação medicamentosa

As alterações fisiológicas que acontecem durante a gravidez podem alterar a farmacocinética (PK) dos fármacos utilizados para o tratamento da tuberculose. Alguns estudos demonstraram que as concentrações de isoniazida e etambutol foram mais baixas durante a gravidez em comparação com as concentrações no período pós-parto. As concentrações de rifampicina e pirazinamida foram semelhantes. O impacto clínico da menor exposição à isoniazida e ao etambutol durante a gravidez precisa ser determinado.

Tuberculose perinatal

A TB perinatal inclui a transmissão do MTB durante a gravidez (TB congênita) ou no período pós-natal. Frequentemente subdiagnosticada, é a forma de TB no RN. Embora rara, a infecção do feto pode ocorrer por disseminação hematogênica ou por disseminação de TB genital, comprometendo endométrio ou cérvix. Em alguns casos, a TB perinatal pode ocorrer por aspiração ou por ingestão do líquido amniótico ou de secreções genitais infectadas. Nessas situações, pode ocorrer parto prematuro em até 50% dos casos. A infecção congênita ou a infecção do feto deve ser diferenciada da doença pós-natal do RN. Durante décadas os critérios definidores de TB em RN eram baseados em resultados de autópsia e biópsia de fígado. Em 1994 Cantwell *et al.* propuseram novos critérios para o diagnóstico de TB no RN, que considerava importante a história de contato intradomiciliar do RN com uma pessoa bacilífera. Assim, considera-se como caso de TB congênita as seguintes condições: lesões compatíveis com TB na primeira semana de vida; complexo primário hepático ou granuloma caseoso hepático; infecção tuberculosa na placenta ou no trato genital da mãe; exclusão de transmissão pós-natal por meio da investigação dos contatos.

A suspeita de TB congênita deve ser considerada no RN cursando com sinais e sintomas de sepse bacteriana: febre, letargia ou irritabilidade, dificuldade respiratória, linfadenopatia, hepatoesplenomegalia, distenção abdominal, otorreira, lesões dermatológicas, anorexia, vômitos, icterícia, convulsões, apneia, ascite, e ausência de ganho de peso. A letalidade é de 50%, mesmo com o tratamento adequado.

A placenta deve ser examinada por meio da análise anatomopatológica para a identificação de granulomas. Concomitantemente, a pesquisa de BAAR, o TRM e a cultura para microbactéria devem ser obtidos do tecido da placenta quando a mãe estiver com tuberculose em atividade no momento do parto. Em virtude dos desfechos possíveis diante da TB placentária, o estudo patológico da placenta deve ser considerado durante a gravidez e seu significado clínico avaliado. A combinação da pesquisa de BAAR pela coloração de Ziehl-Neelsen, os métodos moleculares e a cultura para microbactéria são úteis para diagnosticar com precisão a TB placentária.

A TB no período neonatal deve ser suspeitada em RN cuja mãe teve TB ou contato com qualquer pessoa da família com TB durante a gestação ou após o parto. Os sinais radiológicos mais frequentes são de TB disseminada (TB miliar). A ultrassonografia abdominal pode evidenciar pequenos focos no fígado e baço, micronódulos e dilatação do trato biliar. Podem ser necessárias biópsia de fígado ou de medula óssea.

Em toda criança nascida de mãe com TB deve-se excluir TB em atividade, e, caso indicado, deve-se proceder o tratamento da infecção latente pelo MTB nos casos em que foi afastada a doença ativa.

Infecção latente pelo *Mycobacterium tuberculosis* na gestação

Estima-se que 1/4 da população mundial viva com infecção latente pelo *Mycobacterium tuberculosis* (ILTB); porém, apenas 5% a 10% desses progredirão para doença tuberculosa ao longo da vida, pois a maioria dos indivíduos permanecerá assintomática. É difícil prever quem evoluirá da infecção latente para a doença ativa; dessa forma, identificar aqueles com risco de adoecimento por TB e a garantia de tratamento adequado são importantes para reduzir as complicações da doença e são fundamentais para o controle da doença no mundo.

Os ginecologistas-obstetras estão em uma posição única para identificar gestantes com ILTB, e o período perinatal é uma oportunidade importante para rastrear, diagnosticar e tratar pessoas com alto risco de adoecimento por TB.

Para gestantes, a recomendação é postergar o tratamento da ILTB para depois do parto. Apenas em gestantes com infecção pelo HIV preconiza-se o tratamento da ILTB após o terceiro trimestre da gestação.

A prova tuberculínica continua sendo utilizada nos dias de hoje como método de escolha para o diagnóstico da ILTB na mulher grávida. Recentemente, os ensaios de liberação de interferon-gama (IGRA,do inglês *interferon gamma release assay*), testes que medem a produção de interferon gama por linfócitos T em resposta a antígenos do MTB, passaram a ser amplamente utilizados para o diagnóstico da ILTB. Embora esses testes tenham a vantagem em termos de especificidade, pois não são afetados pela vacinação com bacilo de Calmette e Guérin (BCG) e por infecções por micobactérias não tuberculosas, e ainda pela facilidade logística, em que uma única visita é necessária para a coleta de sangue, não existem dados suficientes do uso desses testes em mulheres grávidas para recomendá-los como métodos de escolha durante a gestação.

Teste tuberculínico ou prova tuberculínica

O teste tuberculínico é realizado pela técnica de Mantoux com a aplicação intradérmica de 0,1 mL PPD (2 UT) na face anterior do antebraço esquerdo. A leitura deve ser realizada 48 a 72 horas após a aplicação; mede-se o máximo diâmetro transverso do endurado e valores ≥ 5 mm são considerados reatores.

Ensaio de liberação de interferon-gama (*interferon gamma release assay*)

O IGRA é realizado pela técnica do ensaio de imunoadsorção enzimática (ELISA, do inglês *enzyme linked immunosorbent assay*) por meio da detecção *in vitro* da produção de interferon-gama por linfócitos ativados após estimulação por antígenos específicos.

Interpretação dos resultados do ensaio de liberação de interferon-gama

O IGRA e um teste que quantifica interferon-gama (IFN-γ) produzido por estimulação de linfócitos $TCD4^+$ e $TCD8^+$. A partir de tubos de ensaio que contêm antígenos específicos do MTB, deve haver estimulação linfocitária e produção de IFN-γ caso haja linfócitos T de memória. A Tabela 18.1 demonstra a interpretação do resultado do IGRA QFT-Gold-Plus de última geração.

Tabela 18.1 – Interpretação dos resultados do IGRA de acordo com a bula do fabricante

<table>
<tr><th></th><th>TB1 menos Nil (UI/mL)</th><th>TB2 menos Nil (UI/mL)</th><th>Mitógeno menos Nil (UI/mL)</th><th>Resultado do QFT-Plus</th><th>Relatório/Interpretação</th></tr>
<tr><td rowspan="4">≤ 8,0</td><td>≥ 0,35 e ≥ 25% De Nil</td><td>Qualquer</td><td rowspan="2">Qualquer</td><td rowspan="2">Positivo</td><td rowspan="2">Infecção PROVÁVEL pelo MTB</td></tr>
<tr><td>Qualquer</td><td>≥ 0,35 e ≥ 25% de Nil</td></tr>
<tr><td colspan="2" rowspan="2">< 0,35
OU
≥ 0,35 E < 25% de Nil</td><td>≥ 0,5</td><td>Negativo</td><td>Infecção IMPROVÁVEL pelo MTB</td></tr>
<tr><td>< 0,5</td><td rowspan="2">Indeterminado</td><td rowspan="2">Não é possível determinar a probabilidade de infecção pelo MTB</td></tr>
<tr><td>< 8,0</td><td colspan="3">Qualquer</td></tr>
</table>

Positivo: ILTB presente; negativo: ILTB ausente; indeterminado: repetir o teste. MTB: Mycobacterium tuberculosis; IGRA: ensaio de liberação de interferon-gama; QFT-Plus: QuantiFERON-TB Gold Plus. Fonte: Adaptada de Qiagen, 2022.

A infecção pelo HIV e a gravidez podem influenciar o resultado do teste tuberculínico (TST) e do ensaio de liberação de interferon-gama (IGRA-QFT-Plus). O IGRA (QFT-Plus) apresentou maior rendimento diagnóstico que a prova tuberculínica (PT). Alguns estudos demonstraram que a incidência de conversão dos testes utilizados para diagnóstico da ILTB foi alta, comparando a gravidez e o início do pós-parto, provavelmente em virtude da recuperação imunológica no pós-parto.

De acordo com as recomendações do Ministério da Saúde, caso diagnosticada durante o período pré-natal, a infecção latente pela micobactéria deve ter seu tratamento postergado para após o parto.

O esquema 3HP, três meses (12 semanas) de isoniazida (H) e rifapentina (P), é o esquema preferencial para o tratamento da ILTB em adultos (exceto gestantes) e crianças a partir de dois anos, de acordo com as recomendações do Ministério da Saúde e respeitadas as considerações da Nota Informativa Nº 05/2021 – CGDR/.DCCI/SVS/MS. O tratamento é realizado atualmente com dose fixa semanal do esquema que contém rifapentina 900 mg associada à isoniazida 900 mg por 12 semanas. Como alternativa, isoniazida 300 mg dose diária por 270 doses ou rifampicina 600 mg dose diária por 120 doses são tratamentos adequados. O esquema que utiliza a combinação de rifapentina e isoniazida não deve ser utilizado durante a gestação, pois poucos estudos testaram a segurança dos fármacos nessa população.

Doze passos para boas práticas com relação à tuberculose na gestação

1. Identificação das gestantes mais suscetíveis para o adoecimento por tuberculose.
2. Reconhecimento dos sinais e sintomas da doença na gestação.
3. Triagem e diagnóstico oportunos.
4. Investigação dos contatos.
5. Tratamento da tuberculose sensível com supervisão e vigilância de eventos adversos.
6. Tratamento da tuberculose multirresistente (TBMR).
7. Considerações sobre alimentação e suplementação vitamínica.
8. Aconselhamento e apoio.
9. Aleitamento materno.
10. Diagnóstico de ILTB.
11. Cuidados com o RN.
12. Equipe multiprofissional.

Bibliografia

- Arbex MA, Varella MCL, Siqueira HR, Mello FAF. Drogas antituberculose: interações medicamentosas, efeitos adversos e utilização em situações especiais-parte 1: fármacos de primeira linha. J Bras Pneumol. 2010;36(5):626-40.
- Barcellini L, Borroni E, Brown J, Brunetti E, Campisi D, Castellotti PF, et al. First evaluation of QuantiFERON-TB Gold Plus

performance in contact screening. Eur Respir J. 2016; 48(5):1411-9.

- Brasil. Ministério da Saúde. Secretaria de Vigilância em Saúde. Departamento de Vigilância das Doenças Transmissíveis. Manual de recomendações para o controle da tuberculose no Brasil. 2ª ed. atual. Brasília: Ministério da Saúde; 2019. p. 364. [citado 25 mar 2024]. Disponível na Internet: https://bvsms.saude.gov.br/bvs/publicacoes/manual_recomendacoes_controle_tuberculose_brasil_2_ed.pdf.
- Brasil. Ministério da Saúde. Secretaria de Vigilância em Saúde. Departamento de Doenças de Condições Crônicas e Infecções Sexualmente Transmissíveis. Coordenação-Geral de Vigilância das Doenças de Transmissão Respiratória de Condições Crônicas. Nota Informativa Nº 5/2021-CGDR/.DCCI/SVS/MSNS. Dispõe sobre atualização das Recomendações do Tratamento da Infecção Latente pelo *Mycobacterium tuberculosis* com a disponibilização da rifapentina. Brasília: Ministério da Saúde; 2021. [citado 10 abr 2024]. Disponível na Internet: https://www.gov.br/aids/pt-br/central-de-conteudo/notas-informativas/2021/nota-informativa-no-5-2021-cgdr-dcci-svs-ms.
- Cantwell MF, Shehab ZM, Costello AM, Sands L, Green WF, Ewing EP Jr, et al. Brief report: congenital tuberculosis. N Engl J Med. 1994;330(15):1051-4.
- Carlsson C, Lönnermark E, Datta S, Evans CA. A protocol for a systematic review and meta-analysis of tuberculosis care around the time of pregnancy. Wellcome Open Res. 2024;8:13.
- Donald PR, Van Helden PD.Antituberculosis chemotherapy: Progress in Respiratory. Basel: Karger; 2001. p 252.
- Gounder CR, Wada NI, Kensler C, Violari A, McIntyre J, Chaisson RE, et al. Active tuberculosis case-finding among pregnant women presenting to antenatal clinics in Soweto, South Africa. J Acquir Immune Defic Syndr. 2011;57(4):e77-84.
- Gupta A, Hughes MD, Garcia-Prats AJ, McIntire K, Hesseling AC. Inclusion of key populations in clinical trials of new antituberculosis treatments: Current barriers and recommendations for pregnant and lactating women, children, and HIV-infected persons. PLoS Med. 2019;16(8):e1002882.
- Gupta A, Mathad JS, Abdel-Rahman SM, Albano JD, Botgros R, Brown V, et al. Toward earlier inclusion of pregnant and postpartum women in tuberculosis drug trials: consensus statements from an international expert panel. Clin Infect Dis. 2016;62(6):761-9.
- Hoffmann CJ, Variava E, Rakgokong M, Masonoke K, van der Watt M, Chaisson RE, et al. High prevalence of pulmonary tuberculosis but low sensitivity of symptom screening among HIV-infected pregnant women in South Africa. PLoS One. 2013;8(4):e62211.
- Kritski AL, Marques MJ, Rabahi MF, Vieira MA, Werneck-Barroso E, Carvalho CE, et al. Transmission of tuberculosis to close contacts of patients with multidrug-resistant tuberculosis. Am J Respir Crit Care Med. 1996;153(1):331-5.
- LaCourse SM, Cranmer LM, Matemo D, Kinuthia J, Richardson BA, John-Stewart G, et al. Tuberculosis case finding in HIV-infected pregnant women in kenya reveals poor performance of symptom screening and rapid diagnostic tests. J Acquir Immune Defic Syndr. 2016;71(2):219-27.
- Lönnroth K, Jaramillo E, Williams BG, Dye C, Raviglione M. Drivers of tuberculosis epidemics: the role of risk factors and social determinants. Soc Sci Med. 2009; 68(12):2240-6
- Maugans C, Loveday M, Hlangu S, Waitt C, Van Schalkwyk M, van de Water B, et al. Best practices for the care of pregnant people living with TB. Int J Tuberc Lung Dis. 2023;27(5):357-66.
- Meehan SA, Hesseling AC, von Delft A, Marx FM, Hughes JA, Bock P, et al. Association between tuberculosis and pregnancy outcomes: a retrospective cohort study of women in Cape Town, South Africa. BMJ Open. 2024;14(2):e081209.
- Miele K, Bamrah Morris S, Tepper NK. Tuberculosis in pregnancy. Obstet Gynecol. 2020;135(6):1444-53.
- Qiagen. Sample to insight. Teste para tuberculose com confiança. QuantiFERON -TB Gold Plus – o teste mais confiável para diagnóstico da tuberculose latente. 2022. [citado 25 mar 2024]. Disponível na Internet: https://qiagen.com.br/wp-content/uploads/2022/03/QuantiFERON-TB-Gold-Plus-o-teste-mais-confiavel-para-diagnostico-da-tuberculose-latente.pdf.
- Teixeira L, Perkins MD, Johnson JL, Keller R, Palaci M, do Valle Dettoni V, et al. Infection and disease among household contacts of patients with multidrug-resistant tuberculosis. Int J Tuberc Lung Dis. 2001;5(4):321-8.
- World Health Organization. Global tuberculosis report 2021. Geneva: WHO; 2021. [cited 2024 Mar 25]. Disponível na internet: https://iris.who.int/bitstream/handle/10665/346387/9789240037021-eng.pdf?sequence=1.
- World Health Organization. Global tuberculosis report 2022. Geneva: WHO; 2022. [cited 2024 Mar 25]. Disponível na Internet: https://iris.who.int/bitstream/handle/10665/363752/9789240061729-eng.pdf?sequence=1.
- Zumla A, Bates M, Mwaba P. The neglected global burden of tuberculosis in pregnancy. Lancet Glob Health. 2014; 2(12):e675-6.

19 Acidentes Vasculares Cerebrais

Juliana R. Dias

Introdução

Neste capítulo, vamos discorrer sobre as doenças cerebrovasculares em mulheres grávidas (período gestacional) e no puerpério (pós-parto). As complicações inerentes a essa condição, nesse período, podem ser devastadoras para o binômio mãe-feto, podendo levar ao comprometimento de funcionalidade marcante e até mesmo à morte. A doença cerebrovascular durante a gravidez pode ser dividida em duas categorias principais: trombose/isquemia (que inclui infarto arterial e venoso) e hemorragia (incluindo hemorragia intracerebral e subaracnóidea).

Alterações fisiológicas normais associadas à gravidez, combinadas com processos fisiopatológicos exclusivos da gravidez, predispõem as mulheres a desenvolver acidente vascular cerebral (AVC) durante a gravidez e o puerpério. Neste capítulo, iremo-nos ater aos aspectos envolvidos nos AVC de etiologia isquêmica – acidente vascular cerebral isquêmico (AVCI) e acidente vascular cerebral de etiologia hemorrágica (AVCH) associados aos infartos arteriais.

Epidemiologia

Mulheres grávidas ou recentemente grávidas desenvolvem AVC (incidência de 30 por 100 mil gestações) com mais frequência do que mulheres não grávidas (incidência anual, 10,7 por 100 mil mulheres em idade reprodutiva), estando o terceiro trimestre de gravidez e o período pós-parto associados a um aumento acentuado do risco relativo e a um pequeno aumento do risco absoluto de AVCI e de hemorragia intracerebral.

Aproximadamente 10% dos AVCs ocorrem no período pré-parto, 40% ocorrem próximo ao parto e 50% ocorrem no pós-parto e após a alta (Figura 19.1).

Os dados de um registo populacional na Finlândia sugerem que a incidência de AVC durante a gravidez ou puerpério aumentou ao longo do tempo; no estudo, a incidência aumentou mais de duas vezes desde o período inicial de cinco anos (1987 a 1991) em comparação com o último período de cinco anos (2012 a 2016).

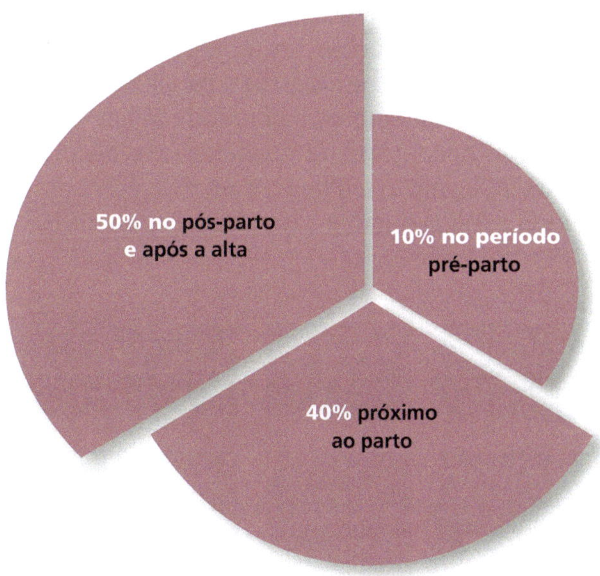

Figura 19.1 – Incidência de acidente vascular cerebral conforme período gestacional (10% dos AVCs ocorrem no período pré-parto, 40% próximo ao parto e 50% no pós-parto e após a alta).

O risco relativo aumentado de AVC no período pós-parto foi ilustrado em uma revisão das altas hospitalares de mulheres no centro de Maryland e Washington, DC, nos Estados Unidos, nos anos de 1988 e 1991, o que determinou a magnitude do efeito da gravidez (incluindo abortos espontâneos e induzidos) no AVC. Considerando o infarto cerebral, o risco relativo foi de 0,7 durante a gravidez (com diferença não significativa), mas aumentou para 8,7 no período pós-parto (dentro de seis semanas pós-parto). Para hemorragia intracerebral, o risco relativo ajustado foi de 2,5 durante a gravidez, mas aumentou para 28,3 no período pós-parto. Para ambos os tipos de AVC, que ocorreram com igual frequência, o risco excessivo durante o período pós-parto foi de 8,1 AVC por 100 mil gestações. O AVC foi responsável por 7,4% das mortes maternas nos Estados Unidos entre 2011 e 2014. Estima-se que a incidência de AVC associado à gravidez nos Estados Unidos e no Canadá aumenta progressivamente. Dados populacionais canadenses recentes sugerem um aumento de 60% no período entre 2003 a 2004 e 2015 a 2016. A mortalidade materna relacionada com o AVC pode estar subestimada, porque os distúrbios hipertensivos da gravidez foram responsáveis por outros 6,8% das mortes maternas nos Estados Unidos, e que 40% a 70% da mortalidade materna em mulheres com pré-eclâmpsia ocorreu em virtude de AVC.

Principais fatores e mecanismos de risco

Alterações fisiológicas e fisiopatológicas importantes, como oscilações hormonais (aumento do estrogênio), estado de hipercoagulabilidade, hemoconcentração, alterações na hemodinâmica cardiovascular e nos fatores de coagulação, e disfunção endotelial, levam as mulheres a um risco aumentado de AVCI e AVCH durante a gravidez (Figura 19.2).

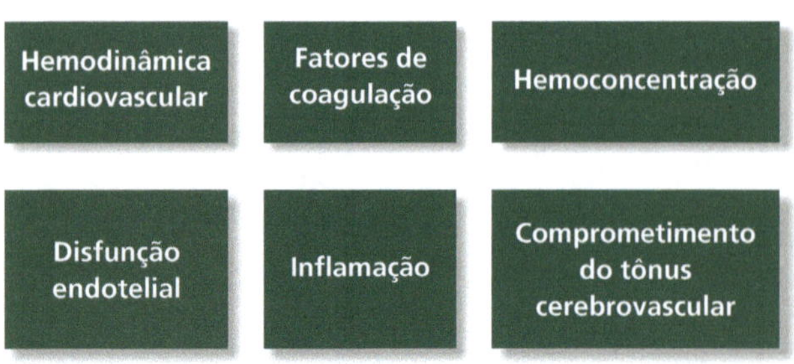
Hemodinâmica cardiovascular
Fatores de coagulação
Hemoconcentração
Disfunção endotelial
Inflamação
Comprometimento do tônus cerebrovascular

Figura 19.2 – Alterações fisiológicas e fisiopatológicas importantes estão associadas a risco aumentado de acidentes vasculares cerebrais isquêmicos e hemorrágicos durante a gravidez.

Embora o AVCI em adultos seja frequentemente causado por descompensação da hipertensão arterial sistêmica (HAS), fibrilação atrial (FA), aterosclerose de grandes vasos ou doença cerebral de pequenos vasos, o AVCI materno está menos comumente associado a fatores de risco vasculares tradicionais. Em vez disso, além desses fatores de risco, os AVCs relacionados com a gravidez podem apresentar mecanismos incomuns, como dissecção da artéria carótida ou vertebral, cardioembolismo paradoxal em decorrência de forame oval patente e síndrome de vasoconstrição cerebral reversível (SVCR). A gravidez constitui um "teste de estresse" fisiológico que desafia o sistema cardiovascular materno. A remodelação cardíaca, incluindo dilatação atrial esquerda e aumento da massa ventricular esquerda de até 35%, pode contribuir para um risco aumentado de infarto arterial por cardioembolismo.

Demonstrou-se que doenças cardíacas preexistentes conferem chances muito maiores (OR, 13,2; IC 95%, 10,2 a 17) de AVC materno. A disfunção cardíaca associada à gravidez pode ser mais grave em mulheres com pré-eclâmpsia do que naquelas sem, e a pré-eclâmpsia aumenta o risco de cardiomiopatia periparto. A cardiomiopatia periparto, que ocorre em aproximadamente um em cada 3 mil nascidos vivos, está associada a eventos cerebrovasculares adversos importantes, incluindo AVC origem cardioembólica.

No contexto de aumento da pré-carga e hipercoagulabilidade, mulheres grávidas e puérperas com forame oval patente também são mais vulneráveis a AVC em virtude da embolia paradoxal na circulação cerebral. A embolia por líquido amniótico raramente pode causar AVC em pacientes com forame oval patente ou *shunt* pulmonar. Uma revisão sistemática recente encontrou uma forte associação entre enxaqueca ativa, particularmente enxaqueca com aura, durante a gravidez e aumento do risco de AVC (OR, 7,9 a 30,7). Esse achado pode ser confundido pela classificação incorreta entre enxaqueca e pré-eclâmpsia grave em dados administrativos. A elevada taxa de forame oval patente em mulheres com enxaqueca pode explicar parcialmente o risco aumentado de AVC associado à gravidez nesa população.

Entre as mulheres grávidas, quais teriam maior risco de apresentar acidente vascular cerebral?

Entre as mulheres grávidas, aquelas com idade avançada (embora a maioria dos AVC relacionados com a gravidez ocorram em mulheres com menos de

35 anos), as afro-americanas, aquelas que apresentam doenças cardíacas, discrasia sanguínea, distúrbios reumatológicos ou doença falciforme, têm maior risco de desenvolver eventos isquêmicos cerebrais (Figura 19.3).

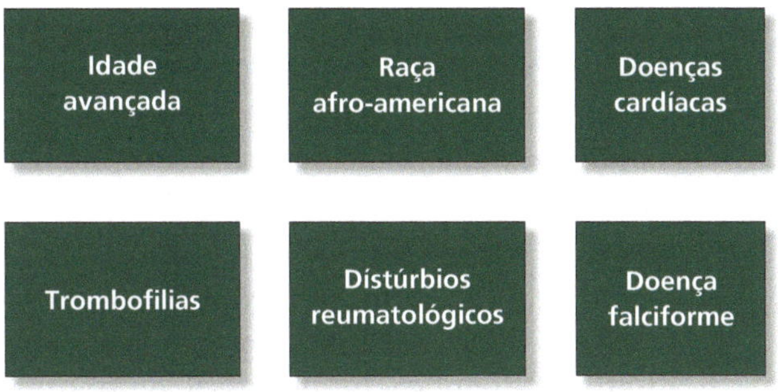
Idade avançada
Raça afro-americana
Doenças cardíacas
Trombofilias
Distúrbios reumatológicos
Doença falciforme

Figura 19.3 – Principais fatores de risco para acidente vascular cerebral materno.

Fatores de risco específicos da gravidez e do puerpério

Uma série de complicações da gravidez podem se apresentar como AVC ou evento semelhante ao AVC (Figura 19.4), incluindo as seguintes:

- Distúrbios hipertensivos da gravidez por meio de disfunção endotelial e autorregulação cerebral prejudicada.
- Diabetes gestacional.
- Hemorragia pós-parto grave.
- Parto cesáreo.

Um estudo de base populacional descobriu que ter fatores de risco tradicionais para AVC (p. ex., doença cardíaca congênita, fibrilação atrial ou defeitos de coagulação) aumentou substancialmente o risco de AVC entre distúrbios hipertensivos de hospitalizações durante a gravidez a partir da razão de chances (OR, do inglês *odds ratio*) ajustada 2,7 (intervalo de confiança [IC] de 95%, 1,8 a 3,9) para defeitos congênitos de coagulação até OR ajustada 13,1 (IC 95%, 9,1 a 18,9) para doenças cardíacas congênitas. Um estudo subsequente, que utilizou a base de dados de pacientes internados do Departamento de Saúde do Estado de Nova York, destacou mulheres pré-eclâmpticas que apresentavam infecções, hipertensão crônica, coagulopatias ou condições pró-trombóticas subjacentes como grupos particularmente de alto risco.

Avaliação diagnóstica

Em pacientes grávidas, AVCI, hemorragia intracerebral, hemorragia subaracnóidea e trombose venosa cerebral apresentam características clínicas semelhantes às que ocorrem em pacientes não grávidas. Todos os pacientes com suspeita de AVC agudo necessitam de **avaliação urgente**, conforme o Figura 19.5.

Aspectos importantes da avaliação inicial incluem:

- Avaliar os **sinais vitais** (frequência cardíada, frequência respiratória, pressão arterial, saturação de oxigênio, dextro). Garantir a **pervialidade das vias aéreas**, estabilidade hemodinâmica e respiratória. Verificar a glicose sérica, com

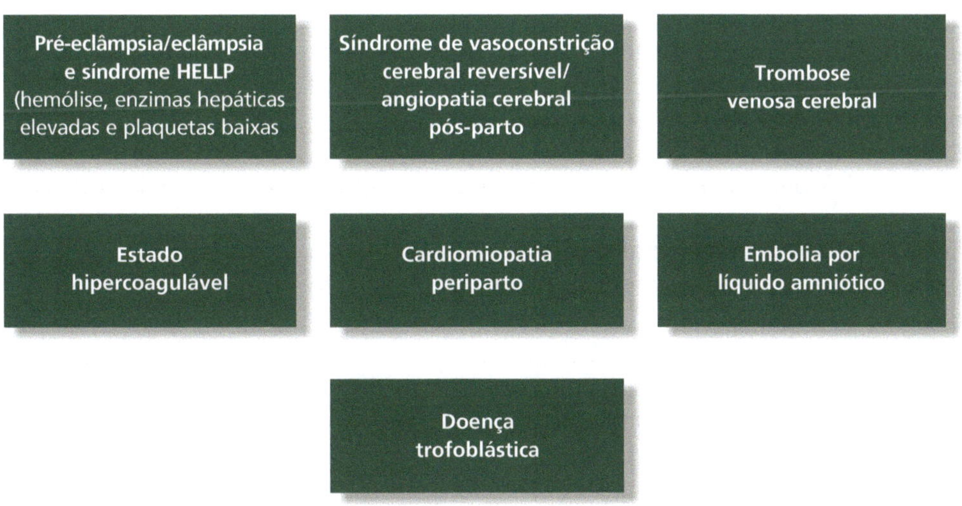

Figura 19.4 – Complicações da gravidez podem se apresentar como acidente vascular cerebral.

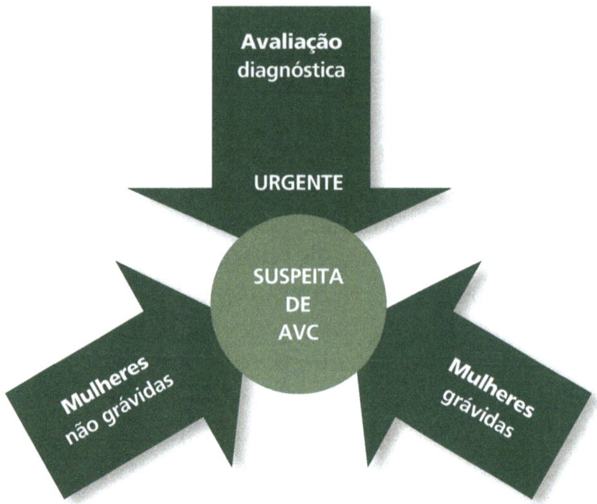

Figura 19.5 – Mulheres grávidas com suspeita de AVC agudo necessitam de avaliação urgente.

punção digital ou teste rápido no local de atendimento. A glicemia sérica baixa (< 60 mg/dL [3,3 mmol/L]) deve ser corrigida rapidamente. É razoável tratar a hiperglicemia se o nível de glicose for > 180 mg/dL (> 10 mmol/L) com o objetivo de manter os níveis séricos de glicose dentro de uma faixa de 140 a 180 mg/dL (7,8 a 10 mmol/L).

- Obter uma história rápida, mas precisa:
  - Hora que fora visto bem.
  - Comorbidades.
  - Medicamentos em uso.
- Fazer **diagnósticos diferenciais** com AVC agudo (Quadro 19.1).
- Obter **imagens cerebrais urgentes**, como tomografia computadorizada (TC) ou ressonância magnética (RM), imagens neurovasculares com angiografia por tomografia computadorizada (ângio TC) ou angiografia por ressonância magnética (ARM).
- Realizar **monitoramento cardíaco** (eletrocardiograma [ECG], ecocardiograma, Holter), no intuito de identificar fatores cardioembólicos.
  - O ecocardiograma deve incluir um estudo de contraste de bolhas com solução salina agitada para procurar evidências de um *shunt* da direita para a esquerda pelo forame oval patente como uma via para embolia paradoxal de fonte venosa.
- Solicitar **estudos laboratoriais.** A avaliação laboratorial inclui hemograma completo, perfil metabólico, painel lipídico e exame toxicológico. Estudos adicionais podem ser úteis em pacientes selecionados.

Quadro 19.1 – Diagnósticos diferenciais de AVC agudo

- Aura de enxaqueca
- Convulsão com paresia pós-ictal (paralisia de Todd), afasia ou negligência
- Tumor ou abscesso do sistema nervoso central
- Trombose venosa cerebral
- Déficit functional (síndrome conversiva)
- Encefalopatia hipertensiva
- Traumatismo cranioencefálico
- Distúrbios mitocondriais (p. ex., encefalopatia mitocondrial com acidose láctica e episódios semelhantes à acidente vascular cerebral ou síndrome MELAS (do inglês *mitochondrial encephalopathy, lactic acidosis, and stroke-like episodes*))
- Esclerose múltipla
- Síndrome de encefalopatia reversível posterior (PRES, do inglês *posterior reversible encephalopathy syndrome*)
- Síndromes de vasoconstrição cerebral reversível (SCRV)
- Mielopatias (p. ex., mielopatia compressiva, fistula arteriovenosa dural espinhal)
- Hematoma subdural
- Síncope
- Infecção sistêmica
- Distúrbio tóxico-metabólico (p. ex., hipoglicemia, intoxicação exógena por fármacos)
- Amnésia global transitória
- Encefalite viral (p. ex., encefalite por herpes simples)
- Encefalopatia de Wernicke

- Investigar **doença falciforme**. O teste para doença falciforme é justificado se houver suspeita para o diagnóstico. Apesar da triagem neonatal, alguns adultos com doença falciforme podem não ser diagnosticados.
- Realizar *teste de hipercoagulabilidade*. Obtemos uma avaliação laboratorial para trombofilia hereditária ou adquirida em mulheres que apresentam acidente vascular cerebral isquêmico criptogênico ou ataque isquêmico transitório durante a gravidez.
- Gerenciar depleção de volume e distúrbios hidroeletrolíticos.
- Avaliar a **deglutição** e prevenir a **broncoaspiração.**

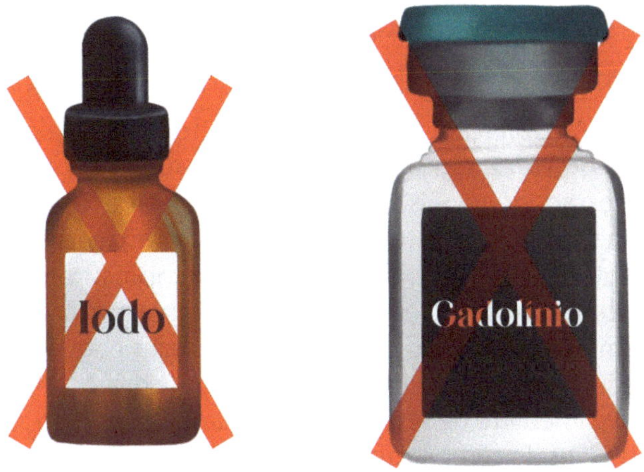

Figura 19.7 – Uso de contrastes endovenosos durante a gestação.

Neuroimagem

Na obtenção de neuroimagem inicialmente, a TC de crânio sem contraste costuma ser o primeiro estudo diagnóstico em pacientes com suspeita de AVC. As principais vantagens da TC são o amplo acesso e a rapidez de aquisição. No entanto, a RM é segura durante todos os trimestres da gestação (Figura 19.6). Além disso, a RM é mais sensível que a TC para a detecção de infarto precoce, pequenos infartos, trombose venosa cerebral e lesões estruturais (p. ex., malformações cavernosas).

Quanto ao uso de contraste e exposição à radiação

Agentes de contraste à base de **iodo** e **gadolínio** são evitados na gestação, se possível (Figura 19.7).

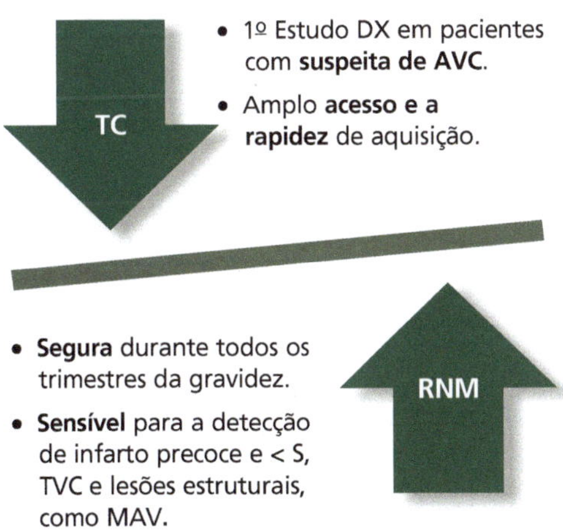

Figura 19.6 – Vantagens e desvantagens na aquisição de neuroimagens na Emergência.

Durante a gestação tanto os exames de TC quanto os de RM devem ser bem avaliados e debatidos entre a paciente, o obstetra e o médico imaginologista/radiologista. Em circunstâncias excepcionais, quando o estudo tomográfico é essencial, pode-se utilizar o contraste iodado. Contudo, após a administração de contraste iodado à mulher grávida, deve-se avaliar a função tiroidiana do feto ao longo da primeira semana de vida. Já quando existe indicação muito clara para realização de uma RM com contraste em uma mulher grávida, recomenda-se administrar um dos agentes com gadolínio mais estáveis, em virtude do baixo risco de fibrose nefrogênica sistêmica. O contraste iodado (TC) atravessa a barreira placentária humana. O gadolínio (RM) tem passagem transplacentária em primatas. Porém, não há estudos bem controlados que confirmem ação teratogênica ou mutagênica ("dano genético ao bebê"). Um estudo (2007) com mulheres que foram expostas ao gadolínio (contraste da RM) no primeiro trimestre da gestação não demonstrou efeito teratogênico ou mutagênico em RN. Porém, o risco real do desenvolvimento de fibrose nefrogênica sistêmica na "mãe ou criança" é desconhecido.

A exposição do feto à **radiação** com TC de crânio (50 milirradianos), ângio TC cerebral (10 milirradianos) e raio X de tórax (1 milirradiano) é considerada segura, pois não há evidência de risco aumentado de anomalias fetais, deficiência intelectual, restrição de crescimento ou perda de gravidez em decorrência de radiação ionizante em doses **inferiores a 5.000 milirradianos.** Porém, o abdome da gestante deve ser sempre protegido da radiação.

Tratamento de acidente vascular cerebral isquêmico na gestação

A avaliação e o tratamento do AVCI agudo na gravidez são orientados principalmente pelos mesmos princípios da população em geral, e focados na terapia de reperfusão aguda de um vaso cerebral potencialmente ocluído. Como exemplos, temos **trombólise intravenosa** e **trombectomia mecânica**, em que ambas são consideradas eficazes para AVCI agudo, conforme indicação propícia, com o objetivo imediato de restaurar o fluxo sanguíneo para as regiões do cérebro que estão isquêmicas, mas ainda não infartadas.

Trombólise intravenosa

A terapia trombolítica intravenosa com alteplase é indicada para pacientes com AVCI agudo que atendam aos critérios de elegibilidade descritos na Quadro 19.2, desde que o tratamento seja iniciado dentro de 4,5 horas do início dos sintomas claramente definidos. Concordamos com as diretrizes da American Heart Association/American Stroke Association de 2019, que afirmam que a administração intravenosa de alteplase pode ser considerada durante a gravidez quando os benefícios previstos do tratamento de AVC moderado ou grave superam os riscos aumentados previstos de sangramento uterino.

Os pacientes elegíveis devem ser tratados o mais rápido possível dentro do prazo apropriado de 3 ou 4,5 horas, após discussão cuidadosa dos riscos e benefícios potenciais.

O rótulo de prescrição da alteplase não lista a gravidez como uma contraindicação, mas afirma que o risco da terapia pode aumentar durante a gravidez. Os riscos potenciais incluem hemorragia materna com trombólise, possivelmente resultando em trabalho de parto prematuro, descolamento prematuro da placenta e/ou morte fetal. A hemorragia durante o parto ou a cesariana é um risco particular com a terapia trombolítica se a paciente entrar em trabalho de parto ou se for necessário um parto operatório. Com base no seu peso molecular, não se espera que a alteplase atravesse a placenta.

Quadro 19.2 – Critérios de elegibilidade para o tratamento de acidente vascular cerebral isquêmico agudo com trombólise intravenosa (ativador de plasminogênio tecidual recombinante ou tPA)

Critério de inclusão
▪ Diagnóstico clínico AVCI causando déficit neurológico mensurável. ▪ Início dos sintomas < 4,5 horas antes do início do tratamento; se o momento exato do início do AVC não for conhecido, é definido como a última vez que o paciente era normal ou estava na linha de base neurológica. ▪ Idade $\geq$ 18 anos.
Critério de exclusão
Histórico do paciente ▪ AVCI ou traumatismo cranioencefálico grave nos últimos três meses. ▪ Hemorragia intracraniana anterior. ▪ Neoplasia intracraniana intra-axial. ▪ Malignidade gastrointestinal. ▪ Hemorragia gastrointestinal nos últimos 21 dias. ▪ Cirurgia intracraniana ou intraespinhal nos últimos três meses.
Clínico ▪ Sintomas sugestivos de hemorragia subaracnóidea. ▪ Elevação persistente da pressão arterial (sistólica $\geq$ 185 mmHg ou diastólica $\geq$ 110 mmHg). ▪ Sangramento interno ativo. ▪ Apresentação consistente com endocardite infecciosa. ▪ AVC conhecido ou suspeito de estar associado à dissecção do arco aórtico. ▪ Diátese hemorrágica aguda, incluindo, mas não se limitando às condições definidas em "hematológicas".

continua

Quadro 19.2 – Critérios de elegibilidade para o tratamento de acidente vascular cerebral isquêmico agudo com trombólise intravenosa (ativador de plasminogênio tecidual recombinante ou tPA) *(Continuação)*

Hematológico

- Contagem de plaquetas < 100.000/m^3.*
- Uso atual de anticoagulante com razão normalizada internacional (INR, do inglês *international normalized ratio*) > 1,7 ou tempo de protrombina (TP) > 15 segundos ou tempo de tromboplastina parcial ativada (TTPa) > 40 segundos.*
- Doses terapêuticas de heparina de baixo peso molecular recebidas em até 24 horas (p. ex., para tratamento de tromboembolismo venoso (TEV) e síndrome coronariana aguda (SCA)); essa exclusão não se aplica a doses profiláticas (p. ex., para prevenir TEV).
- Uso atual (i. e., última dose dentro de 48 horas em um paciente com função renal normal) de um inibidor direto da trombina ou inibidor do fator Xa com evidência de efeito anticoagulante por testes laboratoriais como TTPa, INR, eletroconvulsoterapia (ECT), tempo de trombina (TT) ou fator Xa apropriado, ensaios de atividade.

TC de cabeça

- Evidência de hemorragia.
- Extensas regiões de hipodensidade óbvia consistentes com lesão irreversível.

Avisos

- Apenas sinais neurológicos menores e isolados ou sintomas que melhoram rapidamente.▲
- Glicose sérica < 50 mg/dL (< 2,8 mmol/L).◆
- Trauma grave nos últimos 14 dias.§
- Cirurgia de grande porte nos últimos 14 dias.¥
- História de sangramento gastrointestinal (remoto) ou sangramento geniturinário.‡
- Convulsão no início do AVC com comprometimento neurológico pós-ictal.†
- Gravidez.**
- Punção arterial em local não compreensível nos últimos sete dias.
- Aneurisma intracraniano grande (≥ 10 mm), não tratado e não roto.
- Malformação vascular intracraniana não tratada.

Advertências adicionais para tratamento de 3 a 4,5 horas após o início dos sintomas▲▲

- Idade > 80 anos
- Uso de anticoagulante oral independentemente do INR.
- AVC grave (pontuação escala de AVC do National Institute of Health (NIHSS) > 25)
- Combinação de AVCI prévio e diabetes *mellitus*.

A tenecteplase pode ser igualmente eficaz para pacientes selecionados e pode ser mais amplamente utilizada no futuro em razão de sua facilidade de administração como um bólus único, mas carece de maiores estudos clínicos para uma indicação com maior respaldo. Não existem ainda estudos em humanos que explorem os riscos fetais desses agentes trombolíticos. Alteplase e tenecteplase são moléculas grandes que não atravessam a placenta e não são teratogênicas em doses de tratamento de AVC em estudos com animais.

Os relatos de casos citam alguns exemplos de hemorragia placentária (não mórbida) ou perda precoce da gravidez, que podem estar mais relacionados com a condição materna subjacente do que com a terapia.

Acidente vascular cerebral ao acordar ou horário desconhecido de início dos sintomas

Para pacientes com AVC ao acordar ou horário desconhecido da última vez bem conhecida, critérios com base em imagens para determinar a elegibilidade para trombólise intravenosa (ou seja, RM que mostre uma lesão isquêmica aguda com difusão positiva e recuperação de inversão atenuada por fluido [FLAIR, do inglês *fluid-attenuated inversion recovery*] negativa) é uma opção em centros especializados em AVC para determinar a elegibilidade para trombólise intravenosa.

Trombectomia mecânica

A trombectomia mecânica é indicada para pacientes selecionados com AVCI agudo, causado por uma oclusão intracraniana de grande artéria na circulação anterior proximal, que pode ser tratado dentro de 24 horas após o último momento em que se sabe que estão bem.

As opções de tratamento endovascular, particularmente a trombectomia mecânica, podem ser preferidas à terapia trombolítica intravenosa para mulheres consideradas de alto risco de hemorragia, como aquelas com placenta prévia ou história de hemorragia obstétrica. Essas intervenções devem ser tentadas apenas em centros com conhecimentos apropriados.

Eficácia e segurança na gravidez

A eficácia e segurança das terapias de reperfusão para AVCI agudo na gravidez não estão firmemente estabelecidas, uma vez que as mulheres grávidas foram excluídas dos ensaios clínicos aleatorizados que testaram a trombólise intravenosa e a trombectomia mecânica. No entanto, dados observacionais sugerem que essas terapias são razoavelmente seguras e eficazes.

Um relatório que avaliou dados de registro de AVC descobriu que o uso de terapia de reperfusão aguda em mulheres grávidas ou pós-parto estava associado a resultados semelhantes aos de mulheres não grávidas. O estudo incluiu 338 mulheres grávidas ou pós-parto e mais de 24 mil mulheres não grávidas com idades entre 18 e 44 anos com AVCI. A terapia de reperfusão aguda foi definida como ativador intravenoso do plasminogênio tecidual (tPA, do inglês *tissue-type plasminogen activator)*, trombólise ou trombectomia por cateter, ou qualquer combinação dessas intervenções. As taxas de terapia de reperfusão de AVC agudo foram semelhantes em mulheres grávidas ou pós-parto em comparação com mulheres não grávidas (11,8% *versus* 10,5%), embora o tratamento com monoterapia intravenosa com tPA tenha sido menos frequente em mulheres grávidas ou pós-parto em comparação com mulheres não grávidas (4,4% *versus* 7,9%). Entre aquelas tratadas com terapia de reperfusão aguda, não houve diferença entre mulheres grávidas ou puérperas e mulheres não grávidas nas taxas de morte hospitalar (2,1% *versus* 2,7%), alta para casa (75% *versus* 73%) ou deambulação independente em casa (74% *versus* 71%).

Houve uma taxa mais elevada de hemorragia intracraniana sintomática em mulheres grávidas ou pós-parto (7,5%) em comparação com mulheres não grávidas (2,6%); a diferença não alcançou significância estatística, embora tenha sido limitada pelo pequeno número de pacientes.

Outra análise de pacientes do sexo feminino com AVCI agudo da Amostra Nacional de Pacientes Internados identificou 180 mulheres grávidas ou pós-parto tratadas com trombectomia mecânica. Em comparação com mais de 48 mil pacientes do sexo feminino não grávidas tratadas com trombectomia mecânica, as pacientes grávidas e pós-parto apresentaram taxas mais baixas de hemorragia intracraniana (11% *versus* 24%) e mau resultado funcional (50% *versus* 72%).

Controle da pressão arterial

A hipertensão grave em mulheres grávidas (PA sustentada ≥160/110 mmHg) deve ser tratada com o agente misto não seletivo bloqueador β e bloqueador do receptor α-1 labetalol como terapia de primeira linha, de acordo com o American College of Obstetrics and Gynecology (ACOG), em razão de sua eficácia e ausência de efeitos colaterais graves. A hidralazina é um agente alternativo de primeira linha. Apesar de uma metanálise recente sugerir que a nifedipina oral pode ser uma terapia alternativa viável em mulheres grávidas, ela não está entre os agentes recomendados nas Diretrizes da American Heart Association (AHA) de 2018 para o tratamento agudo da hipertensão em pacientes com AVCI antes do alteplase intravenoso. Labetalol endovenoso, hidralazina e nicardipina são recomendados em ambos os ambientes.

No contexto do AVCI, o manejo da hipertensão é complicado pela perda da autorregulação cerebral normal, fazendo com que a perfusão cerebral torne-se passiva em termos de pressão. Isso pode resultar em um "exame dependente da pressão", em que o paciente pode ter déficits neurológicos com uma pressão arterial mais baixa que se resolvem com pressões sanguíneas mais elevadas. Assim, os pacientes com AVCI sem lesão renal ou miocárdica podem ser admitidos como "hipertensão permissiva", embora as evidências sejam confusas sobre a eficácia dessa abordagem. Mas pacientes com acidente vascular cerebral isquêmico atribuído à pré-eclâmpsia ou eclâmpsia necessitam de tratamento de hipertensão grave e parto imediato.

Terapia antiplaquetária aguda

A terapia precoce com aspirina é recomendada para pacientes com acidente vascular cerebral isquêmico agudo que não estão recebendo anticoagulação em dose completa. Essa recomendação está de acordo com as diretrizes nacionais. A aspirina deve ser administrada o mais rápido possível, dentro de 48 horas após o início do AVC; porém, deve ser suspensa por 24 horas após a terapia trombolítica intravenosa. A aspirina também pode ser usada em combinação com heparina subcutânea para profilaxia de trombose venosa profunda.

Não usamos rotineiramente clopidogrel ou qualquer regime de terapia de dupla antiagregação plaquetária (DAPT, do inglês *dual antiplatlet therapy*) para tratar AVCI ou ataque isquêmico transitório (AIT) durante a gravidez, em virtude do risco de sangramento.

No entanto, o uso a curto prazo de DAPT (p. ex., ácido acetilsalicílico com clopidogrel) durante a gravidez pode ser considerado por meio de uma tomada de decisão compartilhada e com base nas circunstâncias individuais do paciente e nos fatores de risco.

Prevenção secundária

Recomenda-se um agente antiplaquetário para prevenção secundária para pacientes com história de acidente vascular cerebral não cardioembólico ou ataque isquêmico transitório (AIT) do tipo aterotrombótico, lacunar (tipo oclusivo de pequenos vasos) ou criptogênico.

A combinação de aspirina e dipiridamol são opções aceitáveis para prevenir AVCI não cardioembólico recorrente após a gravidez. Uma dose de aspirina de 60 a 81 mg/dia é considerada segura na gravidez. O clopidogrel e a combinação de aspirina e dipiridamol de liberação prolongada não foram avaliados em um grande número de pacientes ou durante períodos prolongados de tempo.

Tratamento do acidente vascular cerebral hemorrágico na gestação

Mulheres grávidas e no pós-parto correm risco de contrair todos os subtipos de AVC, incluindo AVCI, acidente vascular cerebral hemorrágico (AVCH) e infarto venoso por trombose venosa cerebral (TVC). O AVCH é o tipo mais comum de AVC relacionado com a gravidez; a hemorragia intracerebral (HIC) é a segunda causa mais comum de AVC, depois do AVCI, mas é responsável por uma quantidade desproporcional de mortalidade e morbidade cerebrovascular. Os objetivos do tratamento inicial incluem a prevenção da expansão da hemorragia, o monitoramento e o manejo da pressão intracraniana (PIC) elevada e o manejo de outras complicações neuroclínicas. Pode-se visualizar o manejo inicial do AVCH em paciente grávidas na Figura 19.8. O Quadro 19.3 mostra uma visão geral do manejo de emergência da HIC espontânea aguda.

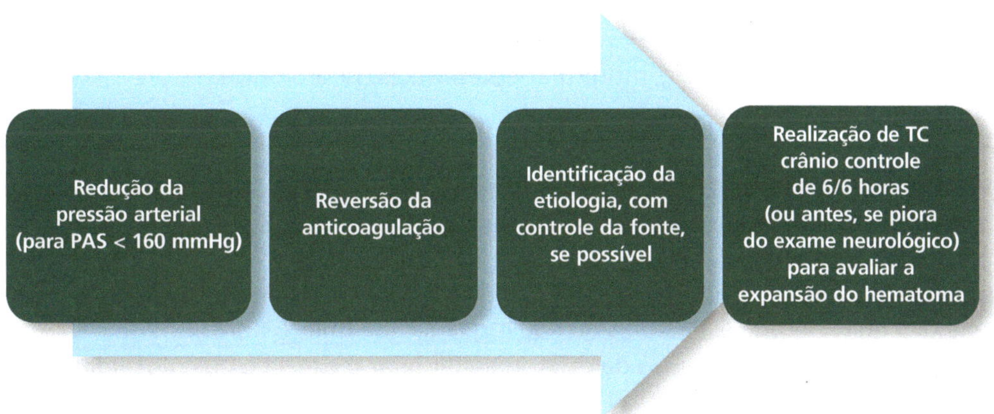

Figura 19.8 – Manejo inicial do acidente vascular cerebral hemorrágico. PAS: pressão arterial sistólica; TC: tomografia computadorizada.

Quadro 19.3 – Hemorragia intracerebral espontânea aguda: visão geral rápida do manejo de emergência

Características clínicas

- Sintomas de AVC: perda súbita de função na fala, visão, movimento, sensação e equilíbrio.
- Características sugestivas de HIC em vez de AVCI: piora progressiva dos sintomas agudos; PAS gravemente elevada (p. ex., > 220 mmHg); paciente tomando anticoagulante.
- Sinais de PIC elevada (efeito de massa da HIC):
  - Pupila dilatada.
  - Sonolência progressiva.
  - Tríade de Cushing (bradicardia, depressão respiratória e hipertensão).

Avaliação

- Avaliar vias aéreas, respiração, circulação e incapacidade para iniciar cuidados de suporte.
- Determinar ECG, déficits neurológicos.
- Obter imagens de emergência (p. ex., TC de crânio ou RM rápida).
- Avaliação laboratorial inicial: hemograma completo, TP, TTP, INR, eletrólitos básicos, glicose, troponina cardíaca específica, teste de gravidez em mulheres em idade fértil.
- Monitoramento serial (de hora em hora) para deterioração neurológica ou sinais de PIC elevada.

Tratamento*

- Realizar intubação traqueal para qualquer paciente incapaz de proteger suas vias aéreas ou com estado mental em rápida deterioração ou ECG $\leq$ 8.
- Obter consulta neurológica imediata para achados de imagens que indiquem necessidade de cirurgia de emergência:
  - HIC cerebelar com diâmetro $\geq$ 3 cm ou que cause compressão do tronco cerebral.
  - Hemorragia intraventricular (IVH, do inglês *intraventricular hemorrhage*) com hidrocefalia obstrutiva e deterioração neurológica.
  - HIC hemisférica com compressão cerebral potencialmente fatal ou hidrocefalia obstrutiva.
- Anticoagulação reversa (agente específico):
  - Varfarina (CCP de quatro fatores **com** vitamina K IV).
  - Dabigatrana (idaricizumabe).
  - Inibidores do fato Xa: apixabana, edoxabana, rivaroxabana (CCP de quatro fatores **ou** andexanet alfa).
  - Heparina não fracionada (sulfato de protamina).
  - Heparina de baixo peso molecular (andexanet alfa; sulfato de protamina é uma alternativa).
- Gerenciar hipertensão:
  - Tratamento imediato para redução da PAS abaixo de 220 mmHg: nicardipina a partir de 5 mg/hora IV; alternativo: labetalol 20 mg IV em bólus; pode repetir a cada 10 minutos.
  - Tratamento subsequente, gradual, normalmente durante as primeiras 1 a 2 horas, para reduzir a PAS para 140 mmHg a 160 mmHg; monitorar deterioração neurológica.
- Gerenciar PIC elevada:
  - Medidas preventivas gerais:
    - Elevar a cabeceira da cama > 30 graus.
    - Administrar sedação leve conforme necessário para conforto dos pacientes intubados (p. ex., midazolam).
    - Administrar antipiréticos para temperatura > 38°C (p. ex., paracetamol 325 mg a 650 mg por via oral ou PR a cada 4 a 6 horas ou 650 mg IV a cada quatro horas).
    - Manter o posicionamento neutro da cabeça; evitar girar o pescoço ou colocar linhas ou dispositivos intravenosos dentro ou no pescoço que possam impedir o fluxo venoso.

continua

Quadro 19.3 – Hemorragia intracerebral espontânea aguda: visão geral rápida do manejo de emergência *(Continuação)*

- Utilizar soluções **isotônicas** para reposição volêmica e fluidos de manutenção; manter sódio sérico > 135 mEq/L.
- Repetir exames de imagem (p. ex., TC do crânio) para deterioração neurológica ou sinais de PIC elevada:
  - Obter consulta neurológica imediata para indicações cirúrgicas (consulte anteriormente).
- Administrar terapia osmótica via cateter venoso central para sinais clínicos ou achados de imagem de PIC elevada:
  - Solução salina hipertônica 23,4%; bólus IV de 15 mL a 30 mL a cada seis horas, ou
  - Manitol: bólus IV de 0,25 a 1 g/kg a cada seis horas.

AVC: acidente vascular cerebral; AVCI: acidente vascular cerebral isquêmico; CCP: concentrado de complexo de protrombina; ECG: escala de coma de Glasgow; HIC: hemorragia intracerebral; INR: razão normalizada internacional; IV: intravenoso; IVH: hemorragia intraventricular, do inglês intraventricular hemorrhage*; PAS: pressão arterial sistólica; PIC: pressão intracraniana; PR: por reto; PT: tempo de protrombina; RM: ressonância magnética; TC: tomografia computadorizada; TTP: tempo de tromboplastina parcial.*

A TC ou a angiografia convencional podem identificar lesões vasculares passíveis de intervenção endovascular ou neurocirúrgica. As complicações precoces da AVCH com risco de vida incluem expansão do hematoma, hidrocefalia, aumento da PIC e hérnia cerebral, destacando a necessidade de cuidados neurocríticos especializados. A clipagem e o enrolamento do aneurisma, a embolização de MAV e a ressecção foram realizadas com sucesso em mulheres grávidas. A hidrocefalia decorrente da obstrução do sistema de drenagem ventricular cerebral pode desenvolver-se rapidamente em pacientes com HIC ou HAS. Os sinais de PIC elevada incluem dor de cabeça intensa, hiper-reflexia, náuseas, vômitos, visão turva ou dupla, e diminuição do nível de consciência. O manejo da PIC elevada inclui elevação da cabeceira do leito, uso criterioso de medicamentos analgésicos e ansiolíticos para minimizar a dor e a agitação, manutenção da normotermia e terapia hiperosmolar.

O manitol tem sido associado à diminuição do volume de líquido amniótico sem efeitos fetais deletérios e pode ser administrado durante a gravidez. Como o manitol (1 g/kg) e a solução salina hipertônica (bólus de 30 mL de NaCl a 23,4%) são normalmente usados apenas em situações de risco de vida com hérnia cerebral iminente, os riscos fetais potenciais provavelmente seriam superados pelos benefícios terapêuticos maternos. A congestão venosa cerebral deve ser minimizada; especificamente, os cateteres venosos centrais devem ser colocados nas veias subclávia ou femoral, e não na posição jugular interna, e a cabeça do paciente deve ser mantida na linha média.

A hiperventilação pode ser usada como medida temporária enquanto se aguarda uma cirurgia emergente, mas não deve ser continuada em virtude do risco de isquemia cerebral e placentária decorrente de vasoconstrição. Na ausência de metas específicas de hiperventilação na gravidez, pode ser razoável buscar uma pressão parcial de dióxido de carbono arterial ($PaCO_2$) menor que a média basal de 25 mmHg a 30 mmHg no termo e maior que uma $PaCO_2$ de 20 mmHg que foi experimentalmente associada ao comprometimento fetal. O manejo da PIC gravemente aumentada pode exigir a colocação de um dreno ventricular externo e/ou craniectomia descompressiva emergente e evacuação de coágulos.

Após 24 semanas de gestação, as mulheres devem ser posicionadas com deslocamento uterino esquerdo no intraoperatório para minimizar a compressão da veia cava inferior. As convulsões devem ser controladas agressivamente em mulheres com HIC ou HAS. A eletroencefalografia deve ser realizada por pelo menos 24 horas se a mulher estiver em coma após HAS, pois as convulsões podem ser subclínicas. Além de hidrocefalia, edema cerebral e aumento da PIC, a HAS pode ser complicada por isquemia cerebral tardia em decorrência de vasoespasmo. A nimodipina, que é comumente administrada como parte de protocolos pós-HAS, é segura durante a gravidez.

Causas de hemorragia intracraniana

A hemorragia subaracnóidea e/ou intracerebral durante a gravidez ou no período pós-parto pode ser causada por **distúrbios hipertensivos da gravidez** (pré-eclâmpsia, eclâmpsia e síndrome HELLP (hemólise, enzimas hepáticas elevadas e plaquetas baixas)), síndrome de vasoconstrição cerebral reversível (RCVS, do inglês *reversible cerebral vasoconstriction syndrome*) e sangramento de uma malformação vascular. Alterações hemodinâmicas, angiogênicas e endócrinas associadas à gravidez podem afetar o crescimento e a ruptura de aneurismas na paciente grávida. Os dados são conflitantes quanto à ocorrência de hemorragia subaracnóidea aneurismática (HSA) durante a gravidez, parto e pós-parto.

Alguns estudos relataram um risco aumentado, enquanto outros concluíram que a ruptura aneurismática não é mais frequente. A maioria dos dados sugere que o risco de hemorragia em decorrência de malformação arteriovenosa cerebral não aumenta durante a gravidez, mas a questão é controversa e não existem dados definitivos. Um dos melhores estudos foi uma análise retrospectiva de 451 mulheres com malformação arteriovenosa cerebral.

A taxa de hemorragia em mulheres grávidas não foi significativamente diferente em comparação com a taxa de mulheres não grávidas (3,5% *versus* 3,1%/pessoa-ano). Em um estudo que examinou uma amostra representativa de 10 anos de toda a população obstétrica dos Estados Unidos, envolvendo quase sete milhões de partos, 423 mulheres tiveram hemorragia intracerebral relacionada com a gravidez. Fatores de risco independentes para hemorragia intracerebral nessa população foram idade materna avançada, hipertensão preexistente e gestacional, pré-eclâmpsia/eclâmpsia, hipertensão preexistente sobreposta à pré-eclâmpsia/eclâmpsia, coagulopatia, abuso de tabaco e ascendência negra.

Um estudo retrospectivo relatou 154 mulheres com hemorragia intracraniana durante a gravidez ou puerpério que tiveram uma lesão vascular identificada. A causa da hemorragia foi aneurisma cerebral ou malformação arteriovenosa em 77% e 23%, respectivamente. A ruptura do aneurisma durante a gravidez ocorreu com maior frequência no terceiro trimestre (55%) e menos no segundo trimestre (31%), primeiro trimestre (6%) ou período pós-parto (8%). Um antigo estudo retrospectivo descobriu que entre 37 mulheres grávidas em boas condições após HSA de um aneurisma intracraniano verificado, houve sangramento recorrente durante a mesma gravidez em decorrência de aneurismas não tratados cirurgicamente em 13 (35%). A incidência global de ressangramento após HSA inicial na era moderna é incerta.

Dados limitados da literatura mais antiga sugerem que a taxa de letalidade materna de HSA é de aproximadamente 50%, o que é semelhante ao da população em geral. A taxa de letalidade fetal é de aproximadamente 17%.

Manejo por causa da hemorragia

Pré-eclâmpsia/eclâmpsia/síndrome HELLP

Dados retrospectivos sugerem que pré-eclâmpsia/eclâmpsia/síndrome HELLP grave (hemólise, enzimas hepáticas elevadas e plaquetas baixas) é a causa de 14% a 55% dos acidentes vasculares cerebrais hemorrágicos na gravidez. Nesses casos, os objetivos do manejo são estabilizar a mãe, prevenir convulsões recorrentes, tratar hipertensão grave para reduzir ou prevenir edema e hemorragia cerebral, e iniciar o parto.

Malformações vasculares

Aneurismas intracerebrais e malformações arteriovenosas (MAVs) podem ser tratadas por tratamento cirúrgico (i. e., clipagem) ou endovascular (p. ex., embolização) da lesão causadora.

Em geral, os aneurismas intracranianos rompidos em mulheres grávidas são tratados como seriam em pacientes que não estão grávidas. O enrolamento endovascular é preferível à clipagem cirúrgica para aneurismas de formato adequado. Vários relatos descreveram enrolamento endovascular bem-sucedido de aneurismas intracranianos associados a nascimentos a termo ou a curto prazo. No entanto, aneurismas com colo largo, baixa relação colo-fundo, lesões do segmento distal e vários aneurismas gigantes não são passíveis de terapia endovascular. Aneurismas assintomáticos estáveis e não rotos geralmente podem ser observados sem intervenção durante a gravidez, enquanto aneurismas não rotos sintomáticos ou aumentados podem ser tratados.

MAVs sintomáticas em mulheres grávidas são tratadas como seriam em pacientes que não estão grávidas. Existem alguns relatos de casos de embolização bem-sucedida de MAVs hemorrágicas durante a gravidez por meio da abordagem endovascular, seguida de ressecção cirúrgica da MAV. A ângio TC com proteção do abdome durante a gravidez pode ser realizada antes do procedimento de embolização para delinear quaisquer aneurismas prenidais ou intranidais que possam ser a origem do sangramento.

Trabalho de parto e parto

Mulheres que tiveram a causa da hemorragia cerebral tratada (p. ex., clipagem ou embolização de um aneurisma cerebral ou MAV) podem ser submetidas a trabalho de parto e parto. No entanto, há controvérsia com relação ao manejo do trabalho de parto e parto com aneurismas rotos ou MAVs que não foram tratados definitivamente. As duas principais alternativas são:

- Cesariana profilática.
- Anestesia regional com parto instrumental para eliminar flutuações hemodinâmicas cerebrais associadas à dor e à manobra de Valsalva.

Não existem dados de grandes séries ou ensaios randomizados, mas parece que as taxas de mortalidade materna e fetal são as mesmas com ambos os métodos. Como resultado, o parto cesáreo deve ser reservado para as indicações obstétricas usuais. A ruptura do aneurisma ocorreu durante cesariana eletiva; portanto, não é completamente protetor. Por isso, independentemente da via de parto, é importante controlar a hipertensão e minimizar as oscilações da pressão arterial.

Alguns especialistas acreditam que pacientes selecionadas que permanecem estáveis após hemorragia intracraniana podem ser tratadas com suporte até que a gravidez seja levada a termo. A lesão pode, então, ser tratada por meios cirúrgicos ou endovasculares após o parto. Entretanto, a cirurgia de emergência está indicada se houver deterioração neurológica causada por sangramento recorrente.

Conclusão

Mulheres com AVC relacionado com gravidez devem ser encaminhadas a um neurologista vascular para acompanhamento. A prevenção secundária do AVC depende da etiologia do AVC e, na maioria dos casos, incluirá terapia antiplaquetária ou anticoagulante. Mulheres com doenças hipertensivas durante a gravidez são particularmente vulneráveis à futura morbidade e mortalidade cerebrovascular e cardiovascular e devem ser acompanhadas de perto. Os fatores de risco modificáveis, como obesidade, hipertensão, inatividade física, consumo de tabaco, má alimentação ou distúrbios relacionados com o consumo de substâncias ilícitas, devem ser todos abordados durante esse período. Apesar dos riscos, as mulheres com AVC prévio tiveram partos saudáveis durante o índice, e as futuras gestações não devem ser rotineiramente desencorajadas de prosseguir com a gravidez desejada.

Bibliografia

- Campbell BCV, Mitchell PJ, Churilov L, Yassi N, Kleinig TJ, Dowling RJ, et al. Tenecteplase versus alteplase antes da trombectomia para acidente vascular cerebral isquêmico. N Engl J Med. 2018;378(17):1573-82.
- Crovetto F, Somigliana E, Peguero A, Figueras F. Acidente vascular cerebral durante a gravidez e pré-eclâmpsia. Curr Opin Obstet Gynecol. 2013;25:425-32.
- Cunha CG, Aguiar GC, Dorneles JA, Costa SDSV, Oliveira EN, Neto, FRGX. Acidente vascular cerebral na gestação: estudo de caso com a utilização de ferramentas de abordagem familiar. Rev Univ Vale Rio Verde; 2018;16(1).
- Dias MS, Sekhar LN. Hemorragia intracraniana por aneurismas e malformações arteriovenosas durante a gravidez e o puerpério. Neurocirurgia. 1990;27:855-65.
- Gonçalves CWB, Alves Junior DB, Rodrigues RA, Silva RFC, Tavares AR, Reis KM, et al. Análise dos fatores de risco e etiopatogenia do acidente vascular cerebral na gestação e puerpério: uma revisão sistemática. Amazônia: Science Health. 2019;7(4):31-45.
- Miller EC. Maternal stroke associated with pregnancy. 2022;28(1):93-121. Miller EC, Leffert L. Stroke in pregnancy: a focused update. Anesth Analg. 2020;130(4):1085-96.
- Swartz RH, Cayley ML, Foley N, et al. A incidência de acidente vascular cerebral relacionado à gravidez: uma revisão sistemática e metanálise. Int J Curso. 2017;12:687-97.
- Van Alebeek ME, de Heus R, Tuladhar AM, de Leeuw FE. Gravidez e AVC isquêmico: um guia prático para manejo. Curr Opin Neurol. 2018;31:44-51.

20 Epilepsia

Vanessa Cristina Colares Lessa
Leticia Machado Dumont
Fabio Barreto Cabral
Cristine Mella Cukiert

Introdução

A epilepsia é uma das desordens neurológicas crônicas mais comuns, com uma prevalência nacional de 3 milhões de brasileiros, dos quais se estima que 1/3 seja mulheres em idade fértil. Essa doença não é uma contraindicação para engravidar; porém, requer tratamento contínuo durante esse período e, portanto, o ginecologista necessita estar preparado para o manejo e os cuidados adequados da gestante portadora de epilepsia.

Em mais de 90% dos casos, o pré-natal e o parto ocorrem sem maiores complicações, porém é necessário ressaltar que a mortalidade materna é dez vezes maior nas mulheres com epilepsia do que na população geral e, dessa forma, é considerada uma gravidez de alto risco.

Durante esse período, uma crise convulsiva pode acarretar riscos não apenas por causa de quedas e traumas, mas também por causa do potencial dano fetal durante a crise. Dentre eles, podemos destacar redução da frequência cardíaca fetal, hipoxemia fetal, parto prematuro, baixo peso ao nascer e perda fetal. Esses riscos, apesar de serem mais expressivos durante os eventos convulsivos tônico-clônicos generalizados, também podem ocorrer em crises focais. Portanto, o objetivo primordial do tratamento dessas pacientes é a manutenção do fármaco anticrise (FAC) adequado ao tipo de crise epiléptica, a fim de controlar sua frequência.

Estimou-se, em um estudo conduzido em 2013, que apesar de a maioria das pacientes não apresentar mudança no padrão ictal, em mais de 1/3 dos casos pode ocorrer um aumento na frequência de crises. A justificativa para esse dado é multifatorial, incluindo as modificações na metabolização e excreção dos FACs, sua interação com o aumento do nível hormonal, adesão medicamentosa e privação de sono.

Um estudo prospectivo americano de 2020 demonstrou que cerca de 2/3 (62%) das mulheres com epilepsia não apresentaram mudança na frequência das crises durante a gestação, o que foi semelhante ao número observado no grupo controle de mulheres com epilepsia não grávidas (65%). Na coorte do estudo, a percentagem de mulheres grávidas com epilepsia que tiveram uma maior incidência de crises durante a gravidez foi semelhante à de mulheres com epilepsia que não estavam grávidas durante o período correspondente (23% *versus* 25%). Além disso, observou-se que o grupo de gestantes teve uma mudança maior na posologia das medicações do que as não grávidas (74% *versus* 31%), sugerindo que a monitorização sérica dos FACs desempenha um papel importante para objetivar o controle de crises.

Apesar de ser considerada uma gestação de alto risco, algumas informações podem ser utilizadas para estratificação do grupo entre menor ou maior risco de complicações. São eles:

- **Controle de crises previamente à gestação:** aquelas que apresentam um bom controle de crises entre 9 e 12 meses anteriores à gestação apresentam maior chance de permanecerem livres de crises, quando comparadas às que não se encontravam controladas, independentemente do tipo de crise.

- **Farmacorresistência:** o conceito de epilepsia farmacorresistente corresponde à falha de controle das crises epilépticas após o uso de dois ou mais FACs, adequados para o tipo de crise e com boa tolerabilidade. A farmacorresistência pode aumentar o risco de complicações em virtude de uma frequência mais alta de eventos convulsivos, bem como de maior risco de teratogenicidade causado pelo uso de um maior número e doses mais elevadas de FACs. Sabe-se que a teratogenicidade está diretamente associada à politerapia.
- **Tipo de crise:** usualmente, as pacientes portadoras de epilepsias generalizadas idiopáticas apresentam maior chance de permanecerem livres de crise durante a gestação, quando comparadas às portadoras de epilepsias focais. Contudo, quando não controladas, as crises generalizadas do tipo tônicas, clônicas, tônico-clônicas, mioclônicas e atônicas costumam apresentar maior risco de complicações, da maior probabilidade de traumatismos diretos e indiretos à gestante e ao feto, quando comparadas às crises focais. Além disso, é importante ressaltar que crises focais disperceptivas, caracterizadas por uma interrupção parcial da consciência, frequentemente manifestada como parada comportamental, também podem resultar em acidentes com potencial risco para a mãe e o feto.
- **Tipo de medicação anticrise:** alguns fármacos podem apresentar efeito teratogênico, relacionado com o próprio fármaco, assim como com a dose utilizada (Figuras 20.1 e 20.2).
- **Efeitos gastrointestinais durante a gestação:** nas gestantes que apresentam hiperêmese gestacional ou outros tipos de intolerância do trato gastrointestinal, pode haver menor absorção dos FACs, resultando em níveis sanguíneos baixos e, consequentemente, levando ao descontole das crises.

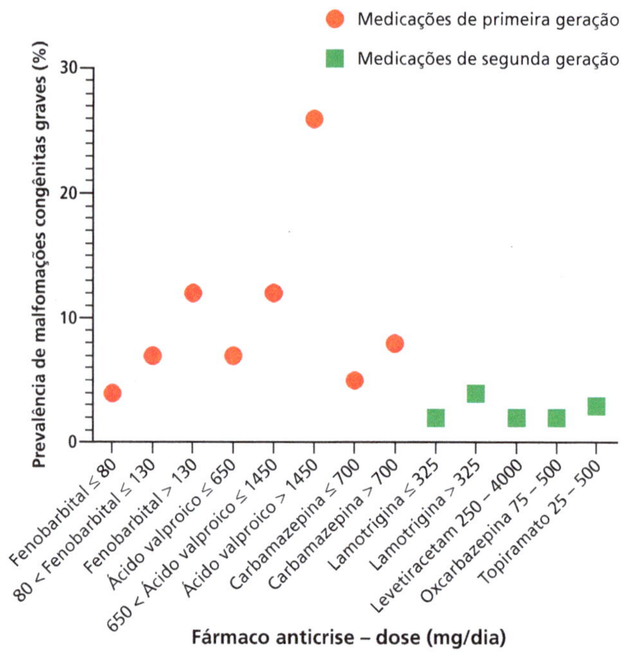

Figura 20.1 – Prevalência de malformações congênitas graves em exposição à monoterapia de fármacos anticrise. Fonte: Adaptada de Perucca E, Brodie MJ, Kwan P, Tomson T, 2020.

Cuidados por etapa da gestação

Como discutido anteriormente, a mulher com epilepsia deve ser acompanhada durante toda a gestação. Por causa das modificações fisiológicas e dos efeitos das crises e dos fármacos anticrises (FACs) tanto para a mãe quanto para o feto, é necessário focar aspectos distintos, dependendo da fase gestacional em que a paciente se encontra. A seguir, serão detalhados os principais pontos em cada um desses momentos.

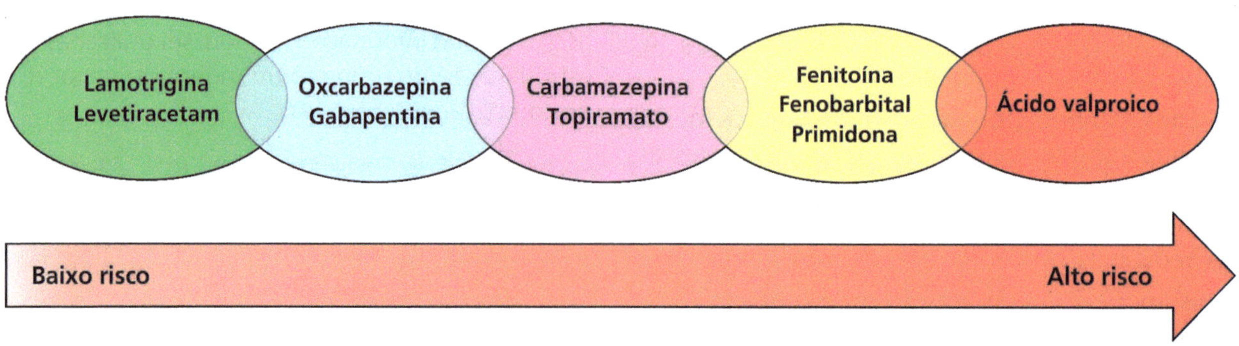

Figura 20.2 – Risco de malformações congênitas graves associadas à exposição a fármacos anticrise. Fonte: Adaptada de Li Y, Meador KJ, 2022.

Desejo de gestar

O planejamento da gravidez é o método mais efetivo e seguro para a mãe e a criança. Dessa forma, é possível otimizar a medicação para um menor risco teratogênico e manutenção do controle de crises.

Estima-se que o risco de teratogenicidade em gestações de mulheres com epilepsia em uso de FACs seja de 4% a 9%, e isso está diretamente relacionado com o tipo, a quantidade e a dosagem das medicações anticrises, sendo mais elevado quando há uso de ácido valproico e em casos de politerapia. Dessa forma, a preocupação quanto ao risco de malformações fetais pode levar à suspensão abrupta ou redução da medicação, o que pode acarretar o aumento do risco de crises e de morte súbita e inesperada em pessoas com epilepsia (SUDEP, do inglês *sudden unexpected death in epilepsy*). Desse modo, não é recomendada a suspensão abrupta ou troca do FAC, mesmo nos casos de epilepsia controlada, visto que essa atitude poderá resultar em um retorno das crises ou troca por uma medicação inadequada. Faz-se necessário o acompanhamento concomitante com o neurologista, que irá avaliar a possibilidade da troca da medicação por outra com menor efeito teratogênico e que seja adequada tanto para o tipo de crise quanto para o uso durante a gestação.

É recomendada a suplementação de ácido fólico na dose de 5 mg/dia nessa fase, que deve permanecer até os primeiros trimestres da gestação. Alguns especialistas defendem o uso contínuo até o parto, sendo crucial nas primeiras 12 semanas, não apenas do ponto de vista do desenvolvimento do tubo neural, mas também para a redução do risco de desenvolvimento de traços de autismo pelo bebê. Doses maiores não devem ser prescritas, visto que o ácido fólico pode reduzir o limiar convulsivo.

Caso a paciente esteja em uso de lamotrigina ou levetiracetam, é aconselhável dosar o nível sérico dessas medicações nesse momento, para o registro do valor basal anterior à gestação. Essas medicações apresentam importante queda durante o período gestacional e serão necessários ajustes de dose para manutenção do nível sérico adequado.

Gestante no primeiro trimestre

A gravidez pode ocorrer sem o planejamento adequado em até 50% dos casos. E, apesar da preocupação quanto aos efeitos teratogênicos já descrita anteriormente, a suspensão ou troca da medicação nessa fase é considerada má prática médica. Isso ocorre porque usualmente as pacientes terão ciência sobre a gestação após a 12ª semana gestacional, período no qual acontece a formação do tubo neural e, por isso, a modificação do esquema terapêutico terá pouca interferência no risco de teratogenicidade e pode acarretar o descontrole das crises epilépticas.

Além disso, durante o processo de troca, algumas escolhas necessitam de titulação lenta, p. ex., da lamotrigina, ou podem levar à intolerabilidade por efeitos adversos, mesmo em doses adequadas. Portanto, a paciente pode ficar desprotegida quanto às crises nos primeiros trimestres da gestação e sob riscos de complicações ou acidentes decorrentes dos efeitos adversos e da ocorrência de crises.

Assim, a troca do FAC só deve ser considerada na etapa de uma gestação programada, conforme já discutido anteriormente, e sempre em conjunto com o neurologista. Em casos de início do acompanhamento obstétrico já com gravidez confirmada e em uso de FAC, este deve ser mantido independentemente do risco teratogênico, visando à segurança e ao controle das crises convulsivas.

Gestante no segundo trimestre

Durante o segundo trimestre, as preocupações quanto à teratogenicidade são menores e o controle das crises epilépticas torna-se o foco. Logo, a recomendação sobre a manutenção do FAC é similar ao já mencionado no tópico do primeiro trimestre. A importância da dosagem dos níveis séricos dos FACs torna-se mais urgente, principalmente nos casos de uso de lamotrigina e levetiracetam. O tópico sobre a discussão dos níveis séricos encontra-se mais adiante neste capítulo.

Gestante no terceiro trimestre

O uso de fármacos indutores como carbamazepina, fenitoína, fenobarbital, primidona e oxcarbazepina pode resultar em inibição dos precursores da protrombina e, dessa forma, elevar o risco em até 30% de hemorragia intracraniana ou demais partes do corpo do neonato. Para reduzir esse risco, recomenda-se a administração de vitamina K na dose de 20 mg/dia, por via oral, durante as duas últimas semanas anteriores ao parto e a aplicação de 1 mg/IM no recém-nascido.

Dosagem do nível séricos das medicações

Em virtude do aumento do metabolismo hepático e da filtração glomerular evidenciados durante as mudanças fisiológicas da gestação, alguns FACs podem sofrer flutuações em seus níveis séricos durante a evolução da gestação e necessitam de monitoramento sérico seriado, por vezes semanal, visando à correção de dose e proteção para eventos convulsivos.

Essa recomendação está especialmente relacionada com o uso da lamotrigina, levetiracetam e oxcarbazepina, pois estudos demonstraram que suas concentrações podem reduzir-se em até 40% a 70%, sendo a mudança mais marcante no terceiro trimestre. Quanto às outras medicações, confirmou-se que, apesar de apresentarem flutuações, não houve alteração no controle das crises; portanto, não requerem monitoramento rigoroso, exceto em casos de insuficiência hepática ou renal (Figura 20.3).

Durante o terceiro trimestre, a paciente pode precisar de doses mais elevadas dessas medicações para atingir o objetivo terapêutico, e a falta de ajuste adequado pode resultar em crises. Além disso, normalmente, seus níveis de metabolização retornam aos valores pré-concepção cerca de três semanas após o parto, sendo essencial fazer o ajuste das medicações imediatamente após o nascimento do bebê para evitar a intoxicação.

Cuidados específicos do pré-natal

Em uma revisão sistemática de 2015, evidenciou-se que, em mulheres portadoras de epilepsia,

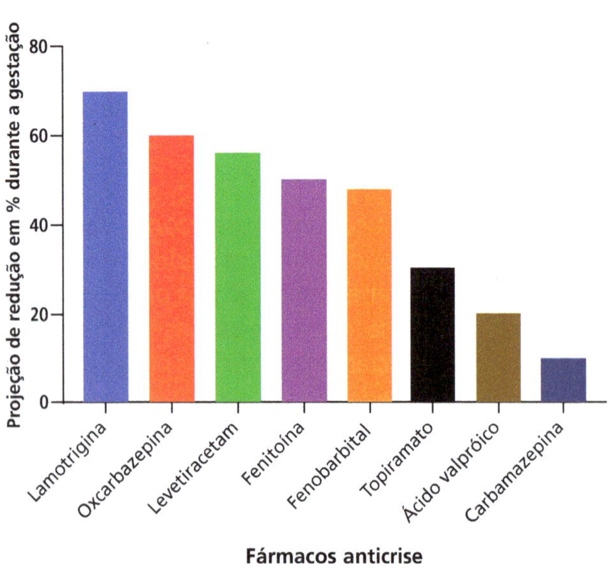

Figura 20.3 – Projeção da diminuição das medicações anticrise durante a gestação se não houver correção de dose. Fonte: Adaptada de Tomson T, Battino D, Bromley R, 2019.

principalmente naquelas em uso de FACs, existe um risco elevado de algumas complicações gestacionais como aborto espontâneo, hemorragia no pré-natal, desordens hipertensivas, nanismo fetal, nascimento prematuro, necessidade de indução do parto, realização de cesariana e hemorragia pós-parto. Em decorrência do aumento do risco de malformações fetais nessa população, é essencial realizar acompanhamento com ultrassonografia fetal para identificar possíveis anormalidades que possam ser corrigidas terapeuticamente durante a gestação. Além disso, em decorrência do risco de baixo peso ao nascer, a biometria fetal realizada no terceiro trimestre é de grande importância nessa monitorização. No entanto, não há evidências que justifiquem o uso de corticosteroides em doses maiores do que as recomendadas nos casos de prematuridade na população geral.

Decisão sobre a via de parto

A escolha da via de parto em mulheres com epilepsia é uma decisão complexa que deve ser tomada em conjunto com a equipe médica, levando em consideração diversos fatores. As diretrizes do National Institute for Clinical Excellence (NICE) no Reino Unido, a atualização da American Academy of Neurology e a Conferência de Consenso Italiana recomendam o parto vaginal em mulheres com epilepsia, com exceção das mulheres com crises frequentes, pois o parto vaginal oferece diversos benefícios para a mãe e bebê. No entanto, em algumas situações, a cesariana pode ser necessária para garantir a segurança de ambos.

Estudos recentes indicam que a incidência de cesarianas tem aumentado globalmente, incluindo em mulheres com epilepsia. A escolha pela cesariana nesse grupo é multifatorial e geralmente está relacionada com distúrbios hipertensivos, percepção da epilepsia como uma doença crônica, incerteza na gestão da condição, aumento nas taxas de hemorragia pré-parto e convulsões.

Apesar de representar uma doença crônica, a epilepsia não é uma indicação absoluta para cesariana. O parto por cesariana está indicado em pacientes com crises frequentes, assim como aquelas que têm convulsões durante o trabalho de parto ou que não são capazes de cooperar durante o processo e pacientes cujas crises são provocadas pela atividade física. Além disso, a cesariana está indicada diante de indicações obstétricas conhecidas, como placenta prévia, descolamento prematuro de placenta e sofrimento fetal agudo.

É importante que a mulher com epilepsia converse com seu médico sobre os riscos e benefícios de cada via de parto. O médico poderá avaliar os fatores individuais e ajudá-la a tomar a melhor decisão para ela e seu bebê. O apoio da família, amigos e equipe médica é essencial para que a mulher com epilepsia possa enfrentar os desafios da gravidez e do parto com segurança e confiança.

Amamentação

A American Academy of Pediatrics (AAP) defende fortemente a amamentação, e recomenda a amamentação exclusiva de crianças durante os primeiros seis meses e a amamentação continuada durante um ano ou mais com alimentos complementares. Essa prática é segura e recomendada também às mulheres com epilepsia, e o uso de FACs não representa uma contraindicação.

A segurança da amamentação em mulheres com epilepsia tem sido objeto de debate há muitos anos em virtude da escassez de dados sobre a passagem dos FACS para o leite materno e seu impacto na saúde infantil a curto e longo prazo. No entanto, estudos de coorte prospectivos recentes forneceram evidências que ajudam a reduzir algumas dessas preocupações de segurança.

Birnbaum *et al.*, mostraram que a quantidade de FACs expressa no leite materno é relativamente pequena, e as concentrações séricas infantis são significativamente inferiores às concentrações séricas maternas. Além disso, o Maternal Outcomes and Neurodevelopmental Effects of Antiepileptic Drugs (MONEAD) e o estudo Norueguês Mother and Child não demonstraram efeitos deletérios dos FACs no neurodesenvolvimento de bebês amamentados por mães com epilepsia. Pelo contrário, observou-se que os bebês amamentados apresentaram melhores habilidades motoras finas e habilidades verbais em comparação com aqueles que não foram amamentados. Esses resultados, quando considerados em conjunto, apoiam a recomendação da amamentação para mulheres com epilepsia.

A lamotrigina e o levetiracetam estão entre os FACs mais comumente prescritos para mulheres com epilepsia em razão de seu perfil de segurança relativamente favorável e às menores taxas associadas de malformações congênitas. Embora a maioria dos FACs esteja presente no leite materno, a maioria não causa efeitos adversos para o recém-nascido. Nos raros casos em que ocorrem eventos adversos, geralmente estão relacionados com sonolência e ocorrem com doses elevadas de medicamentos sedativos, como benzodiazepínicos ou fenobarbital. Nessas situações específicas, é importante avaliar o impacto da sonolência no desenvolvimento do bebê antes de considerar a redução ou suspensão da medicação.

Apesar dos numerosos benefícios documentados da amamentação para a saúde do bebê e da mãe, bem como das evidências emergentes que apoiam a segurança da amamentação em mulheres com epilepsia, a taxa de amamentação nesse grupo permanece baixa e é significativamente inferior à de mulheres sem epilepsia . No estudo realizado por Al-Faraj *et al.*, as mulheres que amamentaram tiveram maior dificuldade em manter a amamentação e mantiveram essa prática por um período mais curto em comparação com mulheres sem epilepsia. Nas mulheres que iniciaram a amamentação, houve queda vertiginosa de 25% em seis semanas após o parto, em comparação com uma queda de 13% em mulheres sem epilepsia. Esses resultados sugerem que as mulheres com epilepsia enfrentam desafios maiores e potencialmente únicos, levando à interrupção precoce da amamentação e ficando muito aquém da duração recomendada pela AAP. A razão mais comum para a interrupção da amamentação foram dificuldades técnicas, seguidas pela preocupação com o impacto negativo no desenvolvimento infantil e pela dissuasão por parte de outros médicos, incluindo pediatras e enfermeiras obstétricas.

Muitas mulheres com epilepsia optam por amamentar, mas introduzem a mamadeira no hospital. Isso permite que outro adulto forneça o leite, pelo menos uma vez, por meio de fórmula ou leite materno previamente retirado, permitindo que a mãe obtenha pelo menos um período de sono ininterrupto de quatro horas por 24 horas. Recomendam-se outras duas horas de sono durante o dia para atingir um mínimo de seis horas de sono nas 24 horas e, assim, reduzir o risco de crises. No entanto, não há estudos de alta qualidade que avaliem o risco de crises no período pós-parto com relação a padrões específicos de sono.

Puerpério

No puerpério, as alterações farmacocinéticas dos FACs que ocorrem durante a gestação retornam aos poucos ao estado pré-gravídico. O cuidado maior nessa fase será sobre o ajuste das medicações que foram alteradas no terceiro trimestre de gestação.

Dessa forma, o acompanhamento neurológico deve ser mantido para que, gradualmente, as doses possam ser reduzidas, evitando assim, a ocorrência de escapes convulsivos ou até intoxicação medicamentosa caso a posologia não seja retornada imediatamente ao estágio "pré-gestação".

Durante o período puerperal, é crucial considerar a escolha de métodos contraceptivos. Embora nenhum método seja contraindicado para pacientes com epilepsia, os fármacos indutores do sistema CYP450, como fenitoína, fenobarbital, carbamazepina, oxcarbazepina e topiramato, podem reduzir a eficácia dos métodos hormonais, especialmente aqueles dependentes do metabolismo estrogênico. Por esse motivo, e também para não interferir na amamentação, recomendamos optar por métodos contraceptivos pós-parto com base exclusivamente em progesterona (como o DIU hormonal e o injetável trimestral) ou métodos não hormonais de alta eficácia (como o DIU de cobre).

Bibliografia

- Aguilar S, Alves MJ, Serrano F. Gravidez e epilepsia. Acta Obstet Ginecol Port [Internet]. 2016 [cited 2020 Apr 22];10(2):120-9. Disponível na Internet: http://www.scielo.mec.pt/scielo.php?script=sci_ arttext&pid=S1646-58302016000200006.
- Al-Faraj AO, Pandey S, Herlihy MM, Pang TD. Factors affecting breastfeeding in women with epilepsy. Epilepsia. 2021; 62:2171.
- Birnbaum AK, Meador KJ, Karanam A, Brown C, May RC, Gerard EE, et al. Antiepileptic drug exposure in infants of breastfeeding mothers with epilepsy. JAMA Neurol. 2020;77:441-50.
- Bjørk M, Riedel B, Spigset O, et al. Association of folic acid supplementation during pregnancy with the risk of autistic traits in children exposed to antiepileptic drugs in utero. JAMA Neurol. 2018;75(2):160-8.
- Błaszczyk B, Miziak B, Pluta R, Czuczwar SJ. Epilepsy in pregnancy-management principles and focus on valproate. Int J Mol Sci. 2022;23(3):1369.
- Borthen I. Obstetrical complications in women with epilepsy. Seizure. 2015;28:32-34.
- Harden CL, Hopp J, Ting TY, et al. Practice parameter update: management issues for women with epilepsy—focus on pregnancy (an evidence-based review): obstetrical complications and change in seizure frequency: report of the Quality Standards Subcommittee and Therapeutics and Technology Assessment Subcommittee of the American Academy of Neurology and American Epilepsy Society. Neurology 2009; 73(2):126-32.
- Jędrzejczak J, Bomba-Opoń D, Jakiel G, Kwaśniewska A, Mirowska-Guzel DD. Managing epilepsy in women of childbearing age – Polish Society of Epileptology and Polish Gynecological Society Guidelines. Ginekol Pol. 2017;88(5):278-84.
- Li Y, Meador KJ. Epilepsy and pregnancy. Continuum (Minneap Minn). 2022;28(1):34-54.
- Ma GJ, Yadav S, Kaplan PW, Johnson E. New-onset epilepsy in women with first time seizures during pregnancy. Seizure. 2020;80:42-45.
- Meador KJ, Baker GA, Browning N, Clayton-Smith J, Combs-Cantrell DT, Cohen M, et al. Effects of breastfeeding in children of women taking antiepileptic drugs. Neurology. 2010;75:1954-60.
- Meador KJ, Baker GA, Browning N, Cohen MJ, Bromley RL, Clayton-Smith J, et al. Breastfeeding in children of women taking antiepileptic drugs: cognitive outcomes at age 6 years. JAMA Pediatr. 2014;168(8):729-36.
- Ministério da Saúde. Secretaria de Atenção à Saúde. Portaria Conjunta nº 17, de 21 de junho de 2018. Aprova o protocolo clínico e diretrizes terapêuticas para epilepsia. 2019 Mar [cited 2020 May 21]. Brasília: Ministério da Saúde; 2018. Disponível na Internet: http://conitec.gov.br/images/Protocolos/PCDT_Epilepsia.pdf.
- Ozdemir O, Sari ME, Kurt A, Sakar VS, Atalay CR. Pregnancy outcome of 149 pregnancies in women with epilepsy: Experience from a tertiary care hospital. Interv Med Appl Sci. 2015;7(3):108-13.
- Pennell PB. Pregnancy, epilepsy, and women's issues. Continuum (Minneap Minn). 2013;19(3):697-714.
- Pennell PB, French JA, May RC, et al. Changes in seizure frequency and antiepileptic therapy during pregnancy. N Engl J Med 2020;383(26):2547-56.
- Perucca E, Brodie MJ, Kwan P, Tomson T. 30 years of second-generation antiseizure medications: impact and future perspectives. Lancet Neurol. 2020;19(6):544-56.
- Retirado de: https://www.mayoclinic.org/healthy-lifestyle/pregnancy-week-by-week/in-depth/pregnancy/art-20048417.
- Retirado de: https://www.saude.df.gov.br/web/guest/w/epilepsia-uma-doenca-que-atinge-3-milhoes-de-pessoas-no-brasil.
- Section on Breastfeeding. Breastfeeding and the use of human milk. Pediatrics. 2012;129(3):e827–41.
- Sveberg L, Vik K, Henriksen T, Taubøll E. Women with epilepsy and post partum bleeding–Is there a role for vitamin K supplementation? Seizure. 2015;28:85-7.
- Tomson T, Battino D, Bonizzoni E, Craig J, Lindhout D, Perucca E, et al. Comparative risk of major congenital malformations with eight different antiepileptic drugs: a prospective cohort study of the EURAP registry. Lancet Neurol. 2018;17(6):530-538.
- Tomson T, Battino D, Bonizzoni E, Craig J, Lindhout D, Perucca E, et al. Comparative risk of major congenital malformations

with eight different antiepileptic drugs: a prospective cohort study of the EURAP registry. Lancet Neurol. 2018;17:530-8.

- Tomson T, Battino D, Bromley R, et al. Management of epilepsy in pregnancy: a report from the International League Against Epilepsy Task Force on Women and Pregnancy. Epileptic Disord 2019;21(6):497-517.
- Veiby G, Engelsen BA, Gilhus NE. Early child development and exposure to antiepileptic drugs prenatally and through breastfeeding: a prospective cohort study on children of women with epilepsy. JAMA Neurol. 2013;70:1367-74.
- Velasco IT, Brandão Neto RA, Souza HP, Marino LO, Marchini JFM, Alencar JCG. Medicina de emergência: abordagem prática. 13ª ed. São Paulo: Manole; 2019.
- Veroniki AA, Rios P, Cogo E, Straus SE, Finkelstein Y, Kealey R, et al. Comparative safety of antiepileptic drugs for neurological development in children exposed during pregnancy and breast feeding: A systematic review and network meta-analysis. BMJ Open. 2017;7:e017248.

21 Esclerose Múltipla

Elisa Matias Vieira de Melo
Eliana Tomomi Shimabukuro Cunha
Maria Fernanda Mendes

O que saber sobre a esclerose múltipla no atendimento de obstetrícia

A esclerose múltipla (EM) é uma doença inflamatória, desmielinizante e neurodegenerativa, de etiologia autoimune, que acomete o sistema nervoso central (SNC). A doença afeta principalmente adultos jovens por volta dos 20 e 35 anos (McGinley *et al.*, 2021). A prevalência em mulheres é de aproximadamente três vezes maior com relação aos homens (Jakimovski *et al.*, 2024; McGinley *et al.*, 2021); assim, na maioria das vezes, o diagnóstico ocorre no período de idade fértil dessas mulheres. (Graham *et al.*, 2024).

A doença caracteriza-se por sintomas neurológicos a depender da localização em que ocorre a inflamação no SNC, sendo os mais comuns alterações visuais (baixa acuidade visual, diplopia), paresia, parestesias, ataxia, anormalidades da marcha, disfunção urinária entre outros. Esses sintomas no contexto da EM são chamados surtos, que melhoram, total ou parcialmente, ao longo de semanas ou meses (Gelfand, 2014).

Para o diagnóstico, atualmente, usamos os Critérios de McDonald revisados em 2017, que contemplam a presença de sintomas e sinais correspondentes a uma ou mais topografias de lesões desmielinizantes adicionalmente a evidências radiológicas (utilizando a ressonância magnética (RM)) e/ou laboratoriais (como sorologias, provas inflamatórias e liquor, entre outros) de disseminação no espaço e/ou no tempo, com exclusão de outras doenças que possam explicar os achados clínicos e laboratoriais (McNicholas, 2018).

Atualmente, contamos com diversos tratamentos modificadores da doença (DMTs, do inglês *disease modifying therapies*), nas formas injetáveis, infusionais e orais e com diferentes graus de eficácia, permitindo instituir o tratamento de manutenção condizente com a doença do paciente (Hauser, 2020). O objetivo do tratamento é reduzir a ocorrência de surtos e lesões na RM, mantendo e/ou melhorando a qualidade de vida e planejamento de vida das pacientes.

Gravidez e esclerose múltipla

Por muitos anos, a gravidez era contraindicada para as mulheres com EM, por diversos fatores, como: receio de serem incapazes de cuidar de seus filhos em razão de fadiga ou incapacidade pelas sequelas, preocupações sobre a transmissão da suscetibilidade genética de uma condição autoimune para seus filhos, uso dos DMTs necessários para o controle da atividade da doença e sem aprovação para uso na gravidez. (Lamaita *et al.*, 2021).

Atualmente, com o conhecimento científico e, ultimamente, direcionado para as questões de planejamento familiar, temos evidências para conversarmos e planejarmos a gravidez nessas pacientes, objetivando-se segurança para a paciente (manter o controle da doença) e para o bebê (evitar teratogenicidade e desfechos negativos na gravidez, parto e puerpério), possibilitando concretizar o plano de gestar, se assim for o desejo de nossa paciente.

Fertilidade

Não há dados que indiquem que a EM altere a fertilidade das pacientes (Thöne *et al.*, 2015); porém, há fatores indiretamente ligados ao desejo de gestar que podem interferir na fertilidade. Disfunção vesical, disfunção sexual, dor e transtornos de humor, em especial a depressão, devem ser abordados como fatores confundidores no casal infértil (Krysko *et al.*, 2023).

Aconselha-se que mulheres com EM aguardem período de estabilidade da doença antes da tentativa de engravidar, geralmente, de 1 a 2 anos. Assim, frequentemente adiam o desejo de maternidade e podem, portanto, ter idade mais avançada do que suas contrapartes hígidas no início das tentativas de gestação, tornando-as mais propensas a necessitar de técnicas de reprodução assistida do que a população em geral (Kelly, 2009), apesar de serem menos estimuladas a fazerem que a população em geral (Graham, 2023).

Historicamente, o tratamento hormonal para as técnicas de reprodução assistida aumentam o risco de surto, além do aumento ou surgimento de lesões na RM, particularmente nos primeiros três meses após a falha na concepção e com o uso de agonistas do hormônio liberador de gonadotrofina (GnRH, do inglês *gonadotropin-releasing hormone*) (Correale, 2012; Hellwig, 2014). Em análises recentes, não houve aumento de surtos após essas técnicas, em virtude da mudança dos protocolos com períodos curtos de tratamento, uso frequente de antagonistas de GnRH e uso de DMTs durante as terapias de fertilização (Graham, 2023).

A criopreservação de oócitos ou criopreservação de embriões são procedimentos alternativos a ponderar nos casos de mulheres jovens recentemente diagnosticadas com EM que terão de adiar o desejo da maternidade (Oreja-Guevara, 2023).

A atividade de doença (surto) da esclerose múltipla na gestação

A gestação exerce efeito protetor para a atividade de doença EM, com taxas de surtos reduzidas, em decorrência do estado gestacional complacente imunológico; porém, devemos atentar para o aumento da incidência de surtos no puerpério (Yeh *et al.*, 2021). (Amato *et al.*, 2017; Confavreux *et al.*, 1998).

Nas coortes modernas, os preditores de risco para surto são atividade de doença no último ano, pacientes com menos de 35 anos e descontinuação de DMDs. A atividade de doença pós-parto tem sido relacionada com a atividade e gravidade de doença antes da gravidez, surtos durante a gestação e retirada de terapias de alta eficácia antes da concepção (Yeh *et al.*, 2021; Bsteh, 2020).

Embora ainda pouco estudada, a atividade da doença após gestações interrompidas espontâneas ou eletivas e natimortos é de aproximadamente 10% (Krisko, 2023) (Landi *et al.*, 2018).

Procedimentos diagnósticos – ressonância magnética e contraste

A RM pode ser feita caso seja necessária, como na suspeita de surto moderado ou grave, devendo ser evitada no primeiro trimestre. É contraindicado o uso de gadolínio durante a gestação, pois há evidência de aumento de risco de natimorto, morte neonatal e desenvolvimento de outras doenças autoimunes (intestinais, reumatológicas e dermatológicas), em decorrência de o gadolínio atravessar a barreira placentária.

Já na população de lactantes não há contraindicação ao uso do gadolínio, pois menos de 0,04% do gadolínio administrado passa para o leito materno, não sendo contraindicado durante a lactação. Porém, alguns profissionais preferem recomendar aguardar pelo menos 24 horas após o exame para retornar a amamentação. Nessa situação, lembrar de orientar o armazenamento prévio de leite às pacientes que realizarão o procedimento, além da ordenha e descarte do leite até 24 horas depois (Wattjes *et al.*, 2021).

Tratamento de surtos durante gestação

A corticoterapia apresenta riscos dúbios de fenda palatina, baixo peso ao nascer e prejuízo no desenvolvimento neuronal. Essas alterações foram mais estudadas em corticoides fluorados (Bandoli *et al.*, 2017). Assim, embora controverso, os corticosteroides devem ser evitados, principalmente, durante o primeiro trimestre de gravidez (Houtchens, 2013).

Em casos de surtos com sintomas não incapacitantes, como sensitivos leves, sem alteração importante da funcionalidade, deve-se avaliar a possibilidade de não realizar o tratamento com corticoide (Krysko, 2023).

Prednisona e metilprednisolona têm mínima passagem pela barreira placentária e meia-vida curta. Na prática, em casos de surtos durante o segundo e terceiro trimestres, na presença de surtos incapacitantes, considerando risco-benefício, orienta-se tratamento com corticosteroides, com 1 g de metilprednisolona IV diariamente durante 3 a 5 dias (Voskuhl *et al.*, 2017; Houtchens, 2013).

Apesar de a imunoglobulina intravenosa (IVIG) poder ser usada com segurança durante a gravidez e pós-parto, não é eficaz no tratamento ou prevenção de surtos durante a gestação e puerpério (Fragoso, 2015; Rosa, 2018).

O uso de plasmaférese terapêutica em pacientes grávidas com EM é pouco estudado, mas pode ser benéfico como alternativa aos corticosteroides no primeiro trimestre da gravidez e no caso de recidiva de EM refratária a corticoides (Cox *et al.*, 2017; Wind *et al.*, 2021).

Surtos durante lactação

O tratamento com dose endovenosa de metilprednisolona apresenta RID ~1,5%, podendo ser considerado aguardar 2 a 4 horas após a infusão para retornar a amamentação com o objetivo de diminuir a concentração da medicação no leite materno (Capone *et al.*, 2022).

Para a plasmaférese, os dados são escassos, porém sem efeitos adversos reportados, devendo ser considerado caso a caso (Rolfes *et al.*, 2019).

Via de parto

Embora as mulheres com EM tenham taxas mais altas de indução do parto e cesariana eletiva, não há evidências de um risco aumentado de outros eventos adversos ou orientação sobre a via de parto, devendo esta seguir a indicação obstétrica (Andersen, 2021).

Apesar disso é importante levar em consideração que essas pacientes poderão apresentar incapacidades, podendo dificultar o auxílio da paciente em determinadas condutas obstétricas, como, p. ex., déficits motores ou sensitivos de membros inferiores, ataxias ou ainda déficits cognitivos, bem como considerar a fadiga como fator limitante em trabalho de parto prolongado. (van der Kop, 2011)

Suplementação

Em pacientes com desejo gestacional deve-se realizar suplementação de ácido fólico, vitamina D e ferro, conforme orientado para todas as mulheres com planos de gestar.

Vacinação

As grávidas são consideradas grupo prioritário de vacinação, pois ficam susceptíveis a infecções que aumentam a mortalidade e morbidade. Assim, no geral, vacinas de vírus vivo atenuado são contraindicadas durante a gestação e vacinas inativadas são seguras.

Os títulos vacinais devem ser confirmados antes de terapias anti-CD20 (ocrelizumabe e ofatumumabe) ou modulador de receptor S1P (fingolimode), pois essas medicações podem reduzir a resposta vacinal. Recém-nascidos que foram expostos a terapias anti-CD20 durante ou pouco tempo antes da gravidez devem ser avaliados quanto aos níveis de CD19 para avaliar a vacinação com vacinas de vírus vivo atenuado (Otero-Romero, 2023).

Acompanhamento gestacional

A EM não coloca as pacientes em maior risco de complicações na gravidez, como gravidez ectópica, anomalias placentárias, abortos espontâneos, hemorragias pré-parto, pré-eclâmpsia, óbito fetal, parto prematuro ou malformações congênitas (Bove, 2014; Varytè, 2020). Portanto, não há recomendação de pré-natal de alto risco, se considerarmos somente o diagnóstico de EM.

Tratamentos modificadores da doença na gestação e lactação

O Quadro 21.1 mostra, os medicamentos disponíveis para o tratamento da EM no Brasil, até a data de março/2024, e sua relação com o uso na gravidez e amamentação.

Acompanhamento conjunto

Importante estabelecer comunicação ativa entre neurologista, obstetra e neonatologista/pediatra durante o período gestacional e puerpério, esclarecendo pontos importantes sobre a doença e o tratamento, evitando condutas iatrogênicas desnecessárias e alinhando a linha de cuidado.

Quadro 21.1 – Medicamentos disponíveis para o tratamento da esclerose múltima (EM) no Brasil

Medicamento	Seguro na gestação?	Seguro na amamentação?
Interferon (SC/IM).	Sim.	Sim.
Glatiramer (SC, 3×/sem).	Sim.	Sim.
Teriflunomida (VO, 1 cp/dia).	Não. Parar dois anos antes da gestação ou realizar procedimento de eliminação acelerada com colestiramina e carvão ativado.	Não.
Fumarato de dimetila (VO, 1 cp 2×/dia).	No momento, não. Mais evidências são necessárias para a liberação do uso durante a gravidez. Parar imediatamente ao confirmar a gravidez.	No momento, não. Mais evidências são necessárias para a liberação do uso durante a amamentação.
Fingolimode (VO, 1cp/dia).	Não Parar dois meses antes da gravidez e substituir por DMT que possa ser usado durante a gravidez (risco de rebote com a suspensão, sem troca).	Não.
Cladribina (VO, dois ciclos de tratamento em dois anos. Cada ciclo consiste em duas semanas de tratamento, com um mês de intervalo entre as semanas. Uma semana de tratamento consiste em 4 ou 5 dias nos quais são tomados 1 ou 2 comprimidos por dia – a depender do peso da paciente).	Não. Evitar gravidez por seis meses após a última dose recebida do medicamento.	Não. Amamentação poderá ser liberada após 7 a 10 dias do uso do último comprimido ingerido.
Natalizumabe (IV, a cada 28 dias).	Avaliar risco/benefício, podendo ser usado na gravidez, com orientação específica (manter em dose estendida de 6 a 8 semanas e parar entre 32 a 34 semanas de gestação). Avaliar alterações hematologicas no bebê (anemia e trombocitopenia), se exposto ao medicamemto no 3º trimestre.	Pode ser discutida a liberação da medicação (molécula grande com pequena passagem para o leite materno – RID baixo –, digerido pelo trato gastrointestinal do bebê).
Ocrelizumabe (IV, a cada seis meses).	Avaliar risco/benefício, podendo ser usado na gravidez (se necessário, no 1º trimestre), com orientação específica. Preferência por usar antes da gravidez, pois apresenta ação a longo prazo. Se usado durante a gravidez, avaliar imunofenotipagem de células B no bebê.	Pode ser discutido a liberação da medicação (molécula grande com pequena passagem para o leite materno – RID baixo –, digerido pelo trato gastrointestinal do bebê).

continua

Quadro 21.1 – Medicamentos disponíveis para o tratamento da esclerose múltima (EM) no Brasil *(Continuação)*

Medicamento	Seguro na gestação?	Seguro na amamentação?
Ofatumumabe (SC, mensal).	No momento, não. Mais evidências são necessárias para a liberação do uso durante a gravidez. Parar imediatamente ao confirmar a gravidez. Se usado durante a gravidez, avaliar imunofenotipagem de células B no bebê.	Sim (liberado em bula pela European Medicines Agency – EMA).
Alemtuzumabe (IV, dois ciclos de tratamento em dois anos. Primeiro ciclo com cinco dias consecutivos. Segundo ciclo de tratamento com três dias consecutivos).	Não. Evitar gravidez por quatro meses após a última dose recebida do medicamento.	Não. Amamentação poderá ser liberada após quatro meses do uso do último dia de infusão.

SC: subcutâneo; IV: intravenoso; VO: via oral. Fonte: (Ciplea, 2020; Coles, 2017; Dobson, 2023; Dobson, 2019; Dost-Kovalsky, 2022, Ebrahimi, 2015; Hellwig, 2022; Krysco, 2023; Marques, 2018; Valero-López, 2022).

Bibliografia

- Amato MP, Bertolotto A, Brunelli R, Cavalla P, Goretti B, Marrosu MG, et al. Manejo de questões relacionadas à gravidez em múltiplas pacientes com esclerose: a necessidade de uma abordagem interdisciplinar. Neurol Sci. 2017;38 :1849-58.
- Andersen JB, Kopp TI, Sellebjerg F, Magyari M. Pregnancy-related and perinatal outcomes in women with multiple sclerosis: a nationwide Danish cross-sectional study. Neurol Clin Pract. 2021;11:280-90.
- Bandoli G, Palmsten K, Forbess Smith CJ, Chambers CD. A review of systemic corticosteroid use in pregnancy and the risk of select pregnancy and birth outcomes. Rheum Dis Clin North Am. 2017;43(3):489-502.
- Bove R, Alwan S, Friedman JM, et al. Management of multiple sclerosis during pregnancy and the reproductive years: a systematic review. Obstet Gynecol. 2014;124(6):1157-68.
- Bsteh G, Algrang L, Hegen H, et al. Pregnancy and multiple sclerosis in the DMT era: a cohort study in Western Austria. Mult Scler. 2020;26:69-78.
- Capone F, Albanese A, Quadri G, Di Lazzaro V, Falato E, Cortese A, et al. Disease-modifying drugs and breastfeeding in multiple sclerosis: a narrative literature review. Front Neurol. 2022;13:851413.
- Ciplea AI, Datta P, Rewers-Felkins K, et al. Dimethyl fumarate transfer into human milk. Ther Adv Neurol Disord 2020;13: 1756286420968414.
- Coles AJ, Cohen JA, Fox EJ, Giovannoni G, Hartung HP, Havrdova E, et al. Alemtuzumab CARE- MS II 5-year follow-up: efficacy and safety findings. Neurology. 2017;89(11):1117-26.
- Confavreux C, Hutchinson M, Hours MM, Cortinovis-Tourniaire P, Moreau T. Rate of pregnancy-related relapse in multiple sclerosis. Pregnancy in multiple sclerosis group. N Engl J Med. 1998;339:285-91.
- Correale J, Farez MF, Ysrraelit MC. Increase in multiple sclerosis activity after assisted reproduction technology. Ann Neurol. 2012;72(5):682-94.
- Cox JL, Koepsell SA, Shunkwiler SM. Therapeutic plasma exchange and pregnancy: a case report and guidelines for performing plasma exchange in a pregnant patient. J Clin Apher. 2017;32(3):191-5.
- Dobson R, Rog D, Ovadia C, et al. Anti-CD20 therapies in pregnancy and breastfeeding: a review and ABN guidelines. Pract Neurol. 2023;23(1):6-14.
- Dobson R, Dassan P, Roberts M, Giovannoni G, Nelson-Piercy C, Brex PA. UK consensus on pregnancy in multiple sclerosis: 'Association of British Neurologists' guidelines. Pract. Neurol. 2019;19:106-114.
- Dost-Kovalsky K, Thiel S, Ciplea AI, Gold R, Hellwig K. Cladribine and pregnancy in women with multiple sclerosis: The first cohort study. Mult Scler. 2023;29(3):461-5.
- Ebrahimi N, Herbstritt S, Gold R, Amezcua L, Koren G, Hellwig K. Pregnancy and fetal outcomes following natalizumab exposure in pregnancy. A prospective, controlled observational study. Mult Scler. 2015;21:198-205.
- Fragoso YD, Adoni T, Alves-Leon SV, Azambuja ND Jr, Barreira AA, Brooks JB, et al. Postpartum treatment with immunoglobulin does not prevent relapses of multiple sclerosis in the mother. Health Care Women Int. 2015;36(10):1072-80.
- Gelfand JM. Multiple sclerosis: diagnosis, differential diagnosis, and clinical presentation. Handb Clin Neurol. 2014; 122:269-90.
- Graham EL, Bakkensen JB, Anderson A, Lancki N, Davidson A, Perez Giraldo G, et al. Inflammatory activity after diverse fertility treatments: a multicenter analysis in the modern multiple sclerosis treatment era. Neurol neuroimmunol Neuroinflamm. 2023;10(3):e200106.

- Graham EL, Bove R, Costello K, Crayton H, Jacobs DA, Shah S, et al. Pratical considerations for managing pregnancy in patients with multiple sclerosis. J Neurol. 2024;14:e200253.
- Hauser SL, Cree BAC. Treatment of multiple sclerosis: a review. Am J Med. 2020;133(12):1380-90.
- Hellwig K. Pregnancy in multiple sclerosis. Eur Neurol. 2014;72(Supl1):39-42.
- Hellwig K, Yamout B, Bove R, Gummuluri KS, Schulze-Topphoff U, Fantaccini S, et al. Pregnancy outcomes in ofatumumab-treated patients with multiple sclerosis. In: Proceedings of the Consortium of Multiple Sclerosis Centers Annual Meeting. National Harbor: 2022.
- Houtchens MK, Kolb CM. Multiple sclerosis and pregnancy: therapeutic considerations. J Neurol. 2013;260(5):1202-14.
- Jakimovski D, Bittner S, Zivadinov R, Morrow SA, Benedict RHB, Zipp F, et al. Multiple sclerosis. Lancet 2024; 403:183-202.
- Kelly VM, Nelson LM, Chakravarty EF. Obstetric outcomes in women with multiple sclerosis and epilepsy. Neurology. 2009;73(22):1831-6.
- Krysko KM, Dobson R, Alroughani R, Amato MP, Bove R, Ciplea AI, et al. Family planning considerations in people with multiple sclerosis. Lancet Neurol. 2023;22(4):350-66.
- Lamaita R, Melo C, Laranjeira C, Barquero P, Gomes J, Silva-Filho A. Multiple sclerosis in pregnancy and its role in female fertility: a systematic review. JBRA Assist Reprod. 2021; 25(3):493-99.
- McGinley MP, Goldschmidt CH, Rae-Grant AD. Diagnosis and treatment of multiple sclerosis: a review. JAMA, 2021; 325(8):765-79.
- McNicholas N, Hutchinson M, McGuigan C, Chataway J. 2017 McDonald diagnostic criteria: a review of the evidence. Mult Scler Relat Disord. 2018;24:48-54.
- Marques VD, Passos GRD, Mendes MF, Callegaro D, Lana-Peixoto MA, Comini-Frota ER, et al. Consenso brasileiro para o tratamento da esclerose múltipla: Academia Brasileira de Neurologia e Comitê Brasileiro de Tratamento e Pesquisa em Esclerose Múltipla. Arq Neuropsiquiatr. 2018;76:539-54.
- Oreja-Guevara C, Rabanal A, Rodríguez CH, et al. Assisted reproductive techniques in multiple sclerosis: recommendations from an expert panel. Neurol Ther. 2023;12(2):427-39.
- Otero-Romero S, Lebrun-Frénay C, Reyes S, Amato MP, Campins M, Farez M, et al. ECTRIMS/EAN consensus on vaccination in people with multiple sclerosis: Improving immunization strategies in the era of highly active immunotherapeutic drugs. Mult Scler. 2023;29(8):904-25.
- Rolfes L, Pfeuffer S, Ruck T, Melzer N, Pawlitzki M, Heming M, et al. Therapeutic apheresis in acute relapsing multiple sclerosis: current evidence and unmet needs-a systematic review. J Clin Med. 2019;8(10):1623.
- Rosa GR, O'Brien AT, Nogueira EAG, Carvalho VM, Paz SC, Fragoso YD. There is no benefit in the use of postnatal intravenous immunoglobulin for the prevention of relapses of multiple sclerosis: findings from a systematic review and meta-analysis. Arq Neuropsiquiatr. 2018;76(6):361-66.
- Thöne J, Kollar S, Nousome D, Ellrichmann G, Kleiter I, Gold R, et al. Serum anti-Müllerian hormone levels in reproductive-age women with relapsing-remitting multiple sclerosis. Mult Scler. 2015;21(1):41-7.
- Valero-López G, Millán-Pascual J, Iniesta-Martínez F, et al. Treatment with natalizumab during pregnancy in multiple sclerosis: the experience of implementing a clinical practice protocol (NAP-30). Mult Scler Relat Disord. 2022;66:104038.
- Varytė G, Zakarevičienė J, Ramašauskaitė D, Laužikienė D, Arlauskienė A. Pregnancy and multiple sclerosis: an update on the disease modifying treatment strategy and a review of pregnancy's impact on disease activity. Medicina (Kaunas). 2020;56(2):49.
- Voskuhl R, Momtazee C. Pregnancy: Effect on Multiple Sclerosis, Treatment Considerations, and Breastfeeding. Neurotherapeutics. 2017;14:974-84.
- Wattjes MP, Ciccarelli O, Reich DS, et al. 2021 MAGNIMS-CMSC-NAIMS consensus recommendations on the use of MRI in patients with multiple sclerosis. Lancet Neurol. 2021;20(8):653-70.
- Wind M, Gaasbeek AGA, Oosten LEM, Rabelink TJ, van Lith JMM, Sueters M, et al. Therapeutic plasma exchange in pregnancy: a literature review. Eur J Obstet Gynecol Reprod Biol. 2021;260:29-36.
- Yeh WZ, Widyastuti PA, Van der Walt A, et al. Natalizumab, fingolimod and dimethyl fumarate use and pregnancy-related relapse and disability in women with multiple sclerosis [published online ahead of print, 2021 Apr 20]. Neurology. 2021;96(24):e2989-e3002.

22 Transtornos Mentais

Júlio César Fontana Rosa

A gravidez e o puerpério estão associados a mudanças significativas no estado de saúde psicológico e fisiológico. É um período complexo e vulnerável que apresenta uma série de desafios para as mulheres, incluindo o desenvolvimento de transtornos psiquiátricos pós-parto (DPP). Esses distúrbios podem incluir depressão e ansiedade pós-parto, que são relativamente comuns, e a rara, porém mais grave, psicose pós-parto. Além disso, outras DPPs podem incluir transtorno obsessivo-compulsivo (TOC), transtorno de estresse pós-traumático (TEPT) e transtornos alimentares. A etiologia das DPPs é uma interação complexa de fatores psicológicos, sociais e biológicos, além de fatores genéticos e ambientais.

Os objetivos do tratamento da doença mental pós-parto são reduzir os sintomas maternos e apoiar o funcionamento materno-infantil e familiar. As mulheres e as suas famílias devem receber psicoeducação sobre a doença, incluindo discussões com base em evidências sobre os riscos e benefícios de cada opção de tratamento. É essencial desenvolver estratégias eficazes em contextos globais que permitam a administração de terapias direcionadas a mulheres com diferentes fenótipos clínicos e gravidades de DPP.

Os distúrbios de saúde mental comuns são frequentes durante a gravidez e o período pós-parto, porém, vale destacar que as mulheres grávidas ou no pós-parto não correm maior risco do que aquelas que não estão grávidas ou que não deram à luz.

Assim como o corpo da mãe passa por mudanças fisiológicas normais para atender às demandas do feto em crescimento, também ocorrem mudanças psicológicas normais para prepará-la para suas novas responsabilidades.

A gestação e o puerpério são reconhecidos como fatores de risco para o desenvolvimento e exacerbação de problemas na saúde mental, com prevalências semelhantes de transtornos mentais tanto na gravidez quanto no pós-parto. Entretanto, acredita-se que o diagnóstico nesse período seja negligenciado, e há poucas pesquisas que procuram identificar alterações psicológicas durante gravidez e os desfechos obstétricos.

Condições de saúde mental são bastante comuns na gravidez e no puerpério e afetam negativamente a qualidade de vida das mulheres afetadas. Os sinais e sintomas clínicos de saúde mental na gravidez e no puerpério muitas vezes podem progredir rapidamente e, se não forem reconhecidos e controlados, podem ter efeitos desastrosos. É importante o estudo da saúde mental para a mortalidade materna, porém, permanece em grande parte inexplorada no mundo em desenvolvimento, pois o cuidado é ofuscado por outros problemas obstétricos diretos, como hemorragia, infecção, trabalho de parto obstruído etc. A saúde mental é um grande determinante não só do desfecho da gravidez, mas também da saúde geral da população.

A doença mental perinatal é comum, afetando até 20% das mulheres, mas continua sub-reconhecida e subdiagnosticada. Pode ter efeitos adversos na gravidez e nos resultados neonatais, e os transtornos mentais continuam a ser uma das principais causas de morte materna no Reino Unido. As mulheres com problemas de saúde mental enfrentam decisões difíceis para equilibrar os riscos e benefícios do tratamento. O estigma relacionado com o transtorno mental pode levar ao não envolvimento com os cuidados de maternidade. Alguns distúrbios trazem desafios específicos para os anestesistas, p. ex., que trabalham em maternidades e é vital que tenham conhecimento desses distúrbios para que possam oferecer cuidados sensíveis e apropriados

Para uma proporção substancial de mulheres, a gravidez pode ser complicada pela ocorrência ou recorrência de uma condição psiquiátrica. Os distúrbios psiquiátricos durante a gravidez estão associados também a maus resultados obstétricos, maior risco de doença psiquiátrica pós-parto, aumento das taxas de abuso de substâncias, menor participação nos cuidados pré-natais e resultados adversos para o bebê e a família. Como parte dos cuidados pré-concepcionais, os prestadores devem estar vigilantes e rastrear distúrbios psiquiátricos entre mulheres em idade reprodutiva, pois a detecção e o manejo adequado dessas condições podem reduzir a ocorrência de resultados adversos na gravidez e na família.

Ansiedade e depressão são distúrbios comuns que o obstetra-ginecologista encontra frequentemente e, muitas vezes, requerem consulta com profissionais de saúde mental. A gravidez oferece um desafio incomum porque muitas das decisões tomadas sobre a segurança de alguns medicamentos são suposições fundamentadas. O bom senso determina que nenhum fármaco deve ser usado, a menos que exista uma ameaça séria para a mãe, como o suicídio, por exemplo. O aconselhamento pré-concepcional e o encaminhamento precoce, de e para colegas da área de saúde mental devem ajudar o obstetra a orientar a mãe para um resultado bem-sucedido.

A depressão e a ansiedade maternas estão associadas a comprometimentos no funcionamento social e emocional do bebê e da mãe. Os resultados sugeriam que os relatos de sintomas das mães tratadas com diagnósticos estabelecidos do Diagnostic and Statistical Manual of Mental Disorder (DSM) foram, em geral, semelhantes aos das mães controle. No entanto, a doença psiquiátrica das mães teve um efeito comprometedor nas suas interações com os seus filhos e no funcionamento social e emocional dos seus filhos.

Em contraste com a depressão pós-parto, a ansiedade pós-parto recebe menos atenção, especialmente na população em geral. Reconhecer o fenômeno é importante, pois pode causar sofrimento significativo e prejudicar o funcionamento materno.

A sintomatologia de ansiedade parece ser uma manifestação comum após o parto. Portanto, é importante indagar sobre a depressão e os medos durante a gravidez e o parto e a experiência subjetiva, a fim de antecipar os sintomas de ansiedade pós-parto, mesmo por meio de um breve teste de triagem. A descoberta de que o TEPT pós-parto estava associado à gravidade da ansiedade pós-parto pode ser usada no futuro como um identificador potencial de sintomas de TEPT em mulheres com altos escores de ansiedade.

A depressão é uma complicação comum da gravidez e do período pós-parto. Existem vários fatores de risco para transtornos de humor periparto, sendo o mais importante história prévia de depressão. Tanto os medicamentos para depressão quanto os antidepressivos conferem risco ao bebê. A depressão materna tem sido associada a parto prematuro, baixo peso ao nascer, restrição de crescimento fetal e complicações cognitivas e emocionais pós-natais.

A exposição a antidepressivos tem sido associada a nascimento prematuro, reduções no peso ao nascer, hipertensão pulmonar persistente e síndrome de adaptação pós-natal (PNAS, do inglês *postnatal adaptation syndrome*), bem como uma possível conexão com transtorno do espectro do autismo. A paroxetina tem sido associada a malformações cardíacas. A maioria dos medicamentos antidepressivos é excretada em níveis baixos no leite materno e, geralmente, é compatível com a amamentação. O uso de antidepressivos durante a gravidez e o pós-parto deve ser ponderado com relação ao risco de depressão não tratada na mãe.

Estudos relatam que entre 6% e 13% das mulheres apresentam sintomas de depressão durante a gravidez e no período pós-parto. Os abundantes dados disponíveis fazem dos inibidores selectivos da recaptação da serotonina (ISRS) o tratamento de primeira linha na gravidez quando é necessário um tratamento farmacológico. Os riscos associados ao uso de ISRS durante a gravidez são limitados (tamanho do efeito moderado) e, muitas vezes, não são distinguíveis daqueles inerentes à doença da mãe. No entanto, várias questões relativas ao perfil de segurança dos ISRS para o feto ainda estão em debate ou requerem dados epidemiológicos adicionais. A decisão do uso de ISRS durante a gravidez necessita de uma avaliação individual da relação risco-benefício.

Houve progresso considerável nos últimos anos na compreensão dos riscos dos transtornos de humor e de ansiedade associados à gravidez, dos tratamentos somáticos e não somáticos eficazes para esses transtornos e dos riscos e benefícios dos medicamentos psicotrópicos durante a gravidez e a amamentação. Cerca de 10% a 15% das mulheres desenvolvem depressões sindrômicas nos primeiros 2 a 3 meses pós-parto, tornando esta a complicação médica grave mais comum do puerpério.

História prévia de transtornos depressivos, falta de apoio social e eventos estressantes na vida aumentam o risco de DPP. Os transtornos psicóticos do humor (comumente chamados de psicose pós-parto) ocorrem após aproximadamente 1 a 2 partos em cada mil. Para garantir a segurança, as mulheres que desenvolvem sintomas psicóticos pós-parto devem ser hospitalizadas.

História de doença bipolar aumenta o risco de psicose pós-parto em até 25%. Episódios anteriores de psicose pós-parto aumentam ainda mais o risco para 50% a 75%.

O risco do primeiro aparecimento ou exacerbação do transtorno do pânico ou do TOC parece aumentar durante a gravidez e o puerpério. Os transtornos de humor e ansiedade pós-parto respondem altamente à psicoterapia e, em casos mais graves, à medicação.

Felizmente, várias classes de medicamentos psicotrópicos, especialmente antidepressivos tricíclicos e inibidores seletivos da recaptação de serotonina, parecem ser razoavelmente seguros durante a gravidez e a amamentação.

A eletroconvulsoterapia é o tratamento mais eficaz para transtornos de humor pós-parto muito graves, incluindo psicose pós-parto. Também são apresentados resultados preliminares que sugerem que concentrações mais baixas de tiroxina total e livre durante o final da gravidez estão relacionadas com sintomas depressivos pós-parto.

É muito importante saber usar medicamentos psicotrópicos, principalmente inibidores seletivos de receptação de serotonina em gestantes, uma vez que entre 14% e 23% das mulheres grávidas sofrerão de transtorno depressivo durante a gravidez. Tanto os sintomas depressivos maternos quanto a exposição aos antidepressivos estão associados a alterações no crescimento fetal e gestações mais curtas. O uso de antidepressivos durante a gravidez é bem estudado, mas investigação disponível ainda não controlou adequadamente outros fatores que podem influenciar os resultados do parto, incluindo doenças maternas ou comportamentos de saúde problemáticos que podem afetar negativamente a gravidez.

Os antidepressivos são comumente usados na gravidez. Os médicos que prestam cuidados de saúde a mulheres grávidas com depressão devem equilibrar o bem-estar materno com os potenciais riscos fetais desses medicamentos. Ao longo da última década, vários artigos originais e de revisão discutiram se os inibidores seletivos da recaptação da serotonina e noradrenalina apresentam riscos para o feto. No entanto, muito pouco tem sido feito para integrar esses riscos potenciais, se existirem, em um contexto global de relação benefício/risco. Quando uma condição psiquiátrica necessita de farmacoterapia, os benefícios dessa terapia superam em muito os potenciais riscos mínimos de malformações cardíacas, hipertensão pulmonar primária do recém-nascido ou síndrome de má adaptação neonatal.

Não se sabe se o uso de ISRS e outros antidepressivos durante a gravidez está associado a risco aumentado de defeitos cardíacos congênitos. Em particular, existem preocupações sobre uma possível associação entre o uso de paroxetina e a obstrução da via de saída do ventrículo direito e entre o uso de sertralina e defeitos do septo ventricular. Os resultados desse grande estudo de coorte de base populacional sugeriram que não houve aumento substancial no risco de malformações cardíacas atribuíveis ao uso de antidepressivos durante o primeiro trimestre.

Os transtornos de humor e psicóticos não tratados podem ter impactos adversos substanciais no paciente, no feto e na família, enquanto o tratamento pode melhorar esses problemas. Os benefícios potenciais do tratamento de transtornos de humor e psicóticos geralmente superam os riscos após a consideração de terapias alternativas. Alguns medicamentos, particularmente a paroxetina e o valproato, apresentam maiores riscos durante a gravidez, enquanto os riscos teratogênicos do lítio foram provavelmente exagerados. Há mais experiência com medicamentos antipsicóticos de primeira geração do que com medicamentos antipsicóticos de segunda geração durante a gravidez e a lactação. É possível amamentar um bebê enquanto se toma vários antidepressivos, estabilizadores de humor ou medicamentos antipsicóticos.

Apesar do crescente interesse na farmacoterapia do transtorno bipolar (TB) durante a gravidez e no período pós-parto, o manejo do transtorno durante esses períodos críticos da vida da mulher continua desafiador. Ao tratar mulheres com TB em idade fértil, os médicos devem considerar a possibilidade de gravidez.

O aconselhamento pré-concepção deve ser parte integrante do plano geral para tratar o TB durante e após a gravidez. O manejo periparto do TB é desafiador e requer um equilíbrio entre os riscos associados ao uso de medicamentos e os efeitos potencialmente deletérios do TB não tratado sobre o feto/criança.

A formulação de tratamento personalizado requer conhecimento de fatores atuais (tipo de episódio, gravidade dos sintomas, comorbidade psiquiátrica e preocupações de segurança) e históricos (frequência de episódios, resposta a medicamentos e psicoterapia e o efeito de eventos reprodutivos, incluindo gravidez e período pós-parto). O monitoramento rigoroso é essencial para a detecção precoce e o manejo dos episódios de humor. Avaliações de segurança de rotina são necessárias para identificar as mulheres em risco de prejudicar a si mesmas ou ao recém-nascido.

Mulheres com TB apresentam alto risco de recaída/recorrência pós-parto. Entre todos os estabilizadores de humor, o lítio tem a maior base de evidências de eficácia no período periparto, mas a lamotrigina é cada vez mais prescrita para transtornos do espectro bipolar durante a gravidez.

A lamotrigina não foi inferior ao lítio na prevenção de episódios pós-parto graves. Nossos resultados sugerem que a lamotrigina pode ser uma opção alternativa razoável de tratamento para o TB durante a gravidez em pacientes com vulnerabilidade à depressão e pode prevenir episódios graves no pós-parto.

Revisão voltada para estabilizadores de humor, incluindo lítio, valproato de sódio, carbamazepina, oxcarbazepina, gabapentina, lamotrigina e topiramato, parecem identificar, a lamotrigina, como um dos medicamentos antiepilépticos mais seguros para uso na gravidez. O risco de teratogenidade do topiramato ainda é em grande parte desconhecido e não existem estudos suficientes para tirar conclusões ainda preliminares. Estudos preliminares não relataram um risco aumentado de malformações congênitas graves entre gestações expostas à gabapentina ou oxcarbazepina.

Mesmo que suscite menos preocupação quando comparada ao valproato, a carbamazepina deve ser evitada pelo seu risco documentado de teratogenidade. O valproato parece ser o pior, considerando as principais malformações congênitas, bem como as malformações específicas, bem como seus efeitos prejudiciais no neurodesenvolvimento. Por outro lado, o lítio pode ser considerado uma boa opção no tratamento de mulheres grávidas com TB. Os médicos têm que equilibrar o risco potencial de teratogenidade com o da doença mental não tratada, considerando circunstâncias individuais, como a gravidade da doença e o risco de recaída.

Os riscos associados ao tratamento farmacológico do TB aumentam durante os eventos reprodutivos. Os tratamentos precisam ser planejados com o acordo mútuo do médico-assistente e do paciente e adaptados às necessidades do indivíduo, de modo a minimizar o risco e, ao mesmo tempo, fornecer o tratamento adequado. Os tratamentos convencionais foram todos associados à teratogenia na exposição no primeiro trimestre, lítio com malformação cardíaca e valproato e carbamazepina com malformações do tubo neural. Houve um número insuficiente de exposições no primeiro trimestre aos novos estabilizadores de humor anticonvulsivantes, lamotrigina e oxcarbazepina, para determinar se existe uma vantagem de segurança na mudança para estes agentes. Cada vez mais, os antipsicóticos atípicos são sugeridos como agentes úteis para o tratamento do TB. Embora não se saiba que sejam teratogênicos, existem outras preocupações de segurança reprodutiva associadas a esses agentes. Pacientes com TB podem receber prescrição de antidepressivos, e muitos desses agentes estão associados a baixo risco de segurança durante eventos reprodutivos; no entanto, os dados relativos ao uso desses agentes são atualmente ambíguos. Foram documentados resultados adversos da profilaxia farmacológica inadequada tanto para a mãe como para o bebê. Os riscos e benefícios devem ser cuidadosamente equilibrados com base em uma análise precisa das evidências.

Uma das abordagens terapêutica para o TB é o carbonato de lítio. O lítio é atualmente subprescrito e é um tratamento importante para mulheres com TB na gravidez e no pós-parto. O risco associado à exposição ao lítio em qualquer momento da gravidez é baixo e o risco é maior para a exposição no primeiro trimestre ou em doses mais altas. Idealmente, a gravidez deve ser planejada durante a remissão da perturbação bipolar, e o lítio deve ser prescrito dentro do intervalo terapêutico mais baixo durante a gravidez, particularmente durante o primeiro trimestre e nos dias imediatamente anteriores ao parto, equilibrando o perfil de segurança e eficácia para cada paciente.

Tem havido preocupação de que a exposição ao lítio no primeiro trimestre da gravidez possa estar associada a aumento acentuado no risco de anomalia de Ebstein (um defeito de obstrução da via de saída do ventrículo direito) em bebês e defeitos cardíacos congênitos em geral, mas os dados são contraditórios e limitados. A magnitude desse efeito foi menor do que havia sido postulado anteriormente.

Entretanto, outros estudos também indicam que o uso de lítio durante a gravidez está associado à ausência de risco aumentado de malformações ou a um pequeno aumento no risco de malformações cardíacas, incluindo a anomalia de Ebstein. Dados limitados também não mostram nenhum efeito significativo nos resultados obstétricos ou no desenvolvimento neurológico. Os dados relativos à exposição infantil ao lítio por meio do leite materno permanecem limitados. Os médicos devem pesar o risco do tratamento com lítio *versus* o risco de suspender ou alterar o tratamento com lítio ao tratar o TB nesse caso.

O aripiprazol, um medicamento antipsicótico de segunda geração (SGA), é um tratamento eficaz para a esquizofrenia e o TB. No entanto, os seus efeitos na gravidez e na lactação ainda não estão totalmente documentados.

Para uso no primeiro trimestre, os dados revisados não fornecem evidências claras sobre a segurança do medicamento para o feto em desenvolvimento. No entanto, observou-se um declínio dos níveis plasmáticos (NPs) ao longo da gravidez em comparação com os NPs antes da gravidez. Esse achado sugere a necessidade de se aumentar a dosagem durante a gravidez para manter os NPs estáveis. Se usado durante o final da gravidez, existem alguns sinais que sugerem que o aripiprazol pode piorar os resultados neonatais. Portanto, os médicos devem considerar a retirada do medicamento antes do último mês de gravidez para reduzir os riscos de complicações neonatais. Contudo, esses riscos devem ser ponderados com relação aos riscos de deterioração dos sintomas da mulher. De qualquer forma, o parto deve acontecer em hospitais equipados com unidades de cuidados intensivos neonatais bem organizadas. Não há informações disponíveis sobre o impacto da exposição pré-natal ao aripiprazol nos principais marcos do desenvolvimento neurológico. A exposição infantil ao medicamento por meio do leite materno pode aumentar o risco de produção insuficiente de leite e sonolência neonatal.

As mulheres grávidas experimentam trajetórias de doenças significativamente divergentes dependendo se aceitaram a terapia medicamentosa antidepressiva para sua doença. A percepção do risco e da doença, as atitudes, impactaram as decisões em torno da adesão e de resultado favorável.

O tratamento farmacológico da depressão durante a gravidez deve equilibrar os potenciais riscos fetais da medicação com os riscos de uma depressão subtratada ou não tratada. A escolha do tratamento é difícil, e um número crescente de mulheres grávidas e dos seus médicos enfrentam o dilema. Existem opções não farmacológicas de tratamento, mas podem não ser suficientes ou disponíveis.

Outra ocorrência possível é a anorexia nervosa (AN). É um transtorno mental com maior incidência entre mulheres em idade fértil. A prevalência de AN na gravidez é marginal, mas o risco de exacerbação ou reativação é significativo. As complicações perinatais adversas de natureza mental e física dizem respeito tanto à mãe como à criança e são controláveis por meio de diagnóstico precoce e de monitorização durante o período perinatal. Essa prévia descreve a importância de possibilitar cuidados perinatais ideais por meio de uma equipe de gestão multidisciplinar.

Em 2014 a Organização Mundial da Saúde (OMS) alertou sobre maus tratos, desrespeito e/ou abuso durante o parto. Nesse mesmo ano, um movimento nas redes sociais com *#payetonuterus* trouxe à luz a problemática da violência obstétrica nos países de língua francesa e, mais especificamente, em questões de desrespeito. A experiência do cuidado é parte integrante da qualidade do cuidado, e a percepção sobre o apoio inadequado durante o trabalho de parto e a perda de controle no trabalho de parto são alguns dos fatores de risco mais frequentemente relatados para transtorno de estresse pós-traumático relacionado com o parto. Portanto, parece crucial estudar as associações entre o desrespeito durante o parto e o bem-estar mental das mães.

O desrespeito durante o parto esteve associado a pior saúde mental no pós-parto. Dada a elevada prevalência de problemas de saúde mental e o aumento da suscetibilidade à depressão durante o período pós-parto, esses resultados correlacionais destacam a importância de se obter uma consciência mais profunda dos profissionais de saúde sobre comportamentos ou atitudes que podem ser considerados desrespeitosos durante o parto.

O desrespeito e o abuso contra as mulheres durante o parto podem contribuir para o desenvolvimento da DPP. Identificar suas causas poderá ajudar a prevenir o problema e fortalecer políticas públicas que favoreçam a boa qualidade da assistência ao parto.

Há evidências consideráveis de que o transtorno psiquiátrico pós-natal materno tem uma influência adversa no desenvolvimento infantil.

A presença de doença mental materna durante a gravidez tem sido associada também a parto prematuro, hipoglicemia neonatal, maus resultados de desenvolvimento neurológico e perturbação do apego. Anomalias placentárias, fetos pequenos para a idade gestacional, desconforto fetal e natimortos estão entre os resultados perinatais mais indesejáveis.

O suicídio associado a doenças psiquiátricas graves é considerado a principal causa de mortes maternas. O pós-parto parece ser um período crítico na saúde mental das mulheres. O impacto dos transtornos mentais nesse período, principalmente os episódios mistos, pode aumentar as chances de aparecimento do risco de suicídio.

A gravidez é um período único na vida de cada mulher. O estilo de vida de uma mulher grávida tem um impacto significativo na saúde dela e na de seu filho. A atividade física regular é um dos elementos que ajudam a manter o bem-estar físico e mental normal. Em gestantes que praticam atividade física moderada regularmente, há menor risco de desenvolver obesidade e sobrepeso. Os exercícios físicos têm impacto na manutenção do tônus muscular adequado, na redução da dor e na preparação para o esforço durante o trabalho de parto. A atividade física, pelo menos uma vez por semana, reduz significativamente os sintomas de depressão em gestantes e pode ser um fator importante na prevenção da depressão nesse período.

Os benefícios do exercício físico para a saúde mental e física durante a gravidez destacam a importância de se compreender os determinantes da atividade física das mulheres grávidas. As mulheres grávidas são menos ativas do que as mulheres não grávidas, e a gravidez leva a uma diminuição da atividade física. Preditores demográficos consistentes de maior participação em exercícios durante a gravidez incluem educação e renda mais elevadas, não ter outros filhos em casa, e ser mais ativo antes de engravidar.

A importância dos serviços de saúde mental de assistência às gestantes torna-se mais evidente à medida que aprendemos mais sobre o impacto da saúde mental nos resultados maternos e perinatais.

É de fundamental importância identificar os problemas de saúde mental que surgem durante a gravidez, incluindo prevenção, diagnóstico e tratamento oportunos e encaminhamento para serviços especializados.

Existe uma enorme variação individual na resposta às mudanças emocionais, psicológicas e cognitivas inerentes que ocorrem durante a gravidez e o puerpério, particularmente nas mães de primeira viagem. Embora as alterações psicológicas, particularmente em termos de alterações emocionais comportamentais, tenham provavelmente sido exageradas durante a gravidez, há, sem dúvida, alterações marcante nesses aspectos do funcionamento pós-parto. As mulheres devem estar conscientes dessas mudanças e estar preparadas para elas, e os obstetras e parteiras devem incorporá-las ao tratamento das gestantes. Todas as mulheres apresentam necessidades psicológicas válidas durante a gravidez e no puerpério, e estas devem ser atendidas para garantir a saúde materno-infantil e a máxima satisfação com a experiência.

Os cuidados pré-natais e pós-natais não devem resultar em uma luta pelo poder e controle entre paciente e obstetra. A garantia emocional e o apoio só podem ocorrer após informações adequadas. Os melhores cuidados pré-natais e gestão do parto requerem um espírito de confiança mútua e participação ativa por parte da paciente no processo de tomada de decisão. Existem amplas evidências que apoiam a teoria de que a continuidade dos cuidados e o papel de apoio contínuo da parteira, especialmente durante o parto, exercem um resultado favorável nas mães e nas crianças.

Bibliografia

- Abdelhafez MA, Ahmed KM, Ahmed NM, Ismail M, Mohd Daud MNB, Ping NPT, et al. Psychiatric illness and pregnancy: a literature review. 2023:20;9(11):e20958.
- Attrill B. The assumption of the maternal role: a developmental process. Aust J Midwifery. 2002;15(1):21-5.
- Becker M, Weinberger T, Chandy A, Schmukler S. Depression during pregnancy and postpartum. Curr Psychiatry Rep. 2016;18(3):32.
- Cantwell R. Mental disorder in pregnancy and the early postpartum. Anaesthesia. 2021;76 Suppl 4:76-83.
- Chilaka VN, Muriithi FG. Mental health disorders in pregnancy and puerperium. In: Contemporary obstetrics and gynecology for developing countries. Cham: Springer; 2021.
- Costa DO, Souza FIS, Pedroso GC, Strufaldi MWL. Transtornos mentais na gravidez e condições do recém-nascido: estudo longitudinal com gestantes assistidas na atenção básica. Cien Saude Colet. 2018;23(3):691-700.
- Costoloni G, Pierantozzi E, Goracci A, Bolognesi S, Fagiolini A. Psychiatr Pol. Mood stabilisers and pregnancy outcomes – a review. 2014;48(5):865-87.
- Diket AL, Nolan TE. Anxiety and depression. Diagnosis and treatment during pregnancy. Obstet Gynecol Clin North Am. 1997;24(3):535-58.

- Dodd S, Berk M. The safety of medications for the treatment of bipolar disorder during pregnancy and the puerperium. Curr Drug Saf. 2006;1(1):25-33.
- Emma L, Cortet M, Huissoud C, Desplanches T, Sormani J, Viaux-Savelon S, et al. Disrespect during childbirth and postpartum mental health: a French cohort study. BMC Pregnancy Childbirth. 2023;23(1):241.
- Fornaro M, Maritan E, Ferranti R, Zaninotto L, Miola A, Anastasia A, et al. Lithium exposure during pregnancy and the postpartum period: a systematic review and meta-analysis of safety and efficacy outcomes. Am J Psychiatry. 2020;177(1):76-92.
- Frieder A, Dunlop AL, Culpepper L, Bernstein PS. The clinical content of reconception care: women with psychiatric conditions. Am J Obstet Gynecol. 2008;199(6 Suppl 2):S328-32.
- Gaston A, Cramp A. Exercise during pregnancy: a review of patterns and determinants. J Sci Med Sport. 2011; 14(4):299-305.
- Gentile S. A safety evaluation of aripiprazole for treating schizophrenia during pregnancy and puerperium. Expert Opin Drug Saf. 2014;13(12):1733-42.
- Ghahremani T, Magann EF, Phillips A, Ray-Griffith SL, Coker JL, Stowe ZN. Women's mental health services and pregnancy: a review. Obstet Gynecol Surv. 2022 Feb;77(2):122-129.
- Hermann A, Gorun A, Benudis A. Lithium use and non-use for pregnant and postpartum women with bipolar disorder. Curr Psychiatry Rep. 2019;21(11):114.
- Huybrechts KF, Palmsten K, Avorn J, Cohen LS, Holmes LB, Franklin JM, et al. Antidepressant use in pregnancy and the risk of cardiac defects. N Engl J Med. 2014;370(25):2397-407.
- Kołomańska D, Zarawski M, Mazur-Bialy A. Physical activity and depressive disorders in pregnant women-a systematic review. Medicina (Kaunas). 2019;55(5):212.
- Koren G, Nordeng H. Antidepressant use during pregnancy: the benefit-risk ratio. Am J Obstet Gynecol. 2012; 207(3):157-63.
- Leite TH, Pereira APE, Leal MC, da Silva AAM. Disrespect and abuse towards women during childbirth and postpartum depression: findings from Birth in Brazil Study. J Affect Disord. 2020;273:391-401.
- Meltzer-Brody S, Howard LM, Bergink V, Vigod S, Jones I, Munk-Olsen T, et al. Postpartum psychiatric disorders. Nat Rev Dis Primers. 2018:4:18022.
- Misri S, Eng AB, Abizadeh J, Blackwell E, Spidel A, Oberlander TF. Factors impacting decisions to decline or adhere to antidepressant medication in perinatal women with mood and anxiety disorders. Depress Anxiety. 2013;30(11):1129-36.
- Nolte JM, Cvetanovska E, Rasmussen MB, Gudbergsen LV, Søeby-Land C, Andersen AM, et al. Anorexia nervosa in pregnancy and the post-partum period. Ugeskr Laeger. 2023;185(1).
- Oates M. Normal emotional changes in pregnancy and the puerperium. Baillieres Clin Obstet Gynaecol. 1989;3(4):791-804.
- Otchet F, Carey MS, Adam L. General health and psychological symptom status in pregnancy and the puerperium: what is normal? Obstet Gynecol. 1999;94(6):935-41.
- Otsubo T. How to use psychotropic medicine in women. Rinsho N. 2012;70(1):135-9.
- Patorno E, Huybrechts KF, Bateman BT, Cohen JM, Desai RJ, Mogun H, et al. Lithium use in pregnancy and the risk of cardiac malformations. N Engl J Med. 2017;376(23):2245-54.
- Pedersen CA. Postpartum mood and anxiety disorders: a guide for the nonpsychiatric clinician with an aside on thyroid associations with postpartum mood. Thyroid. 1999; 9(7):691-7.
- Pedersen LH, Videbech P. Use of antidepressants during pregnancy. Ugeskr Laeger. 2011;173(15):1118-20.
- Polachek IS, Harari LH, Baum M, Strous RD. Postpartum anxiety in a cohort of women from the general population: risk factors and association with depression during last week of pregnancy, postpartum depression and postpartum PTSD. J Psychiatry Relat Sci. 2014;51(2):128-34.
- Quevedo LA, Scholl CC, de Matos MB, da Silva RA, Coelho FM C, Pinheiro KAT, et al. Suicide Risk and Mood disorders in women in the postpartum period: a longitudinal study. Psychiatr Q. 2021;92(2):513-522.
- Sahoo MK, Biswas H, Grover S. Safety Profile of aripiprazole during pregnancy and lactation: report of 2 cases. Turk Psikiyatri Derg. 2023;34(2):133-135.
- Sharma V, Sharma P, Sharma S. Managing bipolar disorder during pregnancy and the postpartum period: a critical review of current practice. Expert Rev Neurother. 2020; 20(4):373-83.
- Smith B, Dubovsky SL. Pharmacotherapy of mood disorders and psychosis in pre- and post-natal women. Expert Opin Pharmacother. 2017;18(16):1703-19.
- Stein A, Lehtonen A, Harvey AG, Nicol-Harper R, Craske M. The influence of postnatal psychiatric disorder on child development. Is maternal preoccupation one of the key underlying processes. Psychopathology. 2009;42(1):11-21.
- van Bussel JCH, Spitz B, Demyttenaere K. Women's mental health before, during, and after pregnancy: a population-based controlled cohort study. Birth. 2006;33(4):297-302.
- Weinberg MK, Tronick EZ. The impact of maternal psychiatric illness on infant development. J Clin Psychiatry. 1998;59 Suppl 2:53-61.
- Weisskopf E, Fumeaux CJF, Graz MB, Harari MM, Epiney M, Tolsa CB, et al. SSRI antidepressant use during pregnancy and the assessment of the risk-benefit ratio. Rev Med Suisse. 2016;12(510):561-6.
- Wesseloo R, Liu X, Clark CT, Kushner SA, Munk-Olsen T, Bergink V. Risk of postpartum episodes in women with bipolar disorder after lamotrigine or lithium use during pregnancy: A population-based cohort study. J Affect Disord. 2017;218:394-397.

23 Nefropatias

Luiz Antonio Miorin

Introdução

Durante a gravidez ocorrem mudanças fisiológicas e imunológicas que fazem parte do normal e garantem o caminho para uma gestação adequada até o final do período. Naturalmente, ocorre vasodilatação e resistência às substâncias vasoconstritoras como a angiotensina II, de modo que a mulher retém líquido, aumentando o débito cardíaco e o fluxo sanguíneo renal, que causam aumento importante de aproximadamente 50% a 100% da filtração glomerular sem alterar, em condições normais, a pressão arterial que costuma estar até mais baixa na metade do ciclo gravídico. Há também que se considerar que o aumento da filtração glomerular aumenta a excreção de proteínas na urina que aqui se considera aumentada se acima de 300 mg nas 24 horas. Até esse valor é uma adaptação normal da gestação, e a dosagem de 24 horas pode ser inferida mais facilmente pela relação proteína/creatinina medidas na mesma unidade em amostra isolada de urina que estará normal se < 0,3. Essa análise pode ser preditora de nefropatia desencadeada ou que piorou na gestação.

Podemos dizer que o aumento da filtração glomerular, na gravidez normal, está utilizando a reserva funcional dos rins para manter um estado de hiperfiltração caracterizado, principalmente, pelo aumento do fluxo sanguíneo renal e consequente aumento da filtração glomerular desde o início da concepção por influências dos hormônios relaxina, gonadotrofina coriônica, estrogênio e progesterona, que são responsáveis pela vasodilatação e retenção normais de sódio e de água. Normalmente, também vão ocorrer adaptações imunológicas que permitirão o desenvolvimento do feto e que podem eventualmente interferir no quadro clínico das doenças autoimunes.

A previsão de má evolução da gravidez tem relação com a incapacidade dos rins em manter as adaptações descritas anteriormente, mesmo nas pacientes que estejam nos estágios iniciais da doença renal crônica. Assim, baixo peso ao nascer, pré-eclâmpsia e parto prematuro têm relação com a menor capacidade de se usar a reserva renal, isto é, se a paciente não consegue uma hiperfiltração adaptativa durante a gestação, a evolução terá problemas. Por exemplo, no contexto da reserva renal, temos que pacientes doadoras de rim para transplante entre vivos apresentam maior risco de hipertensão gestacional e de pré-eclâmpsia com 2,4 vezes maior chance dessas ocorrências.

Toda gestante deverá ter avaliação da função renal, incluindo sumário do exame de urina, uroculturas seriadas, creatinina e ultrassonografia de rins e de vias urinárias para que, juntamente com a história clínica e antecedente de provável nefropatia, possa ser bem conduzida. À medida que a gestação progride, é normal a ocorrência de discreta ectasia pielocalicial sem sinais obstrutivos assim como hiperfiltração glomerular com creatininas menores do que 1 mg/dL.

Hipertensão arterial

A hipertensão arterial primária ou a secundária podem existir antes da gestação que se inicia e se tornar grande fator de risco de má evolução, incluindo maior ocorrência de pré-eclâmpsia e complicações materno-fetais. Há que se fazer o diagnóstico, e mesmo na paciente normotensa, pode ocorrer hipertensão gestacional ou a pré-eclâmpsia como situações inerentes à gestação em percentuais de 6% a 8% dos casos, na segunda metade do ciclo gravídico. Em geral, a paciente hipertensa crônica, essencial ou não, já antes da vigésima semana apresenta níveis pressóricos acima de 140/90 mmHg e vai ter mais propensão de desenvolver pré-eclâmpsia em uma prevalência de 35% dos casos. A hipertensão gestacional, embora apareça após a vigésima semana de gestação, será corroborada após o parto com normalização do quadro e não apresenta proteinúria.

Nas situações em que ocorra aumento da pressão arterial na segunda metade da gravidez, ou o agravamento desta, o principal diagnóstico é de pré-eclâmpsia que está associada ao aumento da proteinúria para valores maiores do que 300 mg por 24 horas. Nesse caso, ocorrem alterações placentárias com maior angiogênese e há fatores de crescimento vascular e placentário envolvidos. O ácido acetilsalicílico em doses baixas pode prevenir a má evolução associada à pré-eclâmpsia e tem sido usado como preventivo. A interrupção da gestação com fetos já viáveis pode resolver de forma definitiva os riscos materno-fetais envolvidos nessa grave condição clínica.

O controle da pressão arterial na gravidez melhora os riscos maternos e fetais, porém a diminuição da pressão arterial a valores baixos, ainda não muito definidos, aumenta a ocorrência de fetos de baixo peso com as suas consequências. Nas situações de emergência hipertensiva, poderemos fazer uso de hidralazina em bólus de 5 mg endovenosa até controle pressórico utilizando no máximo 30 mg. Excepcionalmente por algumas horas podemos usar, com grande efetividade na resposta, nitroprussiato de sódio na dose de 50 mg diluído em 250 mL de solução fisiológica e iniciar com bomba de infusão contínua a 5 a 10 mL/h, aumentando se necessário (dose de 0,1 a 10 µg/kg/min). Esse fármaco pode levar à toxicidade fetal por cianeto, assim usaremos em regimes de exceção e por até quatro horas; p. ex., para controle de edema agudo hipertensivo em pré-operatório de interrupção da gravidez por pré-eclâmpsia grave.

A condução das mulheres hipertensas deve ser com medicamentos que apresentem segurança para o feto, já que todo anti-hipertensivo atravessa a barreira placentária. A alfa metildopa pode ser usada com segurança assim como a hidralazina e o betabloqueador com atividade simpaticomimética pindolol. O uso de inibidores do sistema renina angiotensina são contraindicados pelo risco de malformações fetais. Os diuréticos têm seu uso eventual em insuficiência cardíaca com indicações clínicas bem definidas e em doses adequadas. Não esquecer que durante a gravidez é fisiológica a retensão de sal e de água com algum grau de edema. Por isso, deve-se utilizar os diuréticos cautelosamente e com indicação muito bem definida, porque as mulheres retêm em torno de 950 mEq de sódio até o final da gestação.

Injúria renal aguda

A injúria renal aguda (IRA) é muito grave e, dependendo das condições materno-fetais, pode ser causa importante de mortalidade com conotação etiológica e terapêutica diferentes em cada período da gestação. Na primeira metade do ciclo gravídico a causa mais importante de IRA é a sepse associada a abortamentos com necrose tubular aguda (NTA). Na hiperêmese gravídica, mais comum no primeiro trimestre, caso haja hipovolemia haverá componente pré-renal que, se exacerbado, evolui também para NTA. Na injúria pré-renal, o sedimento de urina deverá estar normal; na NTA, poderá estar normal ou com cilindros granulosos que confirmam o diagnóstico. A IRA pode ter relação com as causas da hipertensão se houver e fazer parte de piora aguda da função renal em paciente nefropata, p. ex., por hipertensão primária ou associada à glomerulonefrite crônica. Além disso, pode estar relacionada com sangramentos agudos de quaisquer causas, tromboembolismo pulmonar ou infecções.

Na disfunção hepática aguda com plaquetopenia e hemólise (HELLP Síndrome), a IRA vai fazer parte do quadro, assim como na pré-eclâmpsia. A estratificação da gravidade da IRA pode ser por medidas da diurese e parâmetros laboratoriais com base na creatinina – assim os aumentos de creatinina em dias sequenciais e a diminuição da diurese a menos que 0,5 mL/kg/hora são os principais parâmetros clínicos. Outra condição importante é a síndrome hemolítico-urêmica, em que a microangiopatia trombótica obstrui capilares renais e causa perda de função renal aguda grave oligoanúrica com alteração do sedimento urinário que apresentará hematúria microscópica. Nesse caso, a paciente vai, em geral, depender da diálise. As gestações atualmente têm ocorrido em mulheres mais velhas, e isso pode aumentar as possibilidades de complicações agudas em nefropatias preexistentes.

Nos casos em que ocorra oligúria ou anúria, ou alterações metabólicas importantes ,a paciente vai depender de tratamento dialítico para manter a gestação. Na opinião desse autor, deveremos evitar a biópsia renal durante a gravidez, e o tratamento dialítico deve ser mantido juntamente com medidas de controle da pressão arterial com hemodiálises diárias não intempestivas, controlando, assim, a acidose metabólica e aumentos de ureia a valores maiores do que 100 mg/dL.

Infecção urinária e bacteriúria assintomática

Há que se diferenciar do ponto de vista clínico e laboratorial as duas condições anteriores. Há infecção urinária quando a paciente apresenta os sintomas de disúria, polaciúria e urgência miccional, portanto, com desconforto à micção, e pode ser confirmada com uroculturas acima de 100 mil colônias/mL de urina colhida em jato médio. A cultura serve para dirigir o tratamento de forma mais adequada e principalmente nos casos com má resposta à conduta inicial.

As bactérias mais comuns são *Escherichia coli*, *Klebziella penumoniae*, *Proteus mirabilis* e *Staphylococcus saprophyticus*. A infecção urinária é a infecção mais comum no mundo e a mais frequente das adquiridas em pacientes internados. A bacteriúria assintomática caracteriza-se da mesma forma laboratorial em pacientes assintomáticas. Na gestante há correlação entre bacteriúria assintomática e sepse de foco urinário com infecções urinárias altas – pielonefrites que podem ser fator de risco materno-fetal com sepse e injúria renal aguda grave.

Deveremos tratar toda infecção urinária e toda bacteriúria assintomática na gravidez e no primeiro trimestre, principalmente atentar para culturas seriadas buscando a bacteriúria assintomática, que deve ser tratada. A paciente que se apresente com dor lombar, febre e leucocitose na vigência de infecção urinária deve ser internada para receber antibiótico endovenoso. As bacteriúrias assintomáticas ou as infecções baixas, não complicadas, podem ser tratadas com nitrofurantoína por cinco dias ou fosfomicina em dose única. Já os casos de pielonefrite devem ser tratados com amoxicilina + aminoglicosídeo por via endovenosa, ou cefalosporinas de terceira geração ou carbapenêmicos. Observar as uroculturas na evolução do quadro.

Doença renal crônica e gravidez

A doença renal crônica (DRC) nas suas fases iniciais é pouco sintomática, e as mulheres podem engravidar sem saber que têm uma doença em evolução. Nesse caso, as adaptações necessárias ao desenvolvimento do ciclo gravídico normal podem acelerar a perda de função renal de forma irreversível com aumento da proteinúria já no início do ciclo, pois como já referimos anteriormente, há necessidade de mudanças adaptativas para manter a homeostase da paciente e do feto, que dependem da reserva funcional renal. Nos estágios da DRC em que a filtração glomerular está menor que 60 mL/min (estágios 3 a 5), torna-se menos provável a ocorrência e a manutenção da gravidez até o termo, e nesses casos, quando a gestação evolui à segunda metade do período gravídico, é mais frequente a ocorrência de pré-eclâmpsia.

Nesses estágios da DRC, em pacientes dialíticas, também são comuns ciclos anovulatórios, menor libido, amenorreia secundária, menor chance de nidação, além de maior possibilidade de perda do concepto.

Há que se manter essas pacientes em hemodiálises frequentes com procedimentos diários, sem o uso de heparina e visando manter o equilíbrio materno-fetal com ajustes de anti-hipertensivos, sem grandes ultrafiltrações intempestivas, evitando as complicações inerentes ao procedimento dialítico. A grávida retém sódio e tem algum grau de edema que não deve ser combatido com afinco. Há que se atentar para necessidade de uso ou aumento da dose de eritropoetina, assim como reposição de vitamina D e ferro quando indicados, para manter Hb em 11 g/dL. Manter as pacientes com vitaminas do complexo B e ácido fólico. Todas as vitaminas hidrossolúveis são dialisáveis. Manter o uso de ácido acetilsalicílico com objetivo de diminuir a ocorrência de pré-eclâmpsia.

Se ocorrerem quaisquer das complicações mais graves da segunda metade do ciclo, há que se discutir a interrupção da gravidez, principalmente nos fetos já formados, com idade gestacional maiores do que 34 semanas em hospitais em que haja unidades de terapia intensiva neonatal. Nas mulheres grávidas em hemodiálises diárias, manter fluxos de sangue menores do que os habitualmente utilizados em renais crônicos dialíticos, pois a hemodiálise diária irá permitir equilíbrio metabólico mais saudável, e deveremos evitar hipotensões inerentes ao procedimento. Considerar também que o "peso seco" das pacientes deve ser acrescido de 300 g a 500 g por semana após a vigésima semana.

Bibliografia

- Aluvihare VR, Kallikourdis M, Betz AG. Regulatory T cells mediate maternal tolerance to the fetus. Nat Immunol. 2004;5(3):266-71.
- Ansaldi Y, Martinez de Tejada Weber B. Urinary tract infections in pregnancy. Clin Microbiol Infect. 2023;29(10):1249-53.
- Bagon A, Vernaeve H, Muylder X, Lafontaine J, Martens J, van Roost G. Pregnancy and dialysis. Am J Kidney Dis. 1998;31:756-65.
- Bjornstad P, Cherney DZI. Kidney function can predict pregnancy outcomes. Clin J Am Soc Nephrol. 2017;12(7):1029-31.
- Churchill D, Duley L. Interventionist versus expectant care for severe pre-eclampsia before term. Cochrane Database Syst Rev. 2002;(31):CD003106.
- Fischer MJ. Chronic kidney disease and pregnancy: maternal and fetal outcomes. Adv Chronic Kidney Dis 2007;14:132-145
- Freire S, França LA de, Callou MRA, Oliveira JEA, Barbosa Filho J. Estudo comparativo com pindolol e metildopa em gestantes com hipertensão arterial crônica. J Bras Ginecol. 1988;98(3):157-60.
- Ghelfi AM, Ferretti MV, Staffieri GJ. [pharmacological treatment of non-severe hypertension during pregnancy, postpartum and breastfeeding. Hipertens Riesgo Vasc. 2021;38(3):133-47.
- Gonzalez Suarez ML, Kattah A, Grande JP, Garovic V. Renal disorders in pregnancy: core curriculum 2019. Am J Kidney Dis. 2019;73(1):119-30.
- Henderson JT, Thompson JH, Burda BU, Cantor A. Preeclampsia screening: evidence report and systematic review for the US Preventive Services Task Force. JAMA. 2017; 317(16):1668-83.
- Imbasciati E, Gregorini G, Cabiddu G, Gammaro L, Ambroso G, Del Giudice A, et al. Pregnancy in CKD stages 3 to 5: fetal and maternal outcomes. Am J Kidney Dis. 2007;49(6):753-62.
- Ipe DS, Horton E, Ulett GC. The basics of bacteriuria: strategies of microbes for persistence in urine. Front Cell Infect Microbiol. 2016;6:14.
- Kattah A, Milic N, White W, Garovic V. Spot urine protein measurements in normotensive pregnancies, pregnancies with isolated proteinuria and preeclampsia. Am J Physiol Regul Integr Comp Physiol. 2017;313(4):R418-24.
- Koratala A, Kazory A. Renal functional reserve and pregnancy outcomes. Kidney Int. 2017;92(3):768.
- Lely AT, van Londen M, Navis G. Gestational hypertension and preeclampsia in living kidney donors. N Engl J Med. 2015;372(15):1468-9.
- Lockwood CJ, Huang SJ, Krikun G, Caze R, Rahman M, Buchwalder LF, et al. Decidual hemostasis, inflammation, and angiogenesis in pre-eclampsia. Semin Thromb Hemost. 2011;37(2):158-64.
- Magee LA, Singer J, von Dadelszen P; CHIPS Study Group. Less-tight versus tight control of hypertension in pregnancy. N Engl J Med. 2015;372(24):2367-8.
- McLellan LK, Hunstad DA. Urinary tract infection: pathogenesis and outlook. Trends Mol Med. 2016;22(11):946-57.
- Moulin B, Hertig A, Rondeau E, Collége National des Gynécologues et Obstétriciens, Société Française de Médecine Périnatale, Société Française de Néonatalogie, Société Française de Anesthésie et de Réanimation. Rein et prééclampsie [Kidney and preeclampsia]. Ann Fr Anesth Reanim. 2010;29(4):e83-90.
- National Kidney Foundation. K/DOQI clinical practice guidelines for chronic kidney disease: evaluation, classification and stratification. Am J Kidney Dis. 2002; 39: Suppl 1: S1-S266.
- Odutayo A, Hladunewich M. Obstetric nephrology: renal hemodynamic and metabolic physiology in normal pregnancy. Clin J Am Soc Nephrol. 2012;7(12):2073-80.
- Park S, Lee SM, Park JS, Hong J-S, Chin HJ, Na KY, et al. Midterm eGFR and adverse pregnancy outcomes: the clinical significance of gestational hyperfiltration. Clin J Am Soc Nephrol. 2017;(12):1048-56.
- Rao S, Jim B. Acute kidney injury in pregnancy: the changing landscape for the 21st century. Kidney Int Rep. 2018; 3(2):247-57.
- Report of the National High Blood Pressure Education Program Working Group on High Blood Pressure in Preganacy. Am J Obstet Gynecol. 200;183:S1-S22.
- Ribeiro CI, Silva N. Pregnancy and dialysis. J Bras Nefrol. 2020;42(3):349-56.
- Rolnik DL, Nicolaides KH, Poon LC. Prevention of preeclampsia with aspirin. Am J Obstet Gynecol. 2022;226(2S):S1108-19.
- Schmidt RJ, Holley JL. Fertility and contraception in end stage renal disease. Adv Ren Reolace Ther. 1998;5(1):38-44.
- Siqueira F, Moura TR, Silva SS, Peraçoli,JC. Anti-hipertensivos na gestação e puerpério. Com Cien Saude. 2011;22(Sup1):S55-68.
- Taber-Hight E, Shah S. Acute kidney injury in pregnancy. Adv Chronic Kidney Dis. 2020;27(6):455-60.

24 Infecções do Trato Urinário

Sílvia da Silva Carramão
Antonio Pedro F. Auge

Introdução

A infecção do trato urinário (ITU) é decorrente da ascensão e invasão uroepitelial por microrganismos do trato urogenital, geralmente associada à sintomatologia de disúria, polaciúria, urgência miccional, dor em região suprapúbica ou em flancos (Foxman *et al.*, 2002).

Essas infecções podem acometer o trato urinário e são descritas conforme o órgão afetado no Quadro 24.1

Quadro 24.1 – Sintomatologia da infecção do trato urinário conforme órgão afetado

Pielonefrite	▪ Dor lombar ▪ Dor pélvica ▪ Febre ▪ Naúseas e vômitos
Cistite	▪ Disúria ▪ Dor suprapúbica ▪ Urgência ▪ Polaciúria
Uretrite	▪ Secreção uretral ▪ Ardor uretral
Bacteriúria assintomática	▪ Urocultura positiva sem sintomas ▪ Não deve ser tratada, exceto quando acomete gestantes

Fonte: Schappert et al., 2008.

A classificação da infecção do trato urinário é descrita no Quadro 24.2.

Quadro 24.2 – Classificação da infecção do trato urinário

ITU não complicada	▪ Cistite aguda, infecção urinária recorrente ▪ Pielonefrite em não gestantes e em mulheres na menacme
ITU complicada	▪ Imunodeficiência ▪ Malformações no trato geniturinário ▪ Doença renal ▪ Homem ▪ Gestantes ▪ Distúbios metabólicos ▪ Uso de cateteres vesicais
Urossepse	▪ Disfunção de algum outro órgão causada pela resposta infecciosa e inflamatória a ITU

ITU: infecção do trato urinário. Fonte: Foxman et al., 2002.

Prevalência

Estima-se que 40% a 50% das mulheres terão pelo menos um episódio de ITU aguda durante a vida. Cerca de 20% a 30% dessas mulheres desenvolverão infecção urinária de repetição (ITUR); os principais fatores de risco estão descritos no Quadro 24.3 (Schappert, 2008; Glaser *et al.*, 2015).

A ITU também é a infecção mais prevalente durante a gestação, e 50 a 60% das gestantes

Quadro 24.3 – Fatores de risco para infecção urinária de repetição

Fluxo urinário reduzido	Fatores promotores de colonização	Ascenção bacteriana facilitada
▪ Ingesta líquida insuficiente	▪ Atividade sexual	▪ Cateterismo vesical
▪ Bexiga neurogênica ▪ Hipocontratilidade do detrusor	▪ Manipulação genital ▪ Espermaticida ▪ Uso de diafragma	▪ Incontinência urinária
▪ Obstrução infravesical ▪ Cálculos ▪ Tumor	▪ Hipoestrogenismo	▪ Incontinência fecal
▪ Volume residual elevado	▪ Uso de antibiótico	▪ Carúncula uretral ▪ Prolapso genital

Fonte: Beerepoot et al., 2012.

apresentam pelo menos um episódio na gestação (Glaser *et al.*, 2015).

A infecção mais comum em gestantes é a ITU, a qual aumenta os riscos de morbidade e mortalidade materna e fetal (Schappert *et al.*, 2008).

Na gestação ocorrem mudanças hormonais, com predomínio dos estímulos da alta concentração plasmática da progesterona, o que estimula o relaxamento da musculatura lisa. Essa propriedade reduz o risco de contrações uterinas, mas também é responsável por maior estase do peristaltismo geniturinário e gastrointestinal. Também ocorrem mudanças anatômicas, que aumentam o risco para ITU, a partir da sétima semana de gestação, decorrente da estimulação progestagênica, em que os ureteres começam a se dilatar em virtude do relaxamento da musculatura lisa. Com o crescimento uterino, principalmente após 22 semanas de gestação, ocorre compressão da bexiga e ureteres, podendo levar à hidronefrose (Jeyabalan *et al.*, 2007). O aumento do volume plasmático gestacional diminui a osmalaridade urinária e aumenta o volume urinário. Todas essas modificações promovem a estase ureterovesical, podendo ocasionar refluxo vesicoureteral.

A ITU geralmente decorre da ascensão de bactérias patogênicas presentes na vagina ou região perineal. Existem barreiras naturais orgânicas para evitar a proliferação dos patógenos. No Quadro 24.4 estão citadas as principais barreiras.

Risco de trabalho de parto prematuro na vigência da infecção do trato urinário

O parto prematuro ocorre antes de 37 semanas de gestação, sendo importante causa de morbidade e mortalidade neonatais. Infeccções maternas acometem 50% das parturientes que tiveram parto prematuro (ACOG, 2015).

A infecção estimula a cascata de resposta inflamatória, resultando na produção de citoquinas e prostaglandinas, que são responsáveis pelo desencadeamento de contrações uterinas, dilatação cervical e rotura prematura das membranas amnióticas(Seema *et al.*, 2017).

Quadro 24.4 – Barreiras naturais orgânicas para prevenir ITU

Alta osmolaridade urinária e pH ácido da urina que são hostis ao crescimento bacteriano.
Colonização vaginal e perineal por lactobacilos. Mantém o pH vaginal ácido (pH = 4,0), inibindo o crescimento e a migração das bactérias presentes no reto e ânus para a bexiga.
O revestimento do epitélio vesical é feito por uma camada glicoproteica de glicosaminoglicanos que dificultam a aderência das bactérias ao uroepitélio.

ITU: infecção do trato urinário. Fonte: Hill et al., 2005; Beerepoot et al., 2013; Wang et al., 2012; Perrotta et al., 2008; Epp et al., 2010; Foxman, 1990.

Quadro 24.5 – Recomendações para a prevenção da ITU

Boa hidratação
▪ (± dois litros de líquido por dia, propiciando adequada lavagem do trato urinário).
Urinar regularmente
▪ Possibilita a eliminação de bactérias presentes na bexiga e uretra, diminuindo o risco de aderência das bactérias ao uroepitélio.
Urinar após a relação sexual
▪ Higienização adequada. ▪ Aconselhar a lavagem da região genital e perineal após o coito e após a evacuação. ▪ A higiene após a evacuação deve ser feita sempre no sentido da púbis em direção ao ânus.
Ingestão de lactobacilos (prebióticos e probióticos)
▪ Garante a colonização genital e perianal com esses microrganismos que competem com bactérias patogênicas, o que diminui o risco para a ITU.

ITU: infecção do trato urinário. Fonte: (Radu et al., 2023; Kalinderi et al., 2018).

As pacientes com urossepse têm maior risco de rotura prematura das membranas (OR: 5,59, 95%CI: 2,02 a 15,40, $p < 0{,}001$) e de trabalho de parto prematuro (OR: 2,47, 95%CI: 1,15 a 5,33, $p = 0{,}02$) (Radu *et al.*, 2023).

Desse modo, a gestante deve ser vigiada para a presença de bacteriúria assintomática ou cistite com exames de urina tipo I e urocultura realizados, no mínimo, uma vez por trimestre e, caso se confirme a bacteriúria, procede-se ao tratamento com antibiótico, com a finalidade de diminuir o risco de trabalho de parto prematuro (Del Pilar Vezlazquex *et al.*, 2010; Domenici *et al.*, 2016).

A resposta inflamatória generalizada na ITU, com grande produção de citoquinas tem sido considerada fator de risco para a pré-eclâmpsia (PE), caracterizada por hipertensão e proteinúria após 20 semanas de gestação em mulheres com PE que eram previamente normotensas (Kalinderi *et al.*, 2018; ACOG,).

Diagnóstico

A amostra de urina deve ser colhida no período de, pelo menos, duas horas sem micção, após adequada higienização vulvar, e solicitar a coleta do jato médio de urina.

- Urina tipo I sugestivo de ITU
  - > 10 leucócitos/campo.
  - Presença de eritrócitos > 10 eritrócitos por campo.
  - Proteinúria > 0,05 g/L.
  - Nitrito positivo.
  - Presença de cristais ou cilindros de oxalato de cálcio ou urato.
  - Urocultura.
  - Urocultura positiva ≥ 100.000 UFC (unidades formadoras de colônias).

Os agentes etiológicos mais frequentes nas ITU são: *Escherichia coli* (76,7%); *Staphyolocos saprophiticus* (3,6%), *Kebsiella pneumoniae* (3,5%), *Proteus mirabillis* (3,5%), *Enterococos faecalis* (4,1%), *Citrobacter* (1,3%), *Enterobacter* (1,1%), *Pseudomonas aeruginosa* (0,2%), outras bactérias Gram-negativas (0,9%) ou Gram-positivas (5,2%) (Naber *et al.*, 2008).

Tratamento

Na vigência de sintomatologia de ITU, deve-se solicitar o exame de urina I.

Recomenda-se urocultura com antibiograma nos casos de suspeita de pielonefrite, na vigência de febre ou toxemia, nas infecções urinárias recorrentes e nas cistites complicadas (gestantes, idosos, diabéticos, imunodeprimidos).

Embora a coleta da urocultura em cistites não complicadas não seja obrigatória, a sua coleta pode ser útil caso a paciente não apresente melhora da ITU por resistência bacteriana ao antibiótico utilizado, pois o antibiograma da urocultura colhida previamente orientará a substituição do antibiótico.

Na vigência da cistite, o tratamento deve ser instituído de imediato, baseado na sintomatologia e no exame de urina I apresentando leucocitúria.

Recomenda-se:

- Repouso e hidratação.
- Analgésicos urinários: cloridrato de fenazopiridina (Pyridium®) 100 mg a 200 mg, por via oral, de 8/8 horas, ou cloreto de metiltionínio (Sepurin®) 120 mg de 8/8 horas durante três dias.
- Antibiótico de amplo espectro por tempo de curta duração.

O esquema de curta duração é fortemente recomendado (Quadro 24.6) porque diminui o risco de induzir a resistência bacteriana aos antibióticos. Os estudos demonstram eficácia semelhante na resolução da ITU quando comparados os esquemas de 3 a 5 dias com o uso de 7 a 14 dias, em infecções urinárias não complicadas (Naber *et al.*, 2008).

Evitar o uso de ampicilina e sulfametoxazoll associado à trimetoprima (Bactrim®) em virtude das altas taxas de resistência bacteriana a esses antibióticos em nossa população, conforme estudo ARESC (Naber *et al.*, 2008).

Infecção urinária de repetição

Define-se infecção urinária de repetição (ITUR) como a detecção de dois episódios de cistite aguda em seis meses ou de três episódios em um período de um ano, podendo acometer gestantes (Dason *et al.*, 2011).

Quadro 24.6 – Tratamento da ITU (cistites)

Antibiótico	Dose	Tempo de uso	Observações
Nitrofurantoína	100 mg de 12/12 horas	5 dias	Não usar em portadores de deficiência de G6PD e no terceiro trimestre de gestação pelo risco de icterícia fetal.
Fosfomicina trometamol 3 g	3 g dose única	1 dia	Pode ser usado em gestantes.
Cefalexina	500 mg de 6/6 horas	5 dias	Pode ser usado em gestantes.

ITU: infecção do trato urinário; mg: miligrama.

Quadro 24.7 – Tratamento de pielonefrite ou urossepse, antibióticos por via parenteral

Antibiótico	Dose	Risco na gestação
Cefotaxima	2 g de 8/8 horas	B
Ceftazidima	1 g de 8/8 horas	B
Ceftriaxona	1 a 2 g/dia	B
Cefepima	2 g de 12/12 horas	B
Piperacilina/tazobactam	4,5 g de 8/8 horas	B
Ceftolozane/avibactam	2,5 g de 8/8 horas	B
Gentamicina	5 mg/kg/dia	D
Amicacina	15 mg/kg/dia	D
Ertapenem	1 g/dia	C
Imipenem/Cilastatina	0,5 g de 8/8 horas	B
Meropenem	1 g de 8/8 horas	B

ITU: infecção do trato urinário; mg: miligrama; h: hora; kg: quilograma.

A ITUR tem como principais fatores de risco atividade sexual, troca de parceiro sexual, uso de espermicidas, hipoestrogenismo, diabetes, gestação, imunossupressão e distopias genitais (Dason *et al.*, 2011).

Embora o tratamento clássico da ITUR seja a antibioticoterapia, nos casos recorrentes pode-se optar por utilizar métodos alternativos de profilaxia que evitem o uso repetitivo dos antimicrobianos para diminuir o crescimento progressivo da resistência bacteriana aos antimicrobianos, citados no Quadro 24.8.

Antibioticoprofilaxia

O tratamento da ITUR classicamente é por meio da antibioticoterapia, que pode ser indicada conforme o Quadro 24.9.

Quadro 24.8 – Principais formas de profilaxia alternativa ao uso de antibióticos para ITUR

Medicamento	Ação	Modo de uso
Imunomodelador Liofilizado de *E. coli* (Uro-Vaxon®)*	▪ Reconhecimento dos antígenos da *E. coli* estimula a ativação dos linfócitos para a secreção de IgA e IgG na mucosa intestinal e vesical, prevenindo a proliferação dessas bactérias no trato geniturinário.	▪ **Etapa 1** – Um cp por dia em jejum por 90 dias consecutivos. ▪ **Etapa 2** – Não tomar a medicação por 90 dias. ▪ **Etapa 3** – Um cp por dia por 10 dias consecutivos, uma vez por mês por três meses consecutivos.
Estrogênios tópicos (cremes vaginais) • Estriol 2% • Promestrieno	▪ Trata a atrofia genital, melhora os sintomas da síndrome urogenital. ▪ Propicia a proliferação dos lactobacilos e a diminuição do pH vaginal pela maior produção de ácido lático.	▪ Aplicar uma vez à noite via vaginal por 15 noites consecutivas. ▪ Após aplicar duas vezes por semana, uso contínuo.
Cranberry	▪ Contém proantocianidinas que diminuem a aderência das fímbrias bacterianas ao uroepitélio.	500 mg por dia a longo prazo.
Probióticos Organismos vivos que, ao serem administrados ao indivíduo, alteram a flora bacteriana de determinado local do hospedeiro, trazendo benefícios à saúde.	▪ Os probióticos mais usados são cepas de lactobacilos que teriam a capacidade de proteger o trato urinário da infecção bacteriana, reduzindo a capacidade de colonização, adesão e crescimento de outras bactérias.	**Via oral** Uma vez ao dia a longo prazo (existem apresentações em cápsulas, sachês, flaconetes). Também podem ser encontrados em iorgutes e leites fermentados.
D- Manose	▪ A fisiopatologia da ITU ocorre pela aderência bacteriana ao urotélio por meio das fimbrias tipo I, cujo receptor é a D-manose. Assim, a presença de manose na urina produz uma inibição competitiva, evitando a aderência e, consequentemente, a infecção.	1 cp duas vezes ao dia a longo prazo.

**Recomenda-se o uso desde que a paciente concorde com sua utilização após ser informada que o tratamento ainda não é baseado em evidências científicas. ITUR: infecção urinária de repetição; cp: cápsula; mg: miligrama.*
Fonte: Jeyabalan et al., 2015; Radu et al., 2023; Naber et al., 2009; Bauer et al., 2002; Schwenger et al., 2015; Domenici et al., 2016.

Quadro 24.9 – Esquemas de antibioticoterapia para ITUR

Dose diária por 6 a 12 meses	Nitrofurantoína (Macrodantina®) 100 mg/dia ou cefalexina 250 mg/dia
Uma vez a cada dez dias	3 g fosfomicina-trometamol (Monuril®, Traturil ®)
Dose única após relação sexual (indicada para mulheres que referem ITU após o coito)	Nitrofurantoína 100 mg ou cefalexina 250 mg

ITU: Infecção do trato urinário; mg: miligrama.
Fonte: Price et al., 2016; Seem et al., 2017; Naber et al., 2008.

De modo geral, o uso de antibióticos para prevenção de ITUR deve ser realizado apenas após as orientações e medidas gerais, ou a profilaxia não antimicrobiana, tenham sido usadas sem sucesso.

Deve-se evitar o uso de nitrofurantoína no terceiro trimestre de gestação, pois aumenta o risco de icterícia fetal e imaturidade pulmonar. Nas Figuras 24.1 e 24.2 temos o fluxograma do tratamento de ITU e ITUR.

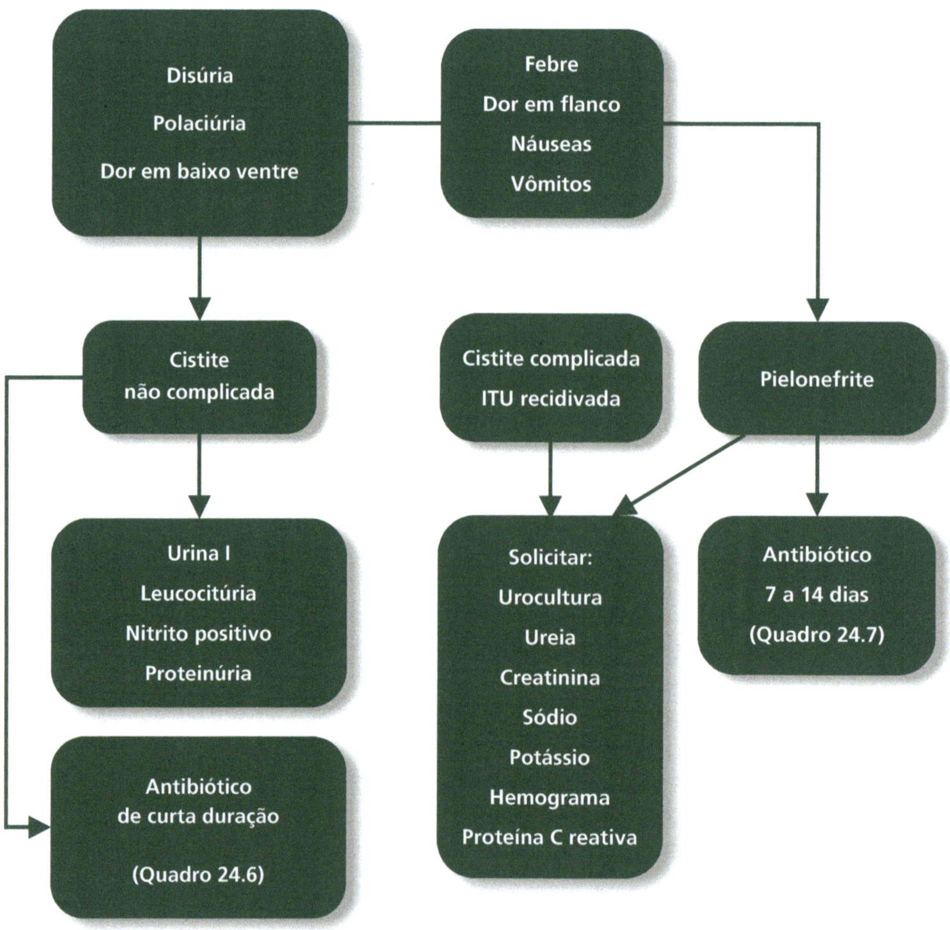

Figura 24.1 – Fluxograma do tratamento da ITU.

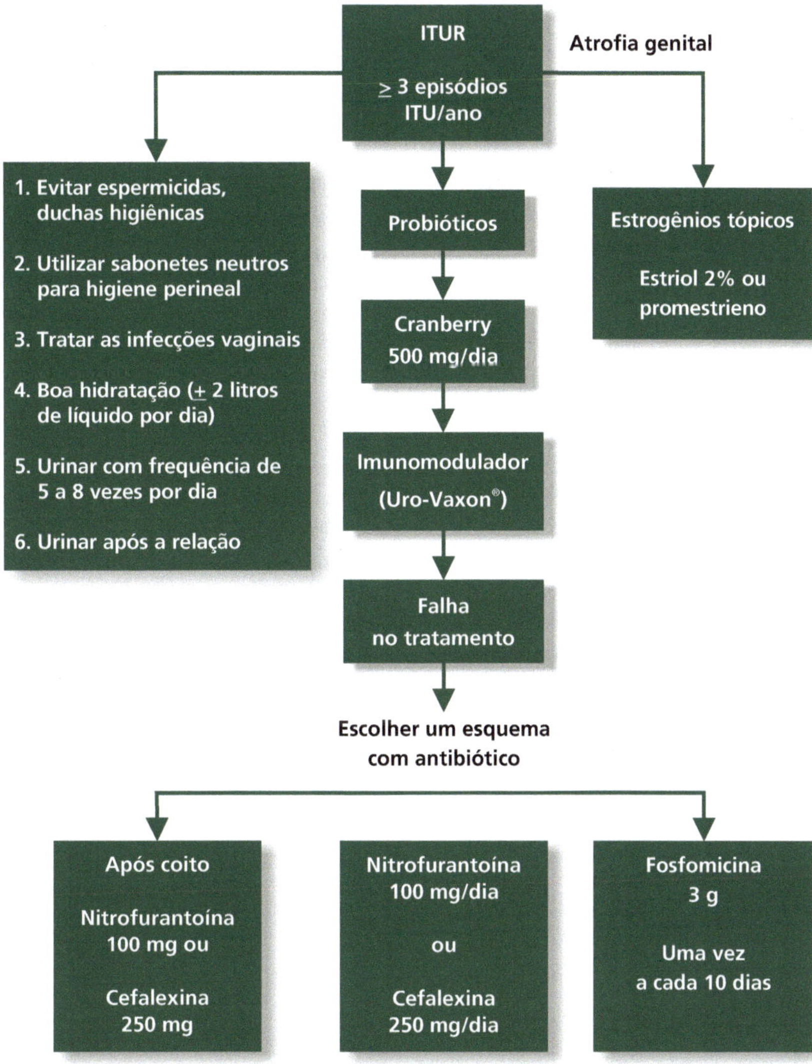

Figura 24.2 – Fluxograma do tratamento da ITUR.

Bibliografia

- Bauer HW, Rahlfs VW, Lauene PA, Blessmann GS. Prevention of recurrent urinary tract infections with immuno-active E. coli fractions: a meta-analysis of five placebo-controlled double-blind studies. Int J Antimicrob Agents. 2002; 19(6):451-6.
- Beerepoot MA, Geerlings SE, van Haarst EP, van Charante NM, & ter Riet G. Nonantibiotic prophylaxis for recurrent urinary tract infections: a systematic review and meta-analysis of randomized controlled trials. J Urol. 2013;190(6):1981-9.
- Beerepoot MA, ter Riet G, Nys S, van der Wal WM, de Borgie CA, et al. Lactobacilli vs antibiotics to prevent urinary tract infections: a randomized, double-blind, noninferiority trial in postmenopausal women. Arch Intern Med. 2012;172(9):704-12.
- Del Pilar Velázquez M, Romero Nava LE, López de Avalos DR, Quiroz Garza G, Solano Sánchez R, Gorbea Chávez V, et al. Clinical practice guidelines. Recurrent infection of the urinary tract in women. Colegio Mexicano de Especialistas en Ginecología y Obstetricia. Ginecol Obstet Mex. 2010; 78(5):S437-59.
- Domenici L, Monti M, Bracchi C, Giorgini M, Colagiovanni V, Muzii L & Benedetti Panici P. D-mannose: a promising support for acute urinary tract infections in women. A pilot study. Eur Rev Med Pharmacol Sci. 2016;20(13):2920-5.
- Dason, S, Dason JT, Kapoor A. Guidelines for the diagnosis and management of recurrent urinary tract infection in women. Can Urol Assoc J. 2011;5(5):316-22.
- Epp A, Larochelle A, Lovatsis D, Walter JE, Easton W, Farrell SA, Schwenger EM. Recurrent urinary tract infection. J Obstet Gynaecol Can. 2010;32(11):1082-90.
- Foxman B. Recurring urinary tract infection: incidence and risk factors. Am J Public Health. 1990;80(3):331-3.
- Foxman B. Epidemiology of urinary tract infections: incidence, morbidity, and economic costs. Am J Med. 2002;113 Suppl 1A:5S-13S.

- Glaser AP, Schaeffer AJ. Urinary tract infection and bacteriuria in pregnancy. Urol Clin North Am. 2015;42(4):547-60.
- Grin PM, Kowalewska PM, Alhazzan W, Fox-Robichaud AE. Lactobacillus for preventing recurrent urinary tract infections in women: meta-analysis. Can J Urol. 2013;20(1):6607-14.
- Hill JB, Sheffield JS, McIntire DD, Wendel GD Jr. Acute pyelonephritis in pregnancy. Obstet Gynecol. 2005;105(1):18-23.
- Jepson RG, Williams G, Craig JC. Cranberries for preventing urinary tract infections. Cochrane Database Syst Rev. 2012;10(10):CD001321.
- Jeyabalan A, Lain KY. Anatomic and functional changes of the upper urinary tract during pregnancy. Urol Clin North Am. 2007;34(1):1-6.
- Kalinderi K, Delkos D, Kalinderis M, Athanasiadis A, Kalogiannidis I. Urinary tract infection during pregnancy: current concepts on a common multifaceted problem. J Obstet Gynaecol. 2018;38(4):448-53.
- Naber KG, Cho YH, Matsumoto T, Schaeffer AJ. Immunoactive prophylaxis of recurrent urinary tract infections: a meta-analysis. Int J Antimicrob Agents. 2009;33(2):111-9.
- Naber KG, Schito G, Botto H, et al. Surveillance study in Europe and Brazil on clinical aspects and antimicrobial resistance epidemiology in females with cystitis (ARESC): implications for empiric therapy. Eur Urol. 2008;54(5):1164-75.
- Perrotta C, Aznar M, Mejia R, Albert X, Ng CW. Oestrogens for preventing recurrent urinary tract infection in postmenopausal women. Cochrane Database Syst Rev. 2008;(2):CD005131.
- Price JR, Guran LA, Gregory WT, McDonagh MS). Nitrofurantoin vs other prophylactic agents in reducing recurrent urinary tract infections in adult women: a systematic review and meta-analysis. Am J Obstet Gynecol. 2016;215(5):548-60.
- Radu VD, Vicoveanu P, Cărăuleanu A, et al. Pregnancy outcomes in patients with urosepsis and uncomplicated urinary tract infections-a retrospective study. Medicina (Kaunas). 2023;59(12):2129.
- Schappert SM, Rechtsteiner EA. Ambulatory medical care utilization estimates for 2006. Natl Health Stat Report. 2008;(8):1-29.
- Schwenger EM, Tejani AM, Loewen PS. Probiotics for preventing urinary tract infections in adults and children. Cochrane Database Syst Rev. 2015;2015(12):CD008772.
- Seema M, Mamta J. Premature rupture of membrane-risk factors: a clinical study. 2017.
- Wang CH, Fang CC, Chen NC, Liu SS, Yu PH, Wu TY, et al. Cranberry-containing products for prevention of urinary tract infections in susceptible populations: a systematic review and meta-analysis of randomized controlled trials. Arch Intern Med. 2012;172(13):988-96.

25 Lúpus Eritematoso Sistêmico

Rosiane Mattar

Introdução

O lúpus eritematoso sistêmico (LES) é patologia inflamatória de acometimento sistêmico, crônica e de natureza autoimune que se caracteriza por períodos de exacerbação e remissão. Apresenta distribuição geográfica global, com prevalência mundial estimada entre 43,7 a 100 indivíduos por 100 mil adultos e incidência que varia de 0,3 a 31,5 casos por 100 mil indivíduos por ano. No Brasil, a incidência oscila entre 4,8 a 8,7 casos por 100 mil habitantes por ano, com estimativas mostrando que cerca de 150 mil a 300 mil pessoas vivem atualmente com LES no país.

Acomete predominantemente mulheres na segunda e terceira décadas de vida, em proporção de 9 a 14 mulheres para cada homem nessa faixa etária; portanto, como essas mulheres estão em idade reprodutiva, a associação gestação com LES tem importância em obstetrícia.

O diagnóstico do LES é fundamentado em anamnese, exame físico e exames complementares. Em vista da manifestação pleomórfica e heterogênea da doença, é de suma importância individualizar e reconhecer os principais fenótipos, especialmente os casos graves, nos quais o diagnóstico precoce e a instituição do tratamento no momento adequado influenciam diretamente o prognóstico do paciente.

Os resultados perinatais melhoraram significativamente nas últimas décadas, com avanços no diagnóstico e tratamento das complicações obstétricas e na assistência neonatal; entretanto, o LES ainda persiste como uma doença associada a expressiva morbidade fetal e materna.

Quadro clínico e diagnóstico

O LES pode apresentar-se com diversas manifestações clínicas. As principais incluem sintomas e sinais cutâneos, musculoesqueléticos, hematológicos, cardiopulmonares, renais e do sistema nervoso central (SNC). Encontram-se entre as formas mais graves a nefrite lúpica e o lúpus neuropsiquiátrico, comumente associados à redução significativa na expectativa de vida. Os sintomas gerais mais comuns são perda de peso, anemia e artralgia.

A síndrome antifosfolipídica pode ocorrer em associação ao LES e é caracterizada clinicamente por tromboses arteriais e/ou venosas, bem como pela presença de morbidade obstétrica.

O *American College of Rheumatology* (ACR) propôs critérios para o diagnóstico de LES. Para ser classificado como tal, pelo menos quatro deles devem estar presentes (em série ou simultaneamente). Pacientes com menos de quatro critérios e com forte suspeita clínica devem ser acompanhados, recebendo o diagnóstico de "lúpus provável", se presentes três critérios, ou "lúpus possível", se presentes apenas dois dos critérios.

Os critérios para a classificação do LES são:

1. Eritema malar.
2. Lesão discoide facial.
3. Fotossensibilidade.
4. Úlceras orais/nasais.
5. Artrite envolvendo duas ou mais articulações periféricas.
6. Serosite: pleurite ou pericardite.

7. Comprometimento renal: proteinúria persistente (> 0,5 g/dia ou 3+) ou cilindrúria anormal.
8. Alterações neurológicas: convulsão ou psicose (na ausência de outra causa).
9. Alterações hematológicas: anemia hemolítica ou leucopenia (menor que 4.000/mm³ em duas ou mais ocasiões) ou linfopenia (menor que 1.500/mm³ em duas ou mais ocasiões) ou plaquetopenia (menor que 100.000/mm³ na ausência de outra causa).
10. Alterações imunológicas: anticorpo anti-DNA nativo ou anti-Sm ou presença de anticorpo antifosfolípide com base em:
    a. Níveis anormais de IgG ou IgM anticardiolipina.
    b. Teste positivo para anticoagulante lúpico.
    c. Teste falso-positivo para sífilis, por, no mínimo, seis meses.
11. Anticorpos antinucleares: título anormal de anticorpo antinuclear por imunofluorescência indireta ou método equivalente, em qualquer época, e na ausência de fármacos conhecidos por estarem associados à síndrome do lúpus induzido por fármacos.

Uma vez estabelecido o diagnóstico, o LES pode evoluir de modo extremamente variável, com gravidade muito diferente para pacientes diversos, por isso a lembrança de possível gestação é fundamental no cuidado prestado à mulher com diagnóstico da doença.

Período pré-concepcional

É imperativo realizar um planejamento abrangente tanto no período pré-concepção quanto no início da gravidez em pacientes portadoras de LES.

Planejamento

Para as gestantes com LES, recomenda-se que a gravidez ocorra quando a doença estiver inativa por, no mínimo, seis meses. A avaliação da atividade do LES demanda anamnese detalhada, exame físico procurando os sinais e sintomas da doença e análises complementares, incluindo, especialmente no início, hemograma, creatinina, transaminases, velocidade de hemossedimentação (VHS), proteína C-reativa, anti-dsDNA (autoanticorpos anti-DNA de dupla hélice), C3, C4, urina I e a relação proteína/creatinina em amostra isolada de urina. É relevante observar que o LES pode apresentar atividade sorológica (com consumo de complemento e/ou anti-dsDNA positivo) mesmo quando clinicamente inativo. A presença de anti-dsDNA positivo e consumo de complemento está associada a maior risco de crises de agudização da doença durante a gestação.

A pesquisa pré-gestacional dos anticorpos antifosfolipídeos (anticoagulante lúpico, anticardiolipina IgG e IgM, e antibeta-2-glicoproteína I IgG e IgM) é fundamental, dado que estão presentes em 25% a 50% dos pacientes com LES e se associam a maior risco de fenômenos trombóticos e complicações durante a gestação. Também é necessária a pesquisa de anticorpos anti-SS-A/Ro que são identificados em 30% a 40% dos pacientes com LES, e dos anti-SS-B/La em 10% a 15% dos indivíduos com LES, aumentando o risco de LES neonatal e bloqueio atrioventricular (BAV) fetal.

Existem situações em que a gravidez deve ser contraindicada pelo risco materno e fetal se a prenhez acontecer com a mãe em situação clínica inadequada. As principais contraindicações para gestação em pacientes com LES são:

- Lúpus em atividade.
- Insuficiência renal crônica: especialmente estágios 3, 4 e 5.
- Hipertensão arterial pulmonar.
- Acidente vascular cerebral nos últimos seis meses.
- Insuficiência cardíaca ou valvopatia graves.
- Doença pulmonar restritiva grave.
- Hipertensão arterial sistêmica (HAS) não controlada.
- Síndrome HELLP a despeito de acido acetilssalicílico (AAS) e heparina em gestação anterior.

A identificação dessas condições impõe cuidado na orientação de métodos contraceptivos, evitando gestações não planejadas e de maior risco.

Medicamentos na associação lúpus eritematoso sistêmico e gravidez

O arranjo medicamentoso é etapa fundamental, exigindo a adequação cuidadosa das medicações antes da concepção, com a suspensão e substituição de fármacos que apresentem risco de teratogenicidade.

A manutenção da hidroxicloroquina ao longo de toda a gestação e período de aleitamento é crucial, proporcionando benefícios tanto para a mãe quanto para o feto. Além de prevenir a atividade da doença, a hidroxicloroquina reduz o risco de bloqueio atrioventricular em pacientes com anti-SS-A/Ro e/ou anti-SS-B/La positivos, assim como diminui o risco de trombose em presença de anticorpos antifosfolípides.

A prednisona, por sua vez, não atravessa a barreira placentária e pode ser empregada durante os períodos de atividade da doença, idealmente em doses inferiores a 7,5 mg/dia. Doses mais elevadas estão associadas a aumento do risco de hipertensão arterial, rotura pré-termo de membranas, diabetes gestacional e pré-eclâmpsia.

A classe de medicamentos anti-hipertensivos deve ser ajustada, com a suspensão de inibidores da enzima conversora de angiotensina (iECA) e bloqueadores de receptor de angiotensina.

Entre os imunossupressores, a azatioprina, em dose de até 2 mg/kg/dia, e os inibidores de calcineurina (ciclosporina e tacrolimus) são considerados compatíveis com o uso durante a gestação. A interrupção do micofenolato deve ocorrer pelo menos seis semanas antes da concepção, sendo possível substituí-lo por azatioprina pelo menos três meses antes da gestação, quando necessário. O metotrexato deve ser suspenso idealmente três meses antes da gravidez, e a leflunomida, dois anos, com a prescrição de colestiramina em casos de gestação ocorrendo dentro de dois anos após a suspensão da leflunomida. A ciclofosfamida deve ser suspensa 12 meses antes da gestação em razão de seus potenciais efeitos teratogênicos e associação com infertilidade. O rituximabe, em virtude da falta de dados suficientes, deve ser suspenso idealmente um ano antes da concepção, por sua possível associação com riscos.

Período gestacional – riscos materno-fetais decorrentes do lúpus eritematoso sistêmico na gestação

Influência da gestação no lúpus eritematoso sistêmico

A gravidez pode ser fator desencadeante de crises de agudização da doença. Pacientes com atividade da doença particularmente próximo à gestação enfrentam risco seis vezes maior de reativação durante a gravidez. A nefrite lúpica pode ser uma manifestação inicial na gestação, e a recidiva da nefrite pode ocorrer, especialmente em gestações não planejadas. Para a atividade renal, consideram-se indicativos o sedimento urinário ativo com hematúria glomerular e/ou proteinúria de 24 horas, ou proteinúria/creatinúria em amostra isolada de urina superior a 500 mg.

Influência do lúpus eritematoso sistêmico na gestação

Sabe-se que mulheres com lúpus apresentam resultados gestacionais caracterizados por maiores taxas de perda fetal, parto prematuro e restrição do crescimento fetal (RCF), maior incidência de transtornos hipertensivos e de necessidade de cuidados intensivos. Múltiplos fatores foram identificados em associação com esses resultados adversos, estando entre os principais a atividade do lúpus (exacerbações ou *flares*) durante a gravidez e nos seis meses que a antecedem, os antecedentes de nefropatia e hipertensão materna além da associação à síndrome de anticorpos antifosfolípides.

A gestação com atividade do LES é um fator de risco independente para síndromes hipertensivas da gestação, morbimortalidade fetal e síndrome HELLP, especialmente se associada à síndrome antifosfolípide (SAF). O antecedente de nefrite lúpica ou gestações com nefrite lúpica em atividade impactam o prognóstico tanto materno (risco de recidiva de atividade renal durante ou após a gestação) quanto fetal (risco aumentado de perda fetal e parto prematuro).

O risco de pré-eclâmpsia é significativamente aumentado em pacientes com LES em comparação com a população geral, sendo influenciado por atividade da doença, presença de nefrite, uso de corticosteroides e presença de anticorpos antifosfolípides. Primigestas com pré-eclâmpsia apresentam maior risco de recidiva em gestações subsequentes.

A ocorrência de aborto é mais comum em pacientes com atividade, como plaquetopenia, nefrite e HAS. Pacientes com SAF, especialmente com anticoagulante lúpico positivo no primeiro trimestre, têm risco aumentado de perda fetal. O parto pré-termo é mais frequente por causa da atividade da doença, especialmente renal, restrição de crescimento intrauterino (RCIU) ou pré-eclâmpsia. A RCF é mais prevalente em gestantes com LES em atividade, especialmente renal, associada à hipertensão ou SAF.

O risco de BAV fetal em mães com anticorpos anti-SS-A/Ro ou anti-SS-B/La varia de 0,2% a 3% na primeira gestação, chegando a 18% em casos de gestações anteriores com BAV total. Na presença desses anticorpos, é imperativo monitorar possíveis lesões cutâneas ou alterações hematológicas e hepáticas no recém-nascido, geralmente transitórias e com resolução até seis meses após o parto. Cerca de 10% dos pacientes com LES apresentam hipotireoidismo, tornando essencial a avaliação dos níveis de hormônio tireoestimulante (TSH) e T4 livre.

Assistência pré-natal

O atendimento pré-natal para gestantes com LES deve ser multidisciplinar, envolvendo obstetrícia de alto risco, medicina fetal, reumatologia e nefrologia quando houver comprometimento renal. Recomenda-se uso de protetor solar a cada quatro horas nas áreas expostas ao sol, dada a possibilidade de piora da doença sistêmica pela radiação ultravioleta. A frequência das consultas deve ser individualizada, sendo mensais até a 28ª semana, quinzenais entre 28 e 34 semanas, e semanais posteriormente, com consultas mais frequentes em caso de atividade do LES, especialmente renal. Além dos exames pré-natais de rotina, deve-se solicitar, na primeira consulta, a pesquisa de anticorpos antifosfolípides, TSH, creatinina, anti-dsDNA, C3 e C4. Entre a 12ª e 16ª semanas, inicia-se a administração de ácido acetilssalicílico (AAS) na dose de 100 mg ou 150 mg e carbonato de cálcio de 1 g a 1,5 g ao dia para prevenção de pré-eclâmpsia. Os anticorpos anti-SS-A/Ro e anti-SS-B/La, associados ao lúpus neonatal, requerem monitorização fetal por meio de ecocardiograma fetal.

A distinção entre a atividade renal do LES e a pré-eclâmpsia pode representar um desafio clínico. Achados como sedimento urinário ativo, anti-dsDNA positivo e consumo de complemento sugerem atividade da doença, enquanto o aumento das transaminases, ácido úrico sérico e proteinúria sem sedimento ativo são mais indicativos de pré-eclâmpsia. A relação sFlt-1/PLGF elevada demonstra utilidade e especificidade significativas no diagnóstico de pré-eclâmpsia. É crucial destacar que, mesmo em níveis elevados, essa relação não exclui a possibilidade de atividade do LES, especialmente no contexto de nefrite. Em contrapartida, quando observadas em níveis reduzidos, mesmo na presença de hipertensão arterial e proteinúria, sugere-se que essas alterações podem ser atribuídas à atividade do LES. O estabelecimento de um diagnóstico diferencial é essencial para indicar resolução da gravidez.

Tratamento

Dada a estreita relação entre a atividade da doença e o desfecho materno-fetal, o tratamento durante a gestação assume papel de extrema importância. A hidroxicloroquina deve ser mantida durante o período pré-concepção, gestação e lactação, a menos que exista alguma contraindicação ao seu uso. A interrupção desse medicamento está associada a aumento do risco de reativação do LES. Sua utilização traz benefícios diretos na atividade do LES e efeitos indiretos, como melhora da atividade da doença, redução do risco de recidiva, melhorias em lesões de pele e queixas articulares, prevenção de danos, aumento da sobrevida, melhoria do perfil glicêmico e lipídico, e redução de fenômenos trombóticos.

O uso de corticosteroides deve ser na menor dose possível e pelo menor tempo necessário, preferencialmente em doses ≤ 7,5 mg/dia. Doses elevadas dessa medicação estão associadas a maior risco de diabetes, hipertensão, pré-eclâmpsia e ruptura prematura pré-termo de membranas. O emprego de corticosteroides fluorados, como dexametasona ou betametasona, deve ser reservado para situações específicas, como maturação pulmonar fetal em casos de parto prematuro ou lúpus neonatal com miocardite, alterações do ritmo cardíaco e bloqueio atrioventricular fetal de primeiro ou segundo grau.

Quanto aos imunossupressores, quando necessários, devem seguir as condições já referidas no planejamento da gravidez.

Amamentação

São considerados compatíveis com a amamentação, os medicamentos como tacrolimus, azatioprina, ciclosporina e prednisona. Recomenda-se que doses de prednisona a partir de 20 mg sejam administradas imediatamente após a mamada, seguidas por um intervalo de quatro horas até a próxima mamada. Por outro lado, são contraindicados medicamentos como ciclofosfamida, rituximabe (com suspensão por pelo menos seis meses antes), leflunomida, metotrexato e micofenolato mofetil ou de sódio.

Bibliografia

- Andreoli L, Bertsias GK, Agmon-Levin N, Brown S, Cervera R, Costedoat-Chalumeau N, et al. Eular recommendations for women's health and the management of family planning, assisted reproduction, pregnancy and menopause in patients with systemic lupus erythematosus and/or antiphospholipid syndrome. Ann Rheum Dis. 2017;76(3):476-85.

- Castro-Gutierrez A, Young K, Bermas B. Pregnancy and management in women with rheumatoid arthritis, systemic lupus erythematosus, and obstetric antiphospholipid syndrome. Rheumatic Diseases Clinics of North America. Med Clin North Am. 2021;105(2):341-53.
- dos Reis Neto E, Kakehasi A, Pinheiro MM, Ferreira GA, Marques C, Mota L, et al. Revisiting hydroxychloroquine and chloroquine for patients with chronic immunity-mediated inflammatory rheumatic diseases. Adv Rheumatol. 2020; 60(1):32.
- Fanouriakis A, Tziolos N, Bertsias G, Boumpas D. Update on the diagnosis and management of systemic lupus erythematosus. Ann Rheum Dis. 2021;80(1):14-25.
- Hirashima C, Ogoyama M, Abe M, Shiraishi S, Sugase T, Niki T, et al. Clinical usefulness of serum levels of soluble fms-like tyrosine kinase 1/placental growth factor ratio to rule out preeclampsia in women with new-onset CEN Case Rep. 2019;8(2):95-100. CEN Case Reports. 2019;8(2).
- Izmirly PM, Costedoat-Chalumeau N, Pisoni CN, Khamashta MA, Kim MY, Saxena A, et al. Maternal use of hydroxychloroquine is associated with a reduced risk of recurrent anti-SSA/Ro-antibody-associated cardiac manifestations of neonatal lupus. Circulation. 2012;126(1):76-82.
- Levy RA, Vilela VS, Cataldo MJ, Ramos RC, Duarte JL, Tura BR, et al. Hydroxychloroquine (HCQ) in lupus pregnancy: double-blind and placebo-controlled study. Lupus. 2001; 10(6):401-4.
- Miyakis S, Lockshin M, Atsumi T, Branch D, Brey R, Cervera R, et al. International Consensus Statement on an Update of the Classification Criteria for Definite Antiphospholipid Syndrome (APS). J Thromb Haemost. 2006;4(2):295-306.
- Petri M. Pregnancy and systemic lupus erythematosus. Best Pract Res Clin Obstet Gynaecol. 2020;64:24-30.
- Royal College of Obstetricians and Gynaecologists (RCOG). Reducing the risk of venous thromboembolism during pregnancy and the puerperium. Guideline 37a. April 2015.
- Sammaritano L, Bermas B. Management of pregnancy and lactation. Best Pract Res Clin Rheumatol. 2018;32(6):750-66.
- Tektonidou MG, Andreoli L, Limper M, Amoura Z, Cervera R, Costedoat-Chalumeau N, et al. Eular recommendations for the management of antiphospholipid syndrome in adults. Ann Rheum Dis. 2019;78(10):1296-304.
- Tian J, Zhang D, Yao X, Huang Y, Lu Q. Global epidemiology of systemic lupus erythematosus: a comprehensive systematic analysis and modelling study. Ann Rheum Dis. 2023;82(3):351-56. Tunks RD, Clowse ME, Miller SG, Brancazio LR, Barker PC. Maternal autoantibody levels in congenital heart block and potential prophylaxis with antiinflammatory agents. Am J Obstet Gynecol. 2013;208(1):64.e1-7.

26 Síndrome Antifosfolípide

Eduardo Namura di Thomaz
Lucia Mitsuko Yamano

Introdução

É bastante conhecida a predisposição de gestantes e puérperas a eventos tromboembólicos, em virtude de alterações fisiológicas na gravidez. O estado pró-trombótico é de grande importância na prevenção de quadros hemorrágicos tanto no parto quanto no puerpério, porém um desequilíbrio nessa condição pode levar à ocorrência de eventos indesejados no curso do ciclo gravídico puerperal.

Nesse capítulo, teremos como foco a síndrome antifosfolípide (SAF), principal trombofilia adquirida e que pode cursar com grandes repercursões no ciclo gravídico puerperal. As trombofilias, de modo geral, acrescentam grande morbidade obstétrica, aumentando o risco das pacientes de apresentarem perdas fetais (sejam abortamentos ou óbitos fetais), além de descolamento prematuro de placenta, restrição de crescimento fetal e quadros hipertensivos graves, como a pré-eclâmpsia e suas complicações.

Fisiopatologia

A SAF é um estado de hipercoagulabilidade causada pela presença de autoanticorpos trombogênicos, que, quando presentes em pacientes no ciclo gravídico-puerperal, aumentam o risco de apresentar até 5% de eventos tromboembólicos e perdas fetais na gestação, o que é consideravelmente maior quando comparadas às gestantes que não apresentam a patologia.

Os principais anticorpos detectados são anticoagulante lúpico e anticardiolipina. A presença desses anticorpos afeta a função de fosfolípides que atuam na cascata de coagulação (como a proteína C, a protrombina e o fator V de Leyden), aumentando o estado pró-trombótico das pacientes. Além disso, esses anticorpos podem degradar partículas da beta-2-glicoproteína I, substância de função também anticoagulante.

Outro meio pelo qual o anticoagulante lúpico e a anticardiolipina agem é pelo dano endotelial direto, que causa um estado pró-inflamatório e, assim, aumentam o estado pró-trombótico das pacientes, por levar a estiramento das artérias espiraladas, espessamento da camada íntima e aterose aguda, o que leva ao prejuízo da placentação.

Critérios diagnósticos

Os critérios diagnósticos da SAF são estabelecidos pela International Society on Thrombosis and Haemostasis, sendo a presença de um critério clínico associado a um critério laboratorial:

Critérios clínicos

- Trombose vascular:
  - Um ou mais episódio de trombose profunda (seja arterial, venosa ou de pequenos vasos) em qualquer tecido ou órgão, com confirmação radiológica ou histopatológica.
- Morbidade obstétrica:
  - Um ou mais óbitos de fetos morfologicamente normais com mais de dez semanas de gestação (diagnóstico ultrassonográfico ou clínico).

- Três ou mais abortamentos espontâneos com menos de dez semanas de gestação (excluídas possíveis causas anatômicas, genéticas ou mesmo hormonais que justificariam o quadro).
- Um ou mais partos prematuros com mais de 16 semanas e menos de 34 semanas, sem alterações morfológicas e fetais, decorrentes de pré-eclâmpsia grave, eclâmpsia ou insuficiência placentária, como nos casos de restrição de crescimento fetal (RCF).
- Pré-eclâmpsia grave antes das 34 semanas ou sinais de insuficiência placentária antes das 34 semanas (oligoâmnio, alteração de dopplervelocimetria nas artérias umbilicais, peso fetal estimado abaixo do percentil 3).

Critérios laboratoriais

Anticoagulante lúpico presente em duas ou mais ocasiões com intervalo mínimo de 12 semanas.

- Anticorpo anticardiolipina IgG e/ou IgM presente no soro ou plasma em títulos altos (acima de 40 GPL ou acima do percentil 99), em duas ou mais ocasiões, com intervalo de 12 semanas.
- Anticorpo antibeta-2-glicoproteína I IgC e/ou IgM presente no soro ou plasma em títulos elevados (acima do percentil 99), em duas ou mais ocasiões com intervalo clínico de 12 semanas.

Vale ressaltar que todos os resultados anteriormente descritos devem obedecer à padronização correta de exames ELISA e serem pesquisados fora do período gestacional, além de o intervalo entre o evento trombótico e a alteração laboratorial ser de, no mínimo, 12 semanas e no máximo cinco anos.

Títulos baixos podem estar presentes em 3% a 5% de gestantes que não apresentam SAF, sendo que podem surgir de maneira espontânea, sem dar grandes repercussões clínicas.

Conduta terapêutica

As gestantes portadoras de trombofilias e, em especial, SAF devem ser orientadas quanto ao potencial grave da patologia, bem como da morbidade obstétrica associada à patologia. O uso de meias elásticas e a prática de exercícios físicos parece ter efeito benéfico na prevenção de quadros trombóticos.

Deve-se fazer uso de ácido acetilssalicílico (AAS) 100 mg/dia, além da suspensão do uso do anticoagulante de rotina assim que apresentarem um BhCG positivo. O pré-natal deve ser iniciado com os cuidados habituais, controle adequado dos níveis pressóricos e vigilância para crescimento fetal em exames morfológicos ou ultrassonografias com dopplervelocimetria. O intervalo entre as consultas pode seguir mensal até as 34 semanas, sendo alterado para quinzenalmente após essa idade gestacional. Em casos nos quais a paciente apresente quadros hipertensivos ou RCF, o intervalo pode ser alterado visando abranger a patologia em questão.

O uso de heparina associado ao AAS nas pacientes que apresentam quadro de tromboembolismo agudo na gravidez deve ser feito utilizando-se a dose terapêutica da medicação por, no mínimo, de 3 a 6 meses, visando abranger a gestação e o puerpério.

As heparinas mais utilizadas na gravidez são a enoxaparina (heparina de baixo peso molecular HBPM) e a heparina não fracionada (HNF). É importante que seja realizado controle quinzenal por causa do risco de trombocitopenia imune em virtude do uso da heparina, com queda dos níves plaquetários para valores inferiores a 100.000. Vale acrescentar que o risco da condição é maior no uso da HNF com relação à HBPM (2% e 3% *vs.* 0,4%, respectivamente). O controle da eficácia da medicação pode ser feito pela dosagem do fator X ativado, tanto para a HBPM como para a HNF. Nas pacientes com uso de HNF, vale a pena associar o controle de coagulograma tempo de protombina e tempo de tromboplastina parcialmente ativada.

Além disso, as heparinas podem levar ao aumento do risco de osteoporose e osteopenia, sendo conveniente complementação de carbonato de cálcio (na dose de 500 mg/dia) e de vitamina D (visando a valores de 30 ng/mL).

Pacientes que apresentam quadros tromboembólicos prévios, porém não apresentam quadros agudos no momento da gestação, beneficiam-se de uso da heparina em sua dose plena. O uso de heparina profilática deve ser reservado apenas para pacientes com antecedentes obstétricos, porém sem eventos tromboembólicos anteriores. Alguns autores da European Alliance of Associations for Rheumatology defendem que em pacientes nos quais a SAF se manifesta apenas com abortamentos, o uso de apenas AAS poderia ser suficiente em detrimento da associação com heparinas (conforme Tabela 26.3), enquanto o American College of Rheumatology defende o uso da anticoagulação com heparina e AAS. No Brasil, a maioria dos serviços tem a tendência de seguir o protocolo americano (Tabela 26.4).

Vale acrescentar, por fim, que pacientes portadoras da SAF que estiverem em uso de varfarina prévio à gravidez devem suspender seu uso assim que o teste de beta HCG vier positivo, uma vez que essa medicação é sabidamente teratogênica, podendo causar RCF, malformações de membros ou mesmo óbitos conceptuais.

A Tabela 26.1 mostra as doses de heparina a serem utilizadas nos casos descritos anteriormente:

Tabela 26.1

Tipo de heparina	Antecedente de tromboembolismo prévio, sem TEV ativo	TEV ativo
Heparina de baixo peso molecular (enoxaparina)	40 mg/dia ***subcutâneo, 1×/ dia	2 mg/kg/dia
Heparina não fracionada	5.000 UI subcutâneo, 3×/dia (8/8 horas)	10.000 UI subcutâneo, 3×/dia (8/8 horas)

****** O peso das pacientes pode interferir na dosagem profilática da enoxaparina, devendo a dose ser ajustada a depender do peso, conforme a Tabela 26.2 a seguir, uma vez que o aumento da massa materna demanda uma dosagem maior de heparina para anticoagulação profilática. TEV: tromboembolismo venoso.*

Tabela 26.2 – Dose profilática de enoxaparina conforme o peso materno

Peso materno	Dose de enoxaparina
Menos de 50 kg	20 mg/dia
Até 90 kg	40 mg/dia
Até 130 kg	60 mg/dia
Até 170 kg	80 mg/dia
Acima de 170 kg	0,6 mg/kg/dia

Tabela 26.3 – Tratamento da SAF segundo a European Alliance of Associations for Rheumatology (EULAR)

Paciente com histórico de trombose	Heparina de baixo peso molecular terapêutica + baixa dose de aspirina
Paciente com três perdas ou mais antes das 10 semanas ou um óbito após 10 semanas	Heparina baixo peso molecular profilática + baixa dose de aspirina
Paciente com parto antes das 34 semanas, em virtude de pré-eclâmpsia grave ou de alterações sugestivas de insuficiência placentária ou pacientes que não apresentaram morbidade obstétrica	Aspirina em baixa dose isolada ou tratamento combinado com heparina de baixo peso molecular em dose terapêutica

Tabela 26.4 – Tratamento da SAF segundo o American College of Rheumatology

Paciente com morbimortalidade obstétrica sem TEV	Aspirina baixa dose + heparina de baixo peso molecular em dose profilática.
Paciente com histórico de TEV	Aspirina baixa dose + heparina de baixo peso molecular em dose terapêutica.

Parto e puerpério

Caso a condição clínica materna e a vitalidade fetal permitam, o parto pode ser realizado no termo pleno (entre 39 e 40 semanas), por via obstétrica, não sendo necessária cesariana eletiva.

A heparina deve ser suspensa 24 horas antes do parto, quando a dose for terapêutica ou 12 horas em casos de dose profilática. Caso seja necessário intervenção anestésica antes desse período, deve-se realizar discussão multidisciplinar com equipe anestésica, podendo ser necessário uso de anestesia geral.

A heparina deve ser reintroduzida no puerpério após oito horas do parto, sendo necessário manutenção durante todo período puerperal. Pacientes que usam anticoagulação prévia com varfarina podem ter a mediação reintroduzida após o puerpério.

Bibliografia

- American College of Obstetricians and Gynecologists (ACOG): Practice bulletin on antiphospholipid syndrome, 2012.
- Barbhaiya M, Erkan D. Primary thrombosis prophylaxis in antiphospholipid antibody-positive patients: where do we stand? Curr Rheumatol Rep. 2011;13:59.
- Bates SM, Greer IA, Middeldorp S, et al. VTE, thrombophilia, antithrombotic therapy, and pregnancy: Antithrombotic Therapy and Prevention of Thrombosis, 9th ed: American College of Chest Physicians Evidence-Based Clinical Practice Guidelines. Chest. 2012;141(2 Suppl):e691S-e736S.
- Cunningham FG, Leveno KJ, Bloom SL, et al. Obstetrícia de Williams. Porto Alegre, Artmed.
- Erkan D, Ortel TL, et al., Management of antiphospholipid syndrome. 2022.
- Fernandes CE, Sá MFS (eds.)Tratado de Obstetrícia da FEBRASGO, 1a ed. Rio de Janeiro, Guanabara Koogan.
- Lim W. Antiphospholipid syndrome. Hematology Am Soc Hematol Educ Program. 2013;2013:675-80.
- Lockwood CJ, Lockshin MD, et al. Antiphospholipid syndrome: obstetric implications and management in pregnancy. 2023.
- Mekinian A, Lachassinne E, Nicaise-Roland P, et al. European registry of babies born to mothers with antiphospholipid syndrome. Ann Rheum Dis. 2013;72(2):217-22.
- Mustonen P, Lehtonen KV, Javela K, Puurunen M. Persistent antiphospholipid antibody (aPL) in asymptomatic carriers as a risk factor for future thrombotic events: a nationwide prospective study. Lupus. 2014;23(14):1468-76.
- Saccone G, Berghella V, Maruotti GM, et al. Antiphospholipid antibody profile based obstetric outcomes of primary antiphospholipid syndrome: the PREGNANTS study. Am J Obstet Gynecol. 2017;216(5):525.e1-e12.
- Somers E, Magder LS, Petri M. Antiphospholipid antibodies and incidence of venous thrombosis in a cohort of patients with systemic lupus erythematosus. J Rheumatol 2002;29:2531.
- Tektonidou MG, Andreoli L, Limper M, et al. EULAR recommendations for the management of antiphospholipid syndrome in adults. J Rheumatol. 2002;29(12):2531-6.
- Tektonidou MG, Laskari K, Panagiotakos DB, Moutsopoulos HM. Risk factors for thrombosis and primary thrombosis prevention in patients with systemic lupus erythematosus with or without antiphospholipid antibodies. Arthritis Rheum. 2009;61(1):29-36.
- Wahl DG, Guillemin F, de Maistre E, et al. Risk for venous thrombosis related to antiphospholipid antibodies in systemic lupus erythematosus--a meta-analysis. Lupus. 1997;6(5):467-73.
- Zugaib M. Zugaib, Obstetrícia 3. ed. São Paulo: Manole.

27 Pruridos Gravídicos

Ana Estela Ribeiro
Silvia A. Soutto Mayor

Introdução

O prurido na gravidez é um sintoma relativamente frequente e pode ser o primeiro sinal de uma doença pruriginosa específica da gestação, ou simplesmente estar presente em algum momento da gravidez sem caracterizar um quadro específico.

Neste capítulo serão abordadas algumas das dermatoses pruriginosas específicas da gravidez como:

1. Penfigoide gestacional (PG).
2. Eczema da gestação (dermatite atópica na gestação).
3. Erupção polimórfica da gravidez.
4. Colestase intra-hepática da gestação.

Penfigóide gestacional

Penfigóide gestacional (PG), também conhecido como herpes gestacional, é uma dermatose bolhosa autoimune cuja frequência gira em torno de 1/50.000 gestações. Pode estar também associado a tumores trofoblásticos, como mola hidatiforme e coriocarcinoma. Normalmente, aparece entre o segundo e o terceiro trimestres da gestação, mas pode ocorrer no pós-parto.

A fisiopatologia é semelhante à do penfigoide bolhoso clássico, no qual a produção de autoanticorpos contra o chamado antígeno do penfigoide bolhoso (BP 180), que se localiza na zona da membrana basal (ZMB) tanto da pele da gestante como também da placenta, causando danos e clivagem na ZMB.

O quadro clínico caracteriza-se pelo prurido e a seguir pelo aparecimento de placas uticariformes associadas a vesículas e bolhas tensas na região abdominal, frequentemente periumbilicais, estendendo-se posteriormente para o tronco e as extremidades. Acometimento de mucosas pode ocorrer.

O diagnóstico pode ser feito por meio da realização de biópsia das lesões da pele e exame anatomopatológico. A histopatologia varia de acordo com a fase da doença: na fase eritematosa há infiltrado perivascular predominantemente linfocitário e com eosinófilos, enquanto na fase bolhosa a clivagem é subepidérmica, o que explica a formação de bolhas tensas. A imunofluorescência direta evidencia depósitos de C3 e IgG na junção dermoepidérmica.

O tratamento visa reduzir o prurido e prevenir o aparecimento de novas bolhas. Para os casos leves, os anti-histamínicos orais são indicados em associação aos corticosteroides tópicos não fluorados. Os inibidores tópicos de calcioneurina podem ser utilizados, porém com cautela (não excedendo 5 g/dia por um período de 2 a 3 semanas). Para casos mais graves a corticoterapia oral com prednisona (dose de 0,5 mg/kg/dia) está indicada e deve ser mantida até que não surjam novam bolhas. A partir daí, as doses devem ser gradualmente reduzidas. Caso não haja resposta ou o uso de corticoides orais se prolongue, há outras alternativas terapêuticas como dapsona, azatioprina e imunoglobulina intravenosa. O rituximabe , administrado após o parto, pode reduzir o risco de recidiva do PG nas próximas gestações, porém uma nova gravidez não deve ocorrer até 12 meses após a última infusão do fármaco.

Riscos para o feto, como retardo de crescimento intrauterino e prematuridade, podem ocorrer. Quanto à gestante, pode haver associação com outras doenças autoimunes como a doença de Graves, além de recidivas do PG nas próximas gestações. Surto de bolhas, no pós-parto pode ocorrer , geralmente relacionados com o uso de anticoncepcionais orais.

Eczema da gestação (dermatite atópica na gestação)

A dermatite atópica (DA) é a dermatose pruriginosa mais frequente durante a gravidez. Dos casos de DA que ocorrem no período gestacional, 80% são apresentações de início recente, enquanto 20% são recidivas ou exacerbações da DA preexistente.

A gravidez pode ser um gatilho para a DA, e o agravamento da dermatite costuma ocorrer durante o segundo e terceiro trimestres.

A dermatite atópica é uma dermatose inflamatória crônica, pruriginosa, que evolui com períodos de crises intercalados por outros de remissão. Sua etiopatogenia é multifatorial, complexa e envolve: fatores genéticos, alterações da barreira cutânea, menor diversidade do microbioma, resposta imunológica com predomínio do padrão Th2 (com aumento das citocinas IL-4 e IL-13), entre outros fatores. Em geral, a DA tem início da infância, mas pode aparecer na adolescência e até mesmo na idade adulta. O prurido é o sintoma predominante, mas a presença de eczema em localizações características e simétricas como flexuras antecubitais e poplíteas, regiões frontal e zigomáticas da face, pálpebras, lábios, mãos, pés, aréolas mamárias, xerose cutânea e antecedentes pessoais de asma, bronquite ou rinite alérgica, permitem o diagnóstico da DA, com base em critérios clínicos.

Durante a gravidez observa-se mudança do padrão de resposta Th1 para Th2 a fim de prevenir a rejeição fetal, e esse predomínio das citocinas Th2 pode agravar ainda mais a inflamação da dermatite atópica durante a gestação.

A DA costuma ter um curso deletério durante a gravidez e impactar negativamente a qualidade de vida da gestante.

O tratamento da DA durante a gestação costuma ser desafiador.

Casos leves de DA podem ser tratados com hidratantes emolientes e corticosteroides tópicos nas lesões inflamatórias nos períodos de crises, porém casos moderados e graves exigem terapêutica sistêmica, e o risco para o bebê de alguns novos medicamentos, como os imunobiológicos que recentemente passaram a fazer parte do arsenal terapêutico da DA, não está bem estabelecido até o momento. Corticosteroides sistêmicos, ciclosporina A e, em alguns casos, a azatioprina podem ser usados por períodos curtos durante a gestação quando a inflamação não responder aos tratamentos tópicos. Dados sobre os novos fármacos emergentes para o tratamento de grávidas ou lactantes com DA são escassos e não há estudos clínicos robustos sobre os seus possíveis efeitos na gravidez, no feto e na lactação.

O dupilumabe (imunobiológico que inibe a sinalização de IL-4 e IL-13) foi utilizado em algumas gestantes com DA grave, porém sua segurança na gestação e lactação não está bem estabelecida até o momento e, portanto, não é o fármaco de escolha.

Erupção polimórfica da gravidez

A erupção polimórfica da gravidez (EPG), previamente conhecida como PUPPP (placas e pápulas urticariformes e pruriginosas da gravidez), costuma ocorrer no terceiro trimestre da gestação ou logo após o parto. A frequência é de 1/200 gestações. Os principais fatores de risco são: primeira gestação, ganho excessivo de peso durante a gestação e múltiplas gestações.

A fisiopatologia ainda é desconhecida, mas acredita-se que o prurido e as lesões cutâneas estejam relacionados com a distenção da pele e consequente ativação das terminações nervosas. Outra teoria defende que o dano nas fibras colágenas desencadearia uma resposta alérgica que seria a responsável pelo aparecimento das lesões e pelo prurido.

O quadro clínico caracteriza-se pelo polimorfismo das lesões cutâneas: pápulas urticariformes que podem coalescer formando grandes placas, presença de vesículas, eritema não urticado e lesões em forma de alvo. A área periumbilical poupada é característica desse quadro.

As lesões iniciam-se geralmente sobre estrias localizadas na região abdominal, mas pode haver disseminação para tronco, nádegas e coxas. As extremidades raramente são acometidas.

O diagnóstico é clínico, uma vez que o quadro histopatológico é inespecífico. A biópsia poderia, no entanto, excluir outros possíveis diagnósticos.

O tratamento é sintomático e tópico: cremes emolientes e corticosteroides tópicos. Quando a resposta ao tratamento tópico é pobre, e a introdução de anti-histamínicos como clorfeniramina ou difenil-hidramina pode auxiliar. A loratadina é o fármaco de segunda escolha. Quando o prurido for persistente, a fototerapia com raios UVB pode ser considerada, bem como a prednisona por via oral. A última escolha seria a antecipação do parto.

O prognóstico, tanto para o feto como para a gestante, costuma ser bom e a recorrência do quadro em futuras gestações é rara.

Colestase intra-hepática da gestação

A colestase intra-hepática da gestação (CIG) cursa com prurido persistente e costuma ocorrer no final da gestação, em pacientes geneticamente predispostas. Os sintomas desaparecem após o parto, mas pode haver recidiva do quadro nas próximas gestações. Mutação no gene transportador canicular cassete adenosina trifosfato (ABCB4) desempenha papel importante em algumas pacientes.

A prevalência da CIG gira em torno de 0,1% a 1,55% das gestações.

O quadro costuma surgir no final do segundo trimestre ou mais adiante, com prurido palmoplantar inicialmente, que depois pode se tornar generalizado. Não há lesões cutâneas características, apenas escoriações decorrentes do ato de coçar. Apesar de a icterícia facilitar o diagnóstico, ela somente está presente em 10% das pacientes com CIG. Podem-se observar esteatorreia e colúria.

Os exames laboratoriais evidenciam aumento de sais biliares no sangue periférico e pode haver também alteração das transaminases. Ultrassonografia hepática não apresenta alterações, mas deve ser realizada, além das sorologias para hepatites, a fim de afastar outras etiologias.

O tratamento baseia-se no controle dos níveis séricos dos sais biliares e do prurido. Se a dosagem dos sais biliares for menor que 10 μmol/L o tratamento pode ser sintomático, mas se for maior, o ácido urso-desoxicólico (300 mg, três vezes ao dia) é o fármaco de escolha. Quando o nível de ácidos biliares for maior que 40 μmol/L, o parto deve ser antecipado.

O prognóstico materno é bom, porém há risco de mecônio, sofrimento fetal e parto prematuro. O prurido normalmente desaparece 2 a 3 semanas após o parto, e pode haver recidiva do quadro em gestações futuras.

Bibliografia

- Bechtel MA. Pruritus in pregnancy and its management. Dermatol Clin. 2018;36(3):259-65.
- Bosma AL, Gerbens LAA, Middelkamp-Hup MA, Spuls PI. Paternal and maternal use of dupilumab in patients with atopic dermatitis: a case series. Clin Exp Dermatol. 2021; 46(6):1089-92.
- Lobo Y, Lee RC, Spelman L. Atopic dermatitis treated safely with dupilumab during pregnancy: a case report and review of the literature. Case Rep Dermatol. 2021;13:248-56.
- Munera-Campos M, Carrascosa JM. Atopic dermatitis: fertility, pregnancy, and treatment perspectives. Am J Clin Dermatol. 2024;25(1):55-66.
- Napolitano M, Ruggiero A, Fontanella G, et al. New emergent therapies for atopic dermatitis: a review of safety profile with respect to female fertility, pregnancy, and breastfeeding. Dermatol Ther. 2021;34: e14475.
- Stefaniak AA, Pereira MP, Zeidler C, Stander S. Pruritus in Pregnancy. Am J Clin Dermatol. 2022;23(2):231-46.
- Vestergaard C, Wollenberg A, Barbarot S, et al. European task force on atopic dermatitis position paper: treatment of parental atopic dermatitis during preconception, pregnancy and lactation period. J Eur Acad Dermatol Venereol. 2019;33: 1644-59.

28 Obesidade

Lilian de Paiva Rodrigues Hsu
Romulo Negrini

Introdução

A obesidade é um dos problemas de saúde mais sérios da população humana, sendo uma doença crônica complexa e não transmissível, causada por diversos fatores.

Caracteriza-se pelo acúmulo excessivo de gordura corporal, com consequências metabólicas complexas que podem afetar bastante, e de diversas formas, a saúde dos indivíduos.

Apesar dos conhecidos perigos da doença, a prevalência de obesidade tem aumentado significativamente no Brasil e no mundo. Estima-se que mais de 1 bilhão de pessoas ao redor do planeta são obesas; 650 milhões são adultos, 340 milhões são adolescentes e 39 milhões são crianças. Estudos indicam que, até 2025, a população mundial de adultos com sobrepeso será de cerca de 2,3 milhões e o número de obesos ultrapassará os 700 milhões. De acordo com a World Obesity Federation, até 2030, uma em cada cinco mulheres, terá obesidade.

Diagnóstico

Para se diagnosticar e classificar a obesidade, o índice de massa corporal (IMC) é o método mais utilizado, o qual é recomendado pela Organização Mundial da Saúde (OMS). Calcula-se o IMC dividindo-se o peso (em quilogramas) pelo quadrado da altura (em metros).

Em adultos, a obesidade pode ser classificada em:

- Grau I (IMC $\geq$ 30 kg/m^2).
- Grau II (IMC $\geq$ 35 kg/m^2).
- Grau III (IMC $\geq$ 40 kg/m^2).

Deve-se lembrar que IMCs entre 25 e 30 kg/m^2 caracterizam sobrepeso e, embora de forma mais leve, associam-se aos mesmos riscos da obesidade.

Outra forma de se diagnosticar excesso de gordura, especialmente visceral, é por meio da medida da circunferência abdominal. É desejável que, em mulheres, ela esteja abaixo de 88 cm. A medida de ver feita com fita métrica posicionada no ponto médio entre as duas últimas costelas e a parte superior do osso ilíaco.

Na gravidez, o peso se eleva com a idade gestacional; todavia, a altura não. Assim, deve-se adotar curva (ou tabela) específica de normalidade para IMC conforme a idade gestacional, como a de Atalah (Tabela 28.1).

Complicações

A obesidade é um dos principais fatores de risco para doenças crônicas não infecciosas, como doença cardíaca coronária, hipertensão, acidente vascular cerebral (AVC), câncer, litíase biliar, dislipidemia, osteoartrite, gota e doenças pulmonares. Também é considerada o fator de risco modificável mais importante para diabetes tipo 2.

Tabela 28.1 – Valores de IMC normais e alterados na gravidez conforme idade gestacional

Semana gestacional	Baixo peso IMC <	Adequado IMC entre	Sobrepeso IMC entre	Obesidade IMC >
6	19,9	20,0 e 24,9	25,0 e 30,0	30,1
7	20,0	20,1 e 25,0	25,1 e 30,1	30,2
8	20,1	20,2 e 25,0	25,1 e 30,1	30,2
9	20,2	20,3 e 25,1	25,2 e 30,2	30,3
10	20,2	20,3 e 25,2	25,3 e 30,2	30,3
11	20,3	20,4 e 25,3	25,4 e 30,3	30,4
12	20,4	20,5 e 25,4	25,5 e 30,3	30,4
13	20,6	20,7 e 25,6	25,7 e 30,4	30,5
14	20,7	20,8 e 25,7	25,8 e 30,5	30,6
15	20,8	20,9 e 25,8	25,9 e 30,6	30,7
16	21,0	21,1 e 25,9	26,0 e 30,7	30,8
17	21,1	21,2 e 26,0	26,1 e 30,8	30,9
18	21,2	21,3 e 26,1	26,2 e 30,9	31,0
19	21,4	21,5 e 26,2	26,3 e 30,9	31,0
20	21,5	21,6 e 26,3	26,4 e 31,0	31,1
21	21,7	21,8 e 26,4	26,5 e 31,1	31,2
22	21,8	21,9 e 26,6	26,7 e 31,2	31,3
23	22,0	22,1 e 26,8	26,9 e 31,3	31,4
24	22,2	22,3 e 26,9	27,0 e 31,5	31,6
25	22,4	22,5 e 27,0	27,1 e 31,6	31,7
26	22,6	22,7 e 27,2	27,3 e 31,7	31,8
27	22,7	22,8 e 27,3	27,4 e 31,8	31,9
28	22,9	23,0 e 27,5	27,6 e 31,9	32,0
29	23,1	23,2 e 27,6	27,7 e 32,0	32,1
30	23,3	23,4 e 27,8	27,9 e 32,1	32,2
31	23,4	23,5 e 27,9	28,0 e 32,2	32,3
32	23,6	23,7 e 28,0	28,1 e 32,3	32,4
33	23,8	23,9 e 28,1	28,2 e 32,4	32,5
34	23,9	24,0 e 28,3	28,4 e 32,5	32,6
35	24,1	24,2 e 28,4	28,5 e 32,6	32,7
36	24,2	24,3 e 28,5	28,6 e 32,7	32,8
37	24,3	24,5 e 28,7	28,8 e 32,8	32,9
38	24,5	24,6 e 28,8	28,9 e 32,9	33,0
39	24,7	24,8 e 28,9	29,0 e 33,0	33,1
40	24,9	25,0 e 29,1	29,2 e 33,1	33,2
41	25,0	25,1 e 29,2	29,3 e 33,2	33,3
42	25,0	25,1 e 29,2	29,3 e 33,2	33,3

Fonte: Adaptada de Atalah, 1997.

A gravidez em mulheres obesas está associada a maior risco de complicações, tanto para a mãe quanto para o feto. Uma das complicações mais prevalentes é o diabetes gestacional (DG). Durante a gravidez, ocorre naturalmente aumento na resistência à insulina por causa da secreção de hormônios diabetogênicos pela placenta, como o hormônio lactogênio placentário, hormônio do crescimento, hormônio liberador de corticotropina e prolactina.

Estudos mostram que mulheres obesas têm menor sensibilidade à insulina durante a gravidez em comparação com mulheres de peso normal, o que resulta em maior risco não apenas de DG, mas também de complicações associadas, como pré-eclâmpsia, hipertensão gestacional, macrossomia fetal e partos cesáreos.

Além disso, constatou-se que a hiperglicemia durante a organogênese está relacionada com maior risco de aborto espontâneo, natimortos e anomalias congênitas. As complicações fetais e neonatais podem ser atribuídas ao aumento da resistência à insulina, inflamação e estresse oxidativo associados à obesidade, que podem causar disfunção placentária e fetal precoces.

Outro risco significativo para mulheres grávidas obesas é o tromboembolismo venoso (TEV). Um estudo realizado no Reino Unido revelou que até 57% dos casos de mortalidade materna por TEV, durante a gravidez, ocorreram em mulheres obesas. Isso pode ser atribuído a diversos fatores, como menor mobilidade, associação a pré-eclâmpsia e taxas mais altas de parto cirúrgico.

As possíveis complicações da obesidade não se limitam à gestação, há também maior risco de complicações durante o trabalho de parto e parto. Estudos observacionais demonstraram que mulheres obesas apresentaram maior probabilidade de ter um trabalho de parto moroso, sofrimento fetal e, consequentemente, uso de ocitocina. Contudo, há maior risco de gravidez prolongada e necessidade de indução de parto. Além disso, o risco de parto vaginal operatório (assistido a vácuo ou com o uso de fórceps) é mais elevado. Também se observou um aumento nas taxas de cesariana de emergência em virtude de problemas de contração uterina durante o trabalho de parto nesse grupo de gestantes.

É fundamental destacar que o parto cesáreo está associado a maior risco de complicações, como infecção da ferida, tromboembolismo e endometrite, em comparação ao parto vaginal.

Complicações relacionadas com anestesia também podem ocorrer, como um maior índice de falha na anestesia peridural, aspiração sob anestesia geral, dificuldade para intubação endotraqueal, hipóxia pós-operatória e atelectasia. Assim, mulheres com IMC pré-gravidez acima de 40 devem ser avaliadas pelo anestesiologista antes do parto.

Tanto pelo diabetes como pela própria obesidade há maior risco de macrossomia nesses casos. Esta, por sua vez, está associada a complicações maternas, como trabalho de parto prolongado, ruptura uterina, lacerações do trato genital e hemorragia pós-parto. Bebês que são grandes para a idade gestacional (GIG) têm risco aumentado de distocia de ombro, fraturas claviculares, lesões do plexo braquial e paralisia braquial. A macrossomia também aumenta o risco de parto cirúrgico e lesões traumáticas tanto para a mãe quanto para o bebê.

Finalmente, mulheres obesas têm maior probabilidade de ficarem hospitalizadas por mais tempo e de terem infecção puerperal (independentemente do tipo de parto), além de poderem enfrentar dificuldades para amamentar.

Tratamento

Na gestação, não é adequado o uso de medicações que estimulem a perda de peso, tampouco os novos fármacos, como liraglutida e semaglutida, são aprovados para uso na gravidez. Dessa forma, a conduta deve basear-se em cuidados nutricionais e estilo de vida.

É importante que os serviços de atenção primária forneçam oportunidades para todas as mulheres em idade reprodutiva otimizarem seu peso antes da gravidez. Recomenda-se que aconselhamento sobre peso e estilo de vida seja oferecido durante consultas pré-concepcionais ou consultas contraceptivas, conforme orientações do National Institute for Health and Care Excellence.

Perder peso entre gestações reduz o risco de complicações hipertensivas, macrossomia fetal e natimortos, além de aumentar as chances de parto vaginal.

No que diz respeito ao ganho de peso durante a gestação, as recomendações internacionais mais utilizadas são as do Institute of Medicine (IOM). Essas diretrizes baseiam-se no IMC pré-gravidez e sugerem as seguintes categorias de ganho de peso com base nesse indicador: baixo peso (IMC: < 18,5 kg/m²; entre 12,5 e 18,0 kg); eutróficas (IMC: ≥ 18,5 e 24,9 kg/m²; entre 11,5 e 16,0 kg); sobrepeso (IMC: 25,0 e 29,9 kg/m²; entre 7,0 e 11,5 kg); e obesas (IMC: > 30,0 kg/m²; entre 5,0 e 9,0 kg). Para mulheres com IMC ≥ 30 kg/m², recomenda-se um ganho de peso médio de 230 gramas por semana durante o segundo e terceiro trimestres da gestação.

Mulheres com IMC ≥ 30 kg/m² devem receber suplementação diária de 4 mg de ácido fólico ou metilfolato, que são essenciais na regulação do desenvolvimento normal das células nervosas e na prevenção de defeitos congênitos do tubo neural, começando pelo menos um mês antes da provável concepção e continuando no primeiro trimestre de gravidez.

Estudos sugerem que mulheres grávidas obesas têm maior risco de deficiência de ferro em virtude do fato de a hepcidina, uma proteína inflamatória conhecida por reduzir a absorção de ferro, atuar como um regulador. Assim, a OMS recomenda a suplementação profilática com 40 mg a 60 mg de ferro elementar por dia, a partir da 12ª semana de gestação. A suplementação deve ser mantida durante toda a gravidez e período pós-parto.

A Sociedade Brasileira de Endocrinologia e Metabologia (SBEM) recomenda avaliar os níveis de 25(OH)D em pessoas com risco de deficiência de vitamina D, incluindo grávidas, lactentes e pessoas obesas. Os níveis considerados normais devem ser acima de 30 ng/mL durante a gestação. Se houver confirmação de deficiência, a suplementação deve ser iniciada. As doses diárias recomendadas variam de acordo com a idade da gestante ou lactante: 600 UI a 1.000 UI para pessoas de 14 a 18 anos e 1.500 UI a 2.000 UI para pessoas acima de 18 anos. O limite superior seguro para a vitamina D é de 4.000 UI/dia, segundo o IOM, adotado pela Federação Brasileira de Ginecologia e Obstetrícia (Febrasgo). A deficiência de vitamina D durante a gravidez tem sido associada a baixo peso ao nascer, bem como a alguns desfechos tardios, como baixa densidade óssea e marcadores de risco cardiovascular em crianças em idade escolar. Uma metanálise de 31 estudos envolvendo 18.869 indivíduos concluiu que há uma relação entre os níveis séricos de 25(OH)D e diabetes gestacional, pré-eclâmpsia, baixo peso ao nascer e risco de hemorragia pós-parto grave. A suplementação isolada durante a gravidez parece reduzir o risco de pré-eclâmpsia, diabetes gestacional e, provavelmente, o risco de baixo peso ao nascer (menor que 2.500 g).

Recomenda-se uma combinação de dieta e exercícios para controlar o ganho excessivo de peso em gestantes com sobrepeso e obesidade. Atividades que mantenham a frequência cardíaca até 150 bpm são seguras na gravidez. É importante que essas orientações sejam fornecidas durante a consulta pré-concepcional, visando atingir um peso saudável por meio de alimentação equilibrada e atividade física. A otimização do peso corporal antes da gravidez pode reduzir a resistência à insulina, a inflamação, o estresse oxidativo e a lipotoxicidade associados à obesidade, minimizando, assim, os efeitos adversos para a mãe e o feto.

Por fim, a exposição intrauterina do feto à obesidade materna pode estar associada a resultados adversos futuros, como um aumento na incidência de síndrome metabólica e obesidade na criança, que podem persistir na fase adulta.

Bibliografia

- Associação Brasileira para Estudo da Obesidade e da Síndrome Metabólica. ABESO. Mapa da obesidade. [online]. São Paulo: ABESO, 2019. Disponível na Internet: https://abeso.org.br/obesidade-e-sindrome-metabolica/mapa-da-obesidade/ (15 fev. 2023).
- Atalah E, Castillo C, Castro R, Aldea A. Porposal of a new standard for the nutritional assessment of pregnant women. Rev Med Chil. 1997;125(12):1429-36.
- Catalano PM, Shankar K. Obesity and pregnancy: mechanisms of short term and long term adverse consequences for mother and child. BMJ. 2017;08:356.
- Cedergren MI. Maternal morbid obesity and the risk of adverse pregnancy outcome. Obstet Gynecol. 2004;103(2):219-24.
- Denison FC, Aedla NR, Keag O, Hor K, Reynolds RM, Milne A, et al. Care of Women with Obesity in Pregnancy. BJOG. 2019;126(3):e62-e106.
- Federação Brasileira das Associações de Ginecologia e Obstetrícia (Febrasgo). Prevenção dos defeitos abertos do tubo neural. [online]. Rio de Janeiro: Febrasgo; 2021.[Protocolos Febrasgo: Obstetricia, 35]. Disponível na Internet: https://sogirgs.org.br/area-do-associado/Prevencao-dos-defeitos-abertos-do-tubo-neural-2021.pdf (15 fev. 2023).
- Garcia-Valdes L, Campoy C, Hayes H, Florido J, Rusanova I, Miranda MT, et al. The impact of maternal obesity on iron status, placental transferrin receptor expression and hepcidin expression in human pregnancy. Int J Obes (Lond). 2015;39(4):571-8.
- Lobstein T, Brinsden H, Neveux M. Obesity: a global health priority. In: World Obesity Atlas 2022. [serial online] 2022 [cited 15 Feb. 2023];12-17. Disponível na Internat: https://www.worldobesityday.org/assets/downloads/World_Obesity_Atlas_2022_WEB.pdf.
- Lyons G. Saving mothers' lives: confidential enquiry into maternal and child health 2003-5. Int J Obstet Anesth. 2008;17(2):103-5.

- Maeda SS, Borba VZ, Camargo MBR, Silva DMW, Borges JLC, Bandeira F, et al. Recommendations of the Brazilian Society of Endocrinology and Metabology (SBEM) for the diagnosis and treatment of hypovitaminosis D. Arq Bras Endocrinol Metabol. 2014;58(5):411-33.
- Mariani Neto C. Papel da vitamina D na gestação. *In*: A importância da vitamina D na saúde da mulher. São Paulo: Federação Brasileira das Associações de Ginecologia e Obstetrícia; 2017. p. 28-37. [Série Orientações e Recomendações FEBRASGO, no. 14/Comissão Nacional Especializada em Osteoporose].
- Palacios C, Kostiuk LK, Peña-Rosas JP. Vitamin D supplementation for women during pregnancy. Cochrane Database Syst Rev. 2019;26;7(7):CD008873.
- Tunçalp Ö, Pena-Rosas JP, Lawrie T, Bucagu M, Oladapo OT, Portela A, et al. WHO recommendations on antenatal care for a positive pregnancy experience: going beyond survival. BJOG. 2017;124(6):860-2.
- US Department of Health & Human Services: Public Health Service Office of theSurgeon General. The Surgeon General's Call To Action To Prevent and Decrease Overweight and Obesity 2001.: (301232004-001) American Psychological Association, 2001. [serial online] 2001[cited 15 Feb. 2023]. Disponível na internet: https://www.cdc.gov/nccdphp/dnpa/pdf/calltoaction.pdf.
- Wang T, Lu J, Xu Y, Li M, Sun J, Zhang J, et al. Circulating prolactin associates with diabetes and impaired glucose regulation: a population-based study. Diabetes Care. 2013; 36(7):1974-80.
- World Health Organization. Obesity. [serial online] 2023 [cited 15 Feb. 2023]. Disponível na Internet: https://www.who.int/health-topics/obesity#tab=tab_1.

29 Lombalgia

Maria Fernanda Silber Caffaro

Anatomia da coluna lombar

A coluna lombar desempenha um papel fundamental no suporte e na mobilidade do corpo humano, sendo composta por cinco vértebras numeradas de 1 a 5. Essas vértebras, localizadas na parte inferior da coluna vertebral, são caracterizadas por sua robustez e capacidade de suportar o peso corporal.

Discos intervertebrais e sua importância biomecânica

Os discos intervertebrais desempenham um papel crucial na funcionalidade da coluna lombar. Essas estruturas cartilaginosas situadas entre as vértebras servem como amortecedores naturais, absorvendo as forças de compressão e proporcionando flexibilidade à coluna. A integridade desses discos é essencial para a capacidade de carga e absorção de impacto, contribuindo significativamente para a saúde geral da coluna lombar.

Ligamentos e estabilidade

A estabilidade da coluna lombar é mantida por uma rede intricada de ligamentos robustos. Ligamentos como o longitudinal anterior, o longitudinal posterior e o amarelo conectam as vértebras, garantindo a integridade estrutural e limitando a amplitude dos movimentos. Esses ligamentos desempenham um papel vital na prevenção de lesões e na estabilização durante atividades cotidianas.

Mudanças fisiológicas durante a gravidez na coluna lombar

Durante a gravidez, o corpo feminino passa por adaptações significativas para acomodar o crescimento e o desenvolvimento fetal. Essas mudanças têm impacto direto na coluna lombar.

Alterações musculares

Durante a gravidez, as alterações hormonais desempenham um papel fundamental nas alterações das estruturas musculares. A relaxina, produzida em maior quantidade durante a gestação, tem o objetivo de relaxar os ligamentos para facilitar a passagem do bebê durante o parto. No entanto, a ação hormonal não afeta apenas os ligamentos, mas também os músculos. Os músculos da região lombar, como os eretores da espinha, abdominais e músculos do assoalho pélvico, podem experimentar alongamento e enfraquecimento.

O enfraquecimento dos músculos estabilizadores da coluna lombar pode levar à diminuição na capacidade de suportar o peso adicional da gravidez e manter a estabilidade da coluna. Isso, por sua vez, pode contribuir para o aumento das curvaturas lombares, causando desconforto e dor.

Alterações ligamentares

Os ligamentos da coluna lombar e pélvica sofrem adaptações importantes durante a gravidez. A relaxina e a progesterona promovem o relaxamento dessas estruturas, permitindo a expansão da pélvis para acomodar o crescimento do útero e facilitar o parto. No entanto, esse relaxamento ligamentar pode resultar em instabilidade, especialmente nas articulações sacroilíacas e sacrovertebrais.

A instabilidade ligamentar pode contribuir para dores lombares em decorrência da lascidão ligamentar, resultando em sobrecarga da musculatura para manter a estabilidade.

Fisiopatologia das alterações durante a gestação

Aumento do peso e redistribuição da carga

Durante a gravidez, o aumento de peso é inevitável em virtude do desenvolvimento do feto, aumento do volume sanguíneo e retenção de líquidos. Esse aumento de peso exerce pressão adicional sobre os discos intervertebrais e as articulações da coluna lombar. A redistribuição da carga é um fenômeno importante, pois o centro de gravidade da mulher durante a gestação muda com o crescimento do útero, levando a uma inclinação anterior da pélvis e ao aumento da curvatura lombar para a manutenção do equilíbrio.

Hormônios durante a gravidez e impacto nas estruturas da coluna

A relaxina, produzida principalmente pelos ovários e pela placenta durante a gravidez, desempenha um papel crucial. Esse hormônio relaxa os ligamentos, tornando-os mais flexíveis para a acomodação do útero em crescimento. No entanto, esse relaxamento pode resultar em menor estabilidade nas articulações da coluna lombar. A progesterona também influencia a biomecânica, relaxando os músculos e tecidos conectivos, contribuindo para a adaptação fisiológica à gravidez.

Mudanças na atividade muscular e estabilidade

A relaxina não afeta apenas os ligamentos, mas também pode influenciar a atividade muscular. Músculos importantes para a estabilidade lombar podem tornar-se mais flexíveis, comprometendo a capacidade de sustentação da coluna adequadamente. Isso pode levar a uma sensação de instabilidade e contribuir para dores nas costas durante a gravidez. Grupamentos musculares importantes na sustentação da coluna, como os eretores da espinha e iliopsoas, alteram sua capacidade de sustentação, resultando em maior sobrecarga às estruturas ósseas e contribuindo para a sobrecarga mecânica das vértebras.

Impacto na estabilidade lombar

O impacto na estabilidade lombar durante a gravidez é um fenômeno complexo influenciado por alterações hormonais, biomecânicas e adaptativas. A relaxina e a progesterona, hormônios-chave na gestação, são responsáveis pelo relaxamento ligamentar, particularmente nos ligamentos que sustentam a coluna lombar e a pélvis conforme comentado. Esse relaxamento é necessário para permitir a expansão da pelve durante o parto, mas também pode resultar em diminuição temporária da estabilidade lombar.

As articulações sacroilíacas, que conectam a coluna vertebral aos ossos pélvicos, são especialmente afetadas por esse relaxamento ligamentar. Essas articulações desempenham um papel crucial na transmissão de carga entre a coluna e a pelve. O aumento da mobilidade nessas articulações pode contribuir para uma sensação de instabilidade lombar.

Para compensar essa instabilidade, o corpo muitas vezes recorre a ajustes musculares. Os músculos ao redor da coluna lombar podem tornar-se mais ativos para fornecer suporte adicional. No entanto, essa compensação muscular pode levar à fadiga e ao desconforto, especialmente se não for equilibrada adequadamente.

A instabilidade lombar influencia diretamente a postura da gestante. Pode ocorrer uma lordose lombar mais pronunciada à medida que o corpo tenta se adaptar às mudanças no centro de gravidade. Essas alterações posturais também podem afetar a marcha, contribuindo para um padrão de movimento diferente durante a gravidez.

Epidemiologia e prevalência

A dor nas costas é uma queixa comum e, por vezes, desafiadora para muitas mulheres grávidas. Estudos indicam que, durante a gravidez, cerca de 50% a 70% das gestantes apresentam algum grau de dor lombar. Essa prevalência varia ao longo dos trimestres, com um aumento notável no terceiro trimestre, correlacionando-se com o aumento do peso abdominal, mudanças posturais e alterações hormonais mais acentuadas nessa fase. É importante destacar que, embora seja comum, a dor nas costas varia em intensidade e impacto, desde desconfortos leves até condições mais debilitantes.

Fatores de risco para desenvolver dor nas costas

Alguns fatores podem aumentar o risco de uma gestante desenvolver dor nas costas. O ganho de peso durante a gravidez é um contribuinte significativo, colocando pressão adicional na coluna. Outros fatores incluem histórico prévio de dor nas costas, falta de atividade física, má postura, trabalho físico extenuante e estresse emocional. A compreensão desses fatores permite uma abordagem mais personalizada no manejo e na prevenção da dor nas costas durante a gravidez.

Diferenciação entre dor lombar comum e condições mais graves

Distinguir entre dor lombar comum e condições mais graves é crucial. A dor lombar comum durante a gravidez geralmente é relacionada com mudanças fisiológicas normais, localizada na região lombar baixa junto às últimas vértebras e na transição lombossacral, além de ter como característica principal a melhora do quadro doloroso com repouso. No entanto, sinais como dor irradiada para as pernas, parestesias, fraqueza muscular ou alterações do controle esfincteriano podem indicar condições mais sérias, incluindo hérnia de disco, espondilolisteses ou estenoses do canal vertebral. Diagnóstico preciso por meio de exames clínicos e, quando necessário, de imagem, é fundamental para direcionar o tratamento apropriado.

Avaliação e diagnóstico

História clínica

Explorar o histórico da gestante é crucial. A gravidez atual, complicações obstétricas anteriores e condições médicas preexistentes devem ser documentadas. Questões detalhadas sobre a dor nas costas, incluindo início, duração, intensidade e fatores desencadeantes, são essenciais. Além disso, informações sobre atividade física, postura, impacto nas atividades diárias e fatores psicossociais proporcionam uma compreensão completa.

Investigar fatores de risco, como histórico prévio de dor lombar, estilo de vida e fatores psicossociais, é crucial. Estudos mostram que uma história prévia de dor nas costas é um preditor significativo para o desenvolvimento de dor lombar durante a gravidez. Outros fatores que contribuem para quadros mais intensos de dor são: sedentarismo, ganho de peso excessivo durante a gestação e presença de outras comorbidades associadas ao diabetes gestacional.

O exame físico e a propedêutica são componentes fundamentais da avaliação das alterações na coluna lombar durante a gravidez, fornecendo informações valiosas para o diagnóstico e o planejamento do tratamento.

Exame físico

Avaliação postural

- **Objetivo:** Observar a postura da gestante para identificar possíveis desvios ou compensações posturais.
- **Propedêutica:** Análise visual da coluna vertebral em posição estática e dinâmica, observando a curvatura lombar, o alinhamento pélvico e o padrão de marcha.

Testes de mobilidade e flexibilidade

- **Objetivo:** Avaliar a amplitude de movimento da coluna lombar, articulações sacroilíacas e pelve.
- **Propedêutica:** Realização de testes específicos, como o teste de flexão para frente, extensão, inclinação lateral e rotação, para identificar limitações ou áreas de desconforto.

Palpação muscular e ligamentar

- **Objetivo:** Avaliar a tensão muscular, identificar pontos doloridos e avaliar a resposta dos ligamentos pélvicos.
- **Propedêutica:** Utilização das mãos para palpar os músculos lombares, abdominais e ligamentos pélvicos, identificando áreas de dor, tensão muscular e relaxamento ligamentar.

Exame neurológico

- **Objetivo:** Avaliar a função neurológica, incluindo reflexos, sensibilidade e força muscular.
- **Propedêutica:** Avaliação dos reflexos tendinosos profundos, sensibilidade cutânea e força muscular em membros inferiores.

Propedêutica adicional

Goniometria

- **Objetivo:** Medir a amplitude de movimento de articulações específicas, fornecendo dados quantitativos.
- **Propedêutica:** Utilização de um goniômetro para mensurar a flexão, extensão e rotação da coluna lombar, bem como a mobilidade das articulações sacroilíacas.

Testes específicos de dor

- **Objetivo:** Identificar padrões específicos de dor e reproduzir sintomas para elucidar a origem da dor.
- **Propedêutica:** Realização de testes, como o teste de Lasègue, para avaliar a irritação do nervo ciático, e outros testes específicos para reproduzir a dor e direcionar o diagnóstico.

Avaliação postural dinâmica

- **Objetivo:** Analisar a postura durante atividades dinâmicas, como caminhar e levantar.
- **Propedêutica:** Observação detalhada do alinhamento postural durante atividades específicas, destacando possíveis desequilíbrios biomecânicos.

Avaliação da função muscular

- **Objetivo:** Avaliar a força e a função dos músculos envolvidos na estabilização da coluna.
- **Propedêutica:** Testes específicos, como o teste de resistência muscular isométrica, para avaliar a força dos músculos abdominais e lombares.

Exame neurológico detalhado

- **Objetivo:** Identificar sinais de comprometimento neurológico, como déficits sensitivos ou motores.
- **Propedêutica:** Exame cuidadoso de sensibilidade, reflexos, coordenação motora e força muscular, destacando qualquer anormalidade que possa indicar uma condição neurológica subjacente.

Exames complementares

Ultrassonografia

Em gestantes, a ultrassonografia é uma opção segura para avaliar as estruturas musculares e ligamentares. Fornece imagens em tempo real e é particularmente útil para visualizar detalhes anatômicos durante a gestação.

Radiografias e ressonância magnética

Embora limitadas durante a gestação em decorrência dos riscos potenciais para o feto, esses exames podem ser considerados em casos de dor persistente ou sintomas neurológicos atípicos, após uma avaliação cuidadosa dos benefícios *versus* riscos. Esses exames complementares devem ser realizados em situações de exceção.

Abordagens terapêuticas

As abordagens terapêuticas para alterações na coluna lombar durante a gravidez visam aliviar a dor, melhorar a função e promover o bem-estar geral das gestantes.

O tratamento conservador da dor lombar na gestante representa a forma principal de abordagem da maioria dos sintomas. As alterações gestacionais são transitórias e, tanto de forma preventiva como terapêutica, uma gama de opções permite manter a saúde da região lombar bem como aliviar os sintomas. Dentre as formas principais de tratamento destacam-se:

1. **Exercícios pélvicos e de fortalecimento:** Sob a orientação de um profissional de saúde, exercícios específicos podem ser realizados para fortalecer a musculatura abdominal e pélvica, proporcionando suporte à coluna vertebral prevenindo ou minimizando a sobrecarga da região e evitando os quadros dolorosos.
2. **Fisioterapia:** Sessões de fisioterapia podem ser benéficas para gestantes com dor lombar, oferecendo técnicas de alongamento, analgesia e exercícios direcionados para aliviar a dor lombar.
3. **Reeducação postural:** A conscientização e prática de uma postura adequada ao sentar, levantar e caminhar são cruciais para evitar sobrecarregar a coluna lombar. Terapias como

RPG (reeducação postural global) podem contribuir para uma boa postura durante o período de gestação, auxiliando no equilíbrio do tronco e evitando sobrecargas adicionais à região lombar.

4. **Uso de almofadas e suportes:** Almofadas de apoio lombar e cintos de gestante projetados ergonomicamente podem proporcionar suporte adicional, aliviando a pressão na região lombar, especialmente no último trimestre da gravidez.
5. **Acupuntura:** Terapias complementares, como acupuntura, realizadas por profissionais treinados, podem ser consideradas para alívio da dor e relaxamento muscular.
6. **Hidroterapia:** A prática de exercícios aquáticos, como natação ou hidroginástica, pode ser uma opção segura e eficaz para fortalecer os músculos e aliviar a pressão na coluna vertebral.
7. **Exercícios de fortalecimento e condicionamento físico:** Alternativas como a prática de pilates ou musculação podem contribuir para uma boa estrutura muscular, colaborando com a estabilização da coluna lombar e reduzindo a presença de dor.

Intervenções médicas quando necessárias

Durante a gravidez, a necessidade de intervenções médicas exige uma abordagem cautelosa, considerando os potenciais impactos na mãe e no feto.

Medicamentos

- **Monitoramento rigoroso:** Durante a gestação, é essencial monitorar cuidadosamente o uso de medicamentos, especialmente no primeiro trimestre crítico para o desenvolvimento fetal.
- **Riscos associados:** Medicamentos como anti-inflamatórios não esteroidais (AINEs) e alguns analgésicos opioides têm potenciais riscos e devem ser prescritos com cautela, preferencialmente sob supervisão médica.
- **Opções seguras:** O paracetamol é frequentemente considerado uma opção mais segura para controlar a dor, mas mesmo seu uso deve ser orientado por profissionais de saúde.

Caso a gestante experimente dor lombar persistente ou intensa, é imperativo buscar uma avaliação médica especializada para determinar a causa e estabelecer um plano de tratamento adequado.

Complicações como sintomas neurológicos progressivos, déficits de função ou indicadores de condições subjacentes mais sérias requerem uma abordagem especializada para garantir um tratamento apropriado.

Lidar com dor lombar durante a gravidez exige abordagem colaborativa entre profissionais de saúde para garantir o melhor cuidado possível. A comunicação aberta e transparente entre a gestante e a equipe médica é fundamental para tomar decisões informadas e personalizadas, visando à saúde e ao bem-estar de mãe e bebê.

Injeções terapêuticas sob supervisão médica para dor lombar durante a gravidez

As injeções terapêuticas são uma opção considerada em casos de dor lombar persistente durante a gravidez, e seu uso deve ser feito sob supervisão médica rigorosa, levando em consideração os riscos e benefícios para a gestante e o feto.

As injeções terapêuticas podem ser consideradas quando a gestante apresenta dor lombar persistente que não responde adequadamente a abordagens conservadoras, como fisioterapia e modificações no estilo de vida.

Na presença de dor irradiada de característica radicular, ou seja, relacionada com um determinado território de inervação específico, associada ou não a alterações neurológicas, pode ser considerada a infiltração foraminal com medicamento corticosteroide para redução do processo inflamatório e da dor. As situações mais comuns referem-se à dor ciática associada ao processo inflamatório de uma das raízes nervosas que compõem o nervo ciático (raízes de L4, L5 e da primeira vértebra sacral ou S1). O procedimento é realizado de forma minimamente invasiva acessando a região do forame respectivo da raiz comprometida injetando na região perineural corticoides não particulados associados a anestésicos. Cumpre ressaltar que esse procedimento, apesar de pouco invasivo, requer uso de fluoroscopia para guiar o local adequado de aplicação da medicação, o que contribui significativamente para riscos e exposição da gestante à radiação. Assim, sua indicação deve ocorrer em casos refratários aos métodos conservadores de tratamento.

Em alguns casos, injeções epidurais podem ser consideradas para alívio da dor. As injeções epidurais também são procedimentos minimamente invasivos que envolvem a administração de medicamentos diretamente no espaço epidural, que fica ao redor da medula espinhal. Geralmente, essas injeções incluem a combinação de um corticosteroide anti-inflamatório e um anestésico local e são indicadas quando há envolvimento de múltiplas raízes na causa da dor, pois permitem aplicação de fármacos em uma região mais abrangente. Preferencialmente, as injeções epidurais são administradas após o primeiro trimestre, quando o risco potencial para o feto é menor. Embora as injeções epidurais geralmente sejam seguras, existem riscos potenciais, como infecção, sangramento e reações alérgicas. Esses riscos devem ser discutidos de forma aberta e transparente com a gestante.

Cirurgia na coluna lombar durante a gravidez

A decisão de realizar cirurgia na coluna lombar durante a gravidez é extremamente delicada e rara, sendo geralmente reservada para casos graves em que as opções de tratamento falharam e a qualidade de vida da gestante é significativamente comprometida, especialmente quando existem alterações neurológicas persistentes e/ou progressivas que podem resultar em sequelas funcionais se não forem tratadas. Dentre as situações destacam-se algumas afecções que podem necessitar de intervenção cirúrgica durante a gestação:

Hérnia de disco: Durante a gravidez, as alterações na postura e o aumento do peso podem aumentar a pressão na coluna lombar, contribuindo para o desenvolvimento ou agravamento de hérnias de disco. Quando há compressão nervosa radicular ou quadros mais graves, como a síndrome da cauda equina, em que ocorre alteração sensitiva e motora associada à perda do controle esfincteriano, a ressecção cirúrgica do fragmento discal herniado torna-se imperativa. A microdiscectomia (remoção do disco por acesso minimamente invasivo) pode ser considerada para remover parte do disco herniado e aliviar a pressão sobre os nervos (Figura 29.1).

Espondilolistese: Em casos raros, a espondilolistese, uma condição em que uma vértebra escorrega para a frente com relação à vértebra adjacente, pode levar a sintomas graves, exigindo consideração cirúrgica. Nessas situações, a associação entre procedimentos descompressivos para aliviar os sintomas neurológicos necessitam ser associados à realização de artrodeses (fusões entre vértebras) para garantir a estabilidade vertebral representando procedimentos de maior porte e, portanto, maior risco para a gestante e para o feto. A abordagem cirúrgica da espondilositese deve ser considerada em casos de dor intensa refratária ao tratamento conservador ou em situações de comprometimento neurológico (Figura 29.2).

Estenose espinhal: A estenose espinhal, caracterizada pelo estreitamento do canal espinhal, pode causar compressão das raízes nervosas, resultando em dor e desconforto, às vezes justificando intervenção cirúrgica. Em muitas situações existe uma condição

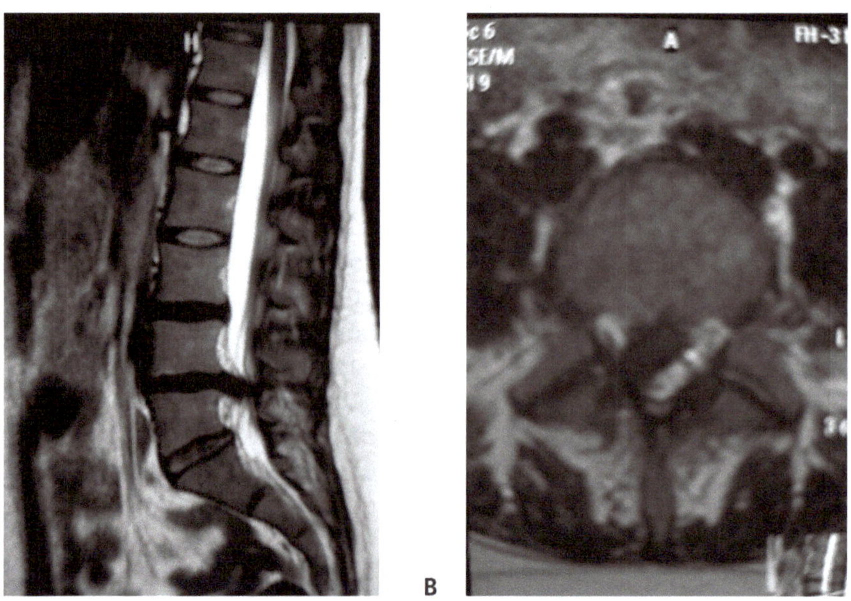

Figura 29.1 – Imagem de corte sagital (**A**) e axial (**B**) evidenciando hérnia de disco de grande volume ente a quarta e quinta vértebras lombares, causando compressão das estruturas no interior do canal vertebral. Fonte: Arquivo pessoal do autor.

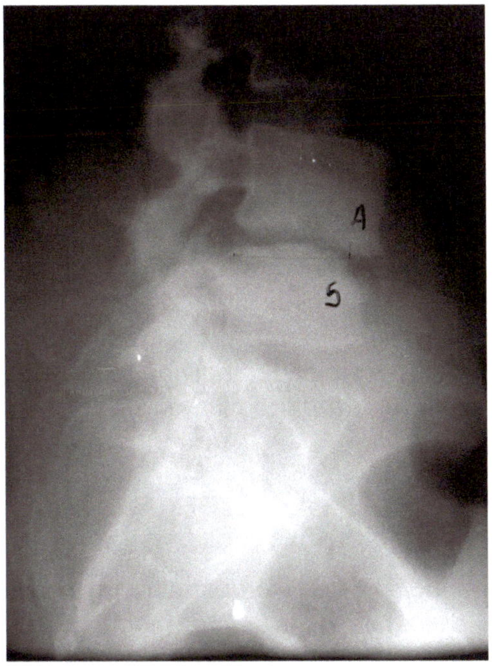

Figura 29.2 – Imagem de radiografia da coluna lombossacral na incidência de perfil evidenciando espondilolistese entre a quarta e quinta vértebras lombares. Fonte: Arquivo pessoal do autor.

prévia em que a gestante já tem um canal congenitamente mais estreito como característica física. Quando isso está associado às alterações biomecânicas impostas pela gestação, os sintomas dolorosos e de claudicação neurogênica surgem ou se exacerbam, podendo haver necessidade, em casos extremos, de cirurgias descompressivas do canal vertebral denominadas laminectomias (Figura 29.3).

Fraturas vertebrais graves: Fraturas vertebrais graves, geralmente em decorrência de acidentes ou traumas significativos, podem exigir cirurgia, especialmente se houver comprometimento das estruturas nervosas ou instabilidade mecânica resultante da energia do trauma. Essas lesões devem ser abordadas emergencialmente e, em geral, estão associadas a outros traumas graves, constituindo um grande desafio que deve ser abordado de forma multidisciplinar atendendo às necessidades da gestante politraumatizada.

Caso a cirurgia seja inevitável, muitos cirurgiões preferem realizar procedimentos durante o segundo trimestre, considerado o período mais seguro para intervenções durante a gravidez. A gestante deve ser cuidadosamente avaliada por uma equipe multidisciplinar, incluindo obstetras, anestesistas e ortopedistas, para garantir que todos os riscos sejam considerados. O uso de técnicas de imagem avançadas, como fluoroscopia, é preferível durante procedimentos cirúrgicos para garantir precisão e segurança, apesar de representar um risco à exposição da gestante à radiação. Durante a cirurgia, é essencial monitorar continuamente o bem-estar fetal, e deve-se administrar anestesia levando em consideração a gestação. Após a cirurgia, são necessários acompanhamento cuidadoso e planos de recuperação adaptados à condição da gestante, levando em conta as alterações físicas próprias da gravidez.

A

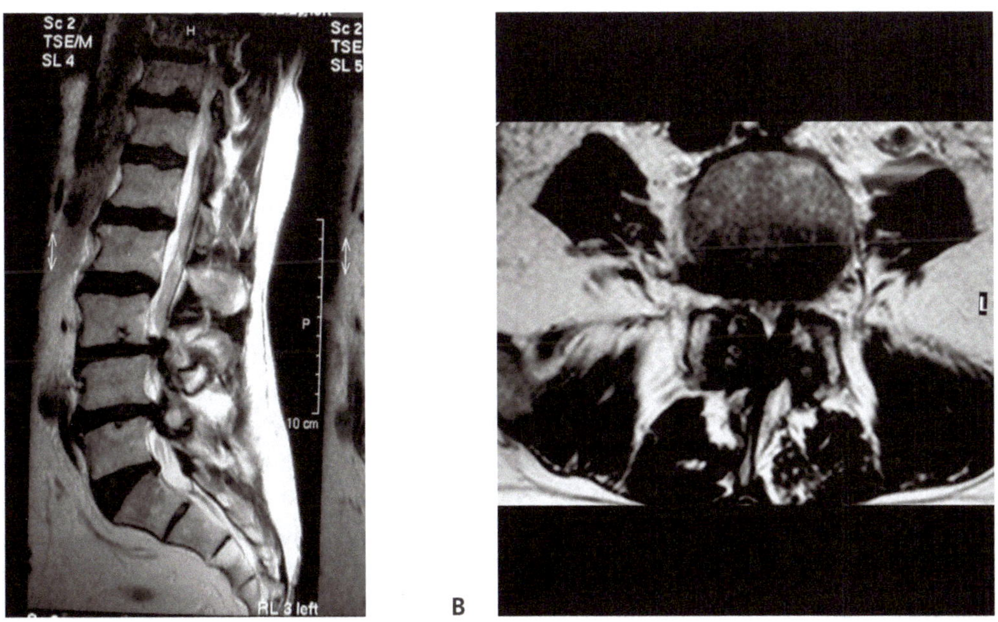

Figura 29.3 – Imagens de ressonância magnética no corte sagital (**A**) e axial (**B**) em que se observa redução expressiva do diâmetro do canal vertebral, ilustrando as alterações da estenose na coluna lombar. Fonte: Arquivo pessoal do autor.

Cuidados pós-parto para mulheres com alterações na coluna lombar

Durante o pós-parto, é crucial realizar avaliações regulares da intensidade da dor e do desconforto. Isso pode envolver o uso de escalas de avaliação da dor para documentar a evolução ao longo do tempo. Com base na avaliação, intervenções adequadas, como fisioterapia, medicação para controle da dor ou ajustes na rotina de exercícios, podem ser implementadas para garantir melhores resultados.

Encaminhar a paciente no período pós-parto para fisioterapia especializada em saúde da mulher é uma alternativa com bons resultados a longo prazo. Os programas de exercícios devem ter como foco o fortalecimento da musculatura lombar, abdominal e do assoalho pélvico, promovendo uma recuperação eficaz. Inicialmente, os exercícios de baixo impacto, como caminhadas e alongamentos suaves, são preferíveis. Conforme a recuperação progride, atividades mais intensas podem ser gradualmente introduzidas.

As pacientes podem receber orientações específicas sobre como manter uma postura adequada durante a amamentação. Isso inclui o uso de travesseiros de suporte para evitar a sobrecarga na coluna. Realizar sessões práticas de orientação postural, com a participação de profissionais de saúde, pode ajudar as mães a integrar essas práticas em seu cotidiano.

Garantir o acesso a profissionais de saúde mental também constitui um passo importante no período pós-parto. Muitas mulheres podem enfrentar desafios emocionais, e o suporte adequado é essencial para promover o bem-estar mental.

Desenvolver um plano de graduação para o retorno às atividades habituais, considerando a individualidade de cada puérpera, personaliza a recuperação de acordo com seu cotidiano, podendo incluir recomendações sobre carregar peso, exercícios mais intensos e atividades domésticas. Monitorar continuamente o progresso e ajustar o plano conforme necessário garantem a progressão do condicionamento físico e recuperação das alterações que ocorreram durante a gestação. Avaliações regulares com profissionais de saúde ajudam a garantir uma transição suave para atividades mais intensas. Também se recomenda integrar programas de exercícios pós-parto que combinem atividade física com orientações nutricionais para promover a perda de peso de forma segura.

Fornecer orientações ergonômicas para atividades diárias relacionadas com o cuidado do bebê, como trocar fraldas e colocar o bebê no berço e oferecer treinamento prático sobre como lidar com o bebê, levantá-lo e alimentá-lo de maneira a proteger a coluna, podem contribuir principalmente para as mulheres com limitações funcionais maiores ou que apresentem alterações preexistentes na coluna vertebral.

Esses cuidados pós-parto são fundamentais para garantir a recuperação eficaz da coluna lombar e promover o bem-estar geral das mulheres após o parto. A abordagem personalizada e a atenção contínua às necessidades individuais são essenciais para garantir uma transição suave para a maternidade.

Mensagens finais – prioridade na saúde materna

A saúde da coluna lombar durante a gravidez é crucial para o bem-estar geral da mulher. Os cuidados preventivos e a abordagem proativa são essenciais para minimizar o impacto das alterações na coluna.

Uma abordagem multidisciplinar, envolvendo profissionais de saúde como obstetras, fisioterapeutas, ortopedistas e psicólogos, é fundamental para oferecer cuidados personalizados, considerando as particularidades de cada gestante.

Estratégias de prevenção, incluindo exercícios adequados, postura correta e educação contínua, desempenham um papel crucial na mitigação das alterações na coluna lombar durante a gravidez.

O pós-parto demanda atenção especial, com enfoque em reabilitação, exercícios pós-parto, cuidados com a postura e suporte emocional. Esses cuidados visam garantir uma recuperação completa e promover a saúde a longo prazo.

Decisões quanto à realização de procedimentos cirúrgicos para afecções na coluna lombar durante a gravidez devem ser tomadas com extrema cautela, considerando os riscos e benefícios para a gestante e o feto. A colaboração entre diferentes especialidades médicas é crucial nesse processo.

A parceria entre profissionais de saúde e gestantes é fundamental. A troca de informações, a comunicação aberta e o envolvimento ativo na tomada de decisões garantem uma jornada de cuidados eficaz e centrada na paciente.

O objetivo final é proporcionar não apenas uma gravidez saudável, mas também uma qualidade de vida pós-parto plena. Cuidados contínuos, ajustes personalizados e promoção do bem-estar são elementos essenciais desse processo.

Ao concluir este capítulo, nosso compromisso é oferecer informações abrangentes e práticas para guiar as gestantes em sua jornada, proporcionando conforto, saúde e empoderamento durante e após a gravidez.

Bibliografia

- Aasheim V, Waldenström U, Rasmussen S, Espehaug B. Satisfaction with life during pregnancy and early motherhood in first-time mothers of advanced age: a population-based longitudinal study. BMC Pregnancy and Childbirth. 2017;17(1):1-9.
- Adams MA, Bogduk N. The biomechanics of back pain. Amsterdam: Elsevier, 2019.
- Corso MJ, et al. The role of preoperative opioid use in the incidence of postoperative opioid prescriptions in the lumbar spine surgery population. Spine. 2021;46(4):229-36.
- De Cox L. Maternal and fetal outcomes after lumbar surgery in pregnant women: a systematic review and meta-analysis. J Neurosurg. 2021;1-14.
- Fufa D T, Wamisho B L. The role of ultrasound in the evaluation of musculoskeletal system. Radiol Res Pract. 2017.
- Ghodsi SM, et al. Lumbar discectomy in pregnant women: analysis of 37 cases and review of the literature. J Neurosurg. 2018;29(4):358-66.
- Lara-Cinisomo S, Wisner K L. Nutrition in the prevention and treatment of common mental disorders during pregnancy. In: Lammi-Keefe CJ, Couch SC, Resse EA (eds.). Handbook of nutrition and pregnancy. Totowa: Humana Press; 2014: p. 363-75.
- Leahy-Warren P, McCarthy G, Corcoran P. Postnatal depression in first-time mothers: prevalence and relationships between functional and structural social support at 6 and 12 weeks postpartum. Archives of Psychiatric Nursing. 26(4):30-39.
- Liddle_SD, Pennick_V. Interventions for preventing and treating low-back and pelvic pain during pregnancy. Cochrane Database Syst Rev. 2015;2015(9):CD001139.
- Mens JMA, Pool-Goudzwaard A, Stam HJ. Mobility of the pelvic joints in pregnancy-related lumbopelvic pain: a systematic review. Obstet Gynecol Surv. 2009;64(3):200-8.
- Mitchell AA, Gilboa SM, Werler MM, Kelley KE, Louik C, Hernández-Díaz S, et al. Medication use during pregnancy, with particular focus on prescription drugs: 1976-2008. Am J Obstet Gynecol. 2011;205(1):51.e1-8.
- Mota MJ, Cardoso M, Carvalho A. Back pain in pregnancy: a longitudinal study. Acta Obstet Gynecol Scand. 2015; 94(1):76-82.
- Njølstad TS, Villumsen M, Ernst C. The role of hormones in musculoskeletal pain. In: Fitzgeralg CM, Segal NA. Musculoskeletal health in pregnancy and postpartum. Sharjah: Bentham Science Publishers; 2012. p. 13-24.
- Ostgaard HC, Andersson GB, Karlsson K. Prevalencé of back pain in pregnancy. Spine. 1991;16(5):549-52.
- Panjabi MM. A hypothesis of chronic back pain: ligament subfailure injuries lead to muscle control dysfunction. Eur Spine J. 2006;15(5):668-76.
- Scharf S, Brown R, Antoni M. Bone-health pain and syndromes in women. J Womens Health. 2002;11(5):471-80.
- Staartjes V E, et al. Surgery for lumbar disk herniation during pregnancy: a narrative review. World Neurosurg. 2020; 134:e475-85.
- Vleeming A, Albert HB, Östgaard HC, Sturesson B & Stuge B. European guidelines for the diagnosis and treatment of pelvic girdle pain. Eur Spine J. 2008;17(6):794-819.
- Wang SM, Dezinno P, Maranets I, Berman MR, Caldwell-Andrews AA, Kain ZN. Low back pain during pregnancy: prevalence, risk factors, and outcomes. Obstet Gynecol. 2004;104(1):65-70.
- White AA, Panjabi MM. Clinical biomechanics of the spine (2nd ed.). Philadelphia: J.B. Lippincott; 1990.

30 Tontura

Mônica Alcantara de Oliveira Santos
Silvio José Riso Alcantara

Equilíbrio e tontura

O equilíbrio é uma função extremamente complexa que se baseia em múltiplas aferências sensoriais, como a visão, a propriocepção e o labirinto. Essas informações, uma vez captadas, são enviadas para o sistema nervoso central (SNC), no qual o cerebelo tem importância fundamental.

A partir dessas informações aferenciais, são geradas duas respostas reflexas principais, com o objetivo de manter o equilíbrio corporal: o reflexo vestíbulo-ocular (RVO) e o reflexo vestibuloespinhal (RVE).

O RVO é responsável por estabilizar a imagem na retina, permitindo que a visão permaneça nítida, enquanto a cabeça está em movimento. O RVE estabiliza a cabeça e a postura por meio de suas respostas eferentes para a musculatura do pescoço e do esqueleto axial.

Distúrbios nesse complexo sistema causam desequilíbrio e podem manifestar-se clinicamente como tontura.

A tontura é um sintoma classicamente descrito como a sensação errônea de movimento. A Bárány Society, a sociedade internacional para otoneurologia, melhor caracterizou e classificou o sintoma em:

- Vertigem (sensação de movimento falsa ou distorcida).
- Tontura (sensação de orientação espacial perturbada ou prejudicada).
- Sintomas vestibulovisuais.
- Sintomas posturais.

Gravidez

Durante a gravidez podem ocorrer alterações físicas, hormonais e psicológicas desde a concepção até o parto. Conhecendo o complexo sistema que mantém o equilíbrio, é simples compreender que essas modificações que ocorrem no organismo não raramente afetam a perfeita homeostase dos órgãos aferenciais, do sistema central regulatório e também das estruturas de respostas motoras, tanto musculares como nervosas, levando a paciente gestante a apresentar tontura.

Especificamente no órgão labiríntico, o estrogênio e a progesterona afetam o equilíbrio específico e as estruturas relacionadas com a audição, à medida que alteram a osmolaridade dos líquidos endolinfáticos, afetando a estria vascular, a cóclea e o ligamento espiral.

Embora não consigamos palpar, ver ou auscultar o labirinto, podemos, por meio da avaliação das respostas reflexas já citadas anteriormente – o RVO e o RVE – avaliar a função labiríntica. O aparelho *video Head Impulse Test* (vHIT) avalia a capacidade do indivíduo de fixar um ponto quando um examinador movimenta rapidamente a sua cabeça. Demonstrou-se, com a utilização do vHIT, que, no início do segundo trimestre de gestação, existe uma piora nas respostas dos reflexos vestíbulo-oculares, com ganhos menores nos testes para canais laterais.

Alterações específicas na audição e na propriocepção no exame físico também são notadas entre o segundo e terceiro trimestres de gravidez.

Foram descritas diminuição dos limiares auditivos em baixas frequências (sons mais graves) e diminuição da tolerância auditiva (hiperacusia) na gravidez, mimetizando uma doença coclear. Porém, não se espera que essa diminuição da acuidade auditiva atinja níveis considerados fora dos limites da normalidade, e essa condição tende a normalizar-se no pós-parto.

Durante a gravidez, também se espera um aumento da taxa metabólica basal, que se deve ao aumento do consumo de oxigênio, aumento do débito cardíaco e expansão do volume sanguíneo. Há um aumento de cerca de quatro litros na água corporal total, que contribui, entre outros fatores, para o aparecimento de edema, principalmente no terceiro trimestre. Esse edema também corrobora o distúrbio proprioceptivo.

Além disso, distúrbios da marcha e quedas podem ser resultantes de problemas de propriocepção e cognição provocados pelas alterações vascular e eletrolítica nos receptores periféricos.

Gravidez e doenças vestibulares

Além dos distúrbios aferenciais que são secundários a alterações consideradas fisiológicas da gravidez, observa-se que algumas doenças de grande relevância na otoneurologia, como doença de Ménière, migrânea vestibular e vertigem posicional paroxística benigna, são exacerbadas durante a gravidez.

Doença de Ménière

A doença de Ménière é uma doença multifatorial que está associada ao acúmulo de endolinfa (chamado hidropisia endolinfática) no ducto coclear e nos órgãos vestibulares. Clinicamente, ela é caracterizada por crises de vertigem acompanhadas de perda auditiva, zumbido e plenitude aural. Os sintomas auditivos são flutuantes com possível recuperação total da audição após melhora da crise.

Segundo critérios diagnósticos internacionais, considera-se doença de Ménière definida casos com:

a. Dois ou mais episódios espontâneos de vertigem, com duração de 20 minutos a 12 horas.
b. Perda auditiva neurossensorial de baixa a média frequência documentada audiometricamente.
c. Sintomas auditivos flutuantes (audição, zumbido ou plenitude) na orelha afetada.
d. Quando os sintomas não são bem explicados por outro distúrbio vestibular.

De acordo com os mesmos critérios internacionais, considera-se doença de Ménière provável:

a. Dois ou mais episódios de vertigem ou tontura, com duração de 20 minutos a 24 horas.
b. Sintomas auditivos flutuantes (audição, zumbido ou plenitude) na orelha afetada.
c. Quando os sintomas não são bem explicados por outro distúrbio vestibular.

Como já foi abordado, na gestação ocorrem, entre outras alterações, retenção hídrica importante e disfunções eletrolíticas intracocleares. Essas alterações podem levar à piora nos sintomas da doença de Ménière, que pode manifestar crises mais intensas e mais frequentes.

Relatos que relacionam o declínio da osmolaridade com o aumento das crises de vertigem apontam para a osmolalidade sérica como um possível fator no efeito da gravidez na doença de Ménière.

O tratamento das crises na gestação pode ser feito com dimenidrinato ou meclizina. Diuréticos devem ser indicados com muita cautela, pelos efeitos hipotensor, hipovolêmico e redutor do débito cardíaco. Outras medicações, como betaistina, metoclopramida e diazepam, não têm sua segurança comprovada na gestação e devem ser avaliadas caso a caso.

Migrânea vestibular

A migrânea vestibular é um dos distúrbios vestibulares mais comuns, afetando entre 1% e 2,7% da população em geral, e cerca de 65% a 85% dos pacientes são do sexo feminino.

Apresenta-se como uma síndrome vestibular episódica associada à enxaqueca, que pode estar associada a diversos sintomas como: vertigem, náuseas, vômitos, plenitude aural, zumbido. Como alguns desses sintomas são muito presentes e até mesmo exacerbados durante a gravidez, a migrânea vestibular é provavelmente uma condição subdiagnosticada e subtratada na gravidez.

Segundo os critérios diagnósticos definidos pelo Comitê para Classificação de Distúrbios Vestibulares da Bárány Society e pelo Subcomitê de Classificação de Enxaqueca da International Headache Society define-se migrânea vestibular como:

a. Pelo menos cinco episódios com sintomas vestibulares de intensidade moderada ou grave, com duração de cinco minutos a 72 horas.

b. História atual ou prévia de enxaqueca com ou sem aura, de acordo com a International Classification of Headache Disorders.

c. Uma ou mais características de enxaqueca em pelo menos 50% dos episódios vestibulares:
   - Cefaleia com pelo menos duas das seguintes características: unilateral, pulsátil, intensidade de dor moderada ou intensa, agravamento por atividade física rotineira.
   - Fotofobia e fonofobia.
   - Aura visual.

d. Quando os sintomas não são bem explicados por outro diagnóstico vestibular ou pela International Classification of Headache Disorders.

De acordo com os mesmos critérios internacionais, considera-se migrânea vestibular provável:

a. Pelo menos cinco episódios com sintomas vestibulares de intensidade moderada ou grave, com duração de cinco minutos a 72 horas.

b. Apenas um dos critérios b ou c (história de enxaqueca ou características da enxaqueca durante o episódio).

c. Quando os sintomas não são bem explicados por outro diagnóstico vestibular ou pela International Classification of Headache Disorders.

A etiologia da migrânea vestibular é muito discutida e possivelmente multifatorial, incluindo, além de predisposição genética, desregulação neuroquímica e mecanismos pró-inflamatórios, que levariam a alterações elétricas e vasculares que desencadeariam as crises. Portanto, espera-se que alterações fisiológicas nos sistemas endócrino, hematológico e vascular durante a gravidez possam afetar os processos fisiopatológicos da migrânea vestibular e alterar o curso dos sintomas experimentados nesse período.

Embora as alterações gravídicas hormonais e de osmolaridade possam afetar pacientes e piorar as queixas de cefaleia e tontura, o que se observa é que cerca de 60% a 90% das mulheres que sofrem de enxaqueca sem aura relatam melhora nas crises de cefaleia durante a gravidez. Um estudo prospectivo mostrou que 47% das mulheres com enxaqueca relataram melhora no primeiro trimestre, 83% no segundo trimestre e 87% no terceiro trimestre.

Considerando que a pior fase da doença ocorre no primeiro trimestre e os possíveis efeitos dos medicamentos na embriogênese que ocorrem nesse período, geralmente não se inicia um tratamento profilático medicamentoso durante a gravidez. As primeiras escolhas terapêuticas baseiam-se em evitar os gatilhos e controlar o estresse, e a utilização da terapia farmacológica fica indicada para abortar crises quando necessário.

Acidente vascular cerebral

Existe uma grande preocupação no diagnóstico precoce de síndromes vestibulares agudas no sentido de diferenciar quadros de etiologia central de quadros periféricos.

Tonturas de início súbito, sem fator desencadeante, que se mantêm por minutos a horas, podem ser quadros de origem vestibular, como labirintites e neurites, mas podem ser causadas por eventos isquêmicos centrais.

As labirintites são muito raras e secundárias a quadros inflamatórios ou infecciosos de origem da orelha média ou meníngea. As neurites são acometimentos do ramo vestibular do VIII nervo par craniano (vestibulococlear), geralmente secundárias a quadros virais.

A incidência de acidentes vasculares cerebrais (AVC) maternos aumentou nos últimos anos, possivelmente em consequência do aumento das taxas de distúrbios hipertensivos na gravidez. O risco de AVC materno é maior no período periparto e pós-parto precoce, e observa-se que, além de doença hipertensiva da gravidez, também história de enxaqueca e eventos infecciosos são fatores de risco para AVC materno.

Ao contrário das estatísticas para AVC geral, em que aproximadamente 87% dos eventos são isquêmicos e 13% hemorrágicos, até 66% dos AVCs maternos são hemorrágicos, tanto intracerebrais como subaracnóideos. Os AVCs hemorrágicos são mais facilmente diagnosticáveis por exames de imagem; porém, os AVCs isquêmicos, principalmente os de fossa posterior que estão relacionados com quadros de tontura aguda, podem ser difíceis de diagnosticar na fase aguda.

Na tentativa de diferenciar quadros centrais de periféricos, foi descrito o acrônimo HINTS, que seria mais sensível que a ressonância magnética na fase inicial para diagnóstico de AVC. HINTS representa a realização de três *bedside tests*, ou testes à beira do leito: *head impulse*, nistagmo, *test of skew*.

- *Head impulse test* (teste do impulso cefálico – HIT): solicita-se que a paciente fixe o olhar no examinador que vira a cabeça da mesma rapidamente para os lados. O objetivo é testar o RVO. O teste é considerado normal se o indivíduo mantiver os olhos fixos no examinador, é considerado alterado se o olho não se mantiver fixado, realizando um movimento de fixação do olho posterior ao movimento da cabeça, chamado sacada corretiva. Em casos de pacientes com tontura aguda, presença de nistagmo e teste do impulso cefálico normal, pensa-se em quadros centrais.

- Nistagmo: pode-se testar o nistagmo espontâneo e o semiespontâneo (que ocorre ao se movimentar o olho para os lados, para cima e para baixo cerca de 30°). Consideram-se os nistagmos verticais (tanto para cima como para baixo) e os multidirecionais (fase rápida do nistagmo alternada) de etiologia central.
- *Test of skew* ou *cover test*: solicita-se à paciente que fixe o olhar no examinador e realiza-se a aclusão dos olhos de forma alternada. O esperado é que a paciente mantenha os olhos fios no examinador. Casos em que ocorre a refixação do olhar no sentido vertical são sugestivos de quadros centrais.

Qualquer alteração sugestiva de etiologia central em um ou mais dos três testes citados – *head impulse normal*, nistagmo com fase rápida alternada e refixação vertical no *test of skew* (ou *cover test*) – sugere-se possibilidade de AVC e implica uma conduta de emergência para isso.

Vertigem posicional paroxística benigna

A vertigem posicional paroxística benigna (VPPB) é uma doença causada pelo deslocamento das otocônias (cristais de carbonato de cálcio) do utrículo para os canais semicirculares. Essas otocônias, ou otolitos, podem depositar-se na cúpula dos canais semicirculares (recebendo o nome de cupulolitíase) ou ficarem livre nos canais (ductolitíase).

Clinicamente, o paciente manifesta-se com tonturas episódicas rápidas, com duração de segundos, desencadeadas pela movimentação da cabeça.

Alguns autores observaram a relação entre o uso de anticoncepcional oral e a recorrência de VPPB, que cessou após a suspensão do tratamento, sugerindo que o comprometimento do equilíbrio hídrico e eletrolítico, as variações do pH endolinfático e o comprometimento do metabolismo da glicose ou lipídios induzidos pelo tratamento contraceptivo oral poderiam causar degeneração otoconial e subsequente descolamento de otocônias e VPPB.

Durante a gravidez, além das já citadas alterações causadas pelas mudanças hormonais, a VPPB pode ser exacerbada em virtude da mudança nos costumes ao deitar-se: o repouso passa a ser mais prolongado no leito e a paciente é orientada a dormir sobre o lado esquerdo para reduzir a compressão da veia cava.

Com o aumento do metabolismo e a maior demanda do feto, observam-se também aumento na absorção de cálcio em diversos tecidos e deficiência da vitamina D. Essas alterações, que são mais comuns a partir do segundo trimestre, levam a alterações na própria otocônia, que se torna mais propícia ao deslocamento do utrículo para os canais semicirculares.

O tratamento da VPPB baseia-se em manobras de reposicionamento. Inicialmente são feitas manobras diagnósticas nas quais se realiza movimentos específicos, que incluem deitar e virar a cabeça e, então, observa-se se essas manobras provocam o aparecimento de nistagmo. A observação do nistagmo permite não apenas diagnosticar a VPPB, mas verificar onde estão localizadas as otocônias que migraram. Reconhecendo o local da VPPB pode-se escolher a manobra de reposicionamento adequada.

As manobras podem ser realizadas nas gestantes, com o cuidado de se verificar as dificuldades físicas individuais e de cada fase da gestação. Existem exercícios de reabilitação que podem ser realizados em casa em situações especiais de pacientes com quadros recidivantes.

Cumpre lembrar que antes de qualquer manobra terapêutica para VPPB é imprescindível ter certeza desse diagnóstico, pois algumas doenças de etiologia central, inclusive tumorais, podem mimetizar quadros de VPPB. Um exemplo são as malformações de Arnold-Chiari, caracterizadas por anormalidades estruturais na fossa posterior do crânio, que levam ao deslocamento das tonsilas cerebelares e à herniação pelo forame magno.

Essas malformações podem causar vários sintomas, incluindo dores de cabeça, dificuldade para engolir, tonturas e problemas de coordenação e, assim como a VPPB, podem ter os sintomas exacerbados com a gravidez, por causa de alterações hormonais, aumento da pressão intracraniana e alterações no volume sanguíneo.

Conclusão

Ao obstetra cabe, assim como a todos médicos, iniciar a primeira consulta perguntando sobre os antecedentes pessoais. Porém, não só os patológicos, mas também por aqueles que a paciente considera como "ocasionais" e que possam ser sinal de alerta para uma interpretação ou, ainda, "gatilho" de um futuro quadro patológico real.

Este capítulo levanta questões, diagnósticos, alertas e condutas menos frequentes ao dia a dia da especialidade ginecológica e obstétrica, mas que poderão ser de extrema importância para apoiar um diagnóstico diferencial ou definitivo, muitas vezes ainda desconhecido por aquela paciente.

Bibliografia

- Bisdorff A, Von Brevern M, Lempert T, Newman-Toker DE. Classification of vestibular symptoms: towards an international classification of vestibular disorders. J Vestib Res. 2009;19(1-2):1-13.
- Castillo-Bustamante M, Espinoza I, Briceño O, Vanegas JM, Tamayo MDM, Madrigal J. Vestibular findings on the video head impulse test (vHIT) in pregnancy: a cross-sectional study. Cureus. 2023;15(6):e41059.
- Çoban K, Yiğit N, Aydın E. Benign paroxysmal positional vertigo in pregnancy. Turk Arch Otorhinolaryngol. 2017;55(2):83-6.
- Formeister EJ, Rizk HG, Kohn MA, Sharon JD. The epidemiology of vestibular migraine: a population-based survey study. Otol Neurotol. 2018;39(8):1037-44.
- Giacomini PG, Napolitano B, Alessandrini M, Di Girolamo S, Magrini A. Recurrent paroxysmal positional vertigo related to oral contraceptive treatment. Gynecol Endocrinol. 2006; 22(1):5-8.
- Kattah JC, Talkad AV, Wang DZ, Hsieh YH, Newman-Toker DE. HINTS to diagnose stroke in the acute vestibular syndrome: three-step bedside oculomotor examination more sensitive than early MRI diffusion-weighted imaging. Stroke. 2009; 40(11):3504-10.
- Lempert T, Olesen J, Furman J, Waterston J, Seemungal B, Carey J, et al. Vestibular migraine: diagnostic criteria (update). J Vestib Res. 2022;32(1):1-6.
- Lopez-Escamez JA, Carey J, Chung Won-Ho, Goebel JA, Magnusson M, Mandalà M, et al. Diagnostic criteria for Ménière's disease. J Vestib Res. 2015;25(1):1-7.
- Mishra A, Hirani S, Hirani S, Shaikh MYD, Khanholkar S, Prasad R, et al. Malformations in pregnancy and labor: challenges and management strategies. Cureus. 2023;15(8):e43688.
- Rivera IDS, Zeigelboim BS, Jurkiewiczz AL. Reabilitação vestibular em gestantes com vertigem posicional paroxística benigna: estudo de dois casos/Vestibular rehabilitation in pregnant women with benign paroxysmal positional vertigo: study of two cases. Acta AWHO. 2002;21(2).
- Sances G, Granella F, Nappi RE, Fignon A, Ghiotto N, Polatti F, et al. Course of migraine during pregnancy and postpartum: a prospective study. Cephalalgia. 2003;23(3):197-205.
- Sennaroglu G, Belgin E. Audiological findings in pregnancy. J Laryngol Otol. 2001;115(8):617-21.
- Serna-Hoyos LC, Herrón Arango AF, Ortiz-Mesa S, Vieira-Rios SM, Arbelaez-Lelion D, Vanegas-Munera JM, et al. Vertigo in pregnancy: a narrative review. Cureus. 2022;14(5):e25386.
- Shiny Sherlie V, Varghese A. ENT Changes of Pregnancy and Its Management. Indian J Otolaryngol Head Neck Surg. 2014;66(Suppl 1):6-9.
- Swartz RH, Cayley ML, Foley N, Ladhani NNN, Leffert LR, Bushnell C, et al. The incidence of pregnancy-related stroke: a systematic review and meta-analysis. Int J Stroke. 2017;12(7):687-97.
- Toshniwal V, Agrawal A, Toshniwal T, Toshniwal S, Khanke S, Bakshi S, et al. A systematic review of vertigo: negligence in pregnancy. Cureus. 2022;14(10):e29814.
- Uchide K, Suzuki N, Takiguchi T, Terada S, Inoue M. The possible effect of pregnancy on Ménière's disease. ORL J Otorhinolaryngol Relat Spec. 1997;59(5):292-5.
- van Casteren DS, van den Brink AM, Terwindt GM. Migraine and other headache disorders in pregnancy. Handb Clin Neurol. 2020;172:187-99.
- Zambrano MD, Miller EC. Maternal Stroke: an Update. Curr Atheroscler Rep. 2019 Jun 22;21(9):33. doi: 10.1007/s11883-019-0798-2. PMID: 31230137; PMCID: PMC6815220.

31 Vícios

Sebastião Piato

Introdução

Os vícios de consumir álcool, fumar tabaco e usar e abusar de cocaína/*crack* e maconha constituem-se em doenças que causam dependência física e psicológica. Quando presentes em grávidas, esses vícios ocasionam agravos de variável intensidade nos organismos das gestantes e de seus conceptos.

Alcoolismo

A ingestão de álcool no decurso da gestação exerce importantes impactos no embrião e no feto. Persistem dúvidas acerca da relação dos agravos ocasionados no concepto com a quantidade ingerida de álcool durante a gravidez. Por outro lado, é fato sobejamente comprovado que as complicações de maior gravidade com relação ao concepto decorrem da exposição do mesmo ao etanol no período de sua embriologia, isto é, no primeiro trimestre da gestação.

A passagem do estanol pela barreira placentária se dá com rapidez, de maneira que sua concentração máxima no sangue do concepto ocorre depois de cerca de 24 horas após sua ingestão pela grávida. Do mesmo modo, é rápida a passagem do álcool pela barreira hematoencefálica (BHE) do concepto, fato que expõe os órgãos do seu sistema nervoso central a sérias complicações.

É importante assinalar que o álcool provoca importante vasoconstrição das artérias placentárias, assim como nos seus ramos intervilositários. Essa vasoconstrição generalizada causa o temível quadro de insuficiência placentária e de suas importantes repercussões.

Impactos na gestação

Abortamento espontâneo

Essa complicação ocorre quando a insuficiência placentária se estabelece antes da 20ª semana de gravidez.

Restrição do crescimento fetal

Nas gestações em que ocorre insuficiência placentária prolongada sem que ocorra a sua perda, a redução da oferta de nutrientes para o feto resulta em baixo peso ao nascer.

Complicações do sistema nervoso central

É indiscutível que os agravos mais sérios ocasionados pelo alcoolismo se relacionam com os órgãos desse sistema, isto é, o cérebro e o cerebelo.

Uma das vertentes relacionadas com as complicações do sistema nervoso central (SNC) consiste no aparecimento de malformações congênitas. É reconhecido que o cérebro e o cerebelo são os órgãos com potencial mais elevado para apresentar anomalias congênitas em virtude da exposição ao etanol. As anomalias atribuídas à exposição ocorrem nos lóbulos cerebrais, nos gânglios da base, no corpo caloso e no cerebelo. A segunda vertente relaciona-se com a constatação de que os indivíduos expostos à ação do etanol apresentam prejuízo significativo das funções cognitivas.

Malformações faciais

Indivíduos expostos à ação do álcool no primeiro trimestre da gravidez podem apresentar as seguintes anomalias congênitas da face: hemifaces achatadas, diminuição da circunferência do crânio, defeitos nas orelhas, lábio superior fino, pregas epicânticas e nariz e pálpebras curtos.

Síndrome do alcoolismo fetal

Síndrome do alcoolismo fetal (SAF) engloba todos os agravos anteriormente relatados, sofridos pelos conceptos expostos à ação do álcool. Como ressaltado, as complicações mais relevantes da SAF consistem nas anomalias congênitas dos órgãos do SNC, responsáveis pelo prejuízo das funções cognitivas.

Prevenção da síndrome do alcoolismo fetal

O desconhecimento acerca da quantidade de álcool capaz de ocasionar agravos no concepto constitui-se em entrave na atuação das campanhas contra o alcoolismo no decurso da gestação. Frente a esse desafio, parece-nos razoável que a boa orientação às gestantes refratárias aos conselhos seria recomendar abstinência no primeiro trimestre da gravidez, e seu uso o mais parcimonioso possível no restante do período.

Síndrome da abstinência do álcool

Síndrome da abstinência do álcool (SAA) que se manifesta com maior gravidade em usuárias de bebidas alcoólicas, nas quais a supressão do uso se dá de maneira abrupta, pode-se caracterizar por quadro clínico de baixa gravidade, mas em alguns casos assume contorno assustador.

Quadro clínico da síndrome da abstinência do álcool

As primeiras manifestações consistem em ansiedade, angústia, insônia e desorientação. No extremo das manifestações surge o temível quadro de *delirium tremens*, que se caracteriza por alterações dos níveis de consciência e podem culminar com o aparecimento de convulsões.

Tratamento da síndrome da abstinência do álcool

No sentido de minimizar as manifestações clínicas da SAA, recomenda-se que a supressão do uso de álcool seja gradual. Uma vez manifestados os sintomas, deve-se manter a grávida em repouso em ambiente quieto, com pouca luminosidade e mínima interação com outras pessoas.

No tratamento medicamentoso, os fármacos de primeira linha são os diazepínicos em qualquer época da gestação. Pelo fato de agirem nos mesmos receptores do etanol, esses fármacos devem ser administrados a partir do momento em que se manifestam os sintomas da SAA, independentemente da idade da gravidez.

Nos casos em que os sintomas da SAA ainda não evoluíram para os de *delirium tremens* utiliza-se tratamento via oral com comprimidos de diazepam na posologia de uma unidade a cada 6 ou 8 horas.

Em pacientes com quadro clínico de *delirium tremens* o diazepínico a ser empregado é o lorazepam em ampolas de 2 mg. Esse fármaco deve ser administrado pela via endovenosa na dose de 2 mg a cada 6 ou 8 horas. Tendo em vista o risco potencial de parada cardiocirculatória, é conveniente que essa forma de tratamento seja feita em ambiente hospitalar com condições para solucionar essa complicação.

Tabagismo

O tabagismo é doença endêmica que causa dependência física, psicológica e comportamental. Essa dependência é ocasionada particularmente por dois componentes tóxicos existentes no tabaco, que são a nicotina e o monóxido de carbono. Ambos são absorvidos pelo organismo dos tabagistas por ocasião do ato de fumar cigarro, charuto, cachimbo e narguilé.

Quando o tabagismo é exercido na gestação, esses componentes tóxicos resultantes da queima do tabaco transitam no organismo materno e no do feto, promovendo consideráveis efeitos deletérios.

Impactos do tabagismo na gestação

Os agravos relacionados com a atuação da nicotina e do monóxido de carbono consistem em restrição do crescimento fetal, ruptura prematura da membrana amniótica e morte súbita do recém-nascido.

Restrição do crescimento fetal

As taxas de restrição em conceptos expostos à nicotina e ao monóxido de carbono são nitidamente maiores do que aquelas observadas em gestações de não tabagistas.

O fator responsável pela falha no crescimento do feto consiste no aparecimento de síndrome da insuficiência placentária, que tem como principal fator causal a ação direta dos fatores referidos. Nessa síndrome, a nicotina atua diretamente sobre os vasos arteriais do útero e da placenta, causando vasoconstrição, segundo Lehtovirta e Forss (1978).

Esse efeito ocasiona redução do fluxo interviloso de sangue arterial. Morrow *et al.* (1988) constataram em fumantes importante alteração da velocidade do fluxo do sangue umbilical e uterino.

Ruptura prematura da membrana amniótica

As taxas de frequência dessa complicação obstétrica são significativamente mais elevadas em gestantes que fumam do que naquelas não tabagistas. O fator primário responsável pela ruptura é o monóxido de carbono. Esse agente tóxico do tabaco ocasiona queda da concentração plasmática de ácido ascórbico, que é a substância imprescindível na produção de colágeno. A deficiência de colágeno é o fator derradeiro na ruptura, uma vez que a fragilização da membrana amniótica deve-se à pobreza das fibras colágenas que participam de sua estrutura.

Morte súbita do recém-nascido

Essa trágica ocorrência vem sendo observada em parcela das crianças de tenra idade, filhas de mães que fumaram durante a gestação.

Segundo Slotkin *et al.* (2001), uma das hipóteses para a explicação da morte súbita consistiria na exposição prolongada da medula adrenal do feto aos agentes tóxicos do tabaco. Essa condição levaria à perda da capacidade da glândula para responder aos efeitos da hipóxia.

Prevenção

Em decorrência dos citados impactos do consumo do tabaco no decurso da gravidez, com a morte súbita do recém-nascido o evento mais catastrófico, numerosas campanhas estão em andamento em todos os países.

Cabe ressaltar que em nossa legislação existe a proibição do ato de fumar em público e no privado. Essa medida tem proporcionado algumas tréguas com relação ao consumo do tabaco.

Síndrome da abstinência

Sintomas

As manifestações decorrentes da cessação de fumar consistem em cefaleia, irritabilidade, insônia, dificuldade de concentração, prejuízo do relacionamento social e outras.

Em virtude do desconforto causado por essas manifestações, têm-se proposto tratamentos, seja pela psicoterapia, por uso de medicamentos ou pela associação de ambos.

Psicoterapia

Tendo em vista que os distúrbios da abstinência mais comuns são de ordem psicológica, a psicoterapia tem lugar importante no tratamento como ressaltado em estudo realizado em nosso meio por Leite e Franken.

Tratamento medicamentoso

A forma de tratamento que pode ser utilizada na síndrome de abstinência em gestantes é a chamada terapêutica de reposição da nicotina. Nessa estratégia, o principal veículo para introdução da nicotina no organismo consiste em adesivo que contém essa substância. Quanto ao cigarro eletrônico, que contenha apenas nicotina, consiste em estratégia importante em mulheres não grávidas; contudo, não existe consenso na literatura sobre seu uso em mulheres grávidas.

O medicamento padrão-ouro para o tratamento da síndrome em não grávidas é a bupropiona. Porém, esse fármaco é contraindicado em gestantes, uma vez que apresenta risco elevado de malformações congênitas do concepto.

Uso de cocaína/*crack*

Neste capítulo analisamos com mais profundidade as complicações ocasionadas pela cocaína e pelo *crack*, quando utilizados no decurso da gestação.

Farmacologia de cocaína/*crack*

Cocaína

Essa droga ilícita é extraída da planta *Erithrocilon coca*. É produzida em quantidade extraordinária em vários países da América do Sul e distribuída por narcotraficantes. Consiste em substância altamente lipossolúvel, que atravessa a barreira placentária com facilidade.

A cocaína é vendida pelos narcotraficantes na forma de pó ("pó", "farinha") e em preparado líquido a ser diluído em água. O uso do pó é feito por meio de aspiração e o do líquido pela via endovenosa.

Crack

Essa droga ilícita consiste em pó de cocaína que, após ser dissolvido em água e ser submetido a aquecimento, transforma-se em pedra, a qual é fumada em cachimbo caseiro. A denominação *crack* adveio do ruído característico produzido pela pedra em combustão.

Efeito euforizante

O mecanismo responsável pelo bem-estar ocasionado com o consumo de cocaína e do *crack* está bem esclarecido. O ponto central da atuação dessas drogas consiste no impedimento da recaptação da dopamina. O consequente aumento da concentração plasmática da dopamina é o fator responsável pela euforia. Cabe assinalar que a manutenção desse mecanismo exige o consumo de doses cada vez mais elevadas da cocaína e do *crack*.

Agravos maternos

O uso de cocaína/*crack* causa efeitos deletérios em todos os sistemas do organismo da gestante. Sobre o SNC promove perda da capacidade de concentração, insônia, excitabilidade e retardamento mental. Quanto ao aparelho circulatório, provoca taquicardia, arritmia e hipertensão arterial.

Complicações obstétricas

Os agravos observados em gestantes usuárias de cocaína/*crack* são: abortamento espontâneo, parto pré-termo, restrição do crescimento fetal, amniorrexe prematura, hipóxia fetal e mortalidade perinatal.

Os principais fatores responsáveis pelo aumento da frequência dos mesmos consistem no constante aporte de cocaína/*crack* no organismo do concepto, na vasoconstrição intervilositária e na maior secreção do ocitocina.

Uso da maconha

Ainda que o consumo da maconha, também denominada *marijuana*, ocasione complicações obstétricas acentuadamente menores, quando comparadas com aquelas produzidas pelo uso de cocaína/*crack*, deve-se desaconselhá-lo para gestantes.

A maconha é extraída da inflorescência de plantas do gênero *Cannabis*, principalmente da espécie *Cannabis sativa*. Entre os princípios ativos da maconha, aquele responsável pelos agravos maternos e do concepto é o delta 9-tetraidrocanabinol (THC). Trata-se de substância altamente lipossolúvel, que se deposita no tecido adiposo da grávida e do feto.

Ciclo do 9-tetraidrocanabinol

Esse princípio ativo penetra na circulação sanguínea após ser aspirado e propaga-se pelo organismo da gestante, atuando de forma mais evidente no sistema nervoso central. A euforia ocasionada pela maconha deve-se à interação do THC com seus receptores no cérebro.

Atuação do tetraidrocanabinol no feto

A passagem desse princípio ativo pela barreira placentária ocorre sem qualquer oposição. Ao chegar ao organismo fetal, o THC exerce efeitos especialmente sobre o SNC e sobre o pâncreas.

No cérebro, o princípio ativo ocasiona alterações responsáveis por distúrbios neurológicos após o parto. Em virtude da deposição do THC no tecido adiposo, os agravos neurológicos podem prolongar-se além do período neonatal. Alterações estruturais do cérebro humano ocasionadas pelo uso da maconha são presumidas por estudos experimentais. Assim, pesquisas feitas em animais revelaram comprometimento da estabilidade do citoesqueleto dos neurônios.

Quanto ao pâncreas, o agravo consiste em bloqueio de liberação da insulina. A complicação obstétrica desse evento consiste em retardo do crescimento fetal.

Bibliografia

- Andrews K, Francis DJ, Riese ML, et al. Prenatal cocaine exposure and prematurity: neurodevelopmental growth. J Dev Behav Pediatr. 2000;21:262-70.
- Bosco C, Diaz E. Pharmacology and cell metabolism: placentalhypoxia and fetal development vesus alcohol exposure in pregnancy. Oxford. 2012;47:109-17.
- Chasnoff IJ, Burns WJ, Schonoll SH, et al. Cocaine use in pregnancy. N Engl J Med. 1985.12;313:666-9.
- Coles CD, Platzman KA, James ME, et al. Effects of cocaine and alcohol use in pregnancy on neonatal growth and neurobehavioral status. Neurotoxicol Teratol. 1992;14:23-33.
- Delaney DB, Larrabee KD, Monga M. Preterm premature rupture of membranes associated with recent cocaine use. Am J Perinatol. 1997;14:285-8.
- Dempsey DA, Benowitz DA. Risks and benefits of nicotine to aid smoking cessation in pregnancy. Drug Saf. 2001;24: 277-322.
- Devido J, Bognovic O, Weis RD. Alcohol use disorders in pregnancy. Harvard Ver. Psychol. 2015;23:12-21.
- Fajemirokun-Odudeyi O, Lindow SW. Obstetric implications of cocaine use in pregnancy: a literature review. Eur J Obstet Gynecol Reprod Biol. 2004;112:2-8.
- Flak AL, Bertrand J, Kesmodel US, et al. The association of mild, moderate and binge prenatal alcohol exposure and

child neropychological exposure outcomes: a meta-analysis. Alcohol Clin Exp Res. 2014;38:214-26.

- Gabriel R, Alsat G, Evain B, at al . Alteration epidermal growth factor receptor in placental membranes of smokers: relationship with intrauterine growth retardation Am J Obstet Gynec. 1994;170:1238-43.
- Gibson GT, Baghurst PA, Colley DP. Maternal Alcohol, tabacco and cannabis consumption and the outcome of pregnancy. Aust N Z J Obstet Gynaecol. 1983;23:15-9.
- Glatt SJ, Bolaños CA, Trksak GH, et al. Effects of prenatal cocaine exposure on dopamine system development: a meta-analysis. Neurotoxicol Teratol. 2000;22:617-29.
- Greenland S, Staisch KJ, Brown N, et al. Effects of marijuana on human pregnancy, labor and delivery. Neurobehav Toxicol Teratol. 1982;4:447-50.
- Lambert DS, Clarke KE. The antenatal physiology and effects of nicotine. Perinatology. 1996;20:15-26.
- Laranjeira R, Nicastrus S, Gerônimo C, et al. Consenso sobre síndrome da abstinência do álcool (SAA) e seu tratamento. Rev Bras Psiquiat. 2000;22:62-71.
- Lehtovirta P, Forss M. The effect of smoking on intervillous blood flow of the placenta. Brit Med J. 1978;85:729-34.
- Leite JC, Franken RA. Group pysicotherapy in the treatment of nicotine dependence: experience of Santa Casa of São Paulo. Rev Cardiol S. Paulo. 1999;6:1-10.
- Morrow RJ, Ritchie JK, Bull SB. Maternal cigarette smoking: the effects on umbilical and uterine blood flow velocity. Am J Obstet Ginec. 1988;158:1069-71.
- Passini Jr R. Alcohol consumption during pregnancy. Rev Bras Ginecol Obstet. 2005;27:373-5.
- Pinheiro SN, Laprega MR, Furtado EF. Morbidade psiquiátrica e uso de álcool em gestantes usuárias do Sistema Único de Saúde. Rev Saude Publica. 2005;39:593.
- Popova S, Lange S, Probst C. Global prevalence of alcohol use during pregnancy and fetal alcohol syndrome: sistematic review and meta-analysis. Lane Glob Health. 2017;5:290-9.
- Qazi QH, Mariano E, Milman DH, et al. Abnormalies in offspring associated with a prenatal marihuana exposure Dev Pharmacol Ther. 1985;8:141-8.
- Richardson GA, Day NL, Goldschimidt L. Prenatal alcohol, marijuana and tobacco use: infant mental and motor development. Neurotoxicol Teratol. 1995;17:479-87.
- Rigotti NA. Clinical practice treatment of tabaco use and dependence. M J Med 2001;346:506-12.
- Rosseti DL, Diana M, Gessa GL. Alcohol withdrawal in rates is associated with marked fall in extraneural dopamine. Alcohol Exp Ver. 1992;16:529-32.
- Shiono PH, Klebanoff MA, Nugent RP, et al. The impact of cocaine and marijuana use in low birth weight and preterm birth: a multicentrer study. Am J Obstet Gynecol. 1995;172:19-27.
- Slotkin TA, Lepp SC, McCook EC, et al. Loss of perenatal hipoxia tolerance after prenatal nicotine exposure: sudden infant death. Brain Res Bull. 1995;38:69-75.
- Slotkin TA, Seiger A, Kjalgaard A, et al. Nicotina induced alteration alterations in the expression of the nicotinic receptors in primary cultures from prenatal brain. Neuroscience. 2001;105:21-34.
- Trevisan L, Bowtrus W, Petrakis I, et al. Complications of alcohol withdrawal: pathophysiological insights. Alcohol Health Res World. 1998;22:1-6.
- Zuckerman B, Frank DA, Hingson R, et al. Effects of maternal marijuana and cocaine use in fetal growth. N Engl J Med. 1989;320: 762-8.

32 Viroses

Sebastião Piato
Amanda Sampaio Alves Morales Piato

Introdução

Em outros capítulos deste livro são retratadas doenças em que os agentes causais são vírus, como é o caso do carcinoma do colo uterino, por exemplo. Neste capítulo tecemos considerações em particular a três viroses associadas à gravidez, que são a rubéola, a Covid-19 e a dengue.

Rubéola

A relevância dessa doença se prende aos numerosos e importantes agravos que ocorrem em significativa parte dos conceptos resultantes de gestações associadas à rubéola.

Agente causal e transmissão

O agente responsável pelo aparecimento da rubéola é o vírus da família *Togaviridae* e do gênero *Rubivírus*.

A transmissão ocorre por meio da via respiratória, em ocasião na qual a gestante se aproxima de pessoa acometida pela virose.

Transmissão vertical

O vírus da rubéola atravessa a barreira placentária e dissemina-se com rapidez no organismo do concepto. O comprometimento por ocasião da embriogênese, isto é, no primeiro trimestre da gravidez, afeta estruturas nobres do concepto, ocasionando elevado risco de anomalias em órgãos, que constitui a temível síndrome da rubéola congênita.

Síndrome da rubéola congênita

As anomalias presentes nos recém-nascidos de mães acometidas pela rubéola são: malformações cardíacas (ducto arterioso persistente, defeitos do septo interatrial), estenose da artéria pulmonar, malformações encefálicas (microcefalia, ventriculomegalia uni ou bilateral), retardamento mental, meningoencefalite, malformações oculares (microftalmia, catarata) e surdez.

Pesquisas revelaram que o percentual de frequência dessa síndrome varia de 80% a 90% quando a infecção aguda ocorre no primeiro mês. Quando ocorre no segundo mês, cai para cerca de 60%. Finalmente, varia entre 30% e 35% quando é observada no terceiro mês.

Diagnóstico

As manifestações clínicas inespecíficas da rubéola impedem a realização de diagnóstico de certeza. Desse modo, a confirmação necessita de avaliação laboratorial. Ao exame físico comumente observa-se *rash* cutâneo, que se caracteriza por minúsculas manchas escarlates, as quais se apresentam principalmente no rosto e tórax.

Exames complementares

O procedimento consiste na pesquisa das imunoglobulinas específicas IgM e IgG. O emprego de ultrassonografia em etapa avançada da gestação presta-se para o diagnóstico de sinais da síndrome da rubéola congênita, especialmente microcefalia.

Prevenção

O Ministério da Saúde preconiza vacinação de todas as crianças com idade de 12 meses, com uso de vacina trivalente viral, que causa imunização com relação à rubéola, ao sarampo e à coqueluche. O uso dessa vacina é contraindicado no decurso da gestação.

Tratamento

Não se dispõe de tratamento específico para a rubéola. Assim, as gestantes acometidas pela infecção devem ser tratadas com o emprego de fármacos que combatam as manifestações clínicas.

Covid-19

A pandemia de Covid-19 consistiu em evento trágico responsável por elevado obituário de gestantes e de conceptos em todos os países do mundo. O consolo que restou acerca dos agravos causados tem sido a ausência de anomalias congênitas neurológicas e dos outros sistemas do organismo do concepto.

Etiologia

O agente responsável pela Covid-19 é o vírus SARS-COV-2, também denominado coronavírus. Esse microrganismo surgiu na província de Hubei, na China, no fim do ano de 2019. Rapidamente disseminou-se para todos os países, com caracterização de pandemia.

Transmissão

O contágio do coronavírus ocorre pelas formas direta e indireta. Na primeira delas, a transmissão ocorre pela passagem de saliva ou de secreções da porção alta do sistema respiratório do indivíduo infectado para a boca, as narinas ou os olhos do indivíduo são. Essa transmissão se dá por ocasião de conversa, beijo, canto, tosse e espirro. A transmissão indireta ocorre ao se tocar qualquer objeto contaminado pelo vírus e, em seguida, tocar lábios, nariz ou olhos.

Transmissão vertical

A passagem do coronavírus para o organismo do concepto, através da barreira placentária está comprovada. Contudo, essa transmissão vertical é de pouco significado e ocorre de forma infrequente. A propósito dessa transmissão, sabe-se que não existe diferença ao se comparar parto vaginal com cesárea e ordenha ou não ordenha do cordão umbilical.

Agravos maternos

Parcela das gestantes acometidas pela Covid-19, cujo percentual é impossível de ser contabilizado, apresenta-se assintomática. Manifestações clínicas de baixa gravidade, como febrícula, tosse esporádica, perda do olfato, diarreia e mialgia ocorrem nos casos leves. Naqueles de média gravidade, a manifestação que mais chama a atenção consiste na síndrome respiratória aguda (SRAC). Outras manifestações graves são síndrome gripal com dispneia, pressão toráxica e coloração azulada de lábios e rosto.

Obituário materno

Os índices de óbitos maternos durante a pandemia foram tanto maiores quanto mais avançada a gestação. Revisão constatou que 5% das mortes ocorreram em grávidas que se encontravam no primeiro trimestre, 21% no segundo trimestre e 37% no terceiro trimestre.

Complicações obstétricas

Os agravos observados consistiram em parto pré-termo e em restrição do crescimento fetal. Por um lado, a prematuridade foi espontânea. Por outro, decorreu da necessidade de antecipação do parto.

Diagnóstico laboratorial

Teste de identificação de antígenos

Trata-se do método com sensibilidade e especificidade altas, além de ser pouco oneroso.

Testes rápidos

Existem vários testes, que são realizados inclusive em farmácias. Deve-se utilizar aqueles que apresentam sensibilidade $\geq$ 80% e especificidade $\geq$ 97%.

Programação do parto

Antecipação do parto

A antecipação é sempre por indicação materna. Deve ser cogitada nos casos em que se constata piora progressiva do quadro clínico, com real risco de óbito da gestante.

Tipo de parto

A opção por parto vaginal ou pela via alta é obstétrica. A espera para clampeamento, assim como a manobra de ordenha, do cordão umbilical devem ocorrer como em parturientes normais.

Prevenção

Medidas gerais

Considerando-se que a transmissão ocorre por meio das vias respiratórias superiores, a medida geral de máxima importância consiste no uso de máscara capaz de vedar completamente as narinas.

Outra medida básica é o isolamento das pessoas infectadas pelo coronavírus, assim como de seus familiares que habitam a mesma casa. Isolamento social é importante, cabendo à sociedade impedir aglomerações.

Finalmente, recomenda-se realizar higienização das mãos após o contato com superfícies potencialmente contaminadas pelo vírus. Para esse fim, recomenda-se o uso de solução de álcool-éter.

Vacinação

O advento da vacina contra o coronavírus constitui-se no marco decisivo na prevenção da Covid-19. As vacinas elaboradas na China, no Reino Unido e nos Estados Unidos consistem no emprego do vírus inteiro da cepa de interesse, que é previamente inativado. Uma vez no organismo, o vírus é percebido como agente estranho e passa a desempenhar resposta imunológica celular. As células envolvidas nessa resposta passam a destruir os coronavírus presentes no organismo.

Tendo em vista suas deficiências imunológicas, as gestantes são colocadas no grupo de risco para o recebimento da vacinação. Essa medida tem particular importância com relação às grávidas que se encontram no terceiro trimestre da gestação, por causa da maior morbiletalidade entre elas.

As contraindicações quanto ao uso de vacina consistem em alergia a qualquer um dos componentes da vacina e história de anafilaxia após vacinação anterior.

Tratamento

Casos leves e moderados

O tratamento ambulatorial ou hospitalar consiste em repouso no leito, uso de sintomáticos e antibioticoterapia. Essa última, que tem como propósito prevenir pneumonia bacteriana, deve consistir no uso da associação de ceftriaxona e azitromicina. A azitromicina pode ser utilizada pela via oral ou endovenosa. Pela via oral, a posologia é de 500 mg, diariamente, durante cinco dias. O uso endovenoso consiste em, igualmente, 500 mg ao dia durante cinco dias. A ceftriaxona deve ser administrada em dose única de 2 g, pela via endovenosa.

Tratamento intensivo

Devem ser encaminhadas para tratamento em unidade de terapia intensiva as gestantes acometidas pela Covid-19 que venham a apresentar uma ou mais das seguintes manifestações clínicas: síndrome respiratória aguda grave (SRAG), tiragem intercostal, relação pO_2/FiO_2 menor do que 300, pressão arterial média abaixo de 60 mmHg, alteração da perfusão periférica, alteração do nível de consciência e oligúria.

Existem evidências de que o posicionamento da grávida em decúbito ventral, durante o tratamento traz significativo benefício. Essa medida é particularmente útil para grávidas que se encontram no terceiro trimestre da gestação. No sentido de minimizar o desconforto, deve-se escorar o abdome com travesseiro.

A antibioticoterapia é feita igualmente com o emprego da associação da ceftriaxona e da azitromicina, pela via endovenosa. A administração de heparina fica reservada para os casos em que a contagem de plaquetas mostra-se abaixo de $50.000/mm^3$. O uso de corticoide justifica-se nos casos que exigem suplementação do O_2. O corticoide de eleição é a metilprednizolona, pela via endovenosa, na posologia de 10 mg/kg de peso.

Sequelas da Covid-19

A síndrome da Covid-19, que ocorre em parte das paciente que estiveram acometidas pela forma grave de doença, apresenta-se com manifestações de variável gravidade.

A forma de agravo mais significativa consiste em fibrose pulmonar, que se caracteriza pela presença de tecido fibroso com aspecto de cicatriz. Sequelas que apresentam menor gravidade, mas que afetam a qualidade devida das gestantes, são perda da memória, dificuldade na concentração, vertigem, insônia, dores articulares, perda do paladar (disgeusia), perda de olfato (anosmia) e estado depressivo.

No sentido de proporcionar assistência pré-natal diferenciada, os serviços obstétricos necessitam de equipe multidisciplinar treinada para atender grávidas acometidas por resquícios da Covid-19.

Dengue

A associação da gravidez à dengue é condição que causa fundada preocupação nas gestantes e seus obstetras, uma vez que são elevados os índices de complicações obstétricas e são igualmente altas as taxas de obituário materno.

Etiologia

O agente causal da dengue é o vírus da família *Flavivirus* e é constituído pelos tipos 1, 2, 3 e 4. Trata-se de arbovírus, uma vez que tem como hospedeiro artrópode, que consiste em mosquito.

Transmissão

O vetor do vírus da dengue por ocasião de sua transmissão para as gestantes é o mosquito *Aedes aegypti*, cujas larvas desenvolvem-se em água presente em numerosos utensílios, especialmente em pneus abandonados.

Após picar a pessoa acometida pela dengue e sugar seu sangue contaminado pelo vírus, o mosquito inocula esse sangue na gestante por meio de picada em algum local de sua pele. Os locais que são mais comumente picados são pernas e pés.

Transmissão vertical

O vírus atravessa com facilidade a barreira placentária e dissemina-se, igualmente, pelo organismo do concepto.

Formas da dengue

Forma clássica

Nessa forma menos grave, as gestantes acometidas pela dengue apresentam manifestações clínicas que guardam semelhança com aquelas da gripe e de outras viroses, as quais consistem em febre moderada ou elevada, cefaleia, astenia, prostração, anorexia, mialgia, artralgia, náuseas, dor retro-orbitral, exantema cutâneo e hepatomegalia dolorosa.

Febre hemorrágica

A denominação hemorrágica dessa preocupante forma de dengue prende-se à ocorrência de sangramentos, que podem ocorrer nas fossas nasais, nos tratos urinário e digestivo, no útero por ocasião de abortamento ou de parto. Esses sangramentos decorrem de permeabilidade vascular, de plaquetopenia e de distúrbios da coagulação sanguínea.

As outras manifestações clínicas que sempre estão presentes são: dor abdominal acentuada, constante e resistente ao tratamento; agitação ou letargia; febre alta; vômitos persistentes; cianose; oligúria; hipotensão postural; e derrames.

Complicações obstétricas

A infecção do concepto, decorrente da transmissão vertical, tem como consequência o aparecimento de maiores índices de abortamento espontâneo e de baixo peso do concepto ao nascimento.

Nos casos de febre hemorrágica, há recomendação do Ministério da Saúde para que seja criteriosa a prática de cesárea, tendo em vista o risco de grave hemorragia.

Diagnósticos

Dengue clássica

No sentido de realizar diagnóstico diferencial com outras viroses, deve-se solicitar teste laboratorial. O teste mais comumente indicado é o sorológico. Conclui-se pela confirmação de dengue quando o teste revelar a presença do anticorpo específico IgM presente.

Febre hemorrágica

Nos casos em que as manifestações clínicas são de menor gravidade o procedimento a ser utilizado consiste na prova do laço, a qual consiste na avaliação do número de petéquias que surgem em quadrilátero com 2,5 cm × 2,5 cm da pele localizado abaixo do esfigmomanômetro insuflado entre a pressão arterial máxima e mínima. Considera-se a prova positiva quando o número de petéquias é igual ou superior a 20. Nos casos em que essa prova é positiva, cabe fazer diagnóstico diferencial com outras doenças hemorrágicas.

Uma vez confirmada febre hemorrágica, deve-se avaliar a contagem de plaquetas e os demais fatores envolvidos na coagulação do sangue. Igualmente, devem ser investigados derrames.

Prevenção

Pelo fato de ser elaborada com o emprego do vírus somente atenuado, a vacina destinada à prevenção da dengue tem seu uso totalmente contraindicado em todos os trimestres da gestação. Desse modo, a única forma de prevenção consiste na tomada de medidas capazes de impedir a picada do mosquito *A. aegypti* infectado pelo vírus.

Uma das formas de impedimento consiste na eliminação do maior número possível de logradouros das larvas do mosquito. A outra maneira é o uso de repelentes do mosquito nos locais da pele que ficam expostos, como o rosto e as mãos. Finalmente, recomenda-se o uso de roupas de cor clara, que cubram os locais da pele com maior risco, isto é, pernas e pés, assim como meias.

Tratamento

Forma clássica

Nessa forma, a gestante deve permanecer em repouso absoluto. No sentido de evitar compressão da veia cava recomenda-se que as grávidas com idade gestacional superior a 20 semanas permaneçam em decúbito lateral esquerdo por mais tempo possível.

Quanto ao tratamento medicamentoso, não são usados fármacos específicos, porém recomendam-se aqueles sintomáticos no tratamento da febre, da tosse e de outras manifestações. O uso de salicilatos e de paracetamol deve ser evitado, os quais devem ser substituídos pela dipirona.

Febre hemorrágica

Grávidas com diagnóstico dessa forma grave da dengue devem receber tratamento dos agravos em unidade de terapia intensiva que disponha de equipe multidisciplinar diferenciada.

Do mesmo modo que as gestantes acometidas pela forma clássica da doença, deve-se manter as pacientes posicionadas em decúbito lateral esquerdo pelo maior tempo possível.

Bibliografia

- Abate SM, Ahmed AS, Mantfardo B, et al. Rate of intensive care unit admission and outcomes among patients with coronavirus: a systematic review and meta-analysis. PLoS One. 2020;15:e 0235653.
- Alvarenga CP, Silani VG, Brasil P, et al. Dengue during pregnancy: a study of thirteen cases. Am J Infect Dis. 2009;5: 288-93.
- Andrus JK, Roses PM. Elimination of rubella and congenital rubella syndrome in the Americas: another opportunity to address inequities in health. Pan Amer Salud Publ. 2004; 15;145-6.
- Babigumira JB, Morgan I, Levin A. Health economics of rubella: a systematic review to asses the value of rubella vaccination. BME Public Health. 2013;13:406.
- Basurko C, Carles G, Yossef M, et al. Matenal and fetal consequences of dengue fever during pregnancy. Eur J Obstet Gynecol Reprod Biol. 2009;147:29-32.
- Best JM. Rubella. Semin Fetal Neonat. 2007;12:182-92.
- Boushra MN, Koifman A, Long NGB. Covid 19 in pregnancy and the puerperium: a review for emergency physicians. AM J Emerg Med. 2021;40:193-8.
- Brasil. Ministério da Saúde. Protocolo de manejo clínico da Covid 19 na atenção especializada. Brasília, 2022.
- Cerda I, Reef S, et al. Fetal risk associated with rubella vaccination during pregnancy. Pediatr Infet Dis. 2007;26:830-5.
- Chen H, Guo J, Wang C, et al. Clinical characteristic and intrauterine vertical transmission potential covid-19 infection in nine pregnant women: retrospective review of medical records. Lancet. 2021;95:809-15.
- Chen N, Zhoum, Dong X, et al. Epidemiological and clinical characteristics of cases of 2019 novel coronavirus pneumonia in Wuhan, China: a descriptive study. Lancet. 2020; 95:507-13.
- Curti SP, Figueiredo CA, Oliveira MI, et al. Prenatal diagnosis of congenital rubella infection in São Paulo. Rev Associ Med Bra. 2014;60:451-6.
- Diaz-Quijano FA, Villar-Centeno LA, Martinez-Vega RA. Predictors of spontaneous bleeding in patients with acute febrile syndrome from a dengue endemic area. J Clin Virol. 2010;49:11-15.
- Duarte G, Quintana SM. Infecção pelo SARS-COV-2 em obstetrícia: enfrentando o desconhecido. Femina. 2020; 48:150-3.
- European Medicine Agencies. Covid-19 vaccine Astrazeneca: benefits still outweigh the risks despite link to rare blood dots with low blood platelets. Amsterdam: European Medicine Agencies, 2021.
- Hodgson SH, Mansatta K, Mallett C, et al. What defines an efficacious covid-19 vacine? A review of the challenges assessing clinical efficacy of vacine against SARS-COV-2. Lancet Infect Dis. 2021;21:26-35.
- Holmes EC, Goldstein SA, Rasmussen AL, et al. The origins of SARS-COV-2: a critical review. Cell. 2021;184:48-56.
- Karyawasam S, Senanayake H. Dengue infections during pregnancy: case series from a tertiary care hospital in Sri Lanka. J Infect Dev Ctries. 2010;24:765-75.
- Kubina R, Dziedzic A. Molecular and sorological tests for Covid-19: a comparative review of SARS-COV-2 coronavirus laboratory and point-of-care diagnostics. Diagnostics. 2020;10:434-6.
- Lanzieri T, Parise MS, Siqueira M, et al. Incidence, clinical features and estimated costs of congenital rubella syndrome after a large rubella outbreak in Recife. Brasil, 1999-2000. Pediatr Infect Dis J. 2004;23(12):1116-22.
- Lee IK, Liu JW, Yang KD. Clinical and laboratory characteristics and risk factors for fatality in elderly patients with dengue hemorrhagic fever. Am J Trop Med Hyg. 2008;79:149-53.
- Lee JY, Bowden DS. Rubella virus replication and links to teratogenicity. Clin Microbiol Rev. 2000;13:571-87.

- Leon RR, Rodriguez MR, Huerta ES, et al. Dengue durante el embarazo. Comunicacion de casos. Ginecol Obstet Mex. 2007;75:687-90.
- Lipsitch M, Swerlow DL, Finelli L. Defining the epidemiology of Covid-19 – studies needed. N Engl J Med. 2020;382:1194-6.
- Miller CL. Rubella in the developing world. Epidemic Infect. 1991;107:63-8.
- Ministério da Saúde. Dengue. Aspectos epidemiológicos, diagnóstico e tratamento. Brasília, 2002.
- Oran DP, Topol EJ. Prevalence of asymptomatic SARS-COV-2 infection. Intern Med. 2020;173:362-7.
- Pouliot H, Xiong X, Harville E, et al. Maternal dengue and pregnancy outcomes: a systematic review. Obstet Gynecol Surv. 2010;65:107-18.
- Sanchotene MLC, Enéas LV, Bercini M, et al. Avaliação prospectiva de gestantes vacinadas contra a rubéola no sul do Brasil. Sci Med. 2007;17:19-23.
- Shereen MA, Khan S, Kazmi A, et al. Covid-19 infection: emergence, transmission and characteristics of human coronaviruses. Adv Res. 2020;24:91-8.
- Sheren MA, Khan S, Kasmi A, et al. Covid-19 infection: emergence, transmission and characteristics of human coronaviruses. J Adv Rev. 2020;24:91-8.
- Siddiqui A, Azria E, Howell A, et al. Associations between maternal obesity and severe maternal morbidity: findings from the French Epimoms population – based study. Paediatr Perinat Epidemiol. 2019;33:7-16.
- Su S, Wong G, Shiw, et al. Epidemiology, genetic recombination and pathogenesis of coronaviruses. Trends Microb. 2016;24:490-502.
- Sutton D, Fuchs K, D'Alton M, et al. Universal screening for SARS-COV-2 in women admitted for delivery. N Engl J Med. 2020;42:2163-4.
- Wang W, Xu Y, Gao R, et al. Detection of SARS-COV-2 in different types of clinical specimens. JAMA. 2020;323:1843-4.
- World Health Organization. Dengue: guidelines for diagnosis, treatment and control. Geneve, 2009.
- World Health Organization. Rubella and congenital rubella syndrome. Bulletin of the World Health Organization. 1998;76:156-7.

33 Toxoplasmose

Sebastião Piato

Introdução

A associação da gravidez à toxoplasmose é motivo de sérias preocupações para a gestante e para o obstetra, levando em conta os seriíssimos agravos que podem surgir no concepto atingido pela doença.

Agente causal

O agente responsável pela toxoplasmose é o protozoário intracelular *Toxoplasma gondii*.

Contágio

O hospedeiro definitivo do *T. gondii* são felídeos, principalmente o gato doméstico. Por esse motivo, a toxoplasmose é denominada popularmente "doença do gato". Os hospedeiros intermediários são os humanos, mamíferos, vacas, porcos e aves, especialmente a galinha.

O contágio ocorre principalmente por ocasião da ingestão de oócitos do *T gondii* presentes nas carnes cruas ou malcozidas desses animais e na água contaminada. Outras formas menos frequentes são representadas por transfusões, transplantes e cirurgias.

O contágio do concepto, caracterizando-se a transmissão vertical, ocorre por meio da passagem de oóxitos pela barreira placentária.

Patogenia

Infecção aguda pelo *T. gondii* é responsável por complicações obstétricas especialmente abortamento espontâneo, parto pré-termo e óbito perinatal.

Os agravos da toxoplasmose congênita de maior importância são neurológicos e oftalmológicos. O agravo neurológico mais marcante consiste em retardamento mental; e o oftalmológico, em coriorretinite. Outros agravos, menos observados, são microcefalia e macrocefalia. Essas complicações formam a chamada síndrome ou tétrade de Sabin.

Diagnóstico da toxoplasmose aguda

A avaliação clínica das grávidas acometidas pela toxoplasmose em estágio capaz de ocasionar a doença congênita é totalmente insuficiente. Nessa etapa, as manifestações clínicas, que consistem em febre baixa, cefaleia, mialgia e presença de adenite, são incaracterísticas.

Igualmente, os achados laboratoriais de sorologia acerca dos anticorpos específicos IgG e IgM não apresentam sensibilidade e especificidade para afirmar que se trata de toxoplasmose aguda.

Assim, o procedimento sorológico capaz de fazer o diagnóstico de toxoplasmose aguda consiste no teste da avidez do anticorpo IgG.

Teste da avidez do IgG

Esse teste laboratorial é indicado para gestantes em que o anticorpo específico IgM apresenta-se negativo.

Considera-se que o contágio da toxoplasmose tenha ocorrido nos últimos três a quatro meses quando o índice do teste apresenta-se abaixo de 30%.

Medidas preventivas

As medidas destinadas a prevenir infecção pelo *T. gondii* relacionam-se com cuidados na alimentação e procedimentos no convívio com gatos.

Medidas na alimentação

Os cuidados que as gestantes devem ter são:

a. Alimentar-se de carnes de vaca, porco e aves congeladas e bem passadas.
b. Ingerir frutas, verduras e legumes bem lavados.
c. Beber água filtrada ou fervida.
d. Não cortar tomate com faca previamente usada para o corte de carnes cruas.

Cuidados com gatos

Grávidas que convivem com gatos devem adotar os seguintes cuidados, além das medidas alimentares:

a. Alimentar os gatos com rações comerciais.
b. Lavar diariamente, com água fervente, os utensílios destinados a defecação dos gatos.
c. Usar luvas para jardinagem, cuidados com hortas e limpeza de caixas de areia.
d. Não manter contato direto com os gatos.

Infelizmente, não há como prevenir-se da transmissão do *T. gondii* por meio de transplantes e de transfusões.

Tratamento

O medicamento a ser utilizado no tratamento das gestantes em que o teste de avidez do anticorpo IgG revelou-se positivo é a espiramicina, que se apresenta sob a forma de comprimidos, com 500 mg.

O tratamento deve estender-se desde o momento em que se toma conhecimento do resultado do teste da avidez até o parto. A dose a ser empregada consiste em dois compridos, por via oral, a cada oito horas.

A importância do uso da espiramicina prende-se ao fato de que esse medicamento bloqueia a transmissão vertical da toxoplasmose, por impedir a passagem do *T. gondii* da grávida para o concepto através da placenta.

Outros medicamentos que podem ser utilizados no tratamento são sulfadiazina, pirimetamina e ácido folínico.

Bibliografia

- Brown ED, Chau K, Atashband S, et al. A systematic review of neonatal toxoplasmosis exposure and sensorineural hearing loss. Int J Pediatr Otorhinolaryngol. 2009;73:707-11.
- Camargo E, Silva EM, Leser PG, et al. Avidez de anticorpos IgG específicos como marcadores de infecção primária recente pelo *Toxoplasma gondii*. Rev Inst Med Trop. 1991;33:213-8.
- Gagne SS. Toxoplasmosis. Prime care update. Ob Gyns. 2001;8:122-6.
- Hedman K, Lappalainen M, Seppaia I, et al. Recent primary toxoplasma infection indicated by a low avidity of specific IgG. J Infect Dis. 1989;159:736-40.
- Igbal J, Khalid N. Detection of acute toxoplasma gondii infection in early pregnancy by IgG avidity and PCR analysis. J Med Microbiol. 2007;56:1495-9.
- Kravetz JD, Federman D. Toxoplasmosis in pregnancy. Am J Med. 2005;118:212-6.
- Lago E G, Endres MM, Scheeren MFC, et al. Ocular outcome of Brazilian patients with congenital toxoplasmosis. Pediatr Infect Dis. 2021;40:21-7.
- Melamed J, Echert GU, Corn UC, et al. Congenital toxoplasma infection: prenatal toxoplasma infection: prenatal screening, transmission and improve clinical outcome at the 3 years. Clin Infect Dis. 2001;56:223-31.
- Montoya JG, Liesenfeld O. Toxoplasmosis. Lancet. 2004;363:1965-76.
- Mozzatto L. Incidence of congenital toxoplasmosis in southern Brazil: a prospective study. Inst Med Trop. 2003;45:147-54.
- Remington JS, Mcheod R, Desmonds R. In: Remington JS, Klein JO (eds). Infectious diseases of the fetus and newborn infants. Philadelphia: Saunders, 1995. p. 14-267.
- Rorman E, Zamir CS, Rilkis I, et al. Congenital toxoplasmosis – prenatal aspects of Toxoplasma gondii infection. Reprod Toxicol. 2006;21:458-72.
- Wallon M, Peyron F, Cornu C, et al. Congenital toxoplasma infection: monthly prenatal screening decreases transmission rate and improves clinical outcome at age 3 years. Clin Infect Dis. 2013;56:1223-31.
- Yamada H, Nishikawa A, Yamamoto T, et al. Prospective study of congenital toxoplasmosis screening with use of IgG avidity and multiplex nested PCR methods. J Clin Microbiol. 2011;49:2552-6.
- Zugaib M, Bittar RE, Francisco RPV. Protocolos assistenciais, Clínica Obstétrica, FMUSP. 5ª ed. São Paulo: Atheneu; 2016.

34 Malária

Sebastião Piato

Introdução

A associação da gravidez à malária constitui-se em sério problema de saúde pública, mormente nas regiões em que essa doença é endêmica. Além dos agravos relacionados com a gestante, que podem chegar ao óbito, a malária é responsável por importantes complicações obstétricas, especialmente restrição do crescimento do concepto.

Etiologia

Os agentes causadores da malária são quatro tipos de protozoários do gênero *Plasmodium*: *P. falciparum*, *P. vivax*, *P. ovale* e *P. malariae*. O primeiro está presente na grande maioria dos casos do binômio malária e gravidez. É seguido pelo *P. vivax* quanto a essa prevalência.

Transmissão

O hospedeiro primitivo do *Plasmodium* é a fêmea do mosquito da espécie *Anophelis darlingi*. A transmissão ocorre pela picada do referido mosquito.

Patogenia

O ciclo do *P. falsiparum* inicia-se no momento em que os esporozoítos penetram e proliferam células hepáticas. Na sequência, esses esporozoítos migram para a corrente circulatória, onde penetram em eritrócitos.

Os esporozoítos que penetram nos eritrócitos produzem uma proteína de superfície por meio da qual eles aderem às paredes dos vasos sanguíneos. Essa adesão tem particular importância na gestação, uma vez que ocorre nos vasos sanguíneos intervilositários da placenta. Esse fenômeno causa inflamação e deposição de fibrina, o que ocasiona alterações no trofoblasto capazes de reduzir o aporte de nutrientes e de oxigênio para o concepto.

Classificação da malária

Malária não complicada

As manifestações clínicas dessa variedade são febre elevada, cefaleia, mialgias, anorexia, náuseas e vômitos. Essas manifestações são totalmente inespecíficas e comparáveis com aquelas da gripe.

Malária complicada

Nessa variedade, os agravos são altamente preocupantes e consistem em convulsões (mais de duas em 24 horas), acidose, anemia acentuada, sangramentos nasais e insuficiência renal.

Complicações obstétricas

As complicações, que consistem em abortamento espontâneo, restrição do crescimento fetal, parto pré-termo, sofrimento fetal e elevada frequência de óbitos perinatais são decorrentes dos agravos placentários.

Diagnóstico

Pelo fato de o quadro clínico da malária ser inespecífico, o seu diagnóstico definitivo necessita de procedimento laboratorial. O método diagnóstico consiste no exame de gota espessa do sangue periférico da paciente, com microscópio comum, segundo a técnica de Walker. Nos casos em que a carga do protozoário é reduzida, torna-se necessário o exame em gota fina.

Prevenção

Oportuna forma de profilaxia consiste no aconselhamento às gestantes para que evitem a ida a regiões onde a malária é endêmica, como ocorre na Amazônia Legal, por exemplo.

Quanto às grávidas moradoras nessas regiões e aquelas com necessidade imperiosa de viajar para esses lugares, as recomendações são: uso de repelente de mosquitos e proteção por meio de mosquiteiros. Existem comprovações de que dormir em rede traz maior segurança do que em cama.

Com relação a gestantes que habitam locais em que o risco de infecção é muito elevado, a melhor estratégia de prevenção consiste no tratamento profilático.

Tratamento

A recomendação do Ministério da Saúde para o tratamento da malária em gestantes, em qualquer trimestre, deve ser o emprego somente do derivado de artemisinina (ACT). No entanto, gestantes devem fazer uso da cloroquina profilática de recaídas na dose de 5 mg/kg/dose, semanalmente, até o primeiro mês da lactação, para prevenção de recaídas. O uso da primaquina é contraindicado, uma vez que pode ocasionar restrição do crescimento fetal.

Bibliografia

- Castaño A, Solano MA, Sanches LGA, et al. Intrauterine growth retardation, low birth weight and prematurity in neonates of pregnant women with malaria in Colombia. Rev Soc Bras Med Trop. 2011;44;364-70.
- Crawley J, Hill J, Yartey J, et al. From evidence to action. Challenges to police change and programme delivery for malaria in pregnancy. Lancet Infect Dis. 2007;7:145-55.
- Ferreira AW. Imunodiagnóstico da malária. In: Organizacion Mundial de la Salud. Washington: OPS; 1988.
- Guyatt HL, Snow RW. Impact of malaria during pregnancy on low birth weight in Sub-Saharan Africa. Clin Microbiol Rev. 2004;17:760-9.
- Osório de Castro GS, Miranda ES, Esher A, et al. Conhecimentos, práticas e percepções de profissionais de saúde sobre o tratamento da malária não complicada em municípios de alto risco da Amazônia Legal. Cienc Saude Colet. 2011;16:44-56.
- Rigken M, Regken J, Parageorghiu A, et al. Malaria in pregnancy: the difficulties in measuring birthweight. Bjog. 2011;118:671-8.
- Steketee RW, Nahlen BL, Parise ME, et al. The burden of malaria in pregnancy in malaria-endemic areas. Am J Trop Med Hyg. 2001;64:28-35.
- Umbers AJ, Aitken EH, Rogerson SJ. Malaria in pregnancy: small babies, big problem. Trends Parasitol. 2011;4:168-75.
- Ward SA, Sevene EP, Hastings IM, et al. Antimalarial drugs and pregnancy: safety, pharmacokinetics and pharmacovigilance. Lancet Infect Dis. 2007;7:136-44.

Parte 3

DOENÇAS CIRÚRGICAS

35 Doenças Cirúrgicas do Abdome

Anna Clara Hebling Mitidieri
Paulo Kassab

Introdução

Estima-se que 1% a 2% das gestantes irão desenvolver uma afecção que necessitará de intervenção cirúrgica. Destas, 45% serão abdominais não obstétricas, sendo a apendicite aguda e as doenças da vesícula biliar as indicações mais frequentes de procedimento cirúrgico de urgência não obstétrica entre gestantes.

O conhecimento sobre a segurança da cirurgia e da anestesia geral durante a gestação baseia-se em estudos retrospectivos em humanos e em animais, além de experiências pessoais de especialistas. Os efeitos exatos a curto e longo prazo da anestesia geral sobre o feto ainda são desconhecidos, porém os fármacos anestésicos em geral, parecem ter capacidade de atravessar a barreira placentária. Qualquer tipo de intervenção cirúrgica sob anestesia geral na gravidez é desafiador em virtude das alterações anatômicas e fisiológicas que a acompanham, e que podem exigir modificações nas técnicas anestésicas e cirúrgicas, a fim de maximizar o seu perfil de segurança. Perda fetal e parto prematuro são as primeiras preocupações dos obstetras nas pacientes que requerem cirurgia no primeiro e terceiro trimestres de gravidez, respectivamente.

Sedagha *et al.* categorizaram as limitações potenciais que poderiam ser associadas ao uso de laparoscopia na gravidez em técnicas e não técnicas.

As técnicas incluem o risco de manipulação uterina por meio do portal umbilical, visão obtida não satisfatória e acesso laparoscópico limitado em decorrência do útero gravídico, presentes principalmente durante o terceiro trimestre.

As limitações não técnicas envolvem os efeitos fisiológicos incertos de um pneumoperitônio sobre o feto e a hipercapnia, presentes durante qualquer trimestre gestacional.

Apesar dos desafios anteriores, as preocupações dos médicos sobre a segurança do feto não devem ofuscar sua decisão de realizar a intervenção cirúrgica quando ela for necessária. Atrasos desnecessários no diagnóstico ou tratamento podem ter complicações graves e fatais tanto para a mãe quanto para o feto.

Assim como em qualquer paciente submetido a intervenção cirúrgica, deve haver uma discussão sobre os riscos e benefícios do procedimento para que a paciente possa tomar uma decisão informada.

Apendicite aguda

A apendicite aguda, segundo dados de literatura, ocorre na mesma taxa em mulheres grávidas e não grávidas, apresentando taxas de uma para cada 500 a 2 mil gestações, geralmente no segundo ou terceiro trimestres. Uma das preocupações está ligada à aparente alta frequência de perfurações na gestante A sintomatologia da apendicite aguda na gestante é semelhante à da população geral, com vômitos, dor abdominal, anorexia, taquicardia; esses sintomas típicos estão presentes apenas em 50% a 75% dos casos. A alteração anatômica na localização do apêndice cecal decorrente da presença de útero gravídico, além do maior distanciamento entre peritônio visceral e parietal, diminui a habilidade de localização de dor no exame abdominal. Exames complementares laboratoriais são uteis para diferenciação diagnóstica e, entre os exames de imagem, o ultrassom é o mais usado, avaliando também o feto, porém a ressonância magnética apresenta maior acurácia por não ser operador-dependente.

O diagnóstico final é difícil, devendo ser fundamentado em uma abordagem multidisciplinar; no entanto, o atraso na cirurgia aumenta o risco de perfuração apendicular e outras complicações. O tratamento de escolha é cirúrgico, sendo relativamente seguro. No caso da apendicite aguda, ao contrário das afecções de vesícula biliar, a laparoscopia pode estar associada a maior risco de aborto; no entanto, é associada a menor tempo de internação, mobilização precoce, menor tempo de paralisia do trato gastrointestinal, menor dor pós-operatória, além de não apresentar diferença estatística quando comparados tempo gestacional, escore de Apgar e peso do feto ao nascimento, sendo a via cirúrgica de escolha em qualquer período gestacional.

No caso de gestações de segundo e terceiro trimestres, o pneumoperitônio deve ser realizado por meio da incisão subxifóidea, e uma pressão mais baixa (cerca de 8 mmHg) deve ser mantida para evitar complicações do pneumoperitônio. Caso não se faça o tratamento ou haja atraso no procedimento cirúrgico, pode ocorrer aumento do risco de complicações, tanto para a mulher quanto para o feto. Por exemplo, quando há peritonite, o risco de perda fetal aumenta de 2% para 6% e o risco de parto prematuro aumenta de 4% para 11%. Quando há perfuração apendicular, o risco de perda fetal aumenta para 24%, a taxa de perda fetal na apendicite não complicada varia de 0% a 1,5%. A perfuração também pode resultar em aumento da incidência de infecção da ferida e aumento do risco de peritonite generalizada porque o omento não consegue isolar a infecção.

Fatores de risco específicos maternos podem predispor a gestante a desfechos obstétricos desfavoráveis: insuficiência cervical prévia, multiparidade, trabalho de parto prematuro durante gestação atual, vulvovaginite e sepse. Malformações congênitas e filhos natimortos não apresentaram incidências diferentes entre gestantes operadas e não operadas.

Apesar de o tratamento não operatório ser uma opção na população em geral, em gestantes existem apenas séries de casos limitadas sobre a estratégia conservadora, com estudos mostrando até 25% de falha em pacientes com apendicite não complicada, além de casos relatados de apendicite recorrente na mesma gestação. Além disso, um estudo demonstrou que gestantes manejadas apenas clinicamente tinham aumento estatisticamente significativo em morbidade materna, inclusive com evolução para choque séptico, peritonite e tromboembolismo venoso. Assim, atualmente, o tratamento não operatório da apendicite aguda durante a gestação não é recomendado.

Nos consensos mais recentes do American College of Obstetricians and Gynecologists (ACOG), em conjunto com a American Society of Anesthesiologists (ASA), alguns dogmas anteriormente defendidos foram desafiados com relação a cirurgias durante a gravidez. Nos *guidelines* da Society of American Gastrointestinal and Endoscopic Surgeons (SAGES), ACOG e a ASA levantaram a preocupação com o aborto espontâneo e trabalho de parto prematuro ao operar no primeiro e terceiro trimestres, respectivamente. Essas preocupações que foram usadas como argumentos para retardar cirurgias não emergenciais até o segundo trimestre ou até o período pós-parto, não foram suportadas por evidências de boa qualidade. As diretrizes enfatizaram que, quando o tratamento cirúrgico é indicado, a apendicectomia laparoscópica é segura em qualquer trimestre de gestação e que a nenhuma mulher grávida deve ser negada uma cirurgia necessária ou ter essa cirurgia atrasada, independentemente da idade gestacional.

Tanto a gestação quanto a cirurgia, independentemente, aumentam risco de eventos tromboembólicos; assim, mulheres submetidas a cirurgia não obstétrica devem receber profilaxia perioperatória (meia elástica, compressão pneumática e/ou anticoagulante). O cirurgião deve sempre lembrar de, entre os cuidados perioperatórios, otimizar a oxigenação do feto, com decúbito lateral esquerdo (acima de 20 semanas de idade gestacional), mantendo sempre uma oximetria de pulso a 95% ou mais, com monitorização de oxigênio e pressão arterial. A mortalidade materna é extremamente incomum, mas aumenta até 4% com gestação e perfuração avançadas.

Colecistite

Durante a gravidez, o volume da vesícula biliar aumenta e o fluxo de bile diminui; o aumento dos níveis circulantes de estrogênio promove colestase e supersaturação de bile com colesterol; e, além disso, o aumento da progesterona induz relaxamento do músculo liso da vesícula biliar, aumentando ainda mais a estase biliar. Portanto, a gravidez é conhecidamente um fator de risco para doenças da vesícula biliar.

A colecistite é a segunda condição cirúrgica mais comum na gestação, ocorrendo em aproximadamente uma em 1,6 mil a 10 mil gestações. Já a colelitíase assintomática tem incidência de 3,5% a 10% das gestantes submetidas a ultrassonografia, mas apenas 0,1% dessas mulheres evoluirão com colecistite aguda. Uma pequena porcentagem de pacientes apresentará complicações biliares como coledocolitíase, com ou sem icterícia, e pancreatite aguda.

As doenças da vesícula biliar nas gestantes apresentam sinais e sintomas semelhantes aos da população em geral. O melhor exame de imagem é o ultrassom, e exames laboratoriais são importantes nos diagnósticos diferenciais da icterícia, já que outras alterações são inespecíficas, como, p. ex., a leucocitose. O sinal de Murphy, dependendo do estágio da gestação e do biotipo corporal da gestante, pode não estar presente em casos de colecistite aguda. O diagnóstico é difícil e deve ser embasado em uma abordagem multidisciplinar.

Historicamente, era prática padrão recomendar tratamento conservador para a maioria das gestantes com doença da vesícula biliar, com seguimento programado no pós-parto para reavaliação da necessidade de cirurgia, pois as preocupações iniciais do obstetra com pacientes que necessitam de cirurgia são perda fetal e parto prematuro, respectivamente no primeiro e terceiro trimestres. Estima-se que a perda fetal ocorra em 10% a 40% das gestações no primeiro trimestre, com a diminuição do risco para < 10% a partir de então. Já o risco de parto prematuro nos Estados Unidos é estimado em 12%. É bastante difícil separar o risco de complicações obstétricas em gestações de baixo risco do risco exclusivo de uma cirurgia na gestação, já que pode haver interferência de inúmeros fatores associados à própria doença.

Conforme estudos e recomendações mais recentes, a cirurgia é o tratamento definitivo para colecistite aguda. A cirurgia precoce é atualmente o tratamento de escolha, com base em evidências de que o atraso no manejo cirúrgico resulta em aumento da taxa de hospitalizações, abortos espontâneos e trabalho de parto prematuro quando se compara com aquelas que foram submetidas à colecistectomia. Em casos de colelitíase sintomática, o atraso no tratamento cirúrgico está associado a aumento do risco de complicações tanto obstétricas como não obstétricas (pancreatite, aborto, morte fetal intrauterina).

A via de acesso, tanto laparoscópica quanto por laparotomia, são consideradas relativamente seguras. Para maximizar seu perfil de segurança, Date *et al.* listaram algumas recomendações vitais a serem usadas nos cenários de colecistectomia laparoscópica em pacientes grávidas: técnica de inserção aberta para o portal umbilical, evitar alta pressão intraperitoneal, posicionamento lateral esquerdo das pacientes para minimizar a compressão aortocaval e uso cuidadoso de bisturi elétrico para evitar lesão do útero gravídico. Quando comparada à cirurgia aberta, a abordagem laparoscópica em gestantes está associada à diminuição significativa do tempo operatório, tempo de internação, complicações de ferida operatória, dor pós-operatória, taxas de tromboembolismo, íleo paralítico pós-operatório e em um retorno mais rápido às atividades diárias. Assim, com base nos dados disponíveis, é razoável concluir que a colecistectomia videolaparoscópica deve ser a conduta preconizada.

Pancreatite

A pancreatite aguda na gravidez é incomum; estima-se que entre 1/mil e 1/12 mil das mulheres grávidas são afetadas por ataques de pancreatite agudo por ano, incidência provavelmente semelhante à da população não grávida (um em 2.500 adultos nos EUA). É mais frequentemente relatada durante o terceiro trimestre e no início do período pós-parto. A diferença na incidência relatada é atribuída a idade, hábitos e variação genética.

Embora infrequente, a pancreatite aguda apresenta um potencial de complicações graves e fatais para a mãe e o feto. Nas últimas décadas, a taxa de mortalidade tanto para a mulher quanto para o feto foi de 37% e 11% a 37%, respectivamente; por outro lado, estudos recentes mostraram que a mortalidade materna diminuiu para < 1% e a mortalidade perinatal entre 0% e 18%, sendo a principal causa de mortalidade perinatal o parto prematuro. Esse declínio pode ser atribuído ao melhor manejo em unidades de terapia intensiva neonatal especializadas e ao aprimoramento dos exames laboratoriais e das técnicas de imagem que levam ao diagnóstico precoce.

As causas mais comuns de pancreatite aguda na gravidez são: cálculos biliares (66%), abuso de álcool (12%), idiopática (17%), hiperlipidemia (4%) e, menos comum, hiperparatireoidismo, trauma, medicação e esteatose hepática da gravidez.

Durante a gravidez, o volume da vesícula biliar aumenta e o fluxo da bile diminui, há aumento do estrogênio e do colesterol biliar, além de aumento da progesterona, que induz relaxamento da musculatura lisa da vesícula biliar, levando à estase biliar, o que propicia a formação de cálculos biliares.

Os triglicerídeos plasmáticos aumentam de 2 a 4 vezes durante a gestação, principalmente no terceiro trimestre, mas raramente atingem níveis acima de 300 mg/dL. Uma possível explicação para o aumento de triglicerídeos é que o acúmulo de gordura corporal aumenta durante o início da gravidez, e a quebra acelerada desses depósitos causa aumento dos níveis de triglicérides circulantes. Níveis de triglicerídeos maiores que 1.000 mg/dL estão associados à pancreatite, porém um estudo mostrou que a dosagem de triglicerídeos em gestantes com pancreatite foi superior apenas a 5.000 mg/dL.

Os sintomas da pancreatite aguda na gravidez são inespecíficos, e a dor é o sintoma predominante, localizada em abdominal superior, geralmente epigástrica, podendo irradiar para o dorso em cerca de 40% dos casos. A dor é comumente acompanhada de náuseas e vômitos, podendo também estar presente febre. Em casos mais graves, taquicardia sinusal e hiperventilação também podem estar presentes. A duração dos sintomas pode variar de um dia até três semanas.

O diagnóstico de pancreatite aguda na gravidez é confirmado pelo aumento sérico da amilase e/ou lipase. Os níveis séricos de glicose, bilirrubina e atividade das enzimas hepáticas podem estar normais ou aumentados. Na pancreatite aguda na gravidez, o hemograma pode estar normal ou leucocitose pode estar presente. Além disso, na pancreatite aguda alcoólica, na gravidez, a atividade da gama glutamil transpeptidase (GGT) está aumentada, enquanto geralmente permanece inalterada ou, até mesmo, diminui durante a gestação. Ultrassonografia de abdome, dosagem de triglicerídeos e dosagem de cálcio ionizado podem diferenciar as etiologias mais comuns de pancreatite.

Pancreatite recorrente, pseudocisto pancreático, diabetes, peritonite generalizada, síndrome do desconforto respiratório do adulto (SDRA), coagulação intravascular disseminada (CIVD), falência de múltiplos órgãos e morte são complicações bem reconhecidas de pancreatite em pacientes grávidas e não grávidas. Complicações adicionais para pacientes grávidas incluem contrações, parto prematuro e perda fetal. A hemorragia após necrose pancreática também foi relatada durante a gravidez. O manejo da pancreatite aguda na gestação é difícil tanto em virtude da complexidade das alterações fisiológicas e anatômicas ao longo da gestação quanto pelos efeitos locais e sistêmicos da própria inflamação pancreática, sem esquecer seus impactos nutricionais e psicológicos. Isso torna-se ainda mais desafiador quando a intervenção endoscópica ou cirúrgica é urgentemente necessária, uma vez que carregam um potencial de sérios riscos para o binômio materno-fetal.

A hidratação intravenosa complementada com terapia nutricional são os pilares do tratamento do surto agudo de pancreatite, independentemente da etiologia. A nutrição enteral (semielementar com baixo teor de gordura) é a via preferencial na pancreatite aguda grave durante gravidez. Além disso, a nutrição enteral por sonda nasal tem menor incidência de infecção em comparação com nutrição parenteral, já que a incidência de complicações relacionadas com cateter foi maior em grávidas do que em pacientes não grávidas, com preferência a cateter venosos centrais inseridos em vasos periféricos do que cateteres de inserção central.

Não há benefício no uso profilático de antibióticos na fase aguda da pancreatite não complicada por necrose comprovada por tomografia na população em geral. Em uma metanálise, apenas o imipenem reduziu significativamente o risco de infecção pancreática; assim, o uso de imipenem/cilastina é indicado na pancreatite necrosante, e o ajuste da dose na gravidez deve ser considerado, embora não haja estudos propondo a dose ótima. Esse fármaco é considerado como nível C de evidência para uso durante gestação, o que significa que não há estudos suficientes e bem controlados e, ao considerar seu uso, o benefício terapêutico deve ser ponderado com relação ao potencial risco. É um fármaco que atravessa a placenta e é usada para tratamento de infecções mesmo em recém-nascidos.

O manejo não operatório de pacientes sintomáticos com doença associada à vesícula durante a gestação parece ter alta chance de sintomas recorrentes no período pré-parto e pós-parto precoce, necessitando de novas hospitalizações. Há relatos de que a abordagem conservadora apresenta mais de 50% de chance de um ataque de pancreatite biliar em pacientes grávidas.

A maioria da literatura disponível sobre o manejo da pancreatite aguda biliar na gestação baseia-se exclusivamente em estudos retrospectivos (nível-evidência III) e séries de casos (nível-evidência IV), uma vez que a realização de ensaios randomizados nos cenários de intervenções de urgência/emergência na gravidez é um desafio. Atualmente, uma quantidade considerável de publicações mostra-se a favor da intervenção cirúrgica ou endoscópica precoce para a pancreatite aguda leve de etiologia biliar.

A atual diretriz do Reino Unido aconselha a realização de colecistectomia laparoscópica para pancreatite aguda leve biliar na mesma internação hospitalar ou dentro de duas semanas da data do quadro agudo, como tratamento definitivo naqueles aptos para a cirurgia. Por outro lado, pacientes que apresentam quadro agudo grave devem ter manejo conservador na forma de suporte orgânico e nutricional, com colangiopancreatografia retrógrada endoscópica (CPRE) terapêutica e esfincterotomia quando há cálculos obstrutivos em via biliar, seguido por colecistectomia tardia (após a recuperação completa), em pacientes aptos a fazer a cirurgia.

A CPRE é um procedimento invasivo com potenciais complicações graves como pancreatite, sangramento, colangite, perfuração e mortalidade. Os riscos dessas complicações parecem ser mais ou menos semelhantes em taxas às pacientes não grávidas. Além disso, o efeito da radiação da fluoroscopia utilizada durante a CPRE pode estar associado à teratogenicidade. Por outro lado, os resultados bem-sucedidos e o perfil de segurança aceitável do papel terapêutico da CPRE para coledocolitíase na gravidez foram bem relatados em estudos publicados retrospectivamente. Vale ressaltar aqui que a realização de CPRE terapêutica durante o primeiro trimestre foi relatada como associada a maiores taxas de perda fetal; portanto, a fim de minimizar os riscos associados no início da gravidez, alguns autores aconselharam a realização de um procedimento de CPRE em dois estágios (primeiro apenas drenagem biliar e, uma semana após parto, varredura de via biliar e retirada de cálculos.

Doença do refluxo gastroesofágico e infecção por *Heliobacter pylori*

O *Helicobacter pylori* é uma bactéria Gram-negativa, parasita da mucosa gástrica, associada a patogênese de gastrite crônica, úlcera péptica, câncer de estômago e outras doenças gástricas. A infecção por *H. pylori* afeta aproximadamente metade da população mundial, sendo mais prevalente nos países em desenvolvimento, normalmente adquirida durante a infância e levando à infecção crônica assintomática na maioria dos casos.

Nas últimas décadas, a literatura passou a indicar uma correlação entre essa infecção bacteriana e múltiplas desordens extragástricas, como doença isquêmica cardíaca, diabetes *mellitus*, anemia ferropriva, urticária e púrpura trombocitopênica idiopática, além de relação com doenças gestacionais, desfechos da gestação e estado de saúde da prole, como infertilidade, hiperêmese gravídica, pré-eclâmpsia, parto prematuro, aborto, infecção do recém-nascido, restrição de crescimento intrauterino e defeitos do tubo neural. Sugere-se que o diagnóstico precoce e erradicação da bactéria com tratamento padrão possa trazer benefícios para as gestantes e seus fetos. Porém, não é possível concluir se essas complicações são desencadeadas pela presença do *H. pylori* adquirido antes ou durante a gestação.

A prevalência da infecção pelo *H. pylori* em mulheres grávidas varia de acordo com área geográfica, condições socioeconômicas e método diagnóstico, sendo cerca de 20% a 30% na maioria dos países europeus, Japão e Austrália, enquanto chega a 50% a 70% na Turquia, no México e no estado norte-americano do Texas, e supera os 80% no Egito e Gâmbia. Práticas sanitárias inadequadas, classe econômica baixa e moradia em áreas de alta densidade demográfica parecem estar relacionadas com maiores taxas de infecção.

Quando se compara homens e mulheres, o sexo masculino apresenta produção gástrica aumentada de ácido, mais refluxo gastroesofágico fisiológico e suas complicações, esvaziamento gástrico mais rápido, com percepção de satisfação e náuseas mais tardios e gastroparesia menos sintomática. Uma das principais causas da diferença da motilidade gastrointestinal entre os sexos está relacionada com os hormônios ovarianos femininos, estrógeno e progesterona. Por causa da flutuação desses hormônios durante a vida feminina, (ciclo menstrual, gravidez e menopausa), observam-se diferenças significativas na motilidade gastrointestinal da mulher durante os estágios hormonais.

A doença do refluxo gastroesofágico (DRGE), atualmente, é uma das doenças crônicas mais prevalentes no mundo, consistindo no refluxo do conteúdo do estômago para o esôfago e provocando sintomas e/ou complicações. Das mulheres grávidas, 85% relatam azia, e a incidência de DRGE aumenta em cada trimestre: 8% no primeiro, 40% no segundo e 52% no terceiro; com redução drástica dessa incidência após o parto; no entanto, com risco aumentado de desenvolvimento de DRGE no primeiro ano após parto em comparação com mulheres não puérperas.

A causa da DRGE durante a gestação é multifatorial e variável conforme a idade gestacional. Durante a gestação, há uma ascensão progressiva e substancial nas taxas de estrógeno e progesterona, o que provoca redução nas pressões do esfíncter esofagiano inferior (EEI) e peristalse ineficaz no corpo esofágico, sem contar no aumento da pressão intra-abdominal e intragástrica decorrente ao aumento do volume uterino, causando alterações mecânicas nos mecanismos antirrefluxo.

Alguns fatores associados a maior prevalência de azia durante o período gestacional são: maior idade materna, índice de massa corpórea (IMC) alto antes da gravidez, etnia (caucasianos e nativos americanos), multiparidade, consumo de cafeína, tabagismo e sintomas de trato gastrointestinal superior pré-gestacional.

Os sintomas não diferem da apresentação clássica da população adulta em geral, sendo a azia o sintoma predominante, além de regurgitação, com exacerbação após as refeições ou durante o decúbito noturno. As complicações graves da DRGE são raras durante a gestação e a necessidade de endoscopia digestiva alta e outros testes diagnósticos é infrequente. Se necessário, manometria e pHmetria esofágicas são seguras de serem realizadas. A endoscopia digestiva alta é o exame de escolha para avaliação das pacientes refratárias ao tratamento ou com suspeita de complicações, sendo importante o controle pressórico e de oxigenação periférica, além de monitorização fetal, durante o procedimento.

O desafio no tratamento dessa enfermidade durante a gestação é em razão do potencial teratogênico das medicações de uso comum. A maioria dos medicamentos não é testada em estudos controles randomizados em gestantes por questões éticas e legais, por isso grande parte das recomendações sobre segurança dos fármacos decorrem de relatos de caso e estudos de coorte realizados por médicos, indústrias farmacêuticas e ou órgãos como Food and Drug Administration (FDA) dos Estados Unidos e Agência Nacional de Vigilância Sanitária (Anvisa).

Todos os medicamentos usados no tratamento da DRGE, exceto o omeprazol, são de categoria B do FDA durante a gravidez. Entre eles, apenas os antagonistas do receptor de histamina-2, com exceção de nizatidina, são seguros para uso durante a lactação.

Assim, o manejo da DRGE durante o período gestacional deve seguir um algoritmo em degraus terapêuticos (*step-up*), começando com mudanças do hábito de vida e dietéticas e progredindo até o último degrau com o uso de inibidores da bomba de prótons (IBP), apenas se indispensável.

A chave para a melhora dos sintomas moderados consiste nas mudanças do hábito de vida e dietéticas, como: alimentação fracionada, não ingerir alimentos tarde da noite, elevação da cabeceira da cama, evitar alimentos e medicações que causem os sintomas, cessação de tabagismo, não consumo de bebidas alcóolicas e mascar chiclete.

Os antiácidos são de ação rápida e efetiva no alívio dos sintomas, sendo preferidos pelas pacientes. Cerca de 30% a 50% das mulheres vão necessitar apenas dessa classe de medicação para aliviar sua azia. Aqueles que contêm magnésio, alumínio ou cálcio não apresentaram teratogenicidade em estudos animais, com consensos europeus recomendando o uso desses medicamentos com base em cálcio e magnésio para as gestantes por seu perfil de segurança. Além disso, os medicamentos com base de cálcio apresentam benefício adicional de aumentar a suplementação de cálcio, prevenindo a hipertensão gestacional e a pré-eclâmpsia. Antiácidos que contêm bicarbonato de sódio devem ser evitados durante a gravidez pelo risco de alcalose metabólica fetal e sobrecarga hídrica. Os alginatos formam uma barreira local no estômago, impedindo o refluxo de ácido e alimentos para o esôfago, e são geralmente combinados com antiácidos, os quais devem ser tomados em um horário diferente do ferro suplementar, porque o ácido gástrico fisiológico facilita a absorção de ferro.

O sucralfato inibe a atividade da pepsina e protege contra úlceras, é pouco absorvido no trato gastrointestinal, exercendo sua proteção da mucosa de maneira local apenas. A sua toxicidade fetal potencial diz respeito ao seu teor de alumínio, e é o único fármaco não absorvível com um estudo randomizado-controlado durante gravidez. Em um estudo italiano, 42 mulheres receberam sucralfato 1 três vezes ao dia e foram comparadas com 24 mulheres que receberam informações sobre modificações de dieta e estilo de vida. As pacientes tratadas com sucralfato apresentaram maior remissão dos sintomas de azia e regurgitação em um mês do que os controles (90% *vs.* 43% e 83% *vs.* 27%, respectivamente), sem eventos adversos maternos ou fetais relatados. Além disso, em vários modelos animais, o sucralfato não afetou a fertilidade e não foi teratogênico com doses até 50 vezes maiores que as utilizadas em humanos.

Entre os pró-cinéticos, a metoclopramida é uma medicação antidopaminérgica, que atua aumentando a pressão do EEI, melhorando depuração ácida esofágica e promovendo o esvaziamento gástrico.

Seu principal uso na gravidez é para o tratamento de náuseas e vômitos. Estudos reprodutivos em animais com doses até 250 vezes a dose recomendada para humanos não revelam evidências de comprometimento da fertilidade ou toxicidade fetal.

Por outro lado, os antagonistas do receptor de histamina-2 (H2) são as medicações mais seguras e as mais comumente usadas em gestantes com azia refratária a mudança do estilo de vida e medicações não absorvíveis. Estudos com animais não revelaram toxicidade fetal ou teratogenicidade com o uso de famotidina.

Por fim, os inibidores da bomba de prótons (IBP) são os fármacos mais efetivos no controle de sintomas da DRGE e cicatrização de esofagite. Essa classe não foi exaustivamente utilizada em grávidas, como os H2, ou tem sua eficácia provada nesse grupo de pacientes, com as informações sobre segurança mais limitadas. O omeprazol é exceção, pois é categoria C de segurança pela FDA em virtude da toxicidade fetal. Os IBPs são categorizados como classe B, sem evidência de teratogenicidade; no entanto, seu uso é recomendado apenas em gestantes com complicações bem definidas de DRGE e que não responderam aos outros degraus do algoritmo.

Câncer de estômago

As neoplasias mais comumente diagnosticadas durante gestação são mama e colo de útero, seguidos por leucemia, linfoma, melanoma e tireoide. O câncer gástrico é extremamente raro, cerca de 1/mil gestações, e a maioria dos casos é diagnosticado em estágios avançados em virtude da sintomatologia inespecífica, com prognóstico extremamente ruim e sobrevida global mediana de sete meses.

Em um estudo japonês de 2009, entre 136 casos de câncer gástrico associado à gestação, 92,5% das pacientes apresentavam estágio avançado ao diagnóstico e apenas 45,3% delas foram submetidas a gastrectomia. Jeong Song *et al.* (2016) demonstraram que o mau prognóstico do câncer gástrico associado à gravidez tem relação com o estágio avançado e com a localização alta ou difusa do tumor. O estudo revelou que detecção precoce do câncer e a cirurgia curativa foram os fatores mais importantes na abordagem dessas gestantes.

Alguns fatores que levam ao atraso no diagnóstico do câncer gástrico durante a gravidez incluem a incidência rara de dessa neoplasia no período gestacional, o diagnóstico errôneo dos sintomas do câncer com os sintomas digestivos da própria gestação e, finalmente, a limitação dos estudos radiológicos em gestantes.

Náusea e vômitos durante a gestação são comuns, afetando cerca de 50% a 90% das grávidas. Contudo, o quadro de vômitos cessa em aproximadamente 90% das pacientes na 16ª semana e, na 20ª semana, em cerca de 99% das grávidas. Portanto, os médicos devem considerar esse diagnóstico em uma mulher grávida com sintomas digestivos persistentes e incomuns, principalmente tendo em vista que a endoscopia digestiva alta é relativamente segura durante a gravidez. A tomografia e a ressonância magnética são usadas apenas para o estadiamento.

O manejo de uma paciente grávida com neoplasia gástrica é desafiador e necessita do trabalho de uma equipe multidisciplinar, essencialmente com obstetra, cirurgião, oncologista clínico e especialista em medicina fetal. As duas questões mais conflitantes nesse quadro são: tratamento oncológico materno precoce *vs.* manutenção da gestação. Ueo *et al.* (1991) demonstraram que esse manejo depende tanto da idade gestacional quanto do estadiamento oncológico. Toda e qualquer decisão deve ser discutida pela equipe multidisciplinar em conjunto com a paciente e seus familiares. Os aspectos éticos e pessoais devem ser claramente expostos à gestante.

As recomendações atuais para o manejo da gestante com diagnóstico de câncer gástrico são fundamentadas em séries de casos. Se possível, o melhor resultado oncológico para a mãe deve ser almejado. Em caso de doença primária ressecável, o tratamento curativo deve ser direcionado com ou sem quimioterapia perioperatória. O início do segundo trimestre é considerado o momento ideal para cirurgia abdominopélvica, já que a maior parte da organogênese aconteceu, e é tecnicamente menos complicado por ainda haver espaço para técnicas abertas ou laparoscópicas.

Dependendo da experiência do cirurgião e da idade gestacional, uma abordagem laparoscópica é viável. Já no final da gravidez, o parto pode ser considerado, pois o útero gravídico e a condição materna podem complicar a cirurgia. No entanto, para o feto, um parto termo deve ser, sempre que possível, almejado.

Em pacientes diagnosticadas com estágios avançados da doença, em que a cura não é possível, o início imediato de tratamento sistêmico (paliativo) pode ser indicado visando tratar os sintomas e melhorar a maturidade fetal, se houver o desejo de continuar a gravidez. Se no início da gravidez, e, especialmente, em casos avançados, a interrupção da gravidez deve ser considerada.

O início de tratamento quimioterápico durante segundo e terceiro trimestres gestacional pode ser seguro para o binômio materno-fetal, não sendo necessário a interrupção da gestação (Jameel e Jamil, 2007). Além disso, a quimioterapia pré-parto deve ser avaliada com relação ao fato de se atingir a maturidade fetal, levando-se em conta possíveis complicações como restrição de crescimento, parto prematuro e supressão hematopoiética ao nascimento.

Não há evidência de desfecho adverso grave neonatal ou aumento do risco de malformações congênitas se regimes forem administrados após organogênese fetal (ocorrendo 2 a 8 semanas em seguida à concepção), evitando parto prematuro.

A quimioterapia deve, de preferência, ser interrompida três semanas antes do parto, ou no mais tardar, entre 33 a 35 semanas e estação, a fim de permitir recuperação da medula óssea fetal após citopenia induzida pela medicação. A radioterapia é geralmente adiada até após a resolução da gravidez.

Relatos de casos disponíveis na literatura sobre quimioterapia durante a gravidez para câncer gástrico e colorretal sugerem que regimes com base em 5-fluorouracil (FOLFOX) são viáveis. Estudos sobre o desenvolvimento neurocognitivo de curto prazo de crianças revelam que o parto prematuro é responsável pelo comprometimento cognitivo e não a exposição pré-natal ao tratamento quimioterápico. Por outro lado, a evolução a longo prazo das crianças expostas à quimioterapia antes do nascimento permanece sob investigação, e o seguimento dessas crianças é indispensável.

Gestação na obesidade e após cirurgia bariátrica

De acordo com as diretrizes de 2019, o ganho de peso preconizado durante a gestação, com base no IMC pré-gestacional é de:

- Abaixo do peso (IMC < 18,5): 0,4 kg/semana (12,5 a 18 kg no total).
- Peso normal (IMC 18,5 a 24,9): 0,4 kg/semana (11,5 a16 kg no total).
- Excesso de peso (IMC 25 a 29,9): 0,27 kg/semana (6,8 a 11,3 kg no total).
- Obesidade (IMC > 30): 0,23 kg/semana (5 a 9 kg no total).

A obesidade tem aumentado drasticamente nas últimas décadas em todo o mundo, com aproximadamente 40% das mulheres norte-americanas sendo consideradas portadoras de sobrepeso ou obesas. A obesidade está associada a menores taxas de fertilidade por causa da oligo-ovulação e anovulação, mesmo em mulheres com períodos menstruais regulares. Além disso, a síndrome do ovário policístico (SOP) e suas complicações associadas também estão intrinsecamente ligadas ao ganho de peso. A obesidade também está associada a desfechos desfavoráveis na gestação, incluindo aumento das taxas de cesarianas, pré-eclâmpsia, diabetes e hipertensão gestacionais, hemorragia pós-parto, infecções do trato urinário, infecção de feridas operatórias, endometrite, trombose venosa profunda, defeitos do tubo neural, malformações fetais (intestinais, parede abdominal, grandes vasos), macrossomia fetal, distocia de ombros, perda fetal e parto pós-data. Há estudo que mostra que o aumento unitário (kg/m^2) no IMC, aumenta o risco de defeitos do tubo neural em 7%.

A cirurgia bariátrica pode levar a resolução imediata da anovulação, melhora da regularidade menstrual e melhora das complicações ligadas à SOP. E a extensão da perda de peso após a cirurgia pode determinar o potencial de fertilidade. Como a cirurgia bariátrica é mais comumente realizada em mulheres em idade fértil, com melhora das taxas de fertilidade, a gravidez após cirurgia bariátrica é cada vez mais encontrada na prática clínica.

Embora as taxas de eventos maternos e fetais adversos em mulheres obesas sejam reduzidas após a cirurgia bariátrica, essa gravidez também apresenta vários desafios, e essas apresentações clínicas impõem desafios médicos, cirúrgicos e obstétricos, exigindo o manejo por meio de equipes multidisciplinares. O primeiro ano após a cirurgia bariátrica representa um estado catabólico ativo em virtude da rápida perda de peso, com estabilização gradual do estado nutricional do organismo nos meses seguintes; portanto, a gestação deve ser evitada por 12 a 24 meses para reduzir o risco potencial de retardo do crescimento intrauterino. Nesse período, o aconselhamento pré-concepcional deve considerar o uso de anticoncepcionais não orais, já que a absorção das medicações pode ser comprometida pela gastroplastia.

As frequências de muitos desfechos maternos e neonatais adversos são significativamente menores em mulheres que engravidam após cirurgia bariátrica. Alguns estudos que compararam gestação em obesas e mulheres pós-bariátrica mostraram menores incidências de diabetes gestacional e macrossomia fetal. No entanto, baixo peso para idade gestacional e menor tempo gestacional foram maiores nas pacientes operadas com relação ao grupo controle. Não houve diferença nas taxas de malformação congênita entre os dois grupos.

O *dumping* é comum após a cirurgia bariátrica e pode representar um desafio tanto diagnóstico quanto terapêutico na gestação. O *dumping* precoce ocorre cerca de uma hora após ingesta alimentar e é atribuído ao deslocamento de fluido osmótico resultante do rápido trânsito gastrointestinal, e liberação de hormônios intestinais vasoativos, levando a sintomas vasomotores como rubor, palpitação, transpiração, taquicardia, hipotensão e síncope, além de sintomas gastrointestinais como náuseas, dor abdominal e diarreia. A conduta nesses casos é a adoção de medidas dietéticas que incluem: aconselhar os pacientes a consumir quantidades menores por refeição, dividindo a ingestão energética diária recomendada entre seis refeições; adiar qualquer ingestão de líquidos até pelo menos 30 minutos após uma refeição; e deitar-se por 30 minutos após as refeições para prolongar o esvaziamento gástrico e ajudar a reduzir os sintomas vasomotores.

Por outro lado, o *dumping* tardio ocorre entre 1 a 3 horas após alimentação, e é caracterizado por uma resposta hiperinsulinêmica secundária à rápida absorção de carboidratos simples (rápido trânsito de glicose para o jejuno), acarretando hipoglicemia de rebote, que se manifesta como sudorese, tremores, falta de concentração, alteração do nível de consciência, palpitação e síncope. As medidas dietéticas são a base do manejo das síndromes de *dumping*, mas a farmacoterapia, às vezes, pode tornar-se necessária. A acarbose é a opção farmacológica menos perigosa para o manejo da hipoglicemia pós-prandial na gravidez.

O aumento fisiológico da secreção de insulina e da sensibilidade à insulina que ocorre no início da gestação aumenta o risco de hipoglicemia em mulheres que engravidam após cirurgia bariátrica. As modificações dietéticas são a base do manejo da hipoglicemia pós-prandial e incluem evitar carboidratos refinados e rapidamente absorvíveis (p. ex., todos os alimentos doces ou adoçados) em favor de alimentos de baixo índice glicêmico.

Alguns fármacos têm sido utilizados no tratamento da hipoglicemia pós-prandial em não gestantes. Por exemplo, a adição de pectina ou goma de ágar, para aumentar a viscosidade dos alimentos e retardar o esvaziamento gástrico, melhorando os sintomas em curto prazo, no entanto mal tolerados em decorrência intragabilidade.

O diazóxido diminui a liberação de insulina, inibindo os canais de cálcio, e tem sido usado clinicamente no tratamento do insulinoma e para sintomas de *dumping* tardio. Porém os estudos revelaram anomalias esqueléticas fetais e atraso do parto em ratos, e efeitos teratogênicos esqueléticos e cardíacos em coelhos. Assim, a segurança na gravidez não foi estabelecida e a FDA dos Estados Unidos classificou o diazóxido na categoria C.

Os análogos da somatostatina (octreotide) atuam diminuindo o esvaziamento gástrico, retardando o trânsito pelo intestino delgado, inibindo a liberação de hormônios gastrointestinais, inibindo a secreção de insulina e inibindo a vasodilatação pós-prandial. Suas principais desvantagens incluem a necessidade de injeções subcutâneas, efeitos adversos como dor nos locais de injeção, esteatorreia e formação de cálculos biliares, além de custo substancial. Embora haja descrição de tratamento bem-sucedido a longo prazo com análogos da somatostatina na hipoglicemia pós-prandial intratável após cirurgia de *bypass* gástrico, não há estudos adequados em mulheres grávidas. Os estudos de reprodução em ratos e coelhos não demonstraram qualquer evidência de danos fetais em decorrência do uso de octreotide; contudo, deve ser usado durante a gravidez apenas se muito necessário (categoria B da FDA).

A acarbose, um inibidor da α-glicosidase intestinal, atrasa a digestão e absorção de carboidratos no intestino delgado e resulta em melhora da tolerância à glicose, diminuição da liberação de hormônios gastrointestinais e redução da incidência de hipoglicemia. Por causa de seu mecanismo de ação, quando administrada isoladamente, não causa hipoglicemia em jejum. O tratamento frequentemente resulta em distensão abdominal, flatulência ou diarreia. Estudos com roedores não mostraram evidências de fertilidade prejudicada ou danos ao feto. Estudos em coelhos não demonstraram qualquer evidência de embriotoxicidade. No entanto, não existem estudos adequados e bem controlados em mulheres grávidas (categoria B da FDA).

Quanto aos aspectos nutricionais, as deficiências de nutrientes podem variar dependendo do tipo de cirurgia, e é de extrema importância otimizar o estado nutricional das mulheres antes e durante a gestação. Por exemplo, as deficiências de nutrientes são mínimas após colocação de bandas gástricas (procedimentos restritivos). Por outro lado, o *bypass* gástrico, tipo mais comum de cirurgia bariátrica mista restritiva e disabsortiva, pode estar associado a deficiências de ferro, vitamina B12, cálcio, vitamina D e outras vitaminas lipossolúveis e oligoelementos. Já a gastrectomia vertical, procedimento predominantemente restritivo, está associada às deficiências descritas anteriormente, mas em menor grau. Os procedimentos menos comuns como duodenal *switch* e desvio biliopancreático estão associados a significativa má absorção de macronutrientes, incluindo proteína e gordura, e micronutrientes e vitaminas como vitaminas A, D e B12, cálcio, ferro, selênio, zinco e cobre.

É necessário que as pessoas que foram submetidas à cirurgia bariátrica, em particular as mulheres em idade fértil, tenham ingestão adequada de proteínas e calorias, suplementação dietética de multivitamínicos e micronutrientes e, ainda, revisão de especialistas regularmente para monitoramento de deficiências. A ingestão proteica deve ser mantida acima de 60 g/dia, e a restrição calórica e a perda de peso ativo durante a gestação não são aconselháveis, mesmo com sobrepeso ou obesidade. As bandas gástricas podem precisar ser parcial ou completamente esvaziadas para permitir a ingestão nutricional adequada e melhorar os sintomas gastrointestinais relacionados com a gravidez.

Durante a gestação, as complicações cirúrgicas de procedimentos prévios de perda de peso podem incluir obstrução do intestino delgado, hérnias internas, erosão ou migração da banda gástrica e colelitíase. A obstrução do intestino delgado é uma complicação tardia, rara, principalmente do *bypass* em Y de Roux, e resulta de hérnias internas, de volvo ou intussuscepções. A apresentação clínica da obstrução do intestino delgado sem necrose intestinal é sutil e consiste em dor no quadrante superior/região epigástrica, que pode irradiar para as costas. Taquicardia, distensão abdominal, leucocitose e aumento de enzimas hepáticas, amilase ou lipase podem indicar necrose intestinal ou perfuração. Quando uma paciente grávida com história de cirurgia bariátrica e queixas abdominais não responde como esperado ao tratamento da causa presuntiva, deve ser reavaliada rapidamente, de preferência em um centro com especialização bariátrica. Contudo, a história de cirurgia bariátrica prévia não deve influenciar o curso do trabalho de parto e parto.

As recomendações para a gestação após a cirurgia bariátrica as estão descritas no Quadro 35.1

Quadro 35.1 – Recomendações para gestação após cirurgia bariátrica

Contracepção	Ultrassonografia	Complicações cirúrgicas	Amamentação
▪ Adiar gestação até estabilização do peso. ▪ Evitar anticoncepcionais orais. ▪ Optar por uso de métodos de contracepção reversível de longa duração.	▪ Realizar exames mensais de acompanhamento do crescimento fetal a partir da viabilidade. ▪ Avaliar problemas de desenvolvimento, como sangramento intracraniano.	▪ Vômitos em excesso: desinsuflação de AGB em mulheres sintomáticas apenas para evitar o deslizamento da banda e/ou necessidades de nutrientes não atendidas. ▪ No caso de *bypass* gástrico em Y de Roux (BGYR), os pacientes devem procurar atendimento médico no início dos sintomas abdominais. O reconhecimento oportuno e a intervenção cirúrgica precoce da hérnia interna estão associados à redução do risco de resultados maternos e fetais adversos.	▪ O aleitamento materno pode ser recomendado para pacientes bariátricos.

continua

Quadro 35.1 – Recomendações para gestação após cirurgia bariátrica *(Continuação)*

Nutrição			
Geral	**Pré-gestação**	**Gestação**	**Puerpério**
▪ As necessidades energéticas devem ser individualizadas com base no IMC pré-gestacional, ganho de peso durante gestação e nível de atividade física, com limitações em alimentos ricos em energia se for identificado ganho de peso excessivo. ▪ Fornecer aconselhamento dietético pós-cirúrgico padrão. ▪ Objetivo para a ingestão de proteínas de pelo menos 60 g/dia. ▪ Quando forem identificados níveis de glicose alterados, manipulação da quantidade de carboidratos.	▪ Índices séricos a serem verificados a cada três meses: hemograma completo, ferritina sérica e estudos de ferro, incluindo saturação de transferrina, folato sérico ou folato de hemácias, vitamina B12 ou transcobalamina sérica, vitamina A sérica. ▪ Índices séricos a serem verificados a cada seis meses: tempo de protrombina, razão normalizada internacional (INR) e concentração sérica de vitamina K1, proteína sérica e albumina, vitamina D sérica com cálcio, fosfato, magnésio e paratormônio (PTH), testes de função renal e hepática, vitamina E sérica, zinco, cobre e selênio séricos. ▪ Suplemento multivitamínico e mineral para garantir a dosagem diária total de todos os suplementos. ▪ Ácido fólico 0,4 mg/dia durante a pré-concepção e primeiro trimestre, 4 mg a 5 mg se obeso ou diabético. ▪ Adicionar dose oral de vitamina K semanalmente se for observada deficiência com defeito de coagulação. ▪ Suplementação de vitamina B12 (1 mg intramuscular três vezes, mensal). A suplementação oral pode ser tentada, mas a absorção reduzida é esperada. ▪ Suplementar vitamina D para manter níveis acima de 50 nmol/L, e PTH sérico dentro dos níveis normais. ▪ Adicione cálcio conforme necessário. ▪ Suplementação adicional deve ser dada se a deficiência for identificada.	▪ Índices séricos a serem verificados a cada trimestre: hemograma completo, ferritina sérica e estudos de ferro, incluindo saturação de transferrina, folato sérico e vitamina B12 sérica, vitamina A sérica, tempo de protrombina, INR e concentração sérica de vitamina K1, proteína sérica e albumina, vitamina D sérica com cálcio, fosfato, magnésio, PTH, testes de função renal e função hepática. ▪ Índices séricos extras a serem verificados durante o primeiro trimestre: vitamina E sérica, zinco sérico, cobre e selênio. ▪ Tiamina 300 mg diariamente. Vômitos prolongados podem exigir suplementação intravenosa de tiamina e vitamina do complexo B. ▪ Ácido fólico em dose de 0,4 mg por dia durante a pré-concepção e primeiro trimestre, 4 mg a 5 mg se obeso ou diabético. ▪ Suplementação adicional como durante o período pré-concepcional.	▪ Índices séricos a serem verificados a cada três meses durante a amamentação: hemograma completo, ferritina sérica e estudos de ferro, incluindo saturação de transferrina, folato sérico e vitamina B12 sérica, vitamina A sérica, vitamina D sérica com cálcio, fosfato, magnésio e PTH. ▪ Índices séricos a serem verificados a cada 6 meses durante a amamentação: tempo de protrombina, INR e concentração sérica de vitamina K1, proteína sérica e albumina, testes de função renal e hepática, vitamina E sérica, zinco sérico, cobre e selênio. ▪ Tiamina 300 mg diariamente. Vômitos prolongados podem exigir suplementação intravenosa de tiamina e vitamina do complexo B. ▪ Ácido fólico em dose de 0,4 mg por dia durante a pré-concepção e primeiro trimestre, 4 mg a 5 mg se obeso ou diabético. ▪ Suplementação adicional como durante o período pré-concepcional.

continua

Quadro 35.1 – Recomendações para gestação após cirurgia bariátrica (*Continuação*)

Diabetes				
Pré-gestação	**1º trimestre**	**2º trimestre**	**3º trimestre**	**Puerpério**
▪ Monitorar a HbA1c a cada três meses na ausência de hemoglobinopatias. ▪ Se a hemoglobina for anormal, monitorize com glicemia de jejum +/– Teste oral de tolerância à glicose (TOTG). ▪ Exames menos frequentes podem ser considerados se a mulher não tiver histórico de diabetes, de acordo com as políticas locais.	▪ Verificar glicemia de jejum/HbA1c, se houver história pessoal de diabetes ou se outros fatores de risco presentes. ▪ Tratar como diabetes *mellitus* tipo 2 se HbA1c ≥ 6,5% e/ou glicose plasmática de jejum ≥ 7,0 mmol/L.	▪ TOTG na 24ª a 28ª semana para mulheres que tiveram AGB. ▪ Para todas as outras mulheres, perfis de TCG de sete pontos ou CGM por uma semana entre 24 e 28 semanas de gestação. ▪ Repetir a HbA1c se houver uma história pessoal de diabetes.	▪ Repetir o rastreamento se houver suspeita clínica de diabetes.	▪ Oferecer triagem para pacientes com DMG. ▪ Rastrear outros pacientes de acordo com as políticas locais ou conforme indicação clínica.

Bibliografia

- Adapted from Institute of Medicine: Report Brief: Weight Gain During Pregnancy: Reexamining the Guidelines. 2009. Disponível na Internet: https://www.msdmanuals.com/pt-br/profissional/multimedia/table/diretrizes-para-ganho-de-peso-durante-a-gesta%C3%A7%C3%A3o (25 abr. 2021).
- Cappell M.S. Gastric and duodenal ulcers during pregnancy. Gastroenterol Clin North Am. 2003;32(1):263-308.
- Cardaropoli S, Rolfo A., Todros T. Helicobacter pylori and pregnancy-related disorders. World J Gastroenterol. 2014; 20(3):654-64.
- Dunkelberg JC, Barakat J, Deutsch J. Gastrointestinal, pancreatic and hepatic cancer during pregnancy. Obstet Gynecol Clin North Am. 2005;32(4):641-60.
- Guttman R, Goldman RD, Koren G. Appendicitis during pregnancy. Can Fam Physician. 2004;50:355-7.
- Hall LF, Neubert AG. Obesity and pregnancy. Obstet Gynecol Surv. 2005;60(4):253-60.
- Maggen C, Lok CA, Cardonick E, van Gerwen M, Ottevanger PB, Boere IA, et al. Gastric cancer during pregnancy: A report on 13 cases and review of the literature with focus on chemotherapy during pregnancy. Acta Obstet Gynecol Scand. 2020;99(1):79-88.
- Maimaiti A, Aierkin A, Mahmood K, Apaer S, Maimaiti Y, Yibulayin X, et al. Laparoscopic appendectomy in pregnancy with acute appendicitis: single center experience with world review. Surg Laparosc Endosc Percutan Tech. 2017;27(6):460-4.
- Mission JF, Marshall NE, Caughey AB. Obesity in pregnancy: a big problem and getting bigger. Obstet Gynecol Surv. 2013;68(5):389-99.
- Narayanan RP, Syed AA. Pregnancy Following Bariatric Surgery – Medical Complications and Management. Obes Surg. 2016;26(10):2523-9.
- Niknam R, Haghighat S, Mokhtari M. The pregnancy-associated gastric cancer: a case report and review of the literature. J Obstet Gynaecol. 2021;41(2):308-9.
- Papadakis EP, Sarigianni M, Mikhailidis DP, Mamopoulos A, Karagiannis V. Acute pancreatitis in pregnancy: an overview. Eur J Obstet Gynecol Reprod Biol. 2011;159(2):261-6.
- Pectasides M, Sekhar A, Dighe MK, Schwartz G, Shah SN, Mulcahy MF. et al. Gastrointestinal malignancies in pregnancy. Abdom Radiol (NY). 2023;48(5):1709-23.
- Richter JF. Review article: the management of heartburn in pregnancy. Aliment Pharmacol Ther. 2005;22(9):749-57.
- Samaraee AA, Bhattacharya V. Challenges encountered in the management pf gall stones induced pancreatitis in pregnancy. Int J Surg. 2019;71:72-8.
- Satta PU, Oppia F, Cabras F. Overview of pathophysiological features of GERD. Minerva Gastroenterol Dietol. 2017; 63(3):184-97.
- Shawe J, Ceulemans D, Akhter Z, Neff K, Hart K, Heslehurst N, et al. Pregnancy after bariatric surgery: Consensus recommendations for periconception, antenatal and postnatal care. Obes Rev. 2019;20(11):1507-22.
- Stukan M, Kruszewski WJ, Dudziak M, Kopiejć A, Preis K. Appendicitis and gall bladder diseases as acute abdominal conditions in pregnancy. Ginekol Pol. 2013;84(12):1045-50.

- Weinstein MS, Feuerwerker S, Baxte JK. Appendicitis and Cholecystitis in Pregnancy. Clin Obstet Gynecol. 2020; 63(2):405-15.
- Zhou B, Wang F. Research progress in relation of Helicobacter pylori infection with pregnancy-related diseases and adverse pregnancy outcomes. Journal of Central South University. Med Science. 2020;45(3):338-44.
- Zia JK, Heitkemper MM. Upper gastrointestinal tract motility disorders in women, gastroparesis, and gastroesophageal reflux disease. Gastroenterol Clin North Am. 2016;45(2):239-51.

36 Doenças Neurológicas Cirúrgicas

José Carlos Esteves Veiga

Introdução

As afecções neurocirúrgicas que se apresentam durante a gravidez e o puerpério têm se tornado mais frequentes a partir da melhor acurácia dos exames de neuroimagem e, quase invariavelmente, alteram a história natural de algumas doenças preexistentes afetadas no transcurso da gestação. A investigação e o tratamento são dificultados, pois a preocupação com o desenvolvimento do feto sempre se impõe. Além disso, as particularidades no tratamento cirúrgico e a farmacologia de alguns fármacos são modificadas com as alterações fisiológicas da gravidez.

Neste capítulo apresentamos os principais comprometimentos neurocirúrgicos na gravidez e no puerpério e suas implicações terapêuticas.

Doenças encefalovasculares

As principais doenças encefalovasculares que podem se apresentar no período de gravidez e puerpério, que compreende desde o início da gestação até 6 a 8 semanas após o parto e termina com a primeira ovulação e o retorno da menstruação, são: o infarto isquêmico (mais comumente designado AVCI) e as hemorragias intracranianas espontâneas (AVCH), as quais, compreendem, principalmente, o hematoma intraparenquimatoso do encéfalo, a hemorragia meníngea ou subaracnóidea, os hemangiomas cavernosos (ou cavernomas) e a trombose venosa cerebral.

Estudos recentes mostram que o risco tanto para infarto isquêmico quanto para fenômenos hemorrágicos é aumentado nas seis semanas após o parto, porém não mostra aumento no risco para o infarto isquêmico em quaisquer trimestres da gestação. A pré-eclâmpsia/eclâmpsia é responsável por 24% a 47% dos infartos isquêmicos arteriais e constitui a principal causa de hemorragia parenquimatosa.

As hemorragias intracranianas espontâneas têm incidência semelhante aos eventos isquêmicos (AVCI), de 4 em 100 mil partos, e seu risco relativo é 2,5 vezes maior na gravidez e 28 vezes após o parto. Enquanto a porcentagem de AVCI relacionados com gravidez em mulheres de 15 a 44 anos é em torno de 8,8%, a de AVCH é de 22,5%.

De acordo com Savastano e Thompson, a maioria das hemorragias intracraninas na gravidez geralmente resulta da pré-eclâmpsia e eclâmpsia graves ou da síndrome HELLP (*hemolysis, elevated liver enzymes, and low platelet count*). Essa síndrome é uma complicação do último trimestre da gravidez ou imediatamente após o parto. Caracteriza-se por hemólise, enzimas hepáticas elevadas e baixa contagem de plaquetas.

Sabidamente, a hipertensão arterial é o fator de risco mais importante nas AVCHs. Na gravidez, havendo aumento da volemia e da pressão venosa, durante o trabalho de parto, o débito cardíaco aumenta e, consequentemente, ocorre aumento da pressão intracraniana, acentuado nas manobras de Valsalva, predispondo ao sangramento espontâneo. Além disso, há condições próprias da gravidez, como: eclâmpsia, coriocarcinoma metastático e coagulação intravascular disseminada, que favorecem o sangramento.

O hematoma intracerebral espontâneo também pode ser em decorrência de ruptura de aneurisma cerebral, malformações arteriovenosas ou hemangiomas cavernosos. Acredita-se que o nível elevado de estrogênio durante a gestação provoque a dilatação de vasos anormais predispondo ao sangramento espontâneo.

A incidência de **hemorragia subaracnóidea espontânea aneurismática (HSA)** durante a gravidez ou pós-parto é de1 a 7 por 10 mil gestações, e há risco cinco vezes maior que na população geral. De acordo com Dias e Sekhar, a distribuição das hemorragias intracranianas espontâneas segundo o período gestacional e parto foi de 90% durante a gravidez, 2% durante o trabalho de parto e 8% no puerpério. A mortalidade materna foi de 35% e a fetal de 17%. O risco de ressangramento, se o aneurisma cerebral não for tratado, é de 33% a 50%, com alta mortalidade. Portanto, deve-se intervir cirurgicamente nos aneurismas rotos diagnosticados na gestação, podendo essa intervenção até preceder à indicação de parto por cesariana. Se o aneurisma é diagnosticado incidentalmente, portanto não roto, deve ser operado durante a gravidez caso o seu maior diâmetro seja superior a 5 mm ou tiver aspecto irregular na angiografia cerebral (Figura 36.1).

As **malformações vasculares cerebrais (MAV)** são lesões de natureza congênita que consistem em conexões diretas entre artérias e veias, conduzindo a fluxo alto, em geral com presença de *nidus*, e sem tecido cerebral de permeio (Figura 36.2).

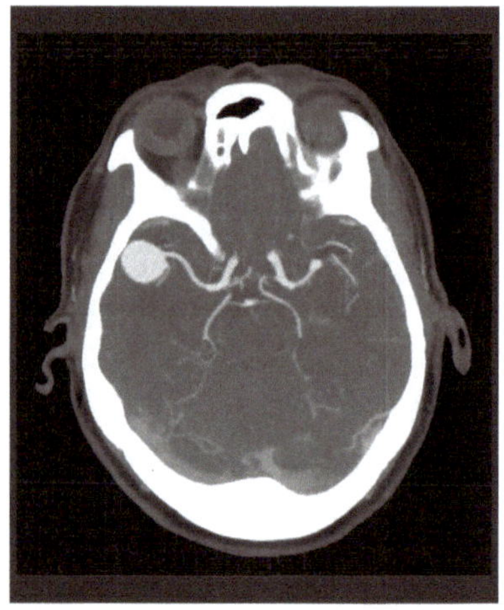

Figura 36.1 – Corte axial de ângio-TC cerebral mostrando aneurisma de bifurcação de artéria cerebral média direita.
Fonte: Arquivo da Disciplina de Neurocirurgia da ISCMSP.

De acordo com Yan *et al.*, em estudo publicado em 2021, considera-se que as MAVs cerebrais, embora sejam condição rara durante a gravidez, sejam responsáveis por 8% a 28% de todas as hemorragias intracerebrais espontâneas. Numa coorte de 325 casos de MAVs na gestação, os autores encontraram que os sangramentos estão associados à mortalidade materna de 28% e fetal em torno de 14%.

Segundo Yusof *et al.*, 2022, ainda não temos evidência concreta de que as MAVs aumentem de volume na gravidez. Embora o risco de sangramento das MAVs na gravidez e no puerpério seja controverso, Liu *et al.*, em 2023, estudaram retrospectivamente

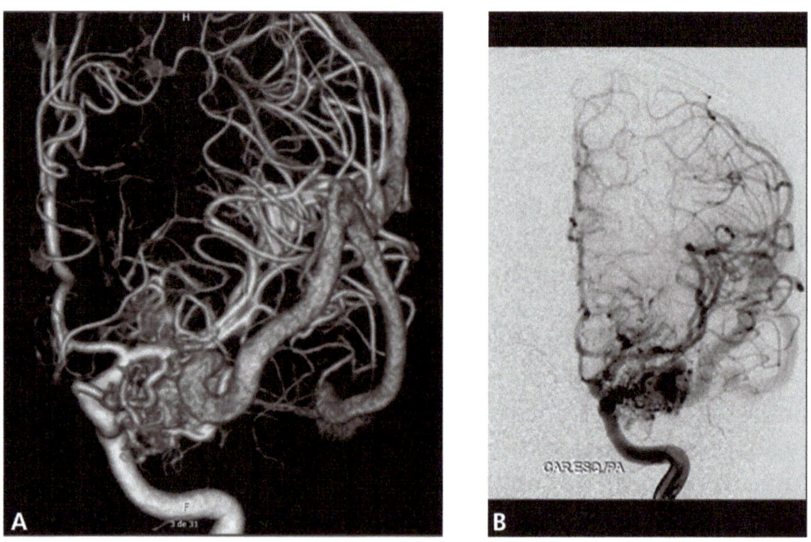

Figura 36.2 – Aspectos da angiografia digital cerebral com reconstrução 3D (**A**) e por subtração (**B**). Observa-se o enovelado de vasos com enchimento precoce das veias. Fonte: Arquivo da Disciplina de Neurocirurgia da ISCMSP.

311 casos de MAVs hemorrágicas durante a gestação no período de 2012 a 2021 e concluíram haver risco moderado de ruptura comparado com outros estudos. Desse modo, estratégias individualizadas de prevenção e tratamento devem ser consideradas, particularmente no terceiro trimestre e no período de puerpério nas primeiras seis semanas, no momento da tomada de decisões pelos neurocirurgiões.

Em pacientes sabidamente com diagnóstico de MAV que engravidam, as evidências que orientam se devemos intervir profilaticamente durante a gravidez permanecem escassas.

Os **hemangiomas cavernosos ou cavernomas**, são malformações vasculares do encéfalo de baixo fluxo que consistem em "*clusters*" caracterizados por serem lesões multilobuladas compostas por canais vasculares sinusoides de paredes finas derivados do endotélio capilar envovido em matriz colágena, sem a presença de *nidus* ou de tecido nervoso no interior da lesão. Podem ser assintomáticos ou apresentarem diversas formas de manifestações clínicas sendo as mais comuns as crises epilépticas e as hemorragias por sangramento espontâneo (Figura 36.3).

Podem se apresentar de maneira esporádica, sendo únicos e sem expressão genética ou na forma familiar, múltiplos, causados por mutações dos genes *CCM1*, *CCM2* ou *CCM3*. O aconselhamento genético sobre a herança dominante é realizado nos casos de histórico familiar e pode ser útil em algumas formas mais graves da doença, em identificar potenciais gestantes de alto risco.

Os cavernomas são considerados malformações ocultas por não aparecerem nos estudos de angiografia do encéfalo por cateterismo. São mais bem diagnosticados pelo exame de ressonância magnética (RM) nas sequências ponderadas em T2, gradiente-echo e SWI. Em 40% dos casos são acompanhados de anomalias do desenvolvimento venoso.

Não há evidência de que os cavernomas tenham pior evolução clínica por causa dos níveis de estrogênio na gestação. Se ocorrer a apresentação hemorrágica, a gravidade dos sintomas e a localização da lesão serão avaliadas na tomada de conduta.

A revisão sintemática realizada por Akers *et al.* recomenda que o tratamento pode ser clínico nas pequenas hemorragias ou neurocirúrgico, no caso de formação de hematomas intracerebrais com efeito hipertensivo e déficit neurológico progressivo (Figura 36.3).

Outra causa de hemorragia cerebral espontânea é a **trombose venosa cerebral (TVC)**. Ocorre geralmente por obstrução dos seios venosos cerebrais com comprometimento de sua drenagem. Caracteriza-se clinicamente por cefaleia persistente, crises epilépticas, confusão mental e, eventualmente, déficits neurológicos focais, Prevalece no terceiro trimestre da gestação e no puerpério, podendo estar relacionada com trombose venosa profunda, infecção, desidratação e pré-eclâmpsia. A sua incidência varia de 2 a 60 por 100 mil gestações no Ocidente e de até 500 por 100 mil na Índia. O estado gravídico-puerperal representa de 5% a 20% das TVC diagnosticadas em países desenvolvidos, mas até 60% nos países em desenvolvimento, diferença esta implicada pelo maior número de infecções. O diagnóstico pode ser feito pela tomografia computadorizada cranioencefálica com contraste, em que se observa o sinal do delta vazio (falha de enchimento de contraste principalmente em seios venosos sagital ou transverso), porém a RM e a angioressonância apresentam maior sensibilidade e especificidade. Deve-se heparinizar a paciente e iniciar a anticoagulação assim que possível,

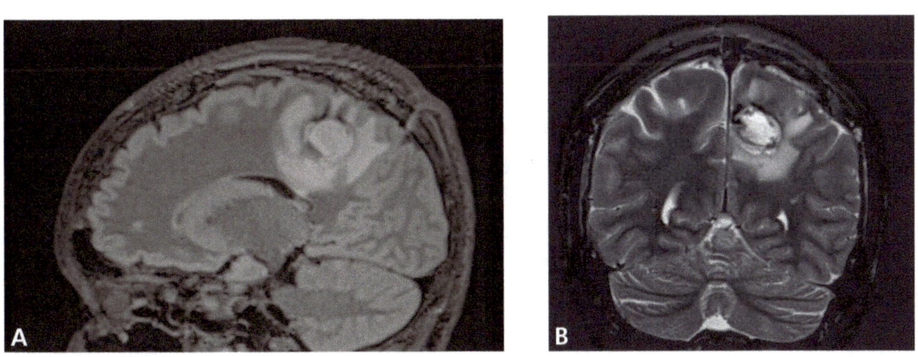

Figura 36.3 – Imagem de corte sagital de RM do encéfalo em sequência Flair (**A**) e imagem de corte coronal de RM ponderada em T2 (**B**), mostrando cavernoma em região parietal esquerda após sangramento e formação de hematoma. Fonte: Arquivo da Disciplina de Neurocirurgia da ISCMSP.

mantendo-a por 3 a 6 meses. O risco de recorrência é desconhecido, mas alguns autores preconizam heparinização um mês antes da data provável do parto nas gestações subsequentes.

De modo geral, o diagnóstico diferencial das hemorragias cerebrais espontâneas por afecções cerebrovasculares é feito principalmente com distúrbios hematológicos e metástases cerebrais que eventualmente se manifestam com sangramento, como: coriocarcinoma, melanoma, carcinoma pulmonar de pequenas células e tumor de células claras renais. Eventualmente, neoplasias primárias do sistema nervoso central (SNC) também determinam hemorragias intratumorias, pricipalmente o glioblastoma.

Traumatismos na gestação

O trauma é um dos grandes responsáveis de morte materna por causas não obstétricas nas últimas décadas. Os traumatismos não penetrantes durante o período gestacional são os mais frequentes e causados por acidentes de trânsito por veículos motorizados ou por atropelamentos.

O trauma durante a gravidez está associado a aumento de risco de aborto, amniorrexe prematura, parto prematuro, descolamento prematuro de placenta, ruptura uterina e hemorragia materno-fetal, relacionando-se com altas taxas de morte fetal. Além disso, a maioria das gestantes politraumatizadas que se apresenta às unidades de emergência em choque hemorrágico evoluem com morte do feto.

Em nosso meio, poucos estudos têm avaliado as repercussões do trauma nas gestantes. Em 1994, em trabalho realizado no Pronto-Socorro Central da Irmandade da Santa Casa de Misericórdia de São Paulo (ISCMSP), Corsi *et al.* analisaram retrospectivamente 26 gestantes traumatizadas durante um período de nove anos. A média de idade dessas pacientes foi de 23,7 anos. A idade gestacional esteve entre a 10ª e a 40ª semana, com média de 21,5 semanas, encontrando-se a maioria delas no segundo trimestre (46,1%). O principal mecanismo envolvido foi o trauma abdominal fechado por acidente automobilístico. A mortalidade materna em 11,5% dos casos ocorreu em choque hemorrágico e a fetal foi de 30,7%, 37,5% desses óbitos fetais foram provocados pela morte materna. A principal causa de mortalidade fetal envolveu o descolamento de placenta em 50% dos casos.

Todos os tipos de traumatismo cranioencefálico (TCE) podem ter efeito potencialmente deletério sobre a viabilidade fetal. Tanto os TCE leves quantos os graves durante a gravidez estão associados a resultados maternos desfavoráveis. Esses pacientes devem ser monitorados intensivamente e com atendimento multidisciplinar.

No atendimento ao TCE, durante a gravidez, seguimos as diretrizes recomendadas pela *Brain Trauma Foundation 2016 Guidelines.*

Na gravidez com menos de três semanas de gestação, o útero é protegido pela pelve óssea. A perda fetal no primeiro trimestre é menos provável que seja resultado de trauma direto (ocorrendo menos de 1% das vezes) e, em vez disso, é provável que seja causada por hipoperfusão uterina resultante de hipotensão materna.

No segundo trimestre de gestação, abaixo de 24 semanas, caso haja indicação de intervenção neurocirúrgica, a decisão sobre o manejo fetal subsequente baseia-se em considerações obstétricas.

Durante o terceiro trimestre de gestação, no TCE grave, todas as medidas para controlar a pressão intracraniana devem ser realizadas, desde o posicionamento e a elevação da cabeceira a 30° para facilitar o retorno venoso pelas jugulares, até a ventilação com pressão positiva intermitente. A infusão de manitol em gestantes deve ser cautelosa, pois pode causar estado de hiperosmolaridade fetal, conduzindo a alterações fisiológicas com redução da produção de fluido pulmonar fetal, redução do fluxo sanguíneo urinário e aumento das concentrações plasmáticas de sódio.

Algumas pacientes podem desenvolver hipotensão quando em decúbito dorsal em virtude da compressão da veia cava inferior e da aorta abdominal pelo útero aumentado. Essa situação é aliviada quando se coloca a paciente em posição de decúbito lateral esquerdo.

O **traumatismo penetrante** durante a gestação resulta de ferimentos por arma de fogo ou arma branca. Nesse tipo de trauma, a morbidade e mortalidade fetal e materna são bastante diferentes. Em uma série de casos, publicadas por Awwad *et al.* na qual se revisaram lesões ocorridas durante os 16 anos de guerra civil no Líbano, 14 gestantes sofreram trauma abdominal penetrante de alta velocidade, em que o projétil atingiu o útero gravídico, com lesões uterinas documentadas. Lesões viscerais ocorreram em oito dessas pacientes. Sempre que os projéteis penetraram a parte anterior e acima do nível do fundo uterino houve lesões viscerais extrauterinas. A mesma observação ocorreu em pacientes que sofreram ferimentos que tiveram como porta de entrada o dorso.

Em contraste com esses resultados, não houve comprometimento visceral em seis mulheres com locais de entrada anterior e abaixo do fundo uterino e em nenhuma delas o projétil chegou a atravessar a parede posterior do útero. Nessa publicação, a taxa de mortalidade fetal perinatal atingiu 50% dos casos. Em geral, nos casos que envolvem acidentes penetrantes, a mortalidade materna atinge aproximadamente 5% dos casos.

No trauma penetrante, as vísceras ficam relativamente protegidas pelo útero aumentado, que se torna mais vulnerável. Acredita-se que o deslocamento cefálico das alças intestinais, secundariamente ao aumento do volume uterino, e o efeito de amortecedor proporcionado pelo útero e seu conteúdo, protejam as gestantes nos traumas penetrantes. Esse fato explica o menor risco materno e pior risco fetal nos acidentes penetrantes, principalmente durante o segundo e terceiro trimestres da gestação.

Durante o atendimento de uma gestante vítima de trauma, além da presença do feto, deve-se também estar atento para as adaptações fisiológicas da gestação, que podem alterar vários parâmetros morfológicos e funcionais no organismo materno. O organismo da gestante apresenta reações diferentes diante da agressão traumática.

Em vítima de TCE a conduta em situações de risco de morte materna e as prioridades no tratamento da grávida traumatizada são as mesmas de uma paciente não gestante. Atenção deve ser dada ao segundo paciente, ou seja, o feto, depois que a mãe seja estabilizada.

A hemorragia é a principal causa de morte no período pós-traumático, porém é reversível desde que o tratamento seja rápido e eficiente, já com início na própria cena do trauma.

No atendimento inicial e nas avaliações subsequentes, a sequência e as condutas seguem protocolo estabelecido pelo ATLS (*advanced trauma life support*) com as observações de cuidados especiais na gestante, como mencionados anteriormente.

A investigação diagnóstica por imagem no TCE deve ser realizada tão logo as condições clínicas da gestante estejam estabilizadas. O exame padrão-ouro é a tomografia computadorizada de crânio. Em tomógrafos atuais de alta resolução é um exame rápido e sem necessidade do uso de contraste. Por conter radiação ionizante, embora seja de curta exposição, deve-se proteger o abdome da gestante com avental de chumbo.

Particularidades do traumatismo raquimedular na gravidez

A gestante vítima de traumatismo raquimedular (TRM) apresenta várias particularidades na dependência do nível da lesão medular. O comprometimento de funções motoras, sensitivas e eventualmente autonômicas leva a desfecho desfavorável da gestação. A inervação uterina provém de ramos simpáticos e parassimpáticos dos plexos hipogástricos inferiores que passam pelos ligamentos laterais uterinos. O sistema simpático tem origem nos segmentos medulares T10 a L2 e conecta-se ao útero pelo nervo hipogástrico. A inervação parassimpática origina-se nos segmentos medulares de S2 a S4 e segue pelos nervos esplâncnicos pélvicos. A atividade simpática determina contrações uterinas e vasoconstrição, enquanto a parassimpática produz inibição uterina e vasodilatação. As contrações uterinas e a dilatação da cérvice do útero são sentidas a partir de níveis medulares T10 a L2. Se houver lesão medular a gestante sente desconforto e dor durante as contrações uterinas, pois são percebidas por meio de espasmos musculares abdominais.

A lesão medular traumática durante a gravidez é um evento raro, mas está associada a alto risco de perda fetal e malformações, especialmente no primeiro trimestre. Beranovic *et al.* relatam taxa de malformação congênita de 11%. Provavelmente, isso ocorre por causa da hipóxia que ocorre durante o período decorrente do choque espinhal. No entanto, segundo Engel e Ferrara, se a lesão medular ocorrer após o primeiro trimestre de gravidez e se a pressão arterial e a oxigenação forem mantidas, o risco de perda e anormalidade fetal é reduzido.

O tratamento do TRM agudo com lesão medular na gestante deve ser a prioridade, com posterior aconselhamento sobre o provável impacto na gravidez e envolvimento de especialistas em medicina fetal, tendo em conta a exposição à radiação durante a investigação do TRM e o eventual tratamento com fixação da coluna vertebral. A presença de gravidez em curso não é uma contraindicação para o tratamento cirúrgico de uma coluna vertebral instável.

No período gestacional com o aumento de peso do volume corporal e uterino podem surgir complicações em virtude da diminuição da capacidade residual funcional. Pode aumentar o risco para tromboembolismo pulmonar, trombose venosa profunda, infecção urinária, disfunção intestinal, comprometimento da função respiratória, parto prematuro, hipotensão arterial e a disrreflexia autonômica (DA).

A DA caracteriza-se por hiperreflexia autonômica. É a complicação mais importante, que deve ser prevenida. É frequentemente desenvolvida em pacientes com transecção medular em nível da quinta à sétima vértebra torácica, ou de medula cervical (Figura 36.4). Surge em decorrência de impulsos autonômicos e descarga de catecolaminas em resposta à estimulação cutânea, visceral ou trabalho de parto. A hiperreflexia autonômica traduz-se por hiperatividade simpática dos segmentos medulares distais. Clinicamente, apresenta os seguintes sinais e sintomas principais: cefaleia, eritema cutâneo, ansiedade, taquicardia, hipertensão arterial, bradicardia, sudorese, piloereção, midríase, arritmias cardíacas, congestão nasal, espasmos musculares e, mais raramente, convulsões e coma. Essa entidade clínica, se não diagnosticada e tratada, pode colocar em risco a vida da gestante.

O risco de tromboembolismo venoso é maior nos primeiros seis meses após a lesão medular aguda, e essas gestantes devem receber tromboprofilaxia, uma vez estáveis, durante o restante da gravidez.

A gestante deve ser monitorada e orientada para minimizar os estímulos nocivos que podem dar início à DA. Durante o trabalho de parto, é obrigatória a verificação com frequência da dilatação do colo do útero a partir de 28 semanas de gestação e tendo o parto por cesariana como o mais recorrente, pois o uso de anestésicos gerais ou peridural pode auxiliar na redução dos riscos de DA.

De acordo com Robertson *et al.*, não obrigatoriamente a cesariana deve ser feita em virtude de uma lesão medular. A maioria das mulheres sem DA pode ter parto normal, a depender do estado da musculatura abdominal, independentemente do nível da lesão. Ou seja, o tipo de parto depende da evolução clínica e da evolução do trabalho de parto da gestante vítima de lesão medular aguda traumática.

Traumatismo raquimedular e aconselhamento pré-concepção

As mulheres com lesão medular instalada após TRM devem ser incentivadas a frequentar aconselhamento pré-concepção. A menstruação muitas vezes cessa imediatamente após a lesão medular inicial, com amenorreia relatada em 60% das mulheres, durante, em média, cinco meses antes do reinício da menstruação.

A fertilidade futura nessas mulheres geralmente não é afetada, e a contracepção também deve ser discutida. Recomenda-se uma gravidez planejada após a conclusão da reabilitação física e psicológica.

Os riscos e benefícios de se ter uma gravidez após lesão medular traumática devem ser discutidos, e o objetivo deve ser a otimização da saúde materna antes de iniciar uma gravidez. As condições médicas crônicas e a adaptação da mulher à sua deficiência devem ser bem avaliadas.

Neoplasias cerebrais e gravidez

A associação entre tumor cerebral e gravidez é evento raro, já que as neoplasias intracranianas não são comuns na faixa etária em que, de modo geral, a gravidez geralmente ocorre. Vários tipos histopatológicos de neoplasias intracranianas podem coexistir com a gravidez, surgindo frequentemente no segundo trimestre da gestação. O mais frequente é o meningeoma (Figura 36.5).

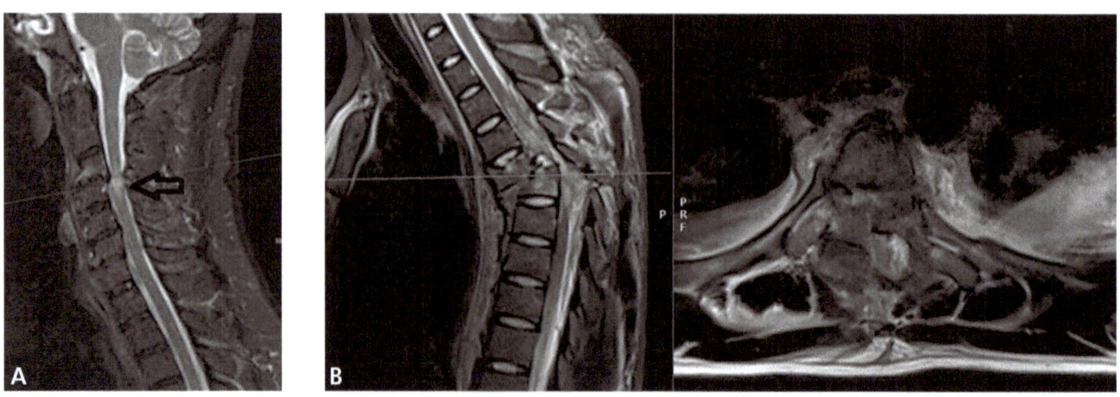

Figura 36.4 – Traumatismo raquimedular (TRM). (**A**) Imagem de corte sagittal de RM da coluna cervical em sequência T2. A seta aponta para lesão medular alta C3/C4. (**B**) Cortes sagital e axial RM de coluna torácica ponderada em T2, mostrando fratura e luxação vertebral com secção medular.
Fonte: Arquivo da Disciplina de Neurocirurgia da ISCMSP.

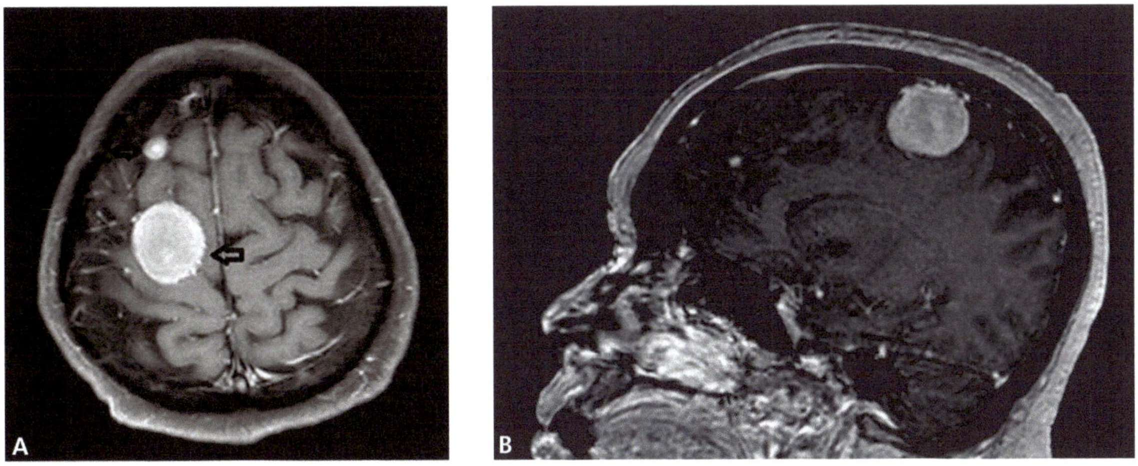

Figura 36.5 – (**A**) Corte axial de RM T1 após administração de gadolínio. A seta maior aponta para menigeoma frontoparietal direito; a seta menor aponta para pequena lesão que também é um pequeno meningioma em caso de paciente com meningeomas múltiplos. (**B**) Corte sagittal de RM T1 após adminnisdstração de gadolínio mostrando o menigeoma de maior tamanho. Fonte: Arquivo da Disciplina de Neurocirurgia da ISCMSP.

As alterações fisiológicas da gravidez, como retenção de água, ingurgitamento dos vasos sanguíneos e presença de receptores de hormônios sexuais nas células tumorais, podem resultar na expansão volumétrica do meningeoma e no aparecimento dos sintomas de vômitos, cefaleia e crises epilépticas de início tardio. Essa apresentação clínica deve ser diferenciada da hiperêmese gravídica durante o início da gravidez e da eclâmpsia durante o final da gravidez.

A gestante diagnosticada com meningeoma requer monitoramento rigoroso pelo neurocirurgião e pelo obstetra. A maioria desse tipo de neoplasia tem crescimento lento e, a não ser que a progressão da doença ameace a saúde da paciente, é seguro adiar o tratamento neurocrúrgico até depois da gravidez. A ressecção cirúrgica total é o único tratamento definitivo do meningeoma benigno, mas deve ser evitada durante a gravidez, a menos que seja absolutamente indicada.

O surgimento da neoplasia cerebral durante a gestação coloca mãe e concepto em risco de vida, e suscita dilemas de ordem neurocirúrgica, clínica, obstétrica, ética e psicológica. A avaliação e o seguimento multidisciplinar é fundamental, visto que se trata de pacientes em momento quando ocorrem mudanças orgânicas e psíquicas. O tratamento deve ser multidisciplinar.

Os principais tipos histológicos de neoplasias cerebrais, além dos meningeomas, associados à gravidez descritos na literatura, em ordem de frequência, são: gliomas (principalmente os astrocitomas), adenomas hipofisários e metástases, geralmente de coriocarcinoma, melanoma e carcinoma de pulmão.

De modo geral, os principais sinais e sintomas são decorrentes de lesões comprometendo o compartimento intracraniano supratentorial, em especial os hemisférios cerebrais, a saber: cefaleia persistente e de início recente, geralmente acompanhada de náuseas e vômitos; crises epilépticas, principalmente se forem crises focais, déficits motores e/ou sensitivos; e comprometimento de nervos cranianos. Nesses nervos, em particular o nervo abducente, em caso de hipertensão intracraniana, podem surgir diplopia e comprometimento do nervo facial, mais comumente paralisia do tipo central. Ao exame de fundo de olho, podemos constatar a presença de edema de papila.

O principal exame de neuroimagem no diagnóstico é a ressonância magnética (RM) do encéfalo sem a infusão do contraste de gadolínio, evitando-se também a utilização de tomografia computadorizada em decorrência de radiações ionizantes, salvo em situações de emergência por descompensação de hipertensão intracraniana. De modo geral, recomenda-se evitar a realização de RM no primeiro trimestre de gravidez, pois pode aumentar o risco de aborto espontâneo. Deve-se evitar o uso do contraste de gadolínio durante toda a gravidez. No pós-parto, recomenda-se após a administração do contraste a suspensão da amamentação por período de 2 a 3 dias.

O melhor momento para a indicação de intervenção neurocirúrgica irá depender fundamentalmente da gravidade dos sintomas neurológicos, histologia presumível do tumor e idade gestacional.

Nos casos dos **gliomas** (Figura 36.6), a variedade baixo grau de malignidade, costuma ter

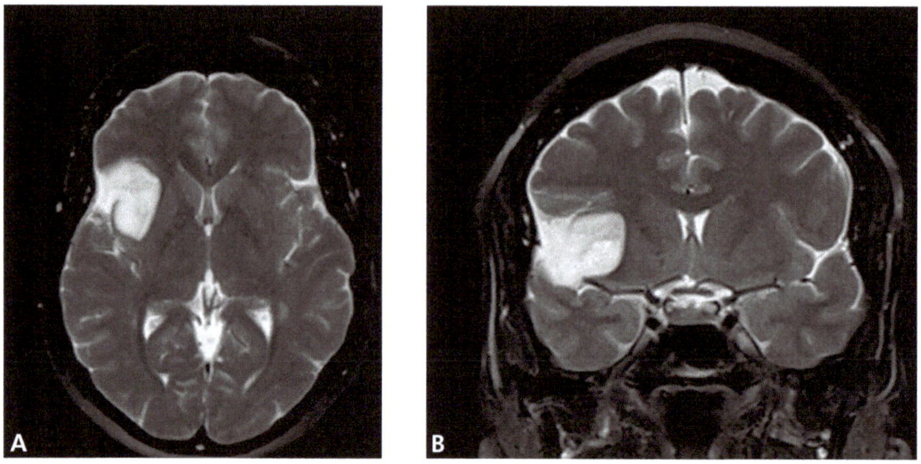

Figura 36.6 – (**A**) Imagem de corte axial de RM ponderada em T2. (**B**) RM de corte coronal T2 mostrando imagem hiperientensa em região temporal e ínsula à direita, correspondendo a glioma de baixo grau de malignidade. Fonte: Arquivo da Disciplina de Neurocirurgia da ISCMSP.

comportamento indolente e crescimento lento. Desse modo, a melhor conduta é aguardar pelo término da gestação e do puerpério. Entretanto, quando há suspeita de **glioma de alto grau** de malignidade, o tratamento neurocirúrgico deve ser realizado o mais breve possível, independentemente da idade gestacional, uma vez que a espera pelo procedimento cirúrgcio possibilita, pelo crescimento rápido da neoplasia, maior invasividade do tecido cerebral, perdendo-se a oportunidade de ressecção mais ampla que possibilita melhor prognóstico e maior taxa de sobrevivência.

No que diz respeito ao tratamento adjuvante, se a quimioterapia necessita iniciar-se no primeiro trimestre da gestação, deve-se decidir conjuntamente com o obstetra e o oncologista a indicação de aborto terapêutico. Quanto à radioterapia, adotando-se medidas de proteção ao feto, considerar a possibilidade de se empregá-la no tratamento.

Em nosso meio, Lynch *et al.* publicaram série de seis pacientes consecutivas, com diagnóstico de tumor cerebral em um período de nove anos, operadas por craniotomia e técnica microcirúrgica, e nenhum óbito fetal ocorreu nesse período. Em duas realizou-se o parto por cesariana previamente. Em quatro pacientes, o parto ocorreu após o tratamento do tumor cerebral, sendo em duas gestantes parto normal e, em outras duas, cesariana.

As mesmas considerações se aplicam com relação às metástases cerebrais, com lesões tumorais focais, em que não há um padrão defenido de decisão terapêutica, dependendo do grau de velocidade de crescimento das lesões e do comprometimento sistêmico.

No tocante aos **adenomas hipofisários, os não funcionantes** em geral não requerem tratamento, a não ser que estejam comprimindo as vias ópticas e causando comprometimento da visão, ou em casos de apoplexia hipofisária, quando está indicada a cirurgia de emergência. Quanto aos **adenomas funcionantes**, o que requer maior atenção é o adenoma produtor de prolactina. Geralmente são microadenomas e raramente aumentam de volume na gestação. Caso haja expansão do prolactinoma, o primeiro tratamento é medicamentoso à base de derivados da cabergolina. A sua remoção pela via transesfenoidal endoscópica ou por técnica microcirúrgica, raramente é necessária, exceto em casos de compressão do quiasma óptico e comprometimento abrupto da visão.

Em suma, ao avaliarmos a melhor forma de conduzir o caso de paciente grávida com diagnóstico de neoplasia cerebral, o momento mais adequado para a realização da craniotomia para remoção tumoral irá depender da gravidade do quadro neurológico e da presença de hipertensão intracraniana, da localização da lesão, do tipo histológico presumível da lesão e da idade gestacional.

Coluna vertebral

A gravidez promove mudanças temporárias na fisiologia e também na anatomia humana da mulher. Durante a gravidez, as mulheres aumentam de peso, o que provoca mudança no seu ponto de gravidade. A mudança na postura causada pelo aumento do útero gravídico resultam em lordose lombar compensatória e aumento da tensão na musculatura axial esquelética, pélvica e espinhal.

Além disso, de acordo com Berga e Foyouzi, múltiplas alterações hormonais e biomecânicas podem causar aumento da frouxidão do tecido conjuntivo, incluindo os ligamentos anteriores e longitudinais da coluna vertebral lombar e alargamento e aumento da mobilidade das articulações sacroilíacas e da sínfise púbica. Todas essas mudanças físicas no sistema musculoesquelético podem levar ao desenvolvimento de lombalgia e ciática durante a gravidez.

Acredita-se que a taxa de dor lombar durante a gravidez corresponda de 50% a 75% das queixas. A lombalgia é especialmente frequente durante o terceiro trimestre. Embora seja em sua maioria benigna, é por vezes associada à protusão do disco intervertebral, causando ciática e, mais raramente, a síndrome de compressão das raízes da cauda equina. Daí a recomendação de estudos prévios por RM em mulheres com histórico de lombalgia ou de trauma de pelve e que desejam engravidar.

O abaulamento do disco intervertebral e a hérnia contida pelo ligamento longitudinal posterior são tratados com terapia sintomática. Em caso de hérnia de disco com compressão de raiz, geralmente recomenda-se adiar o tratamento cirúrgico até depois do parto, a menos que a hérnia ocorra no início da gravidez e cause dor intratável ou déficit neurológico grave.

Embora rara, a síndrome aguda da cauda equina, causada por hérnia de disco extrusa de grandes proporções com compressão das raízes da cauda equina é considerada emergência médica pelo risco de perda funcional, e a recuperação dos déficits neurológicos está diretamente relacionada com o tempo entre o diagnóstico e o tratamento cirúrgico. O enfoque deve ser multidisciplinar, envolvendo neurocirurgião, neonatologista e especialista em medicina materno-fetal, a fim de se obter o melhor tratamento.

Neuropatias compressivas

Os nervos periféricos podem ser comprometidos na gravidez e no puerpério em decorrência das alterações fisiológicas que acarretam modificações no trajeto dos nervos, podendo haver compressão em diversas topografias. As mais comuns são a paralisia facial periférica (de Bell), a síndrome do túnel do capo e a meralgia parestésica.

A **paralisia de Bell** ocorre geralmente no terceiro trimestre da gestação, podendo surgir até nas primeiras semanas do puerpério. É mais frequente na mulher grávida do que na não grávida. Várias hipóteses foram propostas para explicar essa predisposição, incluindo-se imunossupressão, aumento da suscetibilidade ao vírus do herpes simplex e o aumento do teor de líquidos extracelulares. Atribui-se que a compressão do nervo facial ocorra no momento de seu trajeto pelo canal do facial no osso temporal, pelo edema fisiológico da gravidez.

Foi também proposto que a paralisia de Bell durante a gravidez está associada a pré-eclâmpsia, síndrome HELLP e hipertensão gestacional. Engstrom *et al.*, em estudo multicêntrico, randomizado e duplo cego, sugerem que a paralisia de Bell relacionada com a gravidez tem piores resultados a longo prazo, desenvolvendo paralisia facial completa, em comparação com mulheres não grávidas.

Dessa maneira, justifica-se o tratamento precoce com corticosteroides e antivirais (aciclovir ou cloridrato de valaciclovir) como o tratamento de escolha para limitar a progressão da doença e melhorar o prognóstico.

A **síndrome do túnel do carpo (STC)**, ocorre por compresssão do nervo mediano em nível do punho. É uma das mononeuropatias periféricas mais comuns da gravidez, aparecendo em até 20% das gestações.

A incidência da STC em mulheres grávidas é 2 a 3 vezes maior do que em mulheres não grávidas. Os fatores que predispõem as mulheres grávidas à STC são alterações hormonais na gravidez, acúmulo de líquidos com tendência a edema, hipersensibilidade nervosa e flutuações nos níveis de glicose.

A STC ocorre a partir da segunda metade da gravidez, melhora no puerpério e pode recorrer em gestações futuras. Apenas 3% dos casos apresentam sinais ao exame físico (sinal de Tinel e sinal de Phallen), além de fraqueza muscular da oponência do polegar, hipotrofia tenar e alteração objetiva da sensibilidade

A síndrome geralmente é leve, e nenhum tratamento é necessário na maioria das pacientes. A necessidade de intervenção cirúrgica é ainda mais rara.

A **meralgia parestésica** determina alteração sensitiva na face anterolateral da coxa causada por compressão do nervo cutâneo femoral lateral sob o canal inguinal. Apresenta incidência aumentada no terceiro trimestre da gestação. As causas para esse acometimento devem-se à compressão do nervo pelo útero gravidico, pela lordose excessiva ou pela expansão da parede abdominal. Em alguns casos pode ser bilateral. Também regride gradualmente após o parto e, em geral, nenhum tratamento faz-se necessário. A orientação de exercícios de alongamento e a orientação postural podem auxiliar.

Bibliografia

- Akers A, Salman RA, Awad IA, Dahlem K, Flemming K, Hart B, et al. Synopsis of guidelines for the clinical management of cerebral cavernous malformations: consensus recommendations based on systematic literature review by Angioma Alliance Scientific Advisory Board Clinical Experts Panel. Neurosurgery. 2017;80(5):665-80.
- Arsh A, Darain H, Ilyas SM, et al. Consequences of traumatic spinal cord injury during pregnancy in Pakistan. Spinal Cord Ser Cases. 2017;3:17041.
- Awwad JT, Azar GB, Seoud MA, Mroueh AM, Karam KS. High-velocity penetrating wounds of the gravid uterus: review of 16 years of civil war. Obstet Gynecol. 1994;83(2):259-64.
- Baranović S, Maldini B, Cengić T, et al. Anesthetic management of acute cervical spinal cord injury in pregnancy. Acta Clin Croat. 2014;53:98-101.
- Berga SL, Foyouzi N. Systemic and central nervous system changes during pregnancy. In: Youmans & Winn Neurological Surgery. 8th ed. Philadelphia: Elsevier; 2023. p.368-76.
- Canhão P, Falcão F, Ferro JM. Thrombolytics for cerebral sinus thrombosis: a systematic review. Cerebrovasc Dis. 2003; 15:159-66.
- Carney N, Totten AM, O'Reilly C, Ullman JS, Hawryluk GW, Bell MJ, et al. Guidelines for the management of severe traumatic brain injury. Neurosurgery. 2017;80:6-15.
- Cohen-Gadol AA, Friedman JA, Friedman JD, Tubbs RS, Munis JR, Meyer FB. Neurosurgical management of intracranial lesions in the pregnant patient: a 36 year institutional experience and review of the literature. J Neurosurg. 2009;111(6):1150-7.
- Connolly AM, Katz VL, Bash KL, McMahon MJ, Hansen WF. Trauma and pregnancy. Am J Perinatol. 1997;14(6):331-6.
- Corsi PR, Rasslan S, Oliveira LB, Kronfly FS, Marinho VP. Trauma na gestante: análise da mortalidade materna e fetal. Rev Col Bras Cir. 1999;26(2):79-83.
- Dawood R, Altanis S, Ribes-Pastor P, et al. Pregnancy and spinal cord injury. TOG. 2014;16:99-107.
- Dias MS, Sekhar LN. Intracranial hemorrhage from aneurysms and arteriovenous malformations during pregnancy and the puerperium. Neurosurgery. 1990;27(6):855-65.
- Engel S, Ferrara G. Obstetric outcomes in women who sustained a spinal cord injury during pregnancy. Spinal Cord. 2013;51:170-71.
- Engstrom M, Berg T, Stjernquist-Desatnik A, et al. Prednisolone and valaciclovir in Bell's palsy: a randomised, double-blind, placebo-controlled, multicentre trial. Lancet Neurol. 2008;7(11):993-1000.
- Fukujima MM, Carneiro de Oliveira RM, Shimazaki JC, Camargo Lima JG. Gravidez, puerpério e doença vascular cerebral. Arq. Neuropsiquitr. 1996;54(2):212-5.
- Hocaloski S, Btech N, Elliott S, Hodge K, McBride K, Hamilton L, et al. Perinatal care for women with spinal cord injuries: a collaborative workshop for consensus on care in Canada. Top Spinal Cord Inj Rehabil. 2017;23(4):386-96.
- Hyde LK, Cook LJ, Olson LM, Weiss HB, Dean JM. Effect of motor vehicle crashes on adverse fetal outcomes. Obstet Gynecol. 2003;102(2):279-86.
- Liu J, Zhang H, Chun Luo, Guo Y, Li Y, Dun Yuan D, et al. Haemorrhage risk of brain arteriovenous malformation during pregnancy and puerperium. Stroke Vasc Neurol. 2023;0:1-11.
- Lynch JC, Emmerich JC, Kislanov S, Gouvêa F, Câmara L, Santos Silva SM, et al. Tumor cerebral e gravidez. Arq Neuropsiquiatr. 2007;65(4-B):1211-15.
- Moore, Keith L. Anatomia orientada para a clínica. 7ª ed. Rio de Janeiro: Guanabara Koogan; 2014.
- Peeters S, Pages M, Gauchotte G, et al. Interactions between glioma and pregnancy: insight from a 52 case multicenter series. J Neurosurg. 2018;128(1):3-13.
- Porras JL, Yang W, Philadelphia E, Law J, Garzon-Muydi T, Caplan JM, et al. Hemorrhage risk of brain arteriovenous malformations during pregnancy and puerperium in a North American cohort. Stroke. 2017;48:1507-13.
- Reis PM, Sander CM, Pearlman MD. Abruptio placentae after auto accidents. A case-control study. J Reprod Med. 2000; 45(1):6-10.
- Rigamonti D, Hadley MN, Drayer BP, et al. Cerebral cavernous malformations. Incidence and familial occurance. New Engl J Med.1988;319:343-7.
- Robertson K, Ashworth F. Spinal cord injury and pregnancy. Obstet Med. 2022;15(2):99-103.
- Robertson K, Dawood R, Ashworth F. Vaginal delivery is safely achieved in pregnancies complicated by spinal cord injury: a retrospective 25-year observational study of pregnancy outcomes in a national spinal injuries centre. BMC Pregnancy Childbirth. 2020;20:56.
- Rosenbaum, RB, Donaldson JO. Peripheral nerve and neuromuscular disorders. In: Neurologic Clinics. 1994;12(3):461-76.
- Savastano LE, Thompson Jr GB. Vascular lesions during pregnancy.
- Stone IK. Trauma in the obstetric patient. Obstet Gynecol Clin North Am. 1999;26(3):459-67.
- Win HR. Youmans & Winn Neurological Surgery. 8th ed. Amsterdam: Elsevier; 2023. p.386-92.
- Yan KL, Ko NU, Hetts, SW, Weinsheimer S, Abla AA, Lawton MT, Kim H. Maternal and fetal outcomes in women with brain arteriovenous malformation rupture during pregnancy. Cerebrovasc Dis. 2021;50:296–302.
- Yusof RC, Norhayati MN, Azman YM. Arteriovenous malformation hemorrhage in pregnancy: a systematic review and meta-analysis. Int J Environ Res Public Health. 2022; 19(20):13183.

37 Doenças Vasculares Cirúrgicas

Eric Haruki de Oliveira Oku
Roberto Augusto Caffaro

Introdução

Durante a gestação, o organismo feminino passa por uma série de adaptações fisiológicas para acomodar o desenvolvimento do feto e garantir uma gravidez saudável. No entanto, essas mudanças também podem aumentar o risco de desenvolvimento de doenças vasculares, representando um desafio significativo para a saúde materna e fetal. As doenças vasculares na gestação abrangem uma variedade de condições, incluindo doença venosa superficial, trombose venosa profunda, aneurismas e outras complicações relacionadas ao sangramento durante o parto como, p. ex., no acretismo placentário.

Embora a gestação seja considerada um estado fisiológico de aumento da atividade vascular, as alterações hemodinâmicas que ocorrem durante esse período podem piorar os distúrbios vasculares preexistentes ou iniciar novas doenças vasculares. A compreensão dos mecanismos subjacentes e dos fatores de risco associados a essas condições é crucial para identificar estratégias de prevenção, diagnóstico precoce e manejo eficaz dessas patologias durante a gestação.

Neste capítulo, abordaremos algumas das doenças vasculares mais prevalentes na gestação, além de alguns tratamentos vasculares auxiliares para uma gestação mais segura.

Varizes de membros inferiores

Durante a gravidez, o aumento do volume sanguíneo coloca as veias sob maior pressão. Além disso, um aumento no hormônio progesterona relaxa as paredes musculares dos vasos sanguíneos. Isso torna ainda mais difícil para as veias movimentar o sangue das pernas para o coração. Além disso, o aumento do peso do útero em crescimento exerce uma pressão sobre as veias pélvicas e sobre a veia cava inferior, elevando a pressão sanguínea nas veias das pernas, levando ao desenvolvimento ou piora das varizes. Conforme o bebê cresce e o útero se expande, as veias tornam-se ainda mais proeminentes.

Esse mesmo processo, por sua vez, pode levar à insuficiência venosa e ao edema nas pernas. A desaceleração da circulação, associada ao aumento da pressão hidrostática, leva ao extravasamento de líquido das veias para os tecidos dos pés e tornozelos, promovendo edema.

O sintoma mais comum de varizes, além do edema que pode estar também relacionado com gestação, é a dor substancial experimentada, além de cãibras noturnas, dormência, formigamento; as pernas podem apresentar-se pesadas, doloridas além das queixas estéticas. Os tratamentos para varizes geralmente são divididos em três grupos principais: cirurgia, tratamentos farmacológicos e não farmacológicos. Os tratamentos durante a gestação visam principalmente à redução do edema e da dor nas pernas, e envolvem o uso de abordagens farmacológicas e não farmacológicas.

Diagnóstico

A paciente é examinada inicialmente em pé, o que permite o enchimento venoso e a visualização adequada dos vasos varicosos, sobre um tablado, facilitando a inspeção e palpação do examinador (Figura 37.1). Alterações cutâneas, como edema, hiperpigmentação, eczemas, dermatofibroses, úlceras, devem ser pesquisadas, pois são características de hipertensão venosa.

O mapeamento dúplex revolucionou o diagnóstico em cirurgia vascular (Figura 37.2), permitindo a avaliação anatômica e funcional de determinado vaso analisado individualmente. Esse método

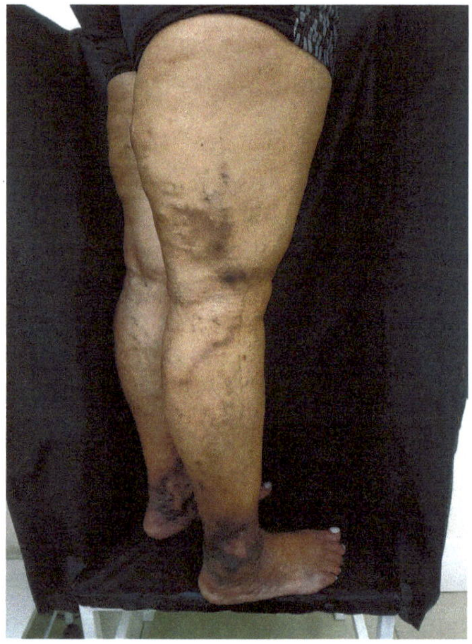

Figura 37.1 – Paciente com insuficiência venosa crônica e úlceras cicatrizadas.

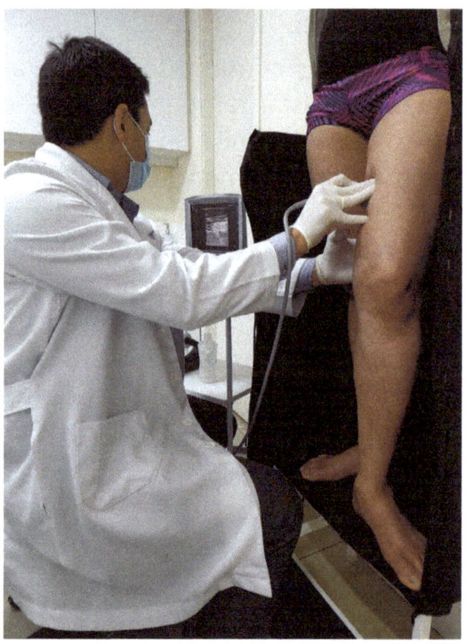

Figura 37.2 – Mapeamento dúplex.

permite medir: o diâmetro das veias safenas; o padrão, a presença e o volume do refluxo; as variações anatômicas, principalmente na crossa da safena externa; a presença de veias perfurantes insuficientes, veias de Giacomini ou outras origens de refluxo; além do estudo de varizes recidivadas, com maior precisão.

O ultrassom com Doppler evidencia o aumento das veias durante a gestação, que tendem a retornar aos seus valores normais após o parto.

Nos casos de suspeita da síndrome da congestão venosa pélvica, o Doppler transvaginal pode ser utilizado para a detecção de varizes pélvicas. A principal limitação desse tipo de exame é o fato de ser altamente dependente do operador e do equipamento disponível.

O tratamento da doença venosa de membros inferiores na gestação consiste, principalmente, na terapia compressiva, a qual é um tratamento de fácil acesso e não invasivo. As meias elásticas promovem, principalmente, a diminuição do edema e da dor. Tratamentos alternativos, como repouso com elevação dos membros, são efetivos, porém pouco aplicáveis no cotidiano, tornando o uso da meia elástica uma boa alternativa.

Os tratamentos cirúrgicos não são recomendados durante a gestação, devendo ser utilizados após o parto. O tratamento farmacológico com rutosídeo apresenta melhora dos sintomas na gestação, mas são necessários mais estudos clínicos para comprovar sua segurança durante a gravidez.

Trombose venosa profunda

A trombose venosa profunda (TVP) pode ser considerada uma das afecções vasculares mais prevalentes e importantes. A denominação tromboembolismo venoso (TEV) agrega a trombose venosa profunda e a embolia pulmonar (EP), levando em conta que a segunda é, na maioria das vezes, consequência da primeira, ambas devem, portanto, ser compreendidas dentro do mesmo contexto.

As mulheres desenvolveram, ao longo da evolução da espécie, inúmeras formas de se protegerem contra os desafios de sangramento durante a gravidez. Durante o parto, a placenta se desprende e deixa uma grande superfície de lesão de vasos sanguíneos. Além da possibilidade de sangramento uterino, o sangramento pode ocorrer no canal do parto. As mulheres estão em algum grau protegidas contra esse sangramento por serem hipercoaguláveis, em comparação com quando não estão grávidas. Consequentemente, elas têm um risco aumentado de desenvolver trombose.

Acredita-se que a exacerbação do efeito compressivo da artéria ilíaca direita sobre a veia ilíaca esquerda pode ser a causa desse fenômeno, pois cerca de 70% a 90% dos casos de TVP durante a gestação ocorrem no membro inferior esquerdo. Além do mais, a produção de fibrinogênio está aumentada, e a atividade fibrinolítica está diminuída, assim como os níveis dos fatores de coagulação II, VII, IX e X. A incidência de TEV é estimada em 0,76 a 1,72 a cada mil gestações, que é quatro vezes mais do que o risco na população de mulheres não grávidas. Ocorre a redução de velocidade do fluxo venoso em aproximadamente 50% dos membros inferiores, principalmente entre a 25ª e a 29ª semanas de gestação, e que deve perdurar durante todo o puerpério.

Quadro clínico e diagnóstico

O diagnóstico clínico da TVP baseia-se na presença de dor e edema no membro afetado, que são sinais importantes para suspeita dessa condição. Além disso, podem-se observar outros sintomas, como coloração azulada da pele, aumento da temperatura e, até mesmo, febre. Destaca-se o "empastamento" da musculatura da panturrilha, que perde a mobilidade lateral quando o joelho é flexionado. Outros sinais que podem ser identificados incluem o aumento da circulação venosa superficial e o sinal de Homans, caracterizado pela dor na panturrilha ao se realizar a dorsiflexão passiva do pé. Em casos mais graves, o diagnóstico clínico pode apresentar alta taxa de probabilidade, especialmente com relação à localização da trombose, uma vez que em edemas extensos que afetam todo o membro, a probabilidade de trombose iliofemoral é consideravelmente maior.

É importante destacar que o TEV é, muitas vezes, assintomático. Estudos flebográficos mostram, ao longo do tempo, que a prevalência da TVP após as cirurgias ortopédicas de prótese de quadril e joelho pode ocorrer entre 50% e 80% dos casos, e em apenas cerca de 5% a 10% das vezes haverá desenvolvimento de quadro clínico.

Diante da inconsistência do diagnóstico clínico, desenvolveram-se ferramentas para estratificar a probabilidade de TVP. Vários tipos de escores foram implementados, mas o de Wells *et al.* ganhou maior popularidade. Wells *et al.* criaram um modelo para ser utilizado em pacientes ambulatoriais que procuram um serviço de Pronto Atendimento com queixas sugestivas de TVP. Atribui-se uma pontuação de acordo com sintomas, sinais e história clínica, cujo resultado aferido indicará o percentual de probabilidade da confirmação do diagnóstico clínico (Tabela 37.1).

Tabela 37.1 – Escore de Wells de estimativa de probabilidade clínica de TVP

Critério	Pontuação
Neoplasia ativa (tratamento nos últimos 6 meses ou paliação)	+1
Edema de perna (≥ 3 cm comparado ao membro assintomático)	+1
Turgência unilateral de veias superficiais (não varicosas, no membro sintomático)	+1
Edema cacifopositivo unilateral (no membro sintomático)	+1
História de TVP prévia documentada	+1
Edema de todo o membro	+1
Aumento da sensibilidade ao longo das veias do sistema profundo	+1
Paralisia, paresia ou imobilização recente do membro	+1
Confinamento ao leito ≥ 3 dias recente ou anestesia geral nas últimas 12 semanas	+1
Diagnóstico alternativo tão provável quanto ou mais provável	–2

Interpretação: *Escore > 2,0: alta probabilidade clínica (53%). Escore 1,0 a 2,0: moderada probabilidade clínica (17%). Escore < 2,0: baixa probabilidade clínica (5%). *O D-Dímero pode ser utilizado para exclusão de diagnóstico. *Em casos de alta/moderada probabilidade, está indicada a realização de ultrassom Doppler.*

O dímero-D é um produto de degradação da fibrina que está elevado na fase aguda da TVP. Os ensaios pelo método ELISA e o método enzimático por imunofluorescência podem ser considerados de alta sensibilidade diagnóstica, atingindo a marca de 95%.

Embora seja um método sensível, não pode ser considerado específico para o diagnóstico. Quando o resultado é negativo, é possível excluir o diagnóstico de TEV. Isso é importante em serviços de urgência para estabelecer o diagnóstico diferencial. No ambiente hospitalar, a sua aplicação perde muito valor pelo grande número de resultados falso-positivos.

O diagnóstico de TVP nas pacientes grávidas frequentemente é realizado por meio da ultrassonografia por compressão. Apesar de o padrão-ouro para o diagnóstico ainda ser a venografia, por conta dos riscos associados à exposição do feto à radiação e preocupações relacionadas com a administração de contraste, poucos estudos na gravidez têm utilizado venografia. Na prática clínica, recomendamos a ultrassonografia com Doppler colorido para o diagnóstico de TVP por ser um método não invasivo e com boa sensibilidade no diagnóstico de TVP. Na trombose de veias poplítea e femoral, o método tem sensibilidade de 86% a 100% e especificidade de 86% a 100%.

Tratamento

Uma vez diagnosticada com TVP e com fator de risco para essa patologia ser a gravidez, o tratamento da trombose deve ser realizado pelo menos até o parto. Para as puérperas com diagnóstico de TVP que não apresentam extensão do trombo, porém este se mantenha estável, sem sinais de recanalização, o período de seguimento deve respeitar o tempo mínimo de três meses a partir do diagnóstico.

Há na literatura uma série de ensaios randomizados e metanálises que compararam as duas modalidades de tratamento utilizando heparina de baixo peso molecular (HBPM) e sugerem que o tratamento domiciliar é seguro e eficaz.

Os pacientes candidatos ao tratamento em regime ambulatorial devem apresentar-se clínica e hemodinamicamente estáveis, com baixo risco de sangramento, sem história ou indicativos de insuficiência renal e com facilidade logística para manutenção do tratamento e seguimento clínico e laboratorial. O tratamento ambulatorial não é indicado em pacientes que se apresentem com TVPs extensas (ileofemoral) ou com repercussão severa (flegmasias); com evento embólico associado, em especial a embolia pulmonar; alto risco de sangramento com uso de terapia anticoagulante; ou outras condições ou comorbidades que necessitem de tratamento em regime hospitalar.

Deve-se atentar, no entanto, para o fato de que o volume de distribuição e o *clearance* das HBPMs alteram-se durante a gestação. O volume de distribuição das HBPMs é maior durante todo o período gestacional, ao passo que o *clearance* das heparinas pode ser maior no período inicial e decrescer à medida que a gestação se aproxima do termo. Diante dessas variações, recomenda-se aferição da atividade anti-Xa na primeira semana e, então, ao menos uma vez ao mês a cada trimestre. A faixa-alvo para profilaxia é de 0,1 a 0,3 UI/mL, e a faixa terapêutica é 0,4 a 2,0 UI/mL.

As chamadas trombofilias de risco acentuado são as mutações em homozigose, as mutações combinadas e a deficiência de antitrombina. Nessas situações, que são bem menos frequentes, haverá recomendação de profilaxia durante todo o ciclo gravídico-puerperal.

A síndrome antifofosfolípide (SAF), como a trombofilia adquirida, tem maior impacto para ocorrência de TEV durante a gravidez. As pacientes com SAF podem exigir HBPM em dose terapêutica durante todo o período de gestação e puerpério, o que confere aumento de risco de complicações hemorrágicas, desconforto da medicação continuada e alto custo. Os inibidores da vitamina K (AVK) podem provocar malformações fetais, quando administrados entre a 6ª e 12ª semanas de gestação e, portanto, são contraindicados. A partir desse período também não são recomendados. Os AVKs atravessam a barreira placentária e podem causar hemorragias cerebrais nos fetos e provocar atrofia cerebral. Os AVKs podem ser utilizados no puerpério para substituir a HBPM. No entanto, a necessidade de controle laboratorial rigoroso para acerto da dose adequada dificulta a sua utilização.

Os anticoagulantes orais diretos (DOACs) são moléculas pequenas, que passariam por meio da placenta e do leite materno. Desse modo, até então, todos os DOACs são formalmente contraindicados no período gravídico puerperal.

Intervenção vascular no acretismo placentário

O acretismo placentário é uma conhecida causa de hemorragia obstétrica grave com morbidade e podem levar a mortalidade materna significativa caso não seja diagnosticado e traçado um plano terapêutico precoce. As anormalidades na implantação placentária são classificadas como acreta, increta e percreta, com base na profundidade de penetração dos vilos coriônicos, sendo a placenta acreta a anormalidade de implantação mais comum, mas menos grave, e a placenta percreta a menos comum, porém a mais grave. A incidência de placenta acreta varia de 1 em 540 a 1 em 93 mil partos, com um aumento de dez vezes desde a década de 1950 por causa do aumento recente na taxa de cesarianas. O acretismo placentário pode ser diagnosticado antes do parto com o uso de ultrassom e ressonância magnética, o que permite a identificação precoce de mulheres com essa condição que estão em alto risco de hemorragia.

Modalidades de intervenção endovascular para controle de hemorragia durante cesariana por anormalidades na implantação placentária estão sendo cada vez mais utilizadas. No entanto, não há consenso sobre a segurança e eficácia dessas modalidades que são: oclusão profilática do balão das artérias ilíacas internas, oclusão das artérias ilíacas comuns, oclusão da aorta abdominal ou oclusão das artérias uterinas.

No nosso serviço, na Santa Casa de São Paulo, habitualmente optamos pela oclusão temporária das artérias ilíacas internas (Figura 37.3). O procedimento é realizado na sala de hemodinâmica ou no centro obstétrico guiado por escopia. Por meio de dois acessos femorais, as artérias ilíacas internas são cateterizadas e colocado um balão oclusor não insuflado . Durante o parto, o cirurgião vascular deve estar presente para que seja realizado o balonamento apenas no momento do parto, evitando, assim, o sofrimento fetal e a isquemia dos tecidos irrigados por essas artérias, além da necessidade de irrigação, por meio do balão, de solução heparinizada, diminuindo as chances de trombose.

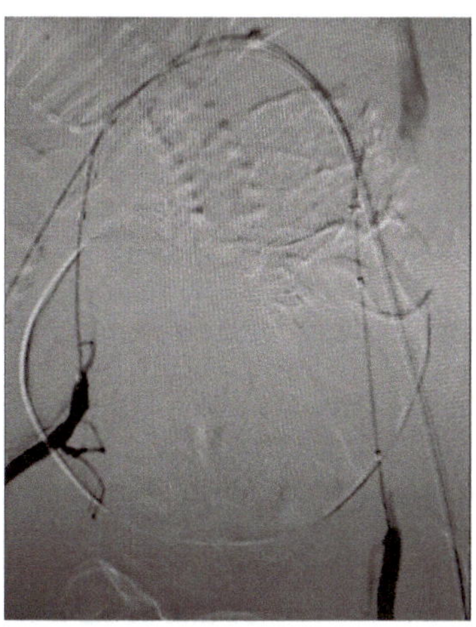

Figura 37.3 – Posicionamento dos balões oclusores nas artérias ilíacas internas.

Aneurisma de artéria esplênica

Aneurismas da artéria esplênica (AAE) verdadeiros são uma patologia rara, mas potencialmente fatal. São o terceiro aneurisma abdominal mais comum, após aneurismas da aorta e da artéria ilíaca, e representam quase todos os aneurismas de artérias viscerais. Os aneurismas verdadeiros são responsáveis por 60% dos AAEs e afetam as mulheres quatro vezes mais do que os homens, geralmente relacionados com uma descoberta incidental ou sintomática que coincide com o uso da ultrassonografia na gravidez. Em pacientes grávidas, a mortalidade, após a ruptura, é de 65% a 75%, com mais de 90% de mortalidade fetal. Têm múltiplas etiologias, e acredita-se que as influências hormonais e as alterações do fluxo portal durante a gestação desempenhem um papel importante no desenvolvimento do AAE.

Acredita-se que influências hormonais e alterações do fluxo portal durante a gestação desempenhem um papel importante no desenvolvimento do AAE. A patogênese da doença não é bem compreendida. Supõe-se que, na gravidez, um aumento nos níveis circulantes de estrogênio, progesterona e relaxina aumente o fluxo sanguíneo e a pressão sanguínea dentro da artéria esplênica, levando ao enfraquecimento da parede arterial, o que resulta em dilatação.

Quadro clínico e diagnóstico

Os AAEs são relativamente raros e insidiosos. O diagnóstico incidental é frequentemente "presuntivo", baseado em sombras calcificadas circulares vistas no quadrante superior esquerdo de uma radiografia abdominal.

Embora muitos AAEs sejam assintomáticos, podem manifestar-se com dor abdominal no quadrante superior esquerdo, massa abdominal pulsátil nesse local, ou choque hipotensivo secundário à ruptura do aneurisma (3% a 10% dos casos).

A ruptura geralmente ocorre na gravidez, em 95% das vezes, especialmente no terceiro trimestre. Apresenta-se como choque hemodinâmico grave de início súbito, não traumático. O descolamento de placenta é um dos diagnósticos errôneos mais comuns.

A suspeita diagnóstica de AAE pode ser feita por radiografia abdominal, ultrassonografia, ultrassonografia com Doppler, tomografia computadorizada, ressonância nuclear magnética e arteriografia da aorta abdominal.

Tratamento

Os aneurismas sintomáticos, em gestantes ou que planejam engravidar, devem ser tratados, independentemente do tamanho. O reparo cirúrgico aberto demonstrou excelentes resultados a longo prazo, mas com alta mortalidade perioperatória.

A preferência atual pela terapia endovascular baseia-se no fato de que se trata de um procedimento de baixa mortalidade e morbidade no curto prazo, podendo até ser realizado sob anestesia local e permitindo rápida recuperação após um curto período de internação hospitalar.

Em uma revisão sistemática com metanálise, mostrou-se que o tratamento endovascular dos AAEs tem melhores resultados a curto prazo do que o tratamento aberto.

As técnicas endovasculares mais utilizadas incluem embolização com ou sem *stent*, exclusão com *stent* recoberto, injeção de trombina, injeção de Gelfoam® (Pfizer Inc., Nova York, NY), colocação de cola e colocação de plugue.

Bibliografia

- Abdulrahman A, Shabkah A, Hassanain M, Aljiffry M. Ruptured spontaneous splenic artery aneurysm: a case report and review of the literature. Int J Surg Case Rep. 2014;5(10):754-7.
- Al-Habbal Y, Christophi C, Muralidharan V. Aneurysms of the splenic artery—a review. Surgeon. 2010;8(4):223-31.
- Andra H James.Thrombosis in pregnancy and maternal outcomes.Birth Defects Res C Embryo Today. 2015; 105(3):159-66.
- Bates SM, Greer IA, Hirsh J, Ginsberg JS. Use of antithrombotic agents during pregnancy: the Seventh ACCP Conference on Antithrombotic and Thrombolytic Therapy. Chest. 2004;126(3 Suppl):627S-644S.
- Berceli SA. Hepatic and splenic artery aneurysms. Semin Vasc Surg. 2005;18(4):196-201.
- Birdwell BG, Raskob GE, Whitsett TL, Durica SS, Comp PC, George JN, et al. The clinical validity of normal compression ultrasonography in outpatients suspected of having deep venous thrombosis. Ann Intern Med. 1998;128(1):1-7.
- Boivin P, Cornu-Thenard A, Charpak Y. Pregnancy-induced changes in lower extremity superficial veins: an ultrasound scan study. J Vasc Surg. 2000 Sep;32(3):570-4.
- Brito CJ, Silva RM, Araujo EL. Cirurgia vascular: cirurgia Endovascular - angiologia. 4. ed. Rio de Janeiro, Thieme Revinter; 2020.
- Carrier M, Le Gal G, Wells PS, Rodger MA. Systematic review: casefatality rates of recurrent venous thromboembolism and major bleeding events among patients treated for venous thromboembolism. Ann Intern Med. 2010;152(9):578.
- de Oliveira ALML, Marques MA. Tromboembolismo venoso na gestação. J Vasc Bras. 2016;15(4):293- 301.
- Douketis JD. Treatment of deep vein thrombosis: what factors determine appropriate treatment? Can Fam Physician. 2005;51:217.
- Fankhauser GT, Stone WM, Naidu SG, et al. The minimally invasive management of visceral artery aneurysms and pseudoaneurysms. J Vasc Surg. 2011;53(4):966-70.
- Ginsberg JS, Crowther MA. Direct oral anticoagulants (DOACs) and pregnancy: a plea for better information. Thromb Haemost. 2016;116(4):190-1.
- Gourgiotis S, Alfaras P, Salemis NS. Spontaneous rupture of splenic artery aneurysm in pregnancy: a case report. Adv Med Sci. 2008;53(2):341-3.
- Konoeda H, Yamaki T, Hamahata A, Ochi M, Sakurai H. Quantification of superficial venous reflux by duplex ultrasound-role of reflux velocity in the assessment the clinical stage of chronic venous insufficiency. Ann Vasc Dis. 2014; 7(4):376-82.
- Hogendoorn W, Lavida A, Hunink MG, et al. Open repair, endovascular repair, and conservative management of true splenic artery aneurysms. J Vasc Surg. 2014;60(6):1667-76.
- Jamil Victor de Oliveira Mariúba.Splenic aneurysms: natural history and treatment techniques. J Vasc Bras. 2019; 19:e20190058.
- Jesinger RA, Thoreson AA, Lamba R. Abdominal and pelvic aneurysms and pseudoaneurysms: imaging review with clinical, radiologic, and treatment correlation. Radiographics. 2013;33(3):E71-96.
- Kearon C, Akl EA, Comerota AJ, Prandoni P, Bounameaux H, Goldhaber S, et al. Antithrombotic therapy for VTE disease: Antithrombotic Therapy and Prevention of Thrombosis, 9th ed: American College of Chest Physicians Evidence-Based Clinical Practice Guidelines. Chest. 2012;141(2 Suppl): e419S-e496S.
- Koopman MM, Prandoni P, Piovella F, Ockelford PA, Brandjes DP, van der Meer J et al. Treatment of venous thrombosis with intravenous unfractionated heparin administered in the hospital as compared with subcutaneous low-molecular-weight heparin administered at home. The Tasman Study Group. N Engl J Med. 1996;334(11):682.
- Lakin RO, Bena JF, Sarac TP, et al. The contemporary management of splenic artery aneurysms. J Vasc Surg. 2011; 53(4):958-64.
- Lee PC, Rhee RY, Gordon RY, Fung JJ, Webster MW. Management of splenic artery aneurysms: the significance of portal and essential hypertension. J Am Coll Surg. 1999; 189(5):483-90.
- Levine M, Gent M, Hirsh J, Leclerc J, Anderson D, Weitz J et al. A comparison of low-molecular-weight heparin administered primarily at home with unfractionated heparin administered in the hospital for proximal deep-vein thrombosis. N Engl J Med. 1996;334(11):677.
- Macdonald PS, Kahn SR, Miller N, Obrand D. Short-term natural history of isolated gastrocnemius and soleal vein thrombosis. J Vasc Surg. 2003;37(3):523.
- Marik PE, Plante LA. Venous thromboembolic disease and pregnancy. N Engl J Med. 2008;359(19):2025-33.

- Martin D, Farinha HT, Dattner N, Rotman S, Demartines N, Sauvain MO. Spontaneous non-traumatic splenic artery aneurysm rupture: a case report and review of the literature. Eur Rev Med Pharmacol Sci. 2018;22(10):3147-50.
- Masuda EM, Kistner RL. The case for managing calf vein thrombi with duplex surveillance and selective anticoagulation. Dis Mon. 2010;56(10):601-13.
- Molnár LJ. Imagem ultrassonográfica no diagnóstico das doenças venosas. In: Maffei FHA, Lastória S, Yoshida WB, Rollo HA. Doença vasculares periféricas 2. ed. São Paulo: Medsi; 1995. p. 795-906.
- O'Shaughnessy D, Miles J, Wimperis J. UK patients with deepvein thrombosis can be safely treated as out-patients. QJM 2000;93(10):663-7.
- Sadat U, Dar O, Walsh S, Varty K. Splenic artery aneurysms in pregnancy a systematic review. Int J Surg. 2008;6(3):261-5.
- Schwarz T, Buschmann L, Beyer J, Halbritter K, Rastan A, Schellong S. Therapy of isolated calf muscle vein thrombosis: a randomized, controlled study. J Vasc Surg. 2010; 52(5):1246.
- Smyth RM, Aflaifel N, Bamigboye AA. Interventions for varicose veins and leg oedema in pregnancy. Cochrane Database Syst Rev. 2015;2015(10):CD001066.
- Summerour, VA, Bramhall, SR. Splenic artery aneurysms. Adv Emerg Med. 2018;8(1):1-2.
- Wells PS, Borah BJ, Sengupta N. Analysis of venous thromboprophylaxis duration and outcomes in orthopedic patients. Am J Manag Care. 2010;16(11):857-63.
- Yousef Shahin,Chun Lap Pang.Endovascular interventional modalities for haemorrhage control in abnormal placental implantation deliveries: a systematic review and meta-analysis.Eur Radiol. 2018;28(7):2713-26.

38 Complicações Odontogênicas

Ronaldo Rodrigues de Freitas
Ayrton Kennedy Borges Perez de Souza
Fernando Alves Maciel

Introdução

O ideal seria que todas as mulheres grávidas tivessem acompanhamento odontológico como parte do programa pré-natal, pois durante o período de gestação é comum o aparecimento de algumas afecções na cavidade oral que podem comprometer tanto a saúde da mãe como a do feto.

Tratamentos odontológicos essenciais, incluindo exodontias não complicadas, tratamento periodontal, controle de cáries dentárias, colocação de próteses, entre outros tratamentos, podem ser executados com segurança durante o segundo trimestre, quando o útero grávido encontra-se bem desenvolvido, porém não volumoso a ponto de incomodar significativamente a gestante.

Por questão de bom senso, as reabilitações oclusais extensas e as cirurgias mais invasivas devem ser programadas, sempre que possível, para o período pós-parto. Entretanto, frente a situações de urgências odontológicas, como casos de dor decorrente de pulpite, abscesso agudo e pericoronarite, deve-se realizar o tratamento necessário, independentemente do período gestacional. As consequências da dor (gerando situação de estresse, que propicia a liberação de catecolaminas) e de infecção (que pode se disseminar), geralmente são muito mais maléficas para a mãe e para o feto do que aquelas decorrentes do tratamento odontológico. Neste capítulo, são feitas considerações acerca de alguns temas importantes durante a gestação.

Cáries

Na atualidade, vários estudos demonstram a associação entre *Streptococcus mutans* e cáries em humanos. Esses organismos e os lactobacilos são considerados os principais patógenos dos tecidos orais mineralizados. A redução do número de bactérias cariogênicas na cavidade oral é um importante fator na prevenção e no controle da cárie.

O ditado popular "um dente para cada filho" tem sido citado por muitos anos; no entanto, trata-se de uma opinião errônea. A crença de que durante a gravidez o cálcio é retirado em grandes quantidades dos dentes para suprir as necessidades fetais não está baseada em evidências científicas. Pelo fato de se apresentar nos dentes sob a forma cristalina estável, o cálcio não está disponível para a circulação sistêmica, a fim de suprir qualquer demanda desse mineral.

Estudos mostram que há aumento na concentração de proteínas e na atividade da alfa-amilase na saliva no primeiro trimestre da gravidez, ocorrendo diminuição no período do parto. O aumento da atividade da alfa-amilase pode induzir aumento de substrato para microrganismos acidogênicos, contribuindo para a diminuição do pH, observado durante a gravidez. Além disso, o aumento na concentração de ácido siálico durante o segundo trimestre da gestação, pode contribuir para a redução do pH da saliva. Assim, o risco de cárie encontra-se aumentado durante o terceiro trimestre de gravidez em decorrência dos menores valores do pH e da capacidade tampão da saliva.

A concentração de íons de cálcio nos fluidos orais contribui para a estabilidade dos tecidos dentários; assim, a diminuição da concentração de cálcio e fósforo na última fase da gravidez pode aumentar a incidência de cáries.

Programas de prevenção de cáries em gestantes estendendo-se após o parto são altamente efetivos no seu controle. Medidas de higiene oral são fundamentais, para a prevenção de lesões de cárie durante a gestação.

O atendimento às necessidades de tratamento odontológico na gravidez deve receber especial atenção, com intuito de promover saúde bucal e, consequentemente, contribuir para minimizar a provável transmissibilidade de microrganismos bucais patogênicos para a criança, obtendo, assim, prevenção primária das principais doenças bucais.

Pulpite

Trata-se de inflamação da polpa dentária e tem algumas características peculiares, que tornam a polpa frágil e sensível. Na polpa dentária a inflamação é a resposta à agressão, como em qualquer outro órgão, sendo a cárie a causa mais frequente da pulpite.

Quando estímulo externo atinge nível nocivo, ocorrem degranulação dos mastócitos, diminuição do fluxo de nutrientes e dano celular. São liberados numerosos mediadores inflamatórios, que causam vasodilatação, aumento do fluxo sanguíneo e extravasamento vascular com edema. A polpa dentária localiza-se em uma área muito limitada, e a dilatação ativa das arteríolas proporciona aumento da pressão pulpar e compressão secundária do retorno venoso, que levam ao estrangulamento do fluxo arterial. A elevação da pressão pulpar, associada ao acúmulo de mediadores, pode levar ao dano vascular, à inflamação da polpa e à necrose tecidual.

Em situações de pulpite, em que ocorre dor constante e acentuada, deve ser realizado tratamento, independentemente do período gestacional. O tratamento da pulpite reversível pode ser realizado por meio da remoção do agente causal (tratamento da cárie) ou por meio de tratamento endodôntico ou extração do dente envolvido.

Abscessos

A necrose pulpar não tratada pode ter numerosas complicações, as quais dependem da virulência dos microrganismos envolvidos e da integridade dos mecanismos defensivos globais da paciente. Da sua origem na polpa, o processo inflamatório propaga-se para os tecidos periapicais, onde pode apresentar-se como um granuloma ou cisto, quando crônico, ou como um abscesso, quando agudo.

Lesões inflamatórias agudas, com a formação de abscesso, podem surgir como alteração periapical inicial ou a partir de exacerbação aguda de lesão inflamatória periapical crônica.

As infecções odontogênicas disseminam-se por meio de complicações periodontais e/ou pulpares. Na doença periodontal, geralmente diante das bolsas periodontais profundas, ou na presença de corpos estranhos no sulco gengival, as bactérias de alta virulência vencem as defesas locais, provocando a instalação de processo inflamatório na região. A bactéria e o exsudato inflamatório estendem-se do sulco gengival pelo ligamento periodontal até a região periapical, onde se desenvolve o processo infeccioso.

A localização dos processos infecciosos de origem dentária está diretamente ligada à relação anatômica do ápice radicular com as inserções musculares adjuntas (bucinador, milo-hióideo, levantador do ângulo da boca) e as placas ósseas corticais vestibulares, palatinas e linguais. A evolução do processo infeccioso tende a invadir os espaços faciais, que são áreas revestidas pelas fáscias, que podem ser perfuradas ou distendidas pelo exsudato purulento.

Em quadros de processos infecciosos de origem odontogênica, em que ocorre invasão dos espaços faciais, independentemente do período gestacional, deve ser realizado tratamento emergencial por meio de incisão nos espaços envolvidos e drenagem da coleção purulenta; deve-se inserir dreno de Penrose, que deve ser mantido na cavidade drenada até que não haja mais saída de secreção pelo acesso cirúrgico.

Abscessos odontogênicos não tratados adequadamente podem evoluir com complicações graves, como fasciíte cervical, mediastinite, sepse e até mesmo óbito.

Gengivite e periodontite

A gengivite é a afecção bucal predominante no período gestacional, atingindo índices de 30% a 100%. Mesmo associada à presença de placa bacteriana, não parece estar relacionada diretamente com a quantidade de placa e sim exacerbada por mudanças vasculares e hormonais, que, por si só, não determinam a instalação de processos infecciosos, mas agravam a resposta dos tecidos à presença da placa bacteriana. Esse quadro se produz em consonância com aumento da quantidade de bactérias anaeróbicas, em especial, *Prevotella intermedia*. Esse fato decorre do aumento dos niveis séricos dos hormônios estrógeno e progesterona, que são utilizados como substrato para o seu crescimento.

Clinicamente, a aparência da gengiva inflamada durante a gravidez é caracterizada pela cor vermelho-viva da gengiva marginal e da papila interdental. O tecido torna-se edematoso, com superfície lisa e brilhante; apresenta perda da resiliência e tendência a sangrar facilmente, em decorrência, principalmente, da maior permeabilidade vascular e do grande número de capilares. Pode haver também aumento da profundidade da bolsa e perda mínima da inserção periodontal.

As concentrações hormonais atingidas durante a gestação acentuam o quadro clínico da inflamação gengival, uma vez que as alterações vasculares provocadas por esses hormônios somam-se à constante presença de placa bacteriana ao redor dos elementos dentários. As alterações gengivais são mais aparentes durante o segundo mês da gravidez e alcançam o seu máximo durante o oitavo mês. A severidade da doença gengival diminui após o nascimento, mas a gengiva nem sempre volta ao seu estado saudável.

A maioria das enfermidades gengivais que se associam à gravidez pode ser tratada mediante a eliminação dos fatores locais, por meio do estabelecimento de higiene bucal cuidadosa e manutenção dos resultados com retornos periódicos ao cirurgião dentista, dentro de controle de placa supervisionado.

Periodontite consiste em inflamação do tecido gengival associada a alguma perda de inserção do ligamento periodontal e do suporte ósseo. Com a perda progressiva de inserção, pode ocorrer destruição significativa do ligamento periodontal e do osso alveolar adjacente. A migração apical do epitélio cervicular ao longo das superfícies das raízes resulta na formação de bolsa periodontal. Mobilidade e eventual perda dos dentes são possíveis com o agravamento da doença.

A gravidez não é fator decisivo no desenvolvimento da doença periodontal, porém a severidade da periodontite é significativamente maior em mulheres grávidas.

Complicações

A doença periodontal, enfermidade de natureza infecciosa associada primariamente à colonização das superfícies dos dentes por bactérias anaeróbicas Gram-negativas, apresenta mecanismo biológico com potencial para afetar o desenvolvimento da gestação, mesmo no caso de ocorrência a distância.

No Brasil, três estudos realizados em maternidades públicas mostraram risco elevado para prematuridade e baixo peso associados à doença periodontal. Para Santos-Pereira *et al.*, o principal achado do estudo realizado na Faculdade de Ciências Médicas da Universidade de Campinas (Unicamp) foi a associação de doença periodontal, prematuridade e baixo peso ao nascimento.

Embora a origem da relação entre um processo infeccioso bucal e as mudanças no ambiente fetal ainda não esteja bem compreendida, acredita-se que a infecção periodontal constitui-se foco infeccioso com fatores de virulência altamente patogênicos. Além de ser reservatório crônico para transferência de bactérias ou produtos bacterianos (lipopolissacarídeos) para a unidade fetoplacentária, pela disseminação sanguínea, é capaz de induzir a síntese de prostaglandinas (PGE) e fator de necrose tumoral-alfa (TNT, do inglês *tumor necrosis factor*) pelas células corioaminiônicas, que alcançam a placenta por meio da circulação sanguínea.

Risco para parto prematuro

A doença periodontal consiste em fator responsável por aumento do risco para o aparecimento de parto pré-termo, segundo resultados de pesquisas realizadas nos últimos anos. Estudos realizados em diferentes populações têm sustentado a associação entre a presença de doença periodontal e prematuridade, com índices de risco que variam de 3,5 a 7,9 vezes.

O mecanismo biológico do parto pré-termo nas grávidas acometida pela infecção envolve a ativação da imunidade mediada por células e por bactérias, que levam à produção de citocinas que estimulam a síntese e liberação de prostaglandinas.

Collins *et al.* realizaram estudo em modelo animal, no qual provocaram infecção periodontal por *Porphyromonas gingivali* em *hamsters* fêmeas prenhes; também observaram aumento no nível de PGE no líquido amniótico, com interferência no desenvolvimento fetal.

Como a doença periodontal caracteriza-se por reação inflamatória crônica decorrente de infecção bacteriana crônica, em que lipopolissacarídeos e outras substâncias têm acesso aos tecidos gengivais, iniciando e perpetuando a resposta imune inflamatória, ela é fator de risco para parto pré-termo.

Risco para baixo peso

Restrição do crescimento intrauterino tem sido relatado por vários pesquisadores. Em estudo que envolveu 124 gestantes com controle para fatores tradicionais de bebês de baixo peso, Offenbacher *et al.* observaram que essa complicação obstétrica foi sete vezes maior no grupo de grávidas com doença periodontal.

Tratamento

Com relação ao tratamento, seja ele realizado pelo clínico-geral ou pelo especialista, deve ser levada em conta a natureza infectocontagiosa da doença periodontal. Seu cuidado requer não apenas a eliminação da placa bacteriana e de seus perpetuadores, por meio de raspagem e alisamento dental, mas também efetivo controle mecânico caseiro, por meio da escovação e do uso de agentes químicos, como o gluconato de clorexedina.

Tumor gravídico

Durante a gravidez, geralmente por volta do terceiro mês ou mais tarde, pode surgir lesão gengival com características histológicas semelhantes ao granuloma piogênico, denominada tumor gravídico.

Quando se apresenta totalmente desenvolvido, é lesão séssil ou pediculada e, de modo geral, indolor. A cor varia de vermelho-púrpura a vermelho-azulado, dependendo da vascularização da lesão e do grau de insuficiência venosa. A superfície da lesão pode estar ulcerada e coberta por exsudato amarelado, e a manipulação desse tecido pode facilmente originar sangramento. Raramente observa-se destruição óssea ao seu redor.

O granuloma ou tumor gravídico é lesão benigna cuja etiologia não está totalmente esclarecida, embora se acredite ter sua ocorrência associada à intensa reação do tecido gengival à placa bacteriana. A sua incidência é variável, com indices que variam entre 0% e 9,6% de todas as gestações.

Tumor gravídico entre os dentes 11 e 21

A lesão pode ser encontrada inclusive em grávidas com boa higiene oral, estando associada a áreas de inflamação gengival e moderadas pela alteração hormonal. Dessa forma, a ênfase no controle da placa durante a gestação é primordial como cuidado preventivo nas gestantes.

É comum que o granuloma comece a se desenvolver em área que já apresente gengivite inflamatória; invariavelmente, a paciente apresenta má higiene bucal e, com frequência, encontram-se depósitos de placa ou cálculo nos dentes adjacentes ao tumor. A gengiva torna-se hiperplásica e com aspecto nodular; crescendo rapidamente, torna-se uma massa clinicamente visível.

Geralmente, a lesão regride espontaneamente após o parto. Existem, no entanto, situações em que o granuloma deve ser removido durante a gravidez, como nos casos em que ocasiona muito incômodo à paciente, em virtude de suas dimensões, assim como naqueles em que há alterações no alinhamento dos dentes ou sangramento com facilidade na mastigação.

Bibliografia

- Bui FQ, Almeida-da-Silva CLC, Huynh B, Trinh A, Liu J, Woodward J, et al. Association between periodontal pathogens and systemic disease. Biomed J. 2019;42(1):27-35.
- Figueiredo CSA, Rosalem CGC, Cantanhede ALC, Thomaz EBAF, Cruz MCFN. Systemic alterations and their oral manifestations in pregnant women. J Obstet Gynaecol Res. 2017;43(1):16-22.
- Figuero E, Han YW, Furuichi Y. Periodontal diseases and adverse pregnancy outcomes: Mechanisms. Periodontol 2000. 2020;83(1):175-88.
- González-Jaranay M, Téllez L, Roa-López A, Gómez-Moreno G, Moreu G. Periodontal status during pregnancy and postpartum. PLoS One. 2017;12(5):e0178234.
- Komine-Aizawa S, Aizawa S, Hayakawa S. Periodontal diseases and adverse pregnancy outcomes. J Obstet Gynaecol Res. 2019;45(1):5-12.
- Opacic J, Maldonado A, Ramseier CA, Laugisch O. Einfluss der Parodontitis auf Schwangerschaft und Geburt [Influence of periodontitis on pregnancy and childbirth]. Swiss Dent J. 2019;129(7-8):581-89.
- Saadaoui M, Singh P, Al Khodor S. Oral microbiome and pregnancy: a bidirectional relationship. J Reprod Immunol. 2021;145:103293.
- Silk H, Douglass AB, Douglass JM, Silk L. Oral health during pregnancy. Am Fam Physician. 2008;77(8):1139-44.
- Steinberg BJ, Hilton IV, Iida H, Samelson R. Oral health and dental care during pregnancy. Dent Clin North Am. 2013 Apr;57(2):195-210. Erratum in: Dent Clin North Am. 2013;57(3).
- Teshome A, Yitayeh A. Relationship between periodontal disease and preterm low birth weight: systematic review. Pan Afr Med J. 2016;24:215.

Parte 4

TEMAS CORRELATOS

39 Interrupção Legal da Gestação

Mônica Lopez Vazquez
Claudio Barsanti
Luís Claudio Vazquez Barsanti

Considerações preliminares

O abortamento, segundo o Ministério da Saúde, é conceituado como sendo a interrupção da gravidez até a 20ª ou 22ª semana e com produto da concepção pesando menos que 500 g. Clinicamente, o aborto é considerado precoce se a idade gestacional for inferior a 12 semanas e tardio se entre 12ª e 20ª a 22ª semanas.

Esse tema é envolvido por acaloradas discussões em várias esferas e âmbitos, e sem retirar a importância da ampla abordagem do tema, nesse momento objetiva-se demonstrar o cenário legal atual do tema e os seus impactos na atuação médica.

Dos direitos da mulher gestante

Antes de tratarmos do tema propriamente dito, cabe lembrar, ao abordar essa temática, que, prefacialmente, deve-se ter em mente de que se trata de uma gestante e, como tal, com direitos bem estabelecidos.

Com relação às gestantes, alguns direitos são assegurados por força de lei e merecem ser conhecidos pelos médicos. A Constituição Federal (1988) garante como direito social, o direito à saúde (art. 6º). Assim, a gestante tem garantia legal de respeito à sua integridade física tanto na gestação, como também no processo de abortamento.

No Estado de São Paulo, a Lei nº 17.832, de 01/11/2023 garantiu aos usuários dos serviços de saúde no Estado de São Paulo (art. 199), o que obviamente inclui as gestantes em qualquer momento do ciclo gravídico-puerperal ou abortamento, ter um atendimento digno, atencioso e respeitoso (I), ser identificado e tratado pelo seu nome ou sobrenome (II), ter resguardado o segredo sobre seus dados pessoais, através da manutenção do sigilo profissional, desde que não acarrete riscos a terceiros ou à saúde pública (IV), receber informações claras, objetivas e compreensíveis (VI), consentir ou recusar, de forma livre, voluntária e esclarecida, com adequada informação, procedimentos diagnósticos ou terapêuticos a serem nele realizados (VII), ser acompanhado, se assim o desejar, nas consultas e internações por pessoa por ele indicada (XIV), ter um local digno e adequado para o atendimento (XVII), receber anestesia em todas as situações indicadas (XX).

O Código de Ética Médica (Resolução CFM nº 2.217/2018), norteador da atividade médica, também traz em seu corpo vários artigos que devem ser aplicados ao se atender pacientes nessas condições. São artigos que asseguram o atendimento com civilidade e consideração, respeito à dignidade e sem discriminação (art. 23), respeito à autonomia (art. 24, 31), utilização de todos os meios disponíveis para o diagnóstico e tratamento em favor do paciente (art. 32), respeitar ao pudor (art. 38), sigilo (art. 73/79), elaboração de prontuário médico (art. 87). Ainda, consta no mesmo código de ética a vedação ao descumprimento de legislação específica nos casos de abortamento (art. 15).

Interrupção legal da gravidez – aspectos legais

A questão da permissão por lei do aborto é variável, dependendo da sociedade e do momento histórico, não havendo uniformidade de pensamento a respeito dessa questão, nem mesmo legalmente. Assim, trata-se de um assunto muito polêmico, com inúmeras discussões que buscam equilibrar o direito da mulher sobre seu próprio corpo, direitos reprodutivos e o respeito à vida humana. Esse último conceito, por si só, traz em si questões conceituais bastante complexas, especialmente quando cotejado com o de morte. Nesse campo tão delicado encontra-se a temática do aborto. Nos últimos anos, nota-se que a tendência em países mais desenvolvidos é pela adoção de leis mais liberais com relação ao aborto.

No Brasil, nesse sentido, houve a publicação da Resolução nº 715, de 20 de julho de 2023, do Conselho Nacional de Saúde, Ministério da Saúde, em que dispõe sobre as orientações estratégicas para o Plano Plurianual e para o Plano Nacional de Saúde provenientes da 17ª Conferência Nacional de Saúde e sobre as prioridades para as ações e os serviços públicos de saúde aprovadas pelo Conselho Nacional de Saúde: "garantir a intersetorialidade nas ações de saúde para o combate às desigualdades estruturais e históricas, com a ampliação de políticas sociais e de transferência de renda, com a legalização do aborto e a legalização da maconha no Brasil."

Em nosso país, o aborto é considerado crime tipificado no Código Penal, Título I ("Dos crimes contra a pessoa"), Capítulo I ("Dos crimes contra a vida"), da Parte Especial. Do ponto de vista criminal, o Código Penal estabeleceu a normatização do aborto nos artigos 124 ao 128.

Do ponto de vista jurídico, aborto significa a interrupção da gravidez com a consequente morte do feto. A palavra aborto quer dizer privação de nascimento, *ab* significa privação e *ortus*, nascimento. Do ponto de vista legal, não é relevante a idade gestacional. Não importa o momento da evolução da gravidez, pois o que se considera é que a proteção à vida ocorra desde o momento da concepção até o início do processo de parto. O Código Penal não faz qualquer distinção entre etapas da gravidez, embrião ou feto. Portanto, não existe convergência de conceitos no mundo médico e no mundo legal.

O aborto só é considerado crime se for doloso, ou seja, se houver a intenção de interromper a gravidez e de causar a morte do produto da concepção. Não existe a forma culposa (sem intenção de provocar o resultado) do aborto. Contudo, o dolo pode ser direto (quando efetivamente existe a vontade de interrupção da gravidez e produção da morte do produto da concepção) ou eventual (quando o autor assume o risco de produzir os resultados).

É irrelevante o momento da morte do produto da concepção, podendo ocorrer intra ou extrauterinamente. Também é admissível a tentativa, sem que o resultado desejado seja atingido.

Pela Lei brasileira é considerado crime quando uma gestante praticar o aborto, assim como a que consentir que terceiro o provoque (art. 124). Também comete crime aquele que provoca aborto sem o consentimento da gestante (art. 125), assim como aquele que o provoca com o seu consentimento (art. 126). Ocorre aumento de pena se a gestante não for maior de 14 anos, alienada ou débil mental ou se o consentimento for obtido mediante fraude, grave ameaça ou violência. Existe aumento de pena se a gestante sofrer lesão corporal grave ou morte.

O aborto, para ser considerado um crime, figura típica, deve haver o resultado, que é a morte do feto. Somente com a produção do resultado considera-se consumado o delito. No caso de existir consentimento, permissão e anuência da gestante, o delito não é excluído.

No último artigo (art. 128), estão previstas as situações em que o aborto não é punido, que são situações de exceção, desde que praticado por médico. Pela normatização penal, apenas médicos podem praticar o aborto legal, nas seguintes condições: quando não há outro meio de salvar a vida da gestante (aborto necessário, art. 128, I) e se a gravidez resultar de estupro (aborto sentimental, art. 128, II). Deve haver o consentimento da gestante, ou se incapaz, de seu representante legal.

Nas duas hipóteses previstas no Código Penal não é exigida autorização judicial. Em caso de aborto sentimental, a Lei não estabelece que o médico deva valer-se de qualquer meio para comprovação do estupro.

Além dessas duas situações previstas no Código Penal, a interrupção legal da gravidez pode se dar em função de uma terceira situação, em que a gestação seja de feto anencéfalo com inviabilidade de vida extrauterina e for esse o desejo da gestante. Essa forma foi decorrente de uma ação de descumprimento de preceito fundamental (ADPF nº 54) cujo julgamento, em abril de 2012, pelo Supremo Tribunal Federal (STF), foi no sentido de descriminalizar o aborto em casos de gestação de feto anencéfalo. De acordo com a Suprema Corte: "mostra-se inconstitucional interpretação de a interrupção da gravidez de feto anencéfalo ser conduta tipificada nos arts. 124,

126 e 128, I e II, do Código Penal" (ADPF nº 54, Pleno, Rel. Min. Marco Aurélio, j. em 12/04/2012). Assim, o STF ampliou as hipóteses legais de descriminalização do aborto, introduzindo mais uma hipótese de exceção, caso a gestante assim deseje. O julgamento contemplou a hipótese específica de aborto em caso de gestação de feto anencéfalo.

Outras anomalias fetais incompatíveis com a vida não estão previstas como possíveis de aborto. Para que a gestante tenha a possibilidade de aborto nessas situações é necessária a concessão de alvará judicial para descaracterizar o crime de aborto. Cabe ao Judiciário o poder de conceder ou não autorização para interrupção de gestação em casos de malformações fetais incompatíveis com a vida extrauterina. Com a concessão de alvará judicial, não se configura mais criminosa a interrupção da gravidez nesses casos.

Do ponto de vista cível, o Código Civil estabeleceu, em seu art. 2º que "a personalidade civil da pessoa começa do nascimento com vida; mas a lei põe a salvo, desde a concepção, os direitos do nascituro". Aqui se busca resguardar os direitos de natureza extrapenal, como o direito à personalidade e o direito à herança. Do ponto de vista penal, a questão apresenta outra perspectiva, qual seja, desde a concepção.

Interrupção legal da gravidez – aspectos médicos

Superada a questão legal, cabem as recomendações médicas e portarias a respeito do assunto.

Primeiro, é importante esclarecer que, em 2023, foi revogada a Portaria nº 2.561/2020, do Ministério da Saúde que previa a comunicação à autoridade policial em casos nos quais houvesse indícios ou confirmação de violência sexual. Essa comunicação não é mais necessária.

O atendimento humanizado é garantido às mulheres que possuam o direito ao abortamento legal, incluindo cuidados e segurança nos procedimentos, além de acolhimento, privacidade e orientação, seguindo preceitos éticos, legais e bioéticos.

Com relação ao aborto terapêutico, havendo risco à vida materna, o Conselho Regional de Medicina do Estado de São Paulo estabeleceu algumas recomendações: avaliação mínima de dois profissionais, sendo um deles clínico geral ou especialista na patologia que motiva a interrupção; registro detalhado das informações, justificativas médicas e detalhes sobre o risco da paciente em prontuário médico por toda a equipe, além de exames laboratoriais que justifiquem o risco à saúde e à vida da gestante em decorrência da gravidez em evolução; ter clareza de que a interrupção da gestação é a única e mais adequada maneira de preservar a saúde e a vida da gestante; propiciar apoio e acompanhamento de equipe multiprofissional; obter anuência e/ou consentimento da gestante ou seus familiares, exceto em caso de absoluta impossibilidade, como em situações de iminente risco de morte. Não é necessária a autorização do Judiciário ou ao Conselho Regional de Medicina. Tampouco deve-se realizar boletim de ocorrência.

O aborto sentimental, decorrente de estupro, é uma das possibilidades de aborto legal. A única exigência constante em lei é a obtenção do termo de consentimento da gestante e/ou de seu representante legal, a depender da situação. Não há necessidade de obtenção de autorização judicial ou comunicação do fato a qualquer autoridade policial.

A Portaria nº 1.508/2005 do Ministério da Saúde dispõe sobre o Procedimento de Justificação e Autorização da Interrupção da Gravidez nos casos previstos em lei, no âmbito do Sistema Único de Saúde – SUS. O Procedimento de Justificação e Autorização da Interrupção da Gravidez nos casos previstos em lei é condição necessária para adoção de qualquer medida de interrupção da gravidez no âmbito do SUS, excetuados os casos que envolvem riscos de morte à mulher. Nessa Portaria encontram-se os procedimentos que deverão ser realizados, registrados e arquivados, anexos ao prontuário médico, garantida a confidencialidade desses termos. Importante esclarecer que a Portaria nº 2.561/2020 foi revogada.

Em caso de aborto por gestação de feto anencéfalo com impossibilidade de vida extrauterina (aborto seletivo), deve-se observar o disposto na Resolução CFM nº 1.989 de 14 de maio de 2012, que dispõe sobre o diagnóstico de anencefalia para a antecipação terapêutica do parto e dá outras providências: o diagnóstico de anencefalia é feito por exame ultrassonográfico realizado a partir da 12ª semana de gestação e deverá conter duas fotografias identificadas e datadas. Seguindo a especificação da resolução (art. 2º, I) e laudo assinado por dois médicos capacitados para esse diagnóstico (art. 2º, II); após o diagnóstico o médico deverá prestar todos os esclarecimentos que lhe forem solicitados ei garantir que a gestante decida livremente sobre a conduta a ser adotada (art. 3º). A gestante tem o direito de manter a gestação ou interrompê-la independentemente do tempo de gestação ou adiar essa decisão para outro momento, sempre sendo-lhe assegurada a assistência adequada. Em caso de antecipação terapêutica do parto, este poderá ser realizado apenas em hospital que disponha de estrutura adequada e deverá ser lavrada ata da antecipação terapêutica do parto, com consentimento da gestante, fotografias e laudo do exame que integrarão o prontuário da paciente (art. 4º). Após o procedimento, o médico deverá informar à paciente os riscos de recorrência da anencefalia e encaminhá-la a programas de planejamento familiar ou preconcepção, dependendo da opção da mulher (art. 5º).

Aborto não legal

O médico, ao se deparar com paciente que relata que realizou aborto não legal, deve seguir preceitos éticos no atendimento. O foco da atenção do médico é sempre a paciente, portanto deverá ter em mente que há perigos no aborto clandestino e deverá assegurar o adequado atendimento médico para o caso, não medindo esforços para a preservação da saúde da paciente. Também deverá promover atendimento digno e respeitoso.

Todos os dados de história, exame clínico e propedêutica subsidiária devem estar devidamente registrados em prontuário médico. O médico tem o dever de guardar o sigilo médico dessas informações, não podendo revelá-las em razão de seu compromisso ético e legal. Tanto o Código de Ética Médica, como o Código Penal e o Código de Processo Penal estabelecem o dever de guarda do segredo médico.

Consta no Código de Ética Médica que é vedado ao médico:

Art. 73 – Revelar fato de que tenha conhecimento em virtude do exercício de sua profissão, salvo por motivo justo, dever legal ou consentimento, por escrito, do paciente.

Parágrafo único. Permanece essa proibição: a) mesmo que o fato seja de conhecimento público ou o paciente tenha falecido; b) quando de seu depoimento como testemunha (nessa hipótese, o médico comparecerá perante a autoridade e declarará seu impedimento); c) na investigação de suspeita de crime, o médico estará impedido de revelar segredo que possa expor o paciente a processo penal.

A quebra do segredo profissional também se configura como crime no Código Penal (art. 154), e no Código de Processo Penal consta que "são proibidas de depor as pessoas que, em razão de função, ministério, ofício ou profissão, devam guardar segredo, salvo se, desobrigadas pela parte interessada, quiserem dar o seu testemunho (art. 207).

Do termo de consentimento livre e esclarecido

O consentimento da mulher é sempre necessário e obrigatório para a realização da interrupção legal da gravidez, exceto se comprovado iminente risco de morte e estando a mulher impossibilitada de manifestar seu consentimento. De acordo com o Código Civil, o consentimento deve ser dado da seguinte forma: apenas da mulher, após os 18 anos (art. 5º); entre 16 anos e antes dos 18 anos, de forma assistida pelos pais ou representante legal que se manifestam junto com a paciente (art. 4º); e antes dos 16 anos, como se trata de pessoa absolutamente incapaz de exercer pessoalmente os atos da vida civil, a criança ou a adolescente deve ser representada pelos seus pais ou por seu representante legal que se manifestarão por ela (art. 3º).

Bibliografia

- Brasil. Lei nº 3.268, de 30 de set. de 1957. Dispõe sobre os Conselhos de Medicina, e dá outras providências [internet]. Diário Oficial da União, de 4 out. 1957.
- Brasil. Conselho Federal de Medicina. Resolução CFM nº 1.989 de 14 de maio de 2012. Dispõe sobre o diagnóstico de anencefalia para a antecipação terapêutica do parto e dá outras providências.
- Brasil. Conselho Federal de Medicina. Resolução nº 2217/2018.
- Brasil. Conselho Federal de Medicina. Parecer Consulta CFM nº 30/2000. Dispõe sobre consentimento pós-informado. Aprovado em Sessão Plenária em 13 de dezembro de 2000.
- Brasil. Conselho Federal de Medicina. Resolução nº 2306/2022.
- Brasil. Ministério da Saúde. Carta dos direitos dos usuários da saúde. Brasília: Ministério da Saúde; 2006.
- Brasil. Ministério da Saúde. Secretaria de Atenção à Saúde. Departamento de Ações Programáticas Estratégicas. Atenção humanizada ao abortamento: norma técnica. Ministério da Saúde, Secretaria de Atenção à Saúde, Área Técnica de Saúde da Mulher. 2. ed. Brasília: Ministério da Saúde, 2011. 60 p.
- Cohen C, Oliveira RA. Bioética, Direito e Medicina. 1. ed. Barueri: Manole; 2020.
- Conselho Regional de Medicina do Estado de São Paulo. Ética em ginecologia e obstetrícia. 3. ed. São Paulo; 2004.
- França GV. Comentários ao código de ética médica. 7. ed. Rio de Janeiro: Guanabara Koogan; 2024.
- Jesus D. Direito penal, 2º volume: parte especial; crimes contra a pessoa a crimes contra o patrimônio. 35. ed. São Paulo: Saraiva; 2015.
- Supremo Tribunal Federal. Ação Direta de Inconstitucionalidade n. 5.938, rel. Min. Alexandre de Moraes. Brasília. 2019.

40 Vacinas na Gestação

Lucia Mitsuko Yamano

Introdução

Durante a gravidez, o sistema imunológico da gestante sofre diversas alterações. Se a gestante for contaminada, também o feto pode ser comprometido, levando, em alguns casos, a malformações, parto prematuro, aborto espontâneo e até morte fetal. Mesmo após nascimento, a imunidade do bebê ainda é bastante precoce; portanto, a sua maior defesa vem da amamentação e das vacinas, que devem ser recebidas durante o pré-natal.

Essas medidas têm como objetivo fortalecer o sistema imunológico da gestante e proteger a saúde do bebê. Com a imunização, os anticorpos da mulher são transferidos para a criança pela placenta e, após o nascimento, por meio da amamentação.

O ideal é que a mulhere, em idade reprodutiva, antecipe-se e tome as vacinas disponibilizadas pelo sistema de saúde (Calendário de Vacinação do Adulto). Devem, também, ser aconselhadas a aguardar, pelo menos, quatro semanas após a vacinação para engravidar.

Nenhuma vacina deve ser aplicada no primeiro trimestre da gestação, seja inativada ou viva, com exceção da *influenza* e da hepatite B.

Vacinas recomendadas a gestantes

Hepatite B (HBV)

A hepatite B é uma doença causada por vírus e que pode ser transmitida da mulher para o bebê durante a gravidez, no momento do parto ou, até mesmo, durante a amamentação, em casos de fissuras nos mamilos da mãe. É importante salientar que hepatite B não é contraindicação para amamentação. Em caso de fissuras do mamilo, há recomendação de suspensão da amamentação na mama afetada até que as lesões melhorem. A mulher pode oferecer a outra mama e fazer extração manual na mama afetada para manter a produção de leite.

No caso de a gestante ser contaminada com vírus da hepatite B, em um período próximo ao parto, o bebê corre risco de desenvolver infecção crônica do fígado. As vacinas contra a hepatite B disponíveis no Brasil são produzidas por engenharia genética e não contêm DNA viral. A vacinação induz à produção de anti-HBs. O esquema posológico mais utilizado é o de três doses nos momentos zero, um e seis meses após a primeira dose. Se a vacinação for interrompida, não será necessário recomeçar o esquema, mas sim apenas complementá-lo. Apresenta excelente imunogenicidade, por isso não é indicada investigação sorológica após a vacinação.

Recomendação
O Ministério da Saúde recomenda a vacinação de toda gestante que apresente sorologia negativa para HBV.
Intervalo entre as doses
Primeira dose – primeira consulta. Segunda dose – 30 dias após a primeira. Terceira dose – seis meses após a primeira.

Influenza (gripe)

Pela baixa imunidade, as gestantes e puérperas são mais suscetíveis às formas graves, sendo, inclusive, consideradas grupo de risco para a doença. Há quatro vezes mais chance de desenvolver uma condição crítica, podendo até vir a óbito.

Pode ser tomada em qualquer período da gestação e deve ser aplicada mesmo que a grávida tenha sido vacinada na gravidez anterior. Mesmo que a grávida já tenha tomado o imunizante em uma gestação anterior, ela deve ser aplicada novamente. Se não conseguir tomar a vacina durante os nove meses, pode ainda recebê-la em até 45 dias após o parto.

Recomendação
Recomendada a toda gestante em qualquer trimestre, durante o período sazonal da epidemia.
Intervalo entre as doses
Dose única na gravidez.

Difteria-tétano-pertússis acelular

A vacina dTpa protege contra a difteria, o tétano e a coqueluche. A aplicação é indispensável para impedir a transmissão ao recém-nascido e protegê-lo nos primeiros meses de vida até que tenha idade suficiente para também ser imunizado.

No passado, a recomendação do Ministério da Saúde era vacinação combinada dos toxoides para difteria e tétano (dT). Desde 2012, o American College of Obstetricians and Gynecologists (ACOG) acatou a recomendação do Centers for Disease Control and Prevention (CDC) de indicar vacina tríplice de forma universal às gestantes. Em 2014, o Ministério da Saúde, incluiu a vacinação no calendário das gestantes, e em 2017, a Federação Brasileira das Associações de Ginecologia e Obstetrícia (Febrasgo) referendou essa recomendação.

Recomendação
CDC, ACOG, Febrasgo e Ministério da Saúde
Intervalo entre as doses
Primeira dose antes de 20 semanas(dT). Segunda dose a partir de 20 semanas (dTpa). Terceira dose com 36 semanas (dT). Deve ser aplicada pelo menos até 20 dias antes do parto.

A administração da dTpa depende de passado vacinal da gestante.

Passado vacinal da gestante	Dose atual
Três ou mais doses	Fazer uma dose de dTpa como reforço.
Duas doses	Completar esquema com uma dose dTpa.
Uma dose	Completar o esquema com duas doses, uma de dT e outra de dTpa. O intervalo entre as doses será de 60 dias, com intervalo mínimo de 30 dias.

Mesmo com esquema completo (três doses de dT ou dTpa) e/ou reforço com dT ou dTpa, a gestante deverá receber sempre uma dose de dTpa a cada gestação. O tétano neonatal tem alta taxa de letalidade por causa da contaminação do cordão umbilical durante o parto. A difteria pode causar obstrução respiratória, tendo alta taxa de mortalidade entre os recém-nascidos.

Vacinas não recomendadas na gravidez

- **Tríplice viral (sarampo, caxumba e rubéola**
  - A vacina contra rubéola e sarampo são de vírus atenuado, contraindicados na gravidez. Embora o risco de teratogênese seja pequeno, a gravidez deve ser evitada por um mês após sua administração. A profilaxia após contato com sarampo é feita por meio da imunização passiva, com imunoglobulina humana, para prevenir ou atenuar a doença até seis dias após a exposição.
- **Papiloma vírus humano (HPV)**
  - Vacina de antígeno recombinante, não sendo recomendada durante a gravidez, apesar de não existirem evidências de efeito teratogênico.
- **Varicela (catapora)**
  - A vacina contra varicela é de vírus atenuado, sendo contraindicada na gravidez. Administração inadvertida, não se indica interrupção da gravidez. Nas gestantes expostas realiza imunização passiva com imunoglobulina hiperimune, decorrente de apresentar mais riscos de complicações e morte materna.
- **Dengue**

Vacinas prescritas em situações especiais

Há ainda imunizantes recomendados para as gestantes em ocasiões específicas:

- **Hepatite A**
  - É frequente no Brasil a circulação do agente transmissor da hepatite A.
  - A grávida que mora ou viajará para locais com alta incidência da doença deve tomar a vacina. Não apresenta riscos, pois a vacina contém vírus inativado.
  - Duas doses, no esquema 0 a 6 meses.
- **Pneumocócicas**
  - Se a gestante for de risco para doença pneumocócica invasiva (DPI), tomar as vacinas conjugadas: esquema sequencial de VPC13 ou VPV15 e VPP2.
- **Meningocócica conjugada ACWY e meningocócica B**
  - A indicação da vacina contra a doença depende da situação epidemiológica da região e da presença de comorbidades de risco.
  - A vacina meningocócica conjugada ACWY é aplicada em dose única, e a meningocócica B, em duas doses com intervalo de 1 a 2 meses. Ambas contêm o vírus inativado; portanto, não há contraindicação.
- **Febre amarela**
  - Normalmente contraindicada em gestantes. Porém, em situações em que o risco da infecção supera os riscos potenciais da vacinação, pode ser feita durante a gravidez.
  - Dose única, se aplicada a partir dos cinco anos (recomendação do Programa Nacional de Imunização – PNI).
  - Duas doses, com intervalo de 10 anos (recomendação da Sociedade Brasileira de Imunização – SBIm).
- **Raiva humana**
  - A raiva é uma doença de enorme gravidade e com alta letalidade. A vacina é de vírus inativado. Profilaxia deve ser indicada. Tratamento pós-exposição, administrado soro ou imunoglobulina antirrábica.

Bibliografia

- Advisory Committee on Immunization Practices (ACIP). Pregnancy guidelines and recommendations by vaccine. USA: CDC; 2016. [last updated August 2016; cited 2020 Oct 10]. Disponível na Internet: https://www.cdc.gov/vaccines/pregnancy/hcp-toolkit/guidelines.html. Brasil.
- American College of Obstetricians and Gynecologists. ACOG Committee opinion n. 548: weight gain during pregnancy. Obstet Gynecol. 2013;121(1):210-2.
- Brasil. Ministério da Saúde. Informe Técnico 19ª Campanha Nacional de Vacinação contra a Influenza. Brasília (DF): Ministério da Saúde, 2017. p.1-44.
- Brasil. Ministério da Saúde. Secretaria de Vigilância em Saúde, Departamento de Vigilância das Doenças Transmissíveis M da S do B. Manual de Normas e Procedimentos para Vacinação. Brasília (DF): Ministério da Saúde do Brasil, 2014. 176 p. [citado 2020 Out 10]. Disponível na Internet: http://bvsms.saude.gov.br/bvs/publicacoes/manual_procedimentos_vacinacao.pdf.
- Brasil. Ministério da Saúde. Secretaria de Vigilância em Saúde, Departamento de Vigilância das Doenças Transmissíveis M da S do B. Manual de Normas e Procedimentos para Vacinação. Brasília (DF): Ministério da Saúde do Brasil, 2014. 176 p. [citado 2020 Out 10]. Disponível na Internet: http://bvsms.saude.gov.br/bvs/publicacoes/manual_procedimentos_vacinacao.pdf.
- Federação Brasileira das Associações de Ginecologia e Obstetrícia (Febrasgo). Imunização ativa e passiva durante a gravidez. São Paulo: Febrasgo; 2021. (Protocolo Febrasgo Obstetrícia, n. 12/Comissão Nacional Especializada em Assistência Pré-Natal).
- Manual de Normas e Procedimentos para Vacinação. Brasília (DF): Ministério da Saúde do Brasil, 2014. 176 p. [citado 2020 Out 10]. Disponível na Internet: http://bvsms.saude.gov.br/bvs/publicacoes/manual_procedimentos_vacinacao.pdf https://www.cdc.gov/vaccines/pregnancy/hcp-toolkit/guidelines.html.
- Recomendações da Sociedade Brasileira de Imunizações. Calendário de vacinação SBIm gestante. 2019. [citado 2020 Out 10]. Disponível na Internet: https://sbim.org.br/ images/calendarios/calend-sbim-gestante.pdf.

41 Medicamentos na Gestação

Silvia Regina Piza Ferreira Jorge
Paula Smith

Introdução

O uso de medicamentos por pacientes gestantes, ainda que corriqueiro, é um assunto de grande relevância científica e de grande preocupação para a saúde pública. Apesar da estimativa de que a maioria das pacientes fará uso de alguma substância durante a gravidez, nem sempre a segurança e a eficácia dos fármacos podem ser confirmadas pela grande escassez de estudos que envolvem o binômio materno-fetal.

Uma compreensão aprofundada da farmacologia, juntamente com um conhecimento detalhado das alterações fisiológicas que ocorrem durante a gravidez, é essencial para garantir a segurança tanto da mãe quanto do feto.

O uso de medicamentos durante a gravidez representa um desafio significativo para profissionais da saúde por causa da necessidade de se balancear os benefícios terapêuticos para a mãe com os potenciais riscos para o desenvolvimento fetal.

Estima-se que a exposição materna a fármacos, substâncias ilícitas e/ou psicoativas, e a alguns compostos químicos e ambientais contribua com cerca de 6% dos casos de malformações ao nascimento.

Embora, as malformações ocorram em cerca de 3% a 4% de todos os recém-nascidos, a maioria dessas malformações tem etiologia complexa, envolvendo fatores genéticos, ambientais e sociais que corroboram para exposição a agentes teratogênicos durante o ciclo reprodutivo da nossa espécie.

Por agente teratogênico, entende-se qualquer substância, organismo, agente físico ou estado de deficiência que, presente durante a vida embrionária e/ou fetal, produz alteração na estrutura ou função da descendência.

Os danos reprodutivos na espécie humana podem ser: perda do concepto, malformações estruturais, deficiências funcionais, alterações de crescimento (restrição de crescimento).

Considera-se que os mecanismos envolvidos na teratogênese guardam relação com o estágio do desenvolvimento da exposição, dose e feito e com o genótipo materno-fetal.

Com relação ao estágio do desenvolvimento, considera-se que quando a exposição ao teratógeno ocorrer até duas semanas da concepção, ou ocorre a perda da gravidez (letalidade) ou não ocorrem alterações teratogênicas (*"Lei do tudo ou nada"*). O período considerado mais crítico para as malformações, encontra-se entre a 3ª a 8ª semanas, que consiste no período da organogênese; e mais tardiamente, entre os 2º e 3º trimestres, os efeitos são mais tardios, e relacionados com a função.

Quanto à relação entre a dose e o efeito, pode haver variação entre "ausência de efeito", danos funcionais, malformações e até a morte do concepto, a depender da dose da exposição. Ainda, outros fatores interferem nesse processo, como a farmacocinética do agente, o metabolismo placentário e a passagem transplacentária. E, no que se refere aos fatores relacionados com o feto, ocorre interferência do metabolismo fetal e em sua capacidade de distribuir e depurar o agente teratogênico.

Por fim, questões relacionadas com o genótipo materno e fetal, e a interação com o agente teratogênico conferem características próprias nas consequências da exposição.

A Figura 41.1 demonstra a relação entre o período de desenvolvimento fetal e a exposição ao agente teratogênico.

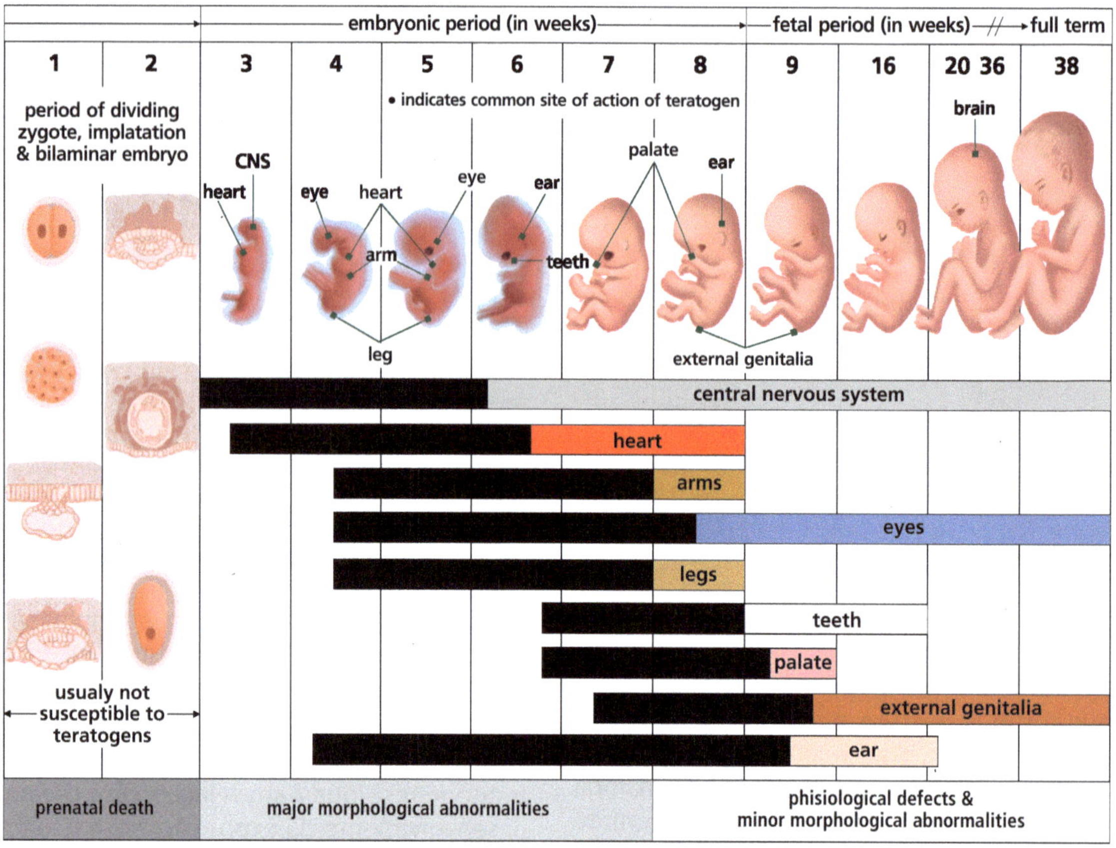

Developmental Progression & Susceptibility to Teratogene & Fetal Loss

Figura 41.1 – Desenvolvimento e suscetibilidade para teratogênese e perdas fetais.
Fonte: Modificada de Keith Moore, *The Developing Human: Clinically Oriented Embryology*, 3rd Ed., W.B. Saunders Co.: Philadelphia, PA, 1983.

Ainda, no que se refere às questões da farmacologia, deve-se considerar as características próprias do período gestacional que interferem tanto na farmacocinética como na farmacodinâmica dos agentes teratogênicos nos compartimentos materno, placentário e fetal:

- **Materno:** ocorre diminuição do tempo de esvaziamento gástrico e da motilidade intestinal, e aumento da volemia, débito cardíaco e filtração glomerular. Ocorre, ainda, diminuição das concentrações séricas das proteínas plasmáticas.
- **Placentário:** a placenta tem capacidade de metabolizar fármacos com processos oxidativos, de redução, hidrólise e conjugação. Esses processos guardam relação com a idade gestacional e o fluxo plasmático placentário.
- **Fetal:** marcado pela imaturidade dos sistemas de depuração e distribuição diferenciada. Ocorre alta afinidade dos tecidos fetais por determinadas substâncias, além da baixa capacidade de fixação das proteínas plasmáticas fetais aos fármacos. Existe, ainda, grande permeabilidade das membranas fetais, especialmente a membrana hematoencefálica, o que torna o cérebro fetal muito vulnerável. Todos esses processos sofrem influência da idade gestacional.

Diante do exposto, compreende-se, então, os riscos que a exposição a agentes teratogênicos podem trazer ao processo reprodutivo da espécie e, paralelamente, o quanto é difícil determinar o potencial teratogênico de determinado fármaco, substância química, agente biológico ou físico, ou mesmo o estado de deficiência, em função dos inúmeros fatores de confusão anteriormente citados, e também da dificuldade de realização de estudos científicos robustos.

No que se refere aos potenciais riscos, podemos elencar aqueles resultantes dos efeitos diretos da exposição ou estado de deficiência em órgãos e tecidos, com interação fármaco-receptor, e os indiretos, decorrentes da interferência dos fármacos com a circulação placentária e os sistemas enzimáticos responsáveis por processos vitais.

Como expressão clínica desses eventos, ocorrem defeitos letais/abortivos, defeitos teratogênicos, morfológicos e não morfológicos (bioquímicos, fisiológicos e comportamentais) precoces ou tardios.

Classificação de risco de medicamentos na gravidez

A classificação de risco dos medicamentos durante a gravidez, frequentemente adotada pelas agências reguladoras, como a Food and Drug Administration (FDA), deve nortear os profissionais de saúde na avaliação dos potenciais riscos e benefícios do uso de algumas substâncias. Essas categorias vão desde a classe A (estudos controlados em mulheres não demonstraram risco para o feto no primeiro trimestre de gravidez) até a classe X (os estudos em animais ou humanos demonstraram anormalidades fetais ou há evidência de risco fetal com base na experiência humana, e os riscos envolvidos no uso do medicamento em mulheres grávidas claramente superam potenciais benefícios). Compreender essa classificação é essencial no processo da decisão clínica.

- **Categoria A:** estudos controlados em mulheres não demonstraram risco para o feto no primeiro trimestre de gravidez, e não há evidência de risco nos trimestres subsequentes. O uso desses medicamentos é geralmente considerado seguro durante a gravidez.
- **Categoria B:** estudos de reprodução em animais não demonstraram risco fetal, mas não há estudos controlados em mulheres grávidas; ou então, estudos em animais mostraram um efeito adverso que não foi confirmado em estudos controlados em mulheres no primeiro trimestre (e não há evidência de risco nos trimestres subsequentes).
- **Categoria C:** estudos em animais revelaram efeitos adversos sobre o feto (teratogênico, embriotóxico ou outros), e não há estudos controlados em mulheres; ou não estão disponíveis estudos em mulheres e em animais. Medicamentos devem ser dados apenas se o benefício potencial justificar o risco potencial para o feto.
- **Categoria D:** há evidência positiva de risco fetal humano, mas os benefícios do uso em mulheres grávidas podem ser aceitáveis apesar dos riscos (p. ex., se o medicamento for necessário em uma situação que ameace a vida ou para uma doença grave para a qual medicamentos mais seguros não possam ser usados ou são ineficazes).
- **Categoria X:** estudos em animais ou humanos demonstraram anormalidades fetais, ou há evidência de risco fetal com base na experiência humana, ou ambos, e os riscos do uso do medicamento em mulheres grávidas claramente superam os benefícios potenciais. O medicamento é contraindicado em mulheres que estão ou que possam vir a engravidar.

Contudo, alguns aspectos devem ser considerados no que se refere ao uso dos medicamentos durante a gestação e aleitamento materno:

- Dificuldades de interpretação de aspectos epidemiológicos, metodológicos e bioestatísticos de estudos perinatais.
- A categorização de risco farmacológico e recomendado pelo FDA expressa de modo insatisfatório o conhecimento a respeito da segurança reprodutiva de determinada substância.
- E, conceitos e condutas equivocadas por parte dos profissionais de saúde.

Desse modo, o FDA, em 2014, estabeleceu nova regulamentação e, a partir de 2018, as categorias A, B, C, D e X deverão estar ausentes nas bulas dos medicamentos, e somente aqueles aprovados a partir de junho de 2001 terão em bulas e *sites* de consultas recomendados, informações sobre o uso da gravidez e lactação.

No Brasil, a Agência Nacional de Vigilância Sanitária (Anvisa) tem utilizado a classificação do FDA, e aguarda-se o impacto dessas recomendações para os próximos anos.

Medicamentos de uso habitual

Antimicrobianos

Betalactâmicos

Inibem a síntese de peptideoglicanos da parede celular:

- Quatro classes: **penicilinas**, **cefalosporinas**, **carbapenêmicos** e **monobactâmicos**.

Os **carbapenêmicos** (imipenem) apresentam amplo espectro, mas seu uso durante a gravidez deve ser excepcional.

Dessa classe, as **penicilinas** e **cefalosporinas** são consideradas com uso seguro durante a gestação.

Aminoglicosídeos

Inibem a síntese proteíca:

- **Gentamicina**, **amicacina**, **estreptomicina**, **canamicina**, **tobramicina**.

O uso deve ser evitado pelo risco de nefrotoxicidade e ototoxicidade.

Fluoroquinolonas

Inibem a DNAgirase, dificultando o metabolismo do DNA bacteriano.

- **Norfloxacino**, **ciprofloxacino**, **ofloxacino**, **lomefloxacino**.

As fluoroquinolonas são evitadas por apresentarem toxicidade com alterações de cartilagem em animais.

Macrolídeos

Inibem a subunidade 50S de ribossomos bacterianos.

Apesar de atingir altas concentrações teciduais não ultrapassam a barreira hematoencefálica.

- **Eritromicina**, **roxitromicina**, **azitromicina** e **claritromicina.**

No geral, os macrolídeos são considerados seguros durante a gestação.

Sulfonaminas e Trimetropina

Atravessam fácil e rapidamente a barreira placentária.

- As **sulfonamidas** mantêm concentracões séricas no RN dias após o parto, sendo relacionadas com icterícia, anemia hemolítica e *kernicterus*.
- A **trimetropina** é agonista do folato, sendo relacionada com algumas malformações congênitas. Faltam mais dados confirmatórios.

Lincosaminas

- **Lincomicina, clindamicina.**

Não há evidências em animais, ou estudos prospectivos de efeitos teratogênicos.

Tetraciclinas

Apresentam efeitos teratogênicos em estudos animais. Relatos controversos de malformações em humanos. Estabelecido efeito na coloração dos dentes (amarelo escuro) quando administrada no segundo e terceiro trimestres.

Seu uso deve ser evitado.

Metronidazol

Há indícios de efeitos mutagênicos e carcinogênicos, por formação de metabólitos que podem interagir e alterar o DNA.

Os estudos em humanos são controversos. Apesar de ser considerado seguro para alguns, seu uso deve ser evitado no primeiro trimestre segundo especialistas.

Antifúngicos

Agentes **imidazólicos**, **triazólicos** e **poliênicos** podem ser utilizados por via sistêmica ou tópica.

Segundo o FDA, as categorias variam de A (nistatina) a C (fluconazol, itraconazol, cetoconazol).

Antivirais

Aciclovir

Inibe a produção de ribonucleotídeo, interferindo na divisão celular.

Em doses habituais não estão associadas ao aumento de defeitos congênitos, de acordo com estudos em animais e experiência em humanos.

Lamivudina, nelfinavir, nevirapina, estavudina e zidovudina

Risco de teratogenicidade pouco provável, mas não afastado definitivamente por falta de estudos.

Analgésicos e anti-inflamatórios

São os fármacos mais utilizados na prática médica, e boa parte dessa classe não necessita de prescrição médica.

Os mais utilizados são paracetamol, aspirina e demais anti-inflamatórios não esteroides (AINEs).

Embora considerados seguros, seu potencial teratogênico modifica-se de acordo com dose, período e tempo de seu uso durante a gestação.

Analgésicos

Não opioides

Os AINEs são um grupo heterogêneo de fármacos que têm como efeito comum a inibição da ciclo-oxigenase e, consequentemente, a produção de prostaglandinas.

- **Paracetamol, ibuprofeno, aspirina, dipirona.**
  - Parecem ter efeito teratogênico no 1º e 2º trimestres. Mas maioria está contraindicado no 3º trimestre.
  - O **paracetamol** em doses tóxicas pode acometer o fígado da gestante e do feto. Contudo, em doses terapêuticas, é seguro.
  - O ibuprofeno apresenta alguma relação com o aparecimento de gastrosquise.
  - A **aspirina** apesar de não apresentar grande potencial teratogênico, deve ser evitada em altas doses em decorrência de efeitos obstétricos e interferência na hemostasia materna e fetal. Ainda, no 3º trimestre interfere no fechamento precoce do ducto arterioso.
  - A **dipirona** apresenta risco de agranulocitose, apesar de amplamente utilizada. Estudo prospectivo com 27 pacientes evidenciou dois casos de defeitos congênitos, e demonstrou-se aumento de mortalidade em estudo animal.

Opioides

- Apresentam grande valia no controle da dor; contudo, o uso deve ser feito com cautela em virtude do potencial risco de dependência.
- Os efeitos fetais variam de acordo com exposição aguda ou uso crônico (geralmente ligado ao consumo sem finalidade terapêutica).
- A teratogenicidade observada em estudos animais não se confirma totalmente no seguimento de seres humanos expostos no período embrionário/fetal.
- O uso crônico pode levar a alterações importantes no recém-nascido, como síndrome de abstinência, mais observado com metadona e heroína, com quadro de hiperirritabilidade, disfunção intestinal, desconforto respiratório, alterações do sistema nervoso central, com convulsões, o que geralmente ocorre com 2 a 3 dias de vida, até duas semanas.
- Ainda, mais tardiamente, pode ocorrer restrição de crescimento fetal, déficit neuropsicomotor e diminuição de quociente de inteligência.
- **Morfina** e **meperidina** podem aumentar a incidência de hérnia inguinal. Próximo ao parto, podem levar à depressão respiratória do recém-nascido.
- **Codeína** pode associar-se a malformações diversas (hérnias umbilical e inguinal, hidrocefalia e estenose pilórica).
- **Propoxifeno** mostra associação questionável com microcefalia, catarata, persistência do ducto arterioso, pé torto e tumores.

Anti-inflamatórios hormonais

- **Corticosteroides**

Estudos em modelos animais demonstram associação questionável com fenda palatina e outras malformações. Mesmo não descartado o risco de teratogenicidade, esse evento é considerado muito pequeno

A via inalatória apresentou maior segurança em estudos controlados.

Psicotrópicos e fármacos antidepressivos

Durante o ciclo reprodutivo, a segurança no uso de psicotrópicos e fármacos antidepressivos (FAs), tanto na gestação como, no período após o parto, a interferência no aleitamento materno e no seguimento pós-natal das crianças tem sido muito discutida.

Muitas questões, com relação ao uso de medicamentos psiquiátricos e FAs na gestação, como a divergência de informações e recomendações na literatura médica, dificuldades na interpretação de aspectos epidemiológicos, bioestatísticos e metodológicos dos estudos, categorização de risco farmacológico na gravidez pelo FDA, presentes nas bulas de medicamentos, expressam de modo insatisfatório ou inadequado o conhecimento a respeito da segurança do uso na saúde reprodutiva da espécie de determinada substância. Além disso, conceitos e condutas tecnicamente equivocados por parte de médicos e outros profissionais de saúde são também causas de inquietações quanto à utilização de FAs não só na gestação, mas também no puerpério e, especialmente, durante o aleitamento materno.

Em virtude de questões relativas à segurança embrionária, fetal e pós-natal da criança, a decisão de manter ou iniciar terapia psicofarmacológica durante a gravidez e/ou amamentação deve considerar a relação entre os potenciais ganhos e os possíveis danos para mãe e filho.

Deve-se considerar que episódios psiquiátricos não tratados estão relacionados com importantes intercorrências obstétricas, puerperais e neonatais, com implicações negativas no desenvolvimento da criança e relações familiares.

Assim, evitar-se o uso racional de medicamento psiquiátrico, quando necessário, durante a gravidez, com a intenção de garantir uma gestação livre de riscos, é uma estratégia frágil e amplamente contestável.

Os FDs, grupo heterogêneo de substâncias que pertencem a diversas categorias farmacológicas, encontram-se entre as classes de medicamentos mais estudadas com relação à segurança reprodutiva. E, a partir da definição diagnóstica da depressão e indicação de terapêutica medicamentosa, a seleção do FD ideal deve considerar o perfil de segurança das opções mais adequadas.

Nesse contexto, não existe um FD único que possa ser considerado mais indicado durante a gestação e pós-parto, assim como também não há um FD que seja absolutamente contraindicado.

O processo de seleção ou manutenção dos FDs no período gestacional e após o parto e aleitamento deve considerar: respostas terapêuticas anteriores; utilização de dose mínima e efetiva do medicamento, mas com atenção às necessidades eventuais de ajustes; evitar testes terapêuticos, substituições ou associações medicamentosas, assim como a redução ou suspensão com a proximidade do parto, uma vez que a depressão na gravidez é o principal fator de risco para a depressão no pós-parto.

Bibliografia

- American Academy of Pediatrics Committee on Nutrition. Breastfeeding. In: Kleinman RE, Greer FR, editors. Pediatric nutrition. 8th. Itasca: American Academy of Pediatrics; 2019. p. 45.
- Brasil. Ministério da Saúde. Secretaria de Atenção à Saúde. Departamento de Ações Programáticas e Estratégicas. Amamentação e uso de medicamentos e outras substâncias. 2. ed. Brasília (DF): Ministério da Saúde; 2010 [citado 2021 Jul 29]. Disponível na Internet: www.bvsms.saude.gov.br/bvs/publicacoes/amamentacao_uso_ medicamentos_2ed.pdf.
- Clinical Managements Guideline for Obstetrics and Gynecologists. Use for physiquiatric medications during pregnancy and lactation. ACOG: 2008. n. 92.
- Comitê de Drogas da Academia Americana de Pediatria. [citado 2021 Jul 9]. Disponível na Internet: www.aap.org/policy/0063.htlm
- Drugs and Lactation Database (LactMed). Bethesda: National Library of Medicine; 2016 [cited 2021 Jul 29]. Disponível na Internet: https://www.ncbi.nlm.nih.gov/books/NBK501922/Managements.
- Federação Brasileira das Associações de Ginercologia e Obstetrícia (Febrasgo). Aleitamento Materno. São Paulo: Febrasgo; 2021. (Protocolo Febrasgo – Obstetrícia n. 13/Comissão Nacional Especializada em Aleitamento Materno).
- Hale TW, Rowe HE. Medications & mothers' milk. Springer Publishing Company: New York; 2017.
- Kulay JL; Kulay MNC, Lapa AJ. Medicamentois na gravidez e na lactação: guia prático: fitoterápicos, imunobiológicos, medicamentos dinamizados, meios de contraste, oligoelementos, probióticos, vitamina. 3. ed. Barueri: Manole; 2012.
- Leung MCK, Procter AC, Goldstone JV, Foox J, DeSalle R, Mattingly CJ, et al. Applying evolutionary genetics to developmental toxicology and risk assessment. reproductive toxicology. Reprod Toxicol. 2017;69:174-86.
- McAllister-Williams RH, Baldwin DS, Cantwell R, Easter A, Gilvarry E, Glover V, et al.; endorsed by the British Association for Psychopharmacology. British Association for Psychopharmacology consensus guidance on the use of psychotropic medication preconception, in pregnancy and postpartum 2017. J Psychopharmacol. 2017;31(5):519-52.
- World Health Organization (WHO). Exclusive breast-feeding. 2016 [acessado 2016 Abr 4]. Disponível na Internet: http://www.who.int/nutrition/topics/exclusive_breastfeeding/en.

42 Noções de Quimioterapia em Neoplasias Ginecológicas

Gabriela Fredo Manara
Fernando Cotait Maluf

Introdução

Tumores ginecológicos são divididos entre as histologias epiteliais e os tumores de linhagens germinativas dos ovários, tubas uterinas, útero, colo uterino, canal vaginal e vulva. São responsáveis por aproximadamente 20% dos diagnósticos de câncer entre as mulheres. A incidência da maioria das neoplasias ginecológicas aumenta com o envelhecer, diagnosticados principalmente na pós-menopausa.

Nas últimas décadas, percebemos o aumento dos diagnósticos de neoplasias malignas durante a gestação. Esse fenômeno é explicado principalmente pelo advento de técnicas não invasivas de diagnóstico precoce em mulheres assintomáticas e, também, em virtude da atual tendência do adiamento da maternidade e o advento de técnicas de reprodução assistida, possibilitando que mulheres mais velhas engravidem.

O tratamento multimodal, incluindo a utilização de quimioterapia, em conjunto com estratégias cirúrgicas e com radioterapia, é fundamental na terapêutica das neoplasias ginecológicas e deve ser avaliado individualmente, levando em consideração a avaliação materna e viabilidade fetal.

Quimioterapia para o tratamento das neoplasias ginecológicas

As medicações quimioterápicas atuam indistintamente agindo em diversas fases do ciclo celular, e, por esse conceito, as células em divisão contínua são mais sensíveis a essas medicações. Também é por esse motivo que inúmeras neoplasias são tratadas com poliquimioterapia, em que uma combinação de fármacos de classes farmacológicas diferentes agem de forma abrangente contra uma determinada doença. No caso do uso de quimioterapia durante a gravidez, o tratamento sistêmico deve ser evitado durante o primeiro semestre, podendo estar relacionado com até 10% a 20% de malformações. A necessidade do uso de quimioterapia e o atraso para início do tratamento deve ser avaliado individualmente visando ao desenvolvimento fetal adequado até o segundo trimestre, balanceado com o risco materno. Após a 14ª semana de gestação, múltiplos fármacos quimioterápicos podem ser utilizados com segurança, como taxanos, platinas, etoposídeo, antracíclicos e bleomicina.

A utilização de quimioterapia em diversos momentos no contexto da história natural da doença deve ser definida conforme sua finalidade:

- **Neoadjuvante**

A quimioterapia é utilizada antes do tratamento definitivo, p. ex., abordagem cirúrgica. Tem como objetivo principal diminuição do volume tumoral para possibilitar um tratamento definitivo com menor morbidade.

- **Adjuvante**

É administrada posteriormente ao tratamento definitivo. Tem a finalidade de erradicar micrometástases e eliminar a doença residual indetectável aos exames de imagem.

- **Paliativa**

Tem como finalidade diminuir ou minimizar possíveis sintomas do crescimento tumoral, com melhora da sobrevida e qualidade de vida. Deve ser administrada visando a boa resposta ao tratamento, com menos efeitos adversos ao paciente.

- **Radiossensibilizadora**

Representa a estratégia de uso de quimioterapia em conjunto ao tratamento com radioterapia, porém não é recomendado uso de radioterapia pélvica durante qualquer período da gestação.

O uso da radioterapia pode levar a malformações graves, a distúrbios de crescimento e até ao óbito fetal.

Relatos do uso de radioterapia extrapélvica, em gestantes sintomáticas com metástases a distância, descrevem recém-nascidos sadios, com poucos ou nenhum efeito colateral relacionados com a terapia.

Principais agentes terapêuticos

Quimioterapia

Platina

Agentes platinantes são a classe de quimioterápicos aplicadas em tratamento sistêmico para diversas histologias e múltiplos tumores ginecológicos. Podem ser utilizados em monoterapia ou combinados a outros fármacos.

São classificados como agentes citotóxicos, gerando dano direto ao DNA celular. O fármaco promove distorções na dupla hélice de DNA, causando perda de sua estrutura, gerando apoptose e necrose celular.

Particularmente em tumores de ovário, leva-se em consideração o conceito de sensibilidade à platina. São classificados da seguinte maneira:

a. **Refratário:** progressão da doença clínica ou em imagens em até quatro semanas do início da quimioterapia com base em platina.

b. **Resistentes:** progressão clínica ou em imagens em até seis meses desde a última exposição à quimioterapia com base em platina.

c. **Sensíveis:** progressão de doença em um intervalo maior que seis meses desde a última exposição à quimioterapia com base em platina.

Quando há a recorrência da neoplasia de ovário entre os seis meses da última exposição à platina, o padrão terapêutico é a monoterapia com agente citotóxico.

A carboplatina é o fármaco de preferência, pois seu uso é seguro após o primeiro trimestre de gestação. Pode ser utilizada em esquemas de aplicação semanal ou a cada três semanas, se combinada aos taxanos.

A cisplatina, preferida nos casos de tumores germinativos, tem potencial de ototoxicidade dose-dependente e, por isso, aumenta o risco de hipoacusia e surdez após o nascimento.

Em estudo conduzido por pediatras e otorrinolaringologistas, após a exposição à platina intraútero, avaliou 307 crianças para perda auditiva. Das 307, apenas 39 foram expostas à quimioterapia com base em platina e quatro apresentaram hipoacusia, três com uso de cisplatina e uma com uso de carboplatina.

Em metanálise incluindo 39 estudos com um total de 88 pacientes com câncer de colo de útero que receberam quimioterapia baseada em platina durante a gestação, foram avaliados 88 recém-nascidos, de 84 gestações a termo e considerados sadios ao nascimento. Diagnosticou-se apenas um caso de leucemia mieloide aguda em uma criança de 22 meses e um caso de rabdomiossarcoma em uma criança de cinco anos, não sendo possível estabelecer relação causal entre o uso da quimioterapia e as neoplasias na infância.

A maior parte das mulheres (87%) tinha diagnóstico em estádios inicias (I e IIA) e 12,5 em estádios mais avançados (IIB, III e IV). Após seguimento prolongado, 16 pacientes apresentaram recorrência da doença e 11 faleceram por essa causa. Dessa maneira, pode-se concluir que a quimioterapia neoadjuvante baseada em platina é a terapia de escolha em neoplasias de colo de útero durante a gestação.

Taxanos

O uso de esquema semanal ou a cada três semanas de paclitaxel ou docetaxel durante o segundo ou terceiro trimestres de gestação é com base em evidências na literatura. Esses fármacos são agentes antimicrotúbulos, estruturas envolvidas em inúmeras funções de divisão celular, sinalização e transporte de vesículas; por isso, têm importante mecanismo de ação como fármacos antineoplásicos.

Os taxanos têm como efeito colateral principal a neuropatia periférica, dose-dependente e progressiva ao longo da terapia empregada, além de mielotoxicidade, náuseas e fadiga.

Bleomicina e etoposídeo

A combinação de bleomicina, etoposídeo e platina é recomendada para tratamento de neoplasias ginecológicas de linhagem germinativa.

A bleomicina é um agente classificado com antibiótico antitumoral. Sua ação resulta em inibição da síntese do DNA, inibição do RNA e da síntese proteica. O etoposídeo é um agente inibidor da topoisomerase II, inibindo a síntese de DNA e interferindo no ciclo celular.

Apesar de dados conflitantes sobre o uso das medicações durante a gestação, são reportados diversos relatos de caso do uso da combinação desses fármacos para tratamento de neoplasias ginecológicas e hematológicas. A amamentação deve ser suspensa durante o uso da quimioterapia, pelo potencial de excreção no leite materno.

Em casos de neoplasia ginecológica em estádio inicial deve-se avaliar a possibilidade de tratamento cirúrgico, com adiamento do início da quimioterapia para após o parto. Caso não seja possível atrasar o início do tratamento sistêmico, deve-se iniciá-lo somente após o segundo trimestre de gestação.

Um relato de dois casos que receberam essa combinação durante a gestação não demostrou recorrência da doença oncológica após 2 e 6 anos de seguimento; além disso, ambos os recém-nascidos foram considerados saudáveis após o parto, sem evidência de malformações secundárias em seguimento prolongado. Outro relato mostrou segurança do procedimento cirúrgico realizado durante a 25ª semana gestacional, considerado ressecção completa, seguido de imagens de ressonância para vigilância clínica. Foi realizado parto a termo na 37ª semana, seguido de quimioterapia adjuvante por três ciclos, iniciado seis semanas após o parto. Após seguimento clínico de cinco anos, não houve evidência de recorrência da doença.

Recomendação de esquemas de quimioterapia de acordo com a localização tumoral

Neoplasia de ovário	Carboplatina e paclitaxel semanal ou a cada três semanas.
Neoplasia de colo de útero	Carboplatina e paclitaxel.
Neoplasia germinativa de ovário	Cisplatina, Etoposideo e Bleomicina (esquema BEP o EP).

Fonte: Adaptado de Annals of Oncology. 2019;30:1601-12.

Terapia-alvo

Em virtude da ausência de literatura e dados que suportam o uso, as terapias-alvo, apesar de importantes no tratamento das neoplasias ginecológicas, são contraindicadas durante o período gestacional.

Antiangiogênicos

Em virtude da ausência de dados que suportam o uso e do risco teórico do uso de inibidores de angiogênese, essas medicações são contraindicadas durante o período gestacional.

Recomendações sobre a quimioterapia a serem consideradas

A gravidez resulta em alterações fisiológicas que podem representar pior tolerância ao tratamento oncológico (p. ex., lentificação do esvaziamento gástrico, piora das náuseas e vômitos), além de alterar metabolização e concentração sérica dos quimioterápicos, interferindo em sua excreção.

Em virtude do que foi descrito anteriormente, recomenda-se que a paciente seja pesada a cada consulta, com a dose quimioterapia ajustada ao seu peso real, sem utilização do peso ideal ou peso pré-gestacional como base de cálculos.

Resumo das recomendações

- A dose de quimioterapia deve ser calculada utilizando-se o peso atual da paciente.
- Deve-se utilizar a mesma dose em mg/m^2 ou mg/kg das pacientes não grávidas.
- Quimioterapia é contraindicada durante o primeiro trimestre e após 35 semanas de gestação.
- Recomenda-se um intervalo de pelo menos três semanas desde o último ciclo de quimioterapia até o momento do parto, para melhor recuperação medular fetal e materna, principalmente em casos de parto pré-termo.
- Fármacos antiangiogênicos (anti-VEGF) são contraindicados durante a gestação.
- Terapias-alvo são contraindicadas, em virtude da falta de dados de segurança desses fármacos.

Fonte: Adaptado de Annals of Oncology. 2019;30:1601-12

Considerações finais

O desafio no tratamento de neoplasias ginecológicas inclui a escolha das melhores modalidades terapêuticas, individualizando cada paciente e seu diagnóstico. Deve-se levar em consideração idade, *performance*, comorbidades e desejo reprodutivo de cada uma. A despeito do avanço em pesquisas de novos fármacos na oncologia, principalmente para terapia individualizada e fármacos-alvo, a quimioterapia continua como principal tratamento para neoplasias ginecológicas.

Apesar de raro, o aumento da incidência de neoplasias durante a gestação nos obriga a ter um olhar mais cuidadoso para a individualidade de cada caso e, por isso, toda gestação deve ser considerada de alto risco. O maior risco de trabalho de parto prematuro, a restrição ao crescimento fetal e o baixo peso ao nascer tornam mandatório o acompanhamento de equipe médica especializada com oncologistas, ginecologistas, pediatras e suporte intensivo. Além disso, recomenda-se o seguimento com equipe multidisciplinar, incluindo avaliação nutricional, psicológica, fisioterápica e de enfermagem.

Bibliografia

- Amant E, Berveiller P, Boere IA, Cardonick E, Fruscio R, Fumagalli M, et al. Gynecologic cancers in pregnancy; guidelines based on a third international consensus meeting. Ann Oncol. 2019;30(10):1601-12.
- DeVita-Jr VT, Rosenberg SA, Lawrence TS. DeVita, Hellman, and Rosenberg's cancer: principles & practice of oncology. 10th ed. Baltimore: Wolters Kluwer; 2015.
- Finch LE, Cardonick EH. Incidence of childhood hearing loss after in utero exposure to platinum agents. Prenat Diagn. 2021;41(11):1467-74.
- Bertino JR. Encyclopedia of cancer. 2nd ed. Amsterdam: Elsevier; 2007.
- Cummings M, Edmonds P, Shahin MS, Sorosky JI. Juvenile granulosa cell tumor in an adult woman during pregnancy: A case report and review of the literature. Gynecol Oncol Rep. 2023;46:101164.
- Kal HB, Struikmans H. Radiotherapy during pregnancy: fact and fiction. Lancet Oncol. 2005;6(5):328-333.
- Han JY, Ocampo AAN, Kim TJ, Shim JU, Park CT. Pregnancy outcome after prenatal exposure to bleomycin, etoposide and cisplatin for malignant ovarian germ cell tumors: report of 2 cases. Reprod Toxicol. 2005;19(4):557-61.

Índice Remissivo

A

Aborto, 46, 211, 268, 270
- espontâneo, 46
- não legal, 270

Abscessos, 262
Acarbose, 237
Aciclovir, 278
Acidente vascular cerebral, 127, 207
- ao acordar ou horário desconhecido de início dos sintomas, 133
- avaliação diagnóstica, 129
- epidemiologia, 127
- fatores de risco específicos da gravidez e do puerpério, 129
- hemorrágico, tratamento na gestação, 135
- neuroimagem, 131
- principais fatores e mecanismos de risco, 128
- tratamento na gestação, 132

Ácido
- fólico, 85
- paraminossalicílico, 121

Acretismo placentário, 256
Acupuntura, 199
Alcoolismo, 211
Alemtuzumabe, 153
Alterações tireoidianas fisiológica na gravidez, 113
Amamentação
- e epilepsia, 145
- e lúpus eritematoso sistêmico, 178

Amicacina, 121
Aminoglicosídeos, 278
Analgésicos, 278
- não opioides, 278

Análogos da somatostatina, 237
Anatomia da coluna lombar, 195
Anemia(s), 79
- adaptações da gravidez, 79
- diagnóstico, 81
- e gravidez, 80
- ferropriva, 80
- megaloblástica, 82
- suplementação e tratamento, 81

Aneurisma de artéria esplênica, 257
Anomalias uterinas, 35, 36
- diagnóstico, 36
- impactos sobre a gestação, 36
- tratamento, 36

Anorexia nervosa, 159
Anormalidades
- de crescimento fetal, 47
- hereditárias da produção de hemoglobina, 87

Ansiedade pós-parto, 156
Antiangiogênicos, 283
Antidepressivos, 156, 157
Antifúngicos, 278
Anti-HER2, 7, 10
Anti-inflamatórios, 278, 279
Antimicrobianos, 277
Antirretrovirais, 53
Antivirais, 278
Antraciclinas, 7
Apendicite aguda, 229
Aripiprazol, 159
Aspirina, 279
Aumento do peso, 196
Avaliação
- da função muscular, 198
- postural, 197, 198
- postural dinâmica, 198

Azatioprina, 177

B

Baciloscopia, 118
Bedaquilina, 121
Betalactâmicos, 277
Bleomicina, 282

C

Câncer
de estômago, 235
de mama, 3
amamentação, 14
ambiente metastático, 12
cirurgia durante a gravidez, 14
cuidados pré-natais, 13
diagnóstico, 4, 5
patológico, 5
por imagem, 4
epidemiologia, 4
estadiamento, 5
exposição fetal à radiação, 6
gerenciamento de sintomas, 11
parto, 14
quimioterapia (terapia sistêmica), 8
radioterapia, 12
terapia endócrina, 12
tratamento, 6, 11
cirúrgico, 11
visão obstétrica, 13
de ovário, 25, 26, 27
conduta no pré-natal, 26
condutas, 27
detecção de metástases, 26
diagnóstico, 25
estadiamento, 25
exame de imagens, 25
exame histopatológico, 26
interrupção da gravidez, 26
preservação da gravidez, 26
prognóstico, 27
propagação, 25
Capreomicina, 121
Carbapenêmicos, 277
Carbonato de lítio, 158
Carboplatina, 7
Carcinoma
invasivo do colo uterino, 19
estadiamento, 20
história natural, 19
particularidades, 20
planejamento do parto, 22
prevenção, 22
prognóstico, 22
propagação, 19
tratamento, 22
vacinação anti-HPV, 22
vulvar, 29, 30, 31
in situ, 29
invasivo, 29
programação do parto, 31
tratamento, 29, 30
Cardiopatias, 71
Cáries, 261
Cefalosporinas, 277
Cerclagem seletiva, 37
Ciclo do 9-tetraidrocanabinol, 214
Ciclofosfamida, 7
Cirurgia(s)
bariátrica, 236
na coluna lombar durante a gravidez, 200
por ocasião de cesárea, 34
Cladribina, 152
Claritromicina, 121
Classificação de risco de medicamentos na gravidez, 277
Categoria
A, 277
B, 277
C, 277
D, 277
X, 277
Clofazimina, 121
Coagulopatias hereditárias, 91, 93
Cocaína/*crack*, 213
Codeína, 279
Colecistite, 230
Colestase intra-hepática da gestação, 187
Colo uterino
curto, 37
de comprimento normal, 36
Coluna vertebral, 250
Complicações odontogênicas, 261
Compressão do diafragma, 34
Condiloma acuminado, 56
Controle da pressão arterial, 134
Corticosteroides, 279
Covid-19, 218
Cranberry, 171

D

D-manose, 171
Deficiência
de ácido fólico, 85
de ferro, 80
de vitamina B_{12}, 86
Dengue, 220
Depressão pós-parto, 156
Dermatite atópica na gestação, 186
Diabetes *mellitus*
acompanhamento pré-natal, 110
classificação, 105
complicações, 106

diagnóstico, 107
epidemiologia, 107
fatores de risco, 105
fisiopatologia, 106
gestacional, 46
mudanças no estilo de vida, 109
parto e o pós-parto, 111
tratamento, 108, 110
medicamentoso, 110
Diazóxido, 237
Dipirona, 279
Direitos da mulher gestante, 267
Discos intervertebrais, 195
Disfunções tireoidianas, 113
Distúrbios
de saúde mental, 155
hipertensivos da gravidez, 138
Doença(s)
cirúrgicas do abdome, 229
de Ménière, 206
de von Willebrand, 92
do refluxo gastroesofágico, 233
encefalovasculares, 243
falciforme, 88
e gravidez, 87
hemorrágicas hereditárias, 91
mental perinatal, 155
neurológicas cirúrgicas, 243
periodontal, 263
renal crônica e gravidez, 165
sexualmente transmissíveis, 51
vasculares cirúrgicas, 253
vestibulares, 206
Donovanose, 55
Dumping, 237

E

Eclâmpsia, 67, 69, 138
Eczema da gestação, 186
Eletroconvulsoterapia, 157
Emergência hipertensiva, 66
Endometriose, 39
classificação, 40
diagnóstico, 40
durante a gestação e implicações obstétricas, 40
fisiopatologia, 39
impacto na fertilidade, 43
manifestações clínicas, 39
Enoxaparina, 183
Ensaio de liberação de interferon-gama, 123
Epilepsia, 141
amamentação, 145
cuidados
específicos do pré-natal, 144
por etapa da gestação, 142
decisão sobre a via de parto, 144
desejo de gestar, 143
dosagem do nível séricos das medicações, 143
efeitos gastrointestinais durante a gestação, 142
farmacorresistente, 142
gestante no
primeiro trimestre, 143
segundo trimestre, 143
terceiro trimestre, 143
puerpério, 146
tipo
de crise, 142
de medicação anticrise, 142
Equilíbrio e tontura, 205
Erupção polimórfica da gravidez, 186
Esclerose múltipla, 149
acompanhamento
conjunto, 151
gestacional, 151
atividade de doença (surto) na gestação, 150
e fertilidade, 149
gravidez e, 149
suplementação, 151
surtos durante lactação, 151
tratamento de surtos durante gestação, 150
vacinação, 151
via de parto, 151
Espondilolistese, 200
Estados hipertensivos, 63
Estavudina, 278
Estenose espinhal, 200
Estreptomicina, 122
Estrogênios tópicos, 171
Etambutol, 122
Etionamida, 122
Etoposídeo, 282
Exame neurológico, 197, 198
Exercícios
de fortalecimento e condicionamento físico, 199
pélvicos e de fortalecimento, 198

F

Farmacorresistência, 142
Fármacos
antidepressivos, 279
antituberculose, 121
Febre hemorrágica, 220, 221
Fertilidade
e esclerose múltipla, 149
impacto da endometriose na, 43
Fingolimode, 152
Fisioterapia, 198
Fluoroquinolonas, 122, 278
Fluorouracil, 7
Fraturas vertebrais graves, 201
Fumarato de dimetila, 152

G

Gengivite, 262
Gestação na obesidade e após cirurgia bariátrica, 236
Glatiramer, 152
Gliomas, 249
Goniometria, 198
Gonorreia, 54
Gravidez
  e doenças vestibulares, 206
  e esclerose múltipla, 149
  e tontura, 205

H

Head impulse test, 207
Heliobacter pylori, 233
Hemangiomas cavernosos ou cavernomas, 245
Hemofilia A e B, 92
Hemorragia
  intracraniana, 138
  subaracnóidea espontânea aneurismática, 244
Heparina
  de baixo peso molecular, 183
  não fracionada, 183
Hepatite B, 56
Hérnia de disco, 200
Herpes genital, 55
Hidroterapia, 199
Hidroxicloroquina, 176
Hiperbilirrubinemia neonatal, 107
Hipertensão arterial na gravidez, 47, 163
  crônica
    abordagem inicial no pré-natal, 64
    avaliação
      laboratorial, 64
      pré-concepcional, 64
    profilaxia da pré-eclâmpsia superajuntada, 64
    tratamento, 65
      de emergência hipertensiva, 66
      de urgência hipertensiva, 66
      medicamentoso, 65
Hipertireoidismo, 113
Hipocalcemia neonatal, 107
Hipoglicemiantes orais, 110
Hipotireoidismo, 114
Histerectomia, 34
Hormônios durante a gravidez e impacto nas estruturas da coluna, 196

I

Ibuprofeno, 279
Impacto na estabilidade lombar, 196
Imunomodelador liofilizado de *E. coli*, 171
Imunoterapia, 7, 10
Incompetência istmocervical, 36
Infecção(ões)
  do trato urinário, 167, 168, 169
    diagnóstico, 169
    prevalência, 167
    risco de trabalho de parto prematuro, 168
    tratamento, 169
  latente pelo *Mycobacterium tuberculosis* na gestação, 123
  por *Heliobacter pylori*, 233
  por HIV, 53
  urinária
    de repetição, 170
    e bacteriúria assintomática, 165
Inibidores de PARP, 7, 10
Injúria renal aguda, 164
Interferon, 152
Interrupção legal da gravidez
  aspectos legais, 267
  aspectos médicos, 269
Isoniazida, 122
Isquemia por torção do pedículo, 34

L

Lamivudina, 278
Lamotrigina, 158
Leucemia(s), 95, 99
  agudas, 101
  linfoblástica aguda, 102
  linfocítica crônica, 100
  mieloide
    aguda, 101
    crônica, 99
  promielocítica aguda, 101
Ligamentos e estabilidade, 195
Lincosaminas, 278
Linezolida, 122
Linfogranuloma venéreo, 54
Linfoma(s), 95, 96
  de Hodgkin, 97
  não Hodgkin, 97
Lítio, 158, 159
Lombalgia, 195
  abordagens terapêuticas, 198
  avaliação e diagnóstico, 197
  cirurgia na coluna lombar durante a gravidez, 200
  cuidados pós-parto para mulheres com alterações na coluna lombar, 202
  epidemiologia e prevalência, 196
  exame físico, 197
  fatores de risco, 197
  injeções terapêuticas sob supervisão médica, 199
Lúpus eritematoso sistêmico, 175
  amamentação, 178
  assistência pré-natal, 178
  e gravidez, 176

período gestacional riscos materno-fetais decorrentes, 177
período pré-concepcional, 176
quadro clínico e diagnóstico, 175
tratamento, 178

M

Maconha, 214
Macrolídeos, 278
Macrossomia, 106
Malária, 225
complicada, 225
não complicada, 225
Malformações
do útero, 35
faciais, 211
fetais e abortamentos, 107
vasculares, 138
cerebrais, 244
Manejo da gestante cardiopata, 72
Manitol, 137
Maus tratos, desrespeito e/ou abuso durante o parto, 159
Medicamentos
de uso habitual, 277
na gestação, 275
Meperidina, 279
Meralgia parestésica, 251
Metotrexato, 7, 10
Metronidazol, 278
Migrânea vestibular, 206
Mioma uterino, 33, 34
cirurgias por ocasião de cesárea, 34
complicações na gravidez, 33
diagnóstico, 33
impactos sobre a gravidez, 33
miomectomia na gestação, 34
programação do parto, 34
Miomectomia, 34
Modificações fisiológicas na gravidez
do sistema circulatório, 71
na coluna lombar, 195
Morfina, 279
Morte súbita do recém-nascido, 213

N

Nascimento pré-termo, 47
Natalizumabe, 152
Necrose asséptica, 33
Nefropatias, 163
Nelfinavir, 278
Neoplasias cerebrais e gravidez, 248
Neuropatias compressivas, 251
Nevirapina, 278
Nistagmo, 208

O

Obesidade, 236
complicações, 189
diagnóstico, 189
tratamento, 191
Ocrelizumabe, 152
Ofatumumabe, 153
Opioides, 279

P

Palpação muscular e ligamentar, 197
Pancreatite, 231
Paracetamol, 279
Paralisia de Bell, 251
Penfigoide gestacional, 185
Penicilinas, 277
Periodontite, 262
Pirazinamida, 122
Platina, 282
Polidrâmnio, 106
Prednisona, 177
Pré-eclâmpsia, 47, 67, 138
superajuntada, 64
Probióticos, 171
Pruridos gravídicos, 185
Psicotrópicos, 279
Puerpério, 155
Pulpite, 262

Q

Quimioterapia
adjuvante, 281
agentes terapêuticos, 282
citotóxica, 10
em neoplasias ginecológicas, 281
neoadjuvante, 281
paliativa, 281
radiossensibilizadora, 282

R

Reação de Jarisch-Herxheimer, 52
Redistribuição da carga, 196
Reeducação postural, 198
Relaxina, 196
Restrição do crescimento fetal, 107, 211, 212
Rifabutina, 122
Rifampicina, 122
Rifapentina, 122
Rubéola, 217
Ruptura prematura da membrana amniótica, 213

S

Saúde mental, 155
Sequelas da Covid-19, 219

Sífilis, 51
congênita, 52
fase
latente, 51
primária, 51
secundária, 51
terciária, 52
primária, 52
rastreamento, 52
secundária, 52
tratamento, 52
Síndrome
antifosfolípide, 181, 182, 184
conduta terapêutica, 182
critérios diagnósticos, 181
fisiopatologia, 181
parto e puerpério, 184
da abstinência, 212, 213
do álcool, 212
da angústia respiratória neonatal, 107
da rubéola congênita, 217
do alcoolismo fetal, 212
dos ovários policísticos, 45
HELLP, 138
Síndrome do túnel do carpo, 251
Sulfonaminas, 278

T

Tabagismo, 212
Taxanos, 7, 282
Terapia
antiplaquetária aguda, 135
endócrina, 10
Teriflunomida, 152
Terizidona, 122
Termo de consentimento livre e esclarecido, 270
Test of skew ou *cover test*, 208
Teste(s)
da avidez do IgG, 223
das aminas, 59
de mobilidade e flexibilidade, 197
do impulso cefálico, 207
específicos de dor, 198
rápido molecular, 118
tuberculínico ou prova tuberculínica, 123
Tetraciclinas, 278
Tireoidite pós-parto, 115
Tontura, 205
Torção do pedículo, 33
Toxoplasmose, 223, 224
agente causal, 223
contágio, 223
diagnóstico, 223
medidas preventivas, 224
patogenia, 223
tratamento, 224
Transtorno(s)
bipolar, 157
de estresse pós-traumático, 155
de humor, 157
mentais, 155
obsessivo-compulsivo, 155
psiquiátricos pós-parto, 155
Traumatismo(s)
cranioencefálico, 246
na gestação, 246
penetrante, 246
raquimedular
e aconselhamento pré-concepção, 248
na gravidez, 247
Tricomoníase vaginal, 52
Trimetropina, 278
Trombectomia mecânica, 134
Trombólise intravenosa, 132
Trombose venosa, 107
cerebral, 245
profunda, 254
Tuberculose
perinatal, 122
pulmonar, 117
diagnóstico, 118
epidemiologia, 117
gravidez e amamentação, 121
interação medicamentosa, 122
quadro clínico, 118
reações adversas, 121
tratamento, 119
resistente
a fármacos em gestantes e lactentes, 120
à rifampicina durante a gravidez, 120
Tumor gravídico, 264

U

Ultrassonografia transvaginal, 37
Urgência hipertensiva, 66
Uso
de almofadas e suportes, 199
de contraste e exposição à radiação, 131
Útero
arqueado, 35
bicorno, 35, 36
de didelfo, 35
monodelfo, 35
septado, 35, 36

V

Vacinas
anti-HPV, 22

na gestação, 271, 272
difteria-tétano-pertússis acelular, 272
hepatite B (HBV), 271
influenza (gripe), 272
não recomendadas na gravidez, 272
prescritas em situações especiais, 273
Vaginose bacteriana, 59
Varizes de membros inferiores, 253
Vertigem posicional paroxística benigna, 208
Vícios, 211
Viroses, 217
Vitamina B_{12}, 86
Vulvectomia, 30, 31

Z

Zidovudina, 278